科学出版社"十三五"普通高等教育本科规划教材

药 理 学

主　编　云　宇　段为钢

副主编　兰光明　王　蕾　杨建宇

编　委　（按姓氏汉语拼音排序）

段为钢（云南中医药大学）　　　　马文婕（昆明医科大学）

封　云（江苏大学）　　　　　　　滕　佳（海源医学院）

和丽芬（昆明医科大学）　　　　　王　蕾（昆明医科大学）

后文俊（昆明医科大学）　　　　　熊云霞（昆明医科大学）

黄　宁（昆明医科大学）　　　　　许宇辉（昆明医科大学）

兰光明（昆明医科大学）　　　　　闫鸿丽（云南中医药大学）

李　晨（昆明医科大学）　　　　　杨　泳（昆明医科大学）

龙　榕（昆明医科大学）　　　　　杨建宇（昆明医科大学）

栾云鹏（西南林业大学）　　　　　云　宇（昆明医科大学）

马加庆（昆明医科大学）

科学出版社
北　京

内 容 简 介

本教材综合了编者多年的一线教学心得和教育教学成果,进一步梳理了教材内容的篇章关系。总论部分主要阐述了药理学的基本概念、发展史,药物作用的基本规律和药代动力学共性规律;各论部分按照药理作用或作用机制分类,药物选择遵循学术性并兼顾实用性。本书具有紧凑的篇章节结构,共九篇五十章,内容包括药理学总论、外周神经系统药、中枢神经系统药、自身活性物质药、心血管系统药、内脏系统药、内分泌系统药及代谢调节药、化学治疗药及其他类药物药理等。

本教材可作为成人医学教育教材,也可供全日制医学类或中医类专业选用;同时,可供药理学教师备课参考。

图书在版编目(CIP)数据

药理学 / 云宇,段为钢主编. —北京:科学出版社,2021.1
科学出版社"十三五"普通高等教育本科规划教材
ISBN 978-7-03-066653-6

Ⅰ. ①药… Ⅱ. ①云… ②段… Ⅲ. ①药理学––教材 Ⅳ ①R96

中国版本图书馆 CIP 数据核字(2020)第 214129 号

责任编辑:李 植 / 责任校对:贾娜娜
责任印制:赵 博 / 封面设计:陈 敬

科 学 出 版 社 出版
北京东黄城根北街 16 号
邮政编码:100717
http://www.sciencep.com
天津文林印务有限公司 印刷
科学出版社发行 各地新华书店经销
*

2021 年 1 月第 一 版 开本:787×1092 1/16
2023 年 3 月第三次印刷 印张:21
字数:490 000
定价:75.00 元
(如有印装质量问题,我社负责调换)

前　言

　　药理学是一门医学主干课，而一本理论性、系统性强的《药理学》教材是学好该课程的重中之重。药理学作为桥梁课程，在医学教育中实际上就是"基础药理学"，其主要的定位是为临床用药打下理论基础，为后期的临床学科，特别是内科学等课程学习提供知识储备。正因为如此，教材中介绍的代表性药物并不一定是临床最常用的药物。

　　随着科学发展，虽然人们对药理学的认识得到不断深化，处于药理学经典地位的药物作用机制也不断得到阐明，但是教材章节设置的合理性仍有待加强。因此，本教材与以往同类教材有以下几点不同：①用认识规律简要地总结药理学发展史，以使读者更好地把握；②采用"篇""章""节"统领全教材，增强条块化结构，避免知识散乱；③在各论中，"章"级别的药物分类一律遵循药理学（按药理作用或作用机制）分类，而不再用化学结构分类。特别是在抗菌药、抗精神病药、解热镇痛抗炎药等章节的编写中，本教材摒弃了"章""节"级别的化学结构分类或尽量弱化药物的化学结构分类。这样化学背景不是太好的读者也较容易接受，对指导后续的临床药物使用更具有针对性。由于仍有部分药物的作用机制尚不明确，某些章的药物在个别"节"级别仍采用了化学结构分类。

　　参与本教材编写的均是多年从事医学类专业药理学课程教学的教师，以上改革也是编委会集体智慧的结晶。本教材最大的优势是药理学的知识结构清晰而全面。然而，教材的编写是一个较大的系统工程，尽管编者已经竭力查对，但仍难免存在疏漏之处。编者在此先行致歉，也请教材使用者不吝指出，反馈邮箱：deardwg@126.com（段为钢），以促后续改进。

云　宇　段为钢

2019 年

目　　录

第三篇　中枢神经系统药

第四篇　自身活性物质药

第五篇　心血管系统药

第六篇 内脏系统药

第七篇 内分泌系统药及代谢调节药

第八篇　化学治疗药

第九篇 其他类药物药理

第一篇 药理学总论

第一章 绪 论

第一节 药理学的基本概念

药物（drug）是指能够影响生物体的生理功能和生化过程，用于预防、诊断、治疗，以及某些特殊用途（如避孕、堕胎等）等医学目的的化学物质。药物经加工制成符合临床使用的成品，称药物制剂或药品（medicine）。古代药物以天然产物为主，多数是植物，也有动物和矿物及其加工品，其化学成分并不明确；现代药物除中成药外多为人工合成品、从天然药物中提取的有效成分或生物制品。药物、食物及毒物之间无绝对的界限，一般仅存在用量或使用目的的差异；在某些条件下，三者可以相互转化。因此，只有具有一定的应用指征，并在一定的剂量范围内能产生疗效的才能被称为药物。安全、有效和质量可控是药物的基本要求。

药理学（pharmacology）是研究药物与机体（organism）（包括病原体）相互作用规律的科学，是一门以生理学、生物化学、病理学等为基础，将基础医学与临床医学、医学与药学紧密联系的桥梁学科，为临床合理用药、防治疾病提供基本理论。在药理学中，研究药物对机体作用规律的内容，包括药物的作用（action）、作用机制（mechanism）、临床应用和不良反应等，称为药物效应动力学（pharmacodynamics），简称药效学；研究机体反作用于药物的内容，包括药物在机体的吸收(absorption)、分布(distribution)、代谢(metabolism)及排泄（excretion）等体内过程，特别是血药浓度随时间变化的规律等，称为药物代谢动力学（pharmacokinetics），简称药代动力学。

药理学的学科任务包括四个方面：①阐明药物与机体相互作用的基本规律和原理，为疾病的药物治疗奠定基础；②阐明药物的作用特点及影响因素，指导临床合理用药；③药效学和药代动力学研究是新药研究、开发工作的重要组成部分；④药理学的理论研究进展有利于阐明生物机体的运动规律，推动生命科学的发展。

第二节 药理学发展简史

药理学是在药物学的基础上发展起来的。古人在寻找食物、生产、与疾病斗争等过程中，有意或无意间发现了药物。根据认识规律，药理学的发展大体可以分为以下阶段。

1. 双盲药理学 始于人类的诞生（史前）。在此阶段，药物和机体的化学本质不清楚，相互作用的过程更不清楚。该阶段又可以分为史前药理学和本草药理学阶段。史前药理学阶段是推测性的，很少有实物可考。本草药理学阶段主要有如下事件。约公元 1 世纪成书的《神农本草经》是我国最早的药书，也是世界上第一部药物学著作。古埃及也出现了著名的《埃伯斯医药集》(Ebers' Papyrus)。我国唐代的《新修本草》是第一部由政府颁发的药典,也是世界上最早的药典,比欧洲的《佛罗伦萨药典》(1498年)和《纽伦堡药典》(1535年)分别早839年和876年。明代的《本草纲目》是举世闻名的药物学巨著,已被译成英、德、法、俄、日、朝、拉丁语七种语言文字,传播到世界各地。

2. "化学"药理学 始于吗啡的纯化及其镇痛作用的阐明(1805年)。在此阶段,药物的化学本质开始被认识,但作用靶点的本质仍不清楚。根据药物的来源,该阶段可细分为天然药物化学、合成药物化学和生物药物化学三个阶段。天然药物化学阶段以德国药师Serturner于1805年首先从植物药鸦片中分离出吗啡并在狗身上证明其有镇痛作用为代表,此后药物学家又从植物药材中分离出士的宁(1818年)、咖啡因(1819年)、阿托品(1831年)等有效成分。合成药物化学阶段以1832年合成了镇静催眠药氯醛为代表,此后又合成了砷凡钠明、磺胺等重要药物。生物药物化学阶段则以乙酰胆碱(acetylcholine,ACh,1921年)的生物活性阐明和胰岛素(1921年)的活性证明为代表。

3. "生物"药理学 始于乙酰胆碱受体的认识(1905年)。此阶段开始认识药物的靶点(target)。以1905年英国药理学家Langley根据箭毒的肌肉松弛(简称肌松)作用间接证实乙酰胆碱受体为代表。从此以后,大量的药物靶点,包括酶、离子通道、转运体等,不断被药理学家认识。

4. "全局"药理学 始于1972年。此阶段开始认识到药物和靶点的相互作用。很明显,药物和机体的相互作用必然发生在分子层面。此阶段可以分为分子药理学(始于1972年)和网络药理学(network pharmacology,始于2007年)两个阶段。放线菌素核酸复合物的结构阐明(1972年)是分子药理学阶段的代表性事件。随后根据靶点的测序结果成功寻找内源性活性物质(孤啡肽-LC132/ORL1受体,1995年)、根据靶点的空间结构成功设计小分子药物(伊马替尼,1996年)也是此阶段的代表性事件。网络药理学的概念于2007年提出,全面认识药物与靶点的相互作用及相互作用后引发信号通路的变化,是"全局"药理学的高级阶段。

有必要说明的是,药理学的发展也是人类对客观事件不断深入认识的过程,一个阶段的开始并不宣告以前阶段的结束。但可以肯定的是,新阶段的开始为药理学的发展提供了新的推动力。

我国现代药理学形成于20世纪20年代,始于陈克恢等开展的对麻黄的药理作用研究,其于1924年发表论文指出麻黄碱的药理作用与肾上腺素作用类似且持久。后来,各医学院校相继开设了药理学课程,1926年创立了包括药理学会的中国生理科学会。1949年后,药理学得到逐步发展,专业队伍逐渐扩大,研究成果日益增多,1962年张昌绍和邹岗发现吗啡的作用部位在大脑第三脑室周围灰质。在抗疟药物研究方面,我国的许多药学工作者团结协作,整理归纳了200多个处方,历经380多次样品的鼠疟筛选,做了大量的科学实验,于1972年成功分离得到青蒿素。1986年青蒿素获得新一类新药证书,2015年屠呦呦因此获得我国第一个自然科学类的诺贝尔奖。

第三节 药理学的研究方法

药理学是一门实践性很强的科学,其知识均来自实践。药理学的研究方法很多,根据其研究对象可分为基础药理学方法和临床药理学方法。前者以动物整体(*in vivo*)或离体

（*in vitro*）器官、细胞、微生物等作为研究对象；后者则以人体整体或离体器官、组织、体液等作为研究对象。药理学研究一般是采用其他学科的方法，如形态学方法、功能学（生理学）方法、生物化学方法、免疫学方法、核医学方法、分子生物学方法、分析化学方法、生物学方法等。在基础药理学研究方法中，如果以正常动物为研究对象，研究药物的作用和机制则为实验药理学方法；如果以疾病动物为研究对象，研究药物的治疗作用和机制则为实验治疗学方法。

　　然而，药理学研究也必须遵循科学研究的一般规律，进行科学的实验设计（随机、对照、重复、均衡的原则）和严格的实验操作。

复习思考题

名词解释

　　药物、药理学、药物效应动力学、药代动力学。

问答题

　　1. 什么是药物？药物与毒物有本质的区别吗？

　　2. 什么是药理学？药理学研究的主要内容是什么？

第二章 药物对机体的作用

药物对机体的作用，即药效学，是研究药物作用于机体基本规律的学科，主要研究内容是阐明药物的作用机制、药理作用、临床应用和不良反应等，为临床用药提供基础理论知识。

第一节 药物的基本作用规律

一、药物作用方式和类型

药物作用（drug action）指药物对机体的初始影响，是动因。药理效应（pharmacological effect）指药物作用的结果，即药物作用后引起的形态学或形态学变化。例如，阿托品对眼的作用是阻断虹膜环状肌上的 M 受体，而其效应是环状肌的松弛及瞳孔的散大。但在实践中，两者意义接近。

1. 根据药物的作用部位分类

（1）局部作用（local action）：药物不依赖于吸收而在用药部位直接发挥作用，如口服去甲肾上腺素（noradrenaline，NA）收缩胃黏膜血管产生止血作用。

（2）吸收作用（absorptive action）：也称全身作用（general action）或系统作用（systemic action），是指药物被吸收入血后而产生的作用，如口服氢氯噻嗪，吸收后产生的利尿作用。

2. 根据用药目的分类

（1）对因治疗（etiological therapy）：用药目的在于消除原发致病因素，也称治本，如青霉素用于脑膜炎，目的在于杀灭脑膜炎双球菌。

（2）对症治疗（symptomatic treatment）：用药目的在于消除或减轻疾病症状，也称治标，如哌替啶用于严重剧痛，对乙酰氨基酚用于发热。这种治疗不能消除病因，仅能缓解患者痛苦，在某些情况下也是必不可少的。

临床用药一般遵循"急则治标，缓则治本，标本兼治"的原则。由于大多数的疾病原因尚不完全清楚，或受限于现在的科技手段，治标比治本多见。

3. 根据作用产生的先后顺序分类

（1）原发作用（primary action）：又称直接作用，是指药物对机体某些组织器官首先产生的作用，如口服地高辛被吸收后，首先作用于心脏，使心肌收缩力增强。

（2）继发作用（secondary action）：又称间接作用，是指由药物的原发作用进一步引起的作用，如地高辛的增强心肌收缩力作用可使心排血量增加、肾血流量增加进而产生利尿作用。

4. 根据药物作用的本质分类 对于传统药物来说，药物作用的本质是对机体功能的调节，即调整机体原有生理、生化功能水平。疾病导致机体某些功能过度增强或减弱，故通过调整机体功能使其恢复到正常水平即可达到治病目的。

凡能使机体原有功能水平提高的称为兴奋（stimulation，excitation），进一步的兴奋则表现为亢进，但过度的兴奋则使原有功能进入衰竭状态；而使原有功能活动减弱的称为抑制（depression，inhibition），进一步的抑制则表现为低下，过度抑制则使原有功能进入麻痹状态。

二、药物作用的特异性、选择性和两重性

1. 药物作用的特异性（specificity）　药物通过作用于靶点（生物大分子）而产生药理效应。药物与靶点的相互作用具有一定的专一性，即药物作用的特异性，如阿托品特异性地与 M 受体结合，而对其他受体影响不大。

2. 药物作用的选择性（selectivity）　多数药物在适当剂量时，只对少数器官或组织发生明显的药理作用，而对其他器官或组织的作用较小或不发生作用的特性，称为药物作用的选择性，如碘主要作用于甲状腺，对其他器官或组织影响很小，选择性高。但选择性是相对的，只是程度的不同。选择性高的药物，使用时针对性强；选择性低的药物，作用广泛，应用时针对性不强，不良反应较多，如阿托品对心脏、血管、胃肠道平滑肌、腺体及中枢神经功能都有影响，作用较广泛。选择性是药物临床分类的主要依据，临床用药应尽可能使用选择性高的药物。但也有例外，如致病菌感染患者当病原体诊断未明，或存在多种致病菌混合感染时，可选择广谱抗菌药。

3. 药物作用的两重性　由于药物的选择性是相对的，凡符合用药目的或能达到防治效果的作用称为治疗作用（therapeutic action）；凡不符合用药目的或产生对患者不利的作用称为不良反应（adverse reaction）（见本章第二节）。药物对机体能产生预防和治疗作用，同时也会出现不良反应，称为药物作用的两重性。

三、量 效 关 系

在一定剂量范围内，药物剂量的大小与血药浓度成正比，也与药物效应成比例，这种疗效随药物剂量或血药浓度改变而改变的关系称为剂量-效应关系（dose-effect relationship），简称量效关系。

（一）药物剂量

一般是指每日的药物用量，可根据需要分次使用。用药的剂量太小则无效，剂量太大又可能导致中毒甚至死亡。因此，量效关系的研究非常重要，有助于深入了解药物作用的性质（图 2-1）。

1. 无效量（no-effect dose）　不会出现药理效应的剂量。

2. 最小有效量（minimal effective dose）或称阈剂量（threshold dose），指引起药理效应的最小剂量。

3. 最大有效量（maximal effective dose）或称极量（maximum dose），指引起最大效应

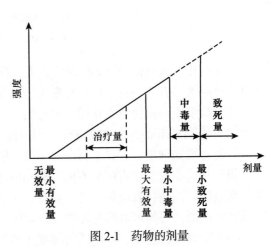

图 2-1　药物的剂量

而不出现中毒的剂量，是每个国家药典对毒剧药明确规定的剂量，它比最小中毒量小。用药时一般不得超过极量，否则可能发生医疗事故，医护人员应对此负法律责任。极量有一次极量、一日极量、疗程总极量及单位时间内用药极量之分，应予区别。

4. 治疗量（therapeutic dose） 或称常用量，介于阈剂量与极量之间，临床使用时，为对大多数患者有效，而又不会出现中毒的剂量。

5. 最小中毒量（minimum toxic dose） 刚引起中毒的剂量。

6. 致死量（lethal dose） 导致死亡的剂量。

（二）量效曲线

以药物剂量或血药浓度（*C*）为横坐标，以药物效应强度（*E*）为纵坐标作图即为量效曲线（dose-effect curve）。药理效应按性质可分为量反应（graded response）和质反应（quantal response）两种情况。量反应指药物效应的强弱呈连续变化，并可用具体数量表示者，如血压、心率、血脂、平滑肌收缩或松弛强度等；质反应也称全或无反应（all or none response）或等级反应，指药物效应不呈现为连续变化，而只能用阳性或阴性表示，如死亡、惊厥、麻醉等出现或不出现。

量效曲线是一条先陡后平的曲线（图 2-2A），为使量效规律更加直观，将横坐标的剂量值转变成对数值，则曲线成为近似对称的“S”形（图 2-2B）。量效曲线包含如下几个特征性的变量。

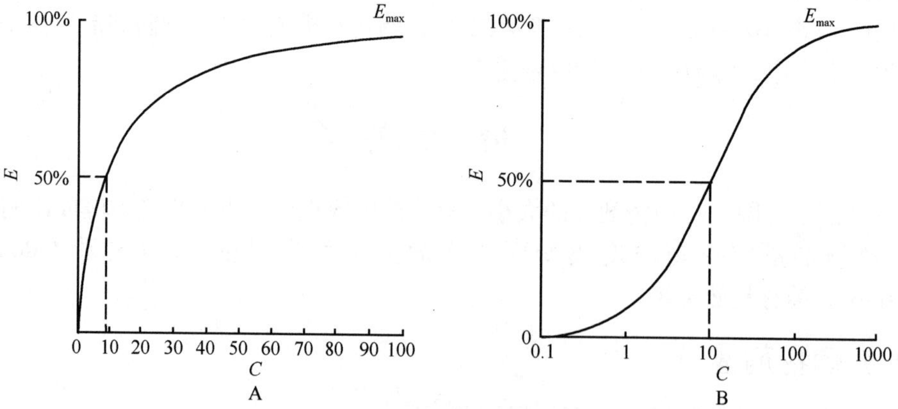

图 2-2 药物作用的量效关系曲线

A. 量效曲线；B. 对数量效曲线

（1）强度（potency）：又称效价强度，指能产生一定效应所需的剂量或浓度，其值越小则强度越大。有些药物（如青霉素）的强度用效价单位（U）表示，如青霉素每瓶 80 万单位等。故强度与效价意义相同，可通用。

（2）效能（efficacy）：指药物可产生的最大效应（maximal effect）。药物已达最大有效量时，若再增加剂量，效应不再增加（但可能会增加毒性）。

强度和效能的概念有明显不同，药物的强度和效能也不一定一致。强度高的药物用量小，而效能高的药物效应强，各有特点。一般来说，药物的效能更为重要，因为效能高的药物比效能低的药物可取得更好的治疗效果。

（3）量效变化速度：以曲线的坡度（即斜率）表示。如果曲线越陡，疗效变化越快，则表明治疗量与中毒量间的范围越小，毒剧药具有该特点。

（4）半数有效量（median effective dose，ED_{50}）：由于对数量效曲线为一条 S 形曲线，在 50%效应处斜率最大，故常用 50%最大效应浓度或剂量计算药物的强度，结果比较稳定。

四、与药物安全性有关的指标

（1）半数有效量：药物引起 50%最大效应（量反应）或使半数个体产生疗效（质反应）的剂量。

（2）半数致死量（LD_{50}）：药物引起 50%动物死亡的剂量。引起 50%动物中毒的剂量则称为半数中毒量（TD_{50}）。

（3）治疗指数（therapeutic index，TI）：是表示药物安全性的指标。$TI=LD_{50}/ED_{50}$ 或 $TI=TD_{50}/ED_{50}$，此数值越大，表示有效剂量与中毒剂量（或致死剂量）间距离越大，越安全。化疗药的治疗指数又称化疗指数（chemotherapeutic index）。

（4）安全指数：5%致死量比 95%有效量（安全指数=LD_5/ED_{95}）。用安全指数评价药物的安全性更为科学。

（5）安全范围（margin of safety）：临床有时也用安全范围表示药物的安全性，药物安全范围指最小有效量和中毒量之间的距离。

安全性小的药物多属于毒性药物（简称毒药），如强心苷类药物。

五、构 效 关 系

构效关系（structure activity relationship）是指药物的结构与药理活性或毒性之间的关系。构效关系的表现内容有如下几点：①药物的药理活性和毒性是由药物的化学结构决定的；②药理活性和毒性是对药物结构的反映；③药物的化学结构改变，其药理活性和毒性也会改变；④化学结构相似的药物往往存在相似或相反的药理活性（毒性）。了解药物的构效关系有利于深入认识药物的作用，指导临床合理用药，对定向设计药物结构，研制开发新药意义重大。

第二节　药物的不良反应

药物的不良反应分为如下几种。

1. 副作用（side reaction）　指药物在治疗剂量时产生的与治疗目的无关的作用。这是与治疗作用同时发生的、药物固有的作用，可能给患者带来不适或痛苦，但一般较轻微，危害不大，可以自行恢复。产生副作用的原因是药物的选择性低，如阿托品用于解除胃肠痉挛时，可引起口干、心悸、便秘等反应。副作用可以随着治疗目的不同而改变。将药物的某一作用作为治疗作用时，其他作用则成为副作用。因此，副作用具有可知、可变、可逆、不可避免的特点。

2. 毒性反应（toxic reaction）　指药物剂量过大或用药时间过长而引起的机体损害性反应，一般比较严重。剂量过大主要引起急性毒性（acute toxicity），多表现为神经系统、呼吸系统和循环系统损害。用药时间过长主要引发慢性毒性（chronic toxicity），多表现为造血系统、肝肾功能损害。药物的毒性作用大多与药物的原有作用有关。然而，药物也可能具有特殊毒性,表现为致畸(teratogenesis)、致癌(carcinogenesis)、致突变(mutagenesis),统称为"三致"作用;这些作用往往与药物的原有作用关系较小,剂量关系也不明显。

3. 变态反应(allergic reaction) 也称过敏反应(anaphylaxis),是指少数人对某些药物产生的病理性免疫反应,涉及致敏和反应两个阶段。这种反应只发生于少数过敏体质的患者,且与该药的作用、使用剂量及疗程无明显关系,在远远低于治疗量时也可发生严重反应。临床可表现为药物热、皮疹、哮喘、溶血性贫血、类风湿关节炎等,严重时也可引起休克。变态反应往往与药物的杂质有关。

4. 后遗效应(residual effect) 是指停药后血药浓度已降至阈浓度以下但仍残存的药理效应。例如,服用巴比妥类催眠药后,次晨仍有困倦、头昏、乏力等后遗作用。

5. 继发反应(secondary reaction) 是指药物治疗作用得以发挥后,所引起的不良后果,又称治疗矛盾。例如,长期服用广谱抗生素后,肠内一些敏感的细菌被抑制或杀灭,使肠道菌群失调导致葡萄球菌性肠炎或念珠菌病等。

6. 特异质反应(idiocrasy) 药物用于某些个体出现药理作用过强或过弱甚至产生其他生物效应的现象。现认为,这是一类先天性遗传异常所致的反应,一般发生率不高,但一旦发生性质往往严重。例如,先天性血浆胆碱酯酶缺乏者使用骨骼肌松弛药琥珀酰胆碱可产生呼吸肌麻痹、严重窒息的特异质反应。

7. 停药反应(withdrawal reaction) 指药物停止使用后,原有疾病复发或加重的现象。停药反应明显的药物在使用中只能缓慢停药而不能突然停药。

8. 药物依赖性(drug dependence) 是指患者连续使用某些药物以后,产生一种心理或生理不可停用的渴求现象。根据它们使人体产生的依赖和危害程度可分为两类,即精神依赖性(psychical dependence)和生理依赖性(physiological dependence)。只具有精神依赖性的药物停用后往往只带来精神和行为上的不适;而具有生理依赖性的药物停用后会出现严重的戒断症状,出现明显的症状与体征。有依赖性的药物多属于中枢神经系统药物。

第三节 药物的作用机制

药物的作用必然发生在分子层面,药物的作用机制(mechanism of action)是研究药物分子与靶点相互作用及引发药理效应的过程,以解释药物作用的原理。认识药物的作用机制,对提高疗效、预防不良反应及开发新药等都有重要意义。

药物的作用机制可分为药物作用的受体机制和非受体机制。

一、药物作用的受体机制

(一)受体和配体的概念

1. 受体(receptor) 是存在于细胞膜或细胞内,能选择性地与某些物质相结合,通过信号转导产生特定生理效应的生物大分子(多为蛋白质)。

受体的信号转导方式可分为电流放大和酶促级联反应放大两种。通过电流放大信号的受体本身就是离子通道的一部分,受体激活后即可引起离子通道开放。通过酶促级联反应放大信号的膜受体一般可以分为三部分:①胞外部分,负责与配体结合;②跨膜部分,负责将胞外信息传递到胞内;③胞内部分,负责招募下游效应子,引发酶促级联反应。

2. 配体（ligand） 是指能与受体匹配结合的化学物质，包括内源性递质、激素、自体活性物质和药物。

（二）受体分布

受体广泛存在于中枢神经系统和外周组织，既分布于突触后膜，又分布于突触前膜。根据其在细胞的存在位置可分为以下三类。

1. 细胞膜受体 位于细胞膜上，如胆碱受体、肾上腺素受体、多巴胺受体、阿片受体、组胺受体及胰岛素受体等。

2. 胞质受体 位于细胞的胞质内，如肾上腺皮质激素受体、性激素受体等。

3. 细胞核受体 位于细胞的细胞核内，如甲状腺素受体。

有些受体还有亚型，有些细胞存在多种受体，各种受体具有特定的分布部位和特殊的功能。

（三）受体特性

受体由于其结构的特殊性，以及数量和分布特点，形成了一些基本特点。

1. 敏感性（sensitivity） 由于细胞存在生物信号放大系统（信号转导），虽然受体只占细胞体积极微小的一部分，有些配体仅在极微量情况下（$10^{-12} \sim 10^{-9}$ mol/L）也能引起明显的生理效应。

2. 特异性（specificity） 一种受体能准确识别特定的配体（或结构相似的配体）并与其结合，产生特定的生理效应。

3. 饱和性（saturality） 能与配体结合并能引起效应的受体的数目有限，且在体内有特定的分布点，受体饱和后，即使提高配体浓度，受体的效应也不再增加。

4. 可逆性（reversibility） 配体与受体结合是可逆的，从配体-受体复合物解离下来的配体仍是原形，此时受体也恢复原有状态。

（四）受体与药物结合

多数药物与受体通过分子间的相互作用力结合，如通过范德瓦尔斯力、离子键、氢键形成药物受体复合物。少数药物可通过共价键与受体形成复合物，由于共价键结合牢固，不易解离，故药效持久。药物与受体结合后引起生理效应，须具备两个条件，即具有亲和力（affinity）和内在活性（intrinsic activity）。

1. 亲和力 是指药物与受体结合的能力，是药物作用于受体的必备条件。将作用性质相同的药物相比较，亲和力大者作用强，故亲和力是作用强度的决定因素，也是药物作用的前提。

2. 内在活性 也称效应力（efficacy），是药物本身内在固有的，与受体结合引起受体激动产生效应的能力，是药物最大效应或作用性质的决定因素。

与受体结合的药物，根据其结合后产生的效应，可将受体分成以下三种类型。

（1）激动药（agonist），指既有较强的亲和力，又有较强的内在活性的药物。这些药物与受体结合能产生使该受体兴奋的效应，如 NA 与 α 受体结合引起血管收缩、血压升高。一般受体是根据激动药命名的。

（2）阻滞药（antagonist），又名拮抗药成阻断药，是指具有较强的亲和力，但无内在活性的药物。这些药物与受体结合后不能产生使该受体兴奋的效应，却因占据受体而拮抗激动药的效应，如阿托品与 M 受体结合后，拮抗 ACh 及毛果芸香碱的作用，表现出胃肠平滑肌松弛等。阻滞药按其作用性质可分为竞争性和非竞争性两类。①竞争性阻滞药（competitive antagonist）：可与激动药竞争相同受体，其结合是可逆的。阻滞药可以在一定程度上减弱激动药的作用，表现为激动药的量效曲线平行右移，当激动药浓度足够高时，激动药仍可达到其单用时相同的最大效应（图 2-3A）。②非竞争性阻滞药（noncompetitive antagonist）：能不可逆地作用于某些部位而妨碍激动药与受体结合，并拮抗激动药的作用。一定量的非竞争性阻滞药存在时，测定激动药的累计浓度效应曲线，可见曲线向右下移动，最大效应减弱（图 2-3B）。

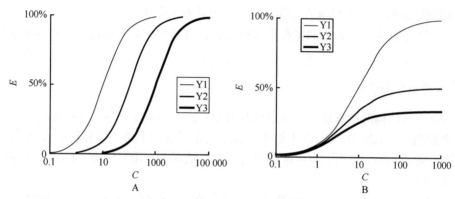

图 2-3　竞争性阻滞药与非竞争性阻滞药的量效曲线

A. 竞争性阻滞药；B. 非竞争性阻滞药

（3）部分激动药（partial agonist）：具有激动药和阻滞药双重特性。这类药物的亲和力较强，但内在活性弱，其单独应用时产生较弱的激动效应。若与激动药合用，表现出拮抗激动药的作用。

（五）受体调节

受体并不是固定不变的，由于经常受到各种生理、病理、药理因素的影响而处于动态平衡，表现为其数量、亲和力及效应力会发生变化。这是由于细胞和受体蛋白都在不断更新，其合成和降解速率不断进行调节，调节方式有增敏和脱敏两种类型。

1. 受体脱敏（receptor desensitization）　指长期使用激动药，组织或细胞对激动药的敏感性和反应性下降的现象。例如，哮喘患者长期使用 β_2 受体激动药时，可产生耐受性。

2. 受体增敏（receptor hypersensitization）　指长期使用阻滞药，组织或细胞对激动药的敏感性和反应性升高的现象。例如，长期使用 β 受体阻滞药普萘洛尔，β 受体的敏感性会增高，突然停药可出现反跳现象，可诱发高血压、心动过速等不良反应。

（六）受体信号转导的类型

生物活性物质与受体结合是信息传递至细胞的第一步，随后由受体构象的变化引起一系列信息转导过程。根据受体转导信息的机制或方式不同，可以把受体的跨膜信息传递机制分为下列四类。

1. 配体门控离子通道受体（ligand-gated ion channel receptor）　由配体结合部位及离

子通道两部分组成，受体激动时可触发离子通道开放，以电流方式放大信号，使细胞膜除极化或超极化，引起兴奋或抑制效应，如 N 胆碱受体、γ-氨基丁酸受体（GABA receptor）、甘氨酸受体、天冬氨酸受体均属这一类型。

2. G 蛋白偶联受体（G-protein coupled receptor） G 蛋白是鸟苷酸结合调节蛋白的简称，是一个超家族（superfamily）。该类受体存在于细胞膜上，具有 7 次跨膜区段，受体激活后通过激活 G 蛋白招募下游效应子而放大信号（酶促级联反应）产生效应。通过 G 蛋白偶联机制产生作用的有肾上腺素、多巴胺（dopamine，DA）、5-羟色胺（5-HT）、ACh、阿片类、嘌呤类、前列腺素及一些多肽激素等受体。

3. 酪氨酸激酶受体（tyrosine kinase receptor） 这一类受体存在于细胞膜上，都是跨膜糖蛋白，由三部分组成，细胞外侧构成结合域以结合配体，中间有 20 多个疏水氨基酸构成跨膜段，胞内为酪氨酸激酶活性区。受体激活后，受体发生二聚化，从而将对方胞内段的酪氨酸残基磷酸化，继而激活胞内蛋白激酶，促进细胞生长分化等效应。胰岛素、表皮生长因子（EGF）、血小板源性生长因子（PDGF）及某些淋巴因子（lymphokines）的受体属于这一类型。

4. 细胞内受体 这类受体能与亲脂性的糖皮质激素、盐皮质激素、甲状腺激素、性激素、维 A 酸、维生素 A、维生素 D 等结合，形成激素受体复合物，进入细胞核通过调节基因表达过程而在细胞中产生作用。

（七）细胞信号转导

细胞外信号物质种类繁多，受体也有多种类型，但目前已知的细胞内转导系统及效应器系统的种类却有限。大多数跨膜信号转导过程仅通过几种不同的分子机制完成，因此可能存在多种细胞外信号物质共用一种或几种细胞内信使物质和效应体系发挥作用的现象（图 2-4）。多数信号转导需要第一信使、第二信使及第三信使。

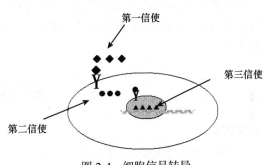

图 2-4 细胞信号转导

1. 第一信使（first messenger） 是指多肽类激素、神经递质及细胞因子等细胞外信使物质。大多数第一信使不进入细胞，而是与靶细胞膜表面的特异受体结合。

2. 第二信使（second messenger） 指第一信使作用于靶细胞后胞质内产生的信息分子，是胞外信息与细胞内效应之间必不可少的中介物。第二信使将获得的信息增强、分化、整合，并传递给效应器，发挥特定的生理功能或药理效应。主要的第二信使有环磷腺苷（cAMP）、环磷鸟苷（cGMP）、肌醇磷脂（phosphatidylinositol）、二酰基甘油、Ca^{2+} 等。

3. 第三信使（third messenger） 指负责将细胞核外信息传递到核内的物质，包括生长因子、转化因子等，参与基因调控、细胞增殖与分化等过程。

从分子生物学角度看，细胞信息传递是以一系列蛋白质的构型和功能改变，引发瀑布式级联反应的过程。一个胞外信号逐级经过胞质中雪崩式的酶促放大反应，迅速在细胞中扩布到特定的靶部位，发挥效应。

二、药物作用的非受体机制

药物除了与受体结合产生作用外，不少药物作用于其他靶点也可产生生物效应。非受体结合的药物作用机制主要有如下几种。

1. 影响酶 酶的种类很多，分布极广，几乎参与所有的生命活动，且极易受到各种因素的影响。常用的是各类酶的抑制药，如胆碱酯酶抑制药新斯的明。

2. 影响离子通道 细胞膜上存在着可与药物直接作用的离子通道（除受体操纵者外），控制 Na^+、Ca^{2+}、K^+、Cl^- 等跨膜转运，影响细胞功能。例如，局部麻醉（局麻）药通过抑制 Na^+ 通道而产生局麻作用；硝苯地平通过抑制 Ca^{2+} 通道而产生扩张血管作用。

3. 影响转运体 许多生理物质如神经递质、激素、代谢物、内在活性物质及无机离子等经常在体内转运，干扰相应的转运体也可引发明显的药理效应，如利尿药抑制肾小管 Na^+-K^+、Na^+-H^+ 交换而发挥排钠利尿作用。

4. 影响核酸 核酸（DNA、RNA）是控制蛋白质合成及细胞分裂的生命物质，许多抗癌药通过干扰细胞 DNA 或 RNA 功能而产生作用，如放线菌素 D 能与 DNA 结合阻止其转录成 RNA 而产生抗肿瘤作用。

5. 其他 有些药物进入体内并无明确的作用靶点，其可以通过影响细胞内外的理化环境产生相应效应，如消毒防腐药使微生物的蛋白质变性，抗酸药中和胃酸，脱水药改变渗透压（如甘露醇高渗液使脑水肿减轻），全身麻醉（全麻）药扰乱细胞膜脂质结构，从而产生药理作用。部分药物通过补充营养以治疗相应缺乏症，如铁盐、维生素、多种微量元素等。还有些药物是补充机体缺乏的物质，如胰岛素治疗糖尿病，甲状腺素治疗甲状腺功能低下等。

复习思考题

名词解释

兴奋、抑制、防治作用、不良反应、治疗作用、继发作用、副作用、毒性作用、变态反应、后遗效应、继发反应、特异质反应、停药反应、激动药、阻滞药、量效关系、效能、效价强度。

问答题

1. 如何看待药物作用的两重性？

2. 什么是受体脱敏、受体增敏？各有什么临床意义？

3. 什么是药物的量效关系？效价强度与效能有相关性吗？各代表什么？

4. 评价药物安全性的指标有哪些？

第三章　机体对药物的作用

机体对药物的作用即药物的体内过程，包括吸收、分布、转化和排泄等过程。药物转运是药物在体内发生空间变化，是物理变化；转化是药物在体内发生的化学变化。代谢和排泄合称消除。

第一节　药物的跨膜转运

药物在体内吸收、分布、转化及排泄的过程中，首先必须跨越多层生物膜，进行多次转运（图 3-1）。

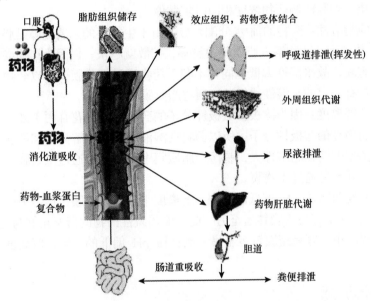

图 3-1　药物体内过程示意图

生物学中，生物膜是指胞质膜和细胞器膜（如线粒体膜、核膜、溶酶体膜等），它是由蛋白质和液态的脂质双分子层（主要是磷脂）所组成的单层膜质结构（图 3-2）。

在药理学中，生物膜的概念更加广义，它既可以由单层细胞（如小肠上皮）组成，也可以由多层细胞（如皮肤、胎盘等）组成。虽然与生物学中的生物膜在组织结构上已有根本的不同，但在药物通过的方式上却几乎是完全相同。

药物的跨膜转运方式，按其性质不同可分为以下两大类。

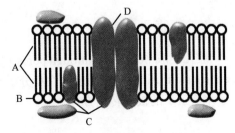

图 3-2　生物膜结构示意图

A. 脂质双分子层；B. 极性头部；C. 膜蛋白；D. 膜孔

一、被 动 转 运

被动转运（passive transport），亦称被动扩散（passive diffusion），即药物从浓度高的一侧向浓度低的一侧的跨膜转运。转运动力来自膜两侧的电化学差（即浓度差和电位差），不消耗 ATP，当膜两侧药物浓度达到平衡时，转运即停止。被动转运又分为以下三种情况。

（一）脂溶扩散

脂溶扩散（lipid diffusion）又称简单扩散（simple diffusion），即药物依靠其脂溶性先溶于脂质膜（图 3-2），而后从高浓度一侧向低浓度一侧进行转运的方式。它是药物转运中一种最常见、最重要的转运方式，绝大多数的药物通过脂溶扩散进行转运。

影响药物脂溶扩散的主要因素有以下几点。

（1）膜面积和膜两侧浓度差：膜面积越大扩散越快；药物在脂质膜两侧的浓度差越高，扩散速度也越快，到膜两侧药物浓度相同时扩散停止。

（2）药物的脂溶性：药物的油/水分配系数。由于生物膜的主要屏障是脂溶性屏障，一般油/水分配系数越大，药物溶入脂质膜中越多，扩散就越快；但因为药物必须首先溶于体液才能抵达细胞膜，故水溶性太低也同样不利于药物通过细胞膜，所以药物在具备脂溶性的同时，仍需具有一定的水溶性才能迅速通过脂质膜。

（3）药物的解离度：因为除极少数极性分子的药物（如毛花苷丙）外，绝大多数药物都是弱酸性或弱碱性的非极性分子，所以药物在溶液中可以非解离型和解离型两种形式存在。其中非解离型的药物脂溶性大，易溶于脂质膜中而有利于通过生物膜；而解离型的药物因脂溶性小，则不易通过生物膜。

因此，弱酸性药物在 pH 偏低的一侧，解离度小，容易跨膜转运至另一侧；反之，在 pH 偏高的一侧，则不容易跨膜转运至另一侧。而弱碱性药物的情况正好与之相反，在 pH 偏高的一侧解离度小，容易跨膜转运至另一侧；在 pH 偏低的一侧，解离度大，则不容易跨膜转运至另一侧。

（二）易化扩散

易化扩散（facilitated diffusion）指顺电化学差的载体转运，不耗能，如体内葡萄糖和一些离子（Na^+、K^+、Ca^{2+}等）的吸收即采用此种转运方式，其转运的速度远比脂溶扩散更快。

（三）膜孔扩散

膜孔扩散（diffusion through pores）也称膜孔滤过（filtration through pores）或水溶扩散（aqueous diffusion），是指水溶性小分子药物受流体静压或渗透压的影响，通过生物膜膜孔（亲水通道）的被动转运方式。

二、主 动 转 运

主动转运（active transport）：指能逆浓度差的载体转运（它可使药物在体内聚集于某一器官或组织），需要消耗能量，如青霉素自肾小管的主动分泌排泄。但采用主动转运方式吸收的药物并不多，如甲基多巴、氟尿嘧啶。

另外，极少数药物还可通过膜动转运（cytoms transport）的方式转运，即通过生物膜的运动，将大分子物质以包裹的方式进行的被动转运，如胞饮（pinocytosis）和胞吐（exocytosis）。

第二节　药物的体内过程

一、吸　收

药物由给药部位进入血循环的过程称为吸收（absorption）。由于血药浓度是影响药物效应的决定性因素，药物吸收的速度和程度会直接影响药物作用的起始时间和强弱，因此药物吸收是药物发挥作用的重要前提。

许多因素如药物的理化性质、剂型和给药途径等都会影响吸收进而影响药物作用的强弱。其中给药途径对吸收的影响最为重要，给药途径可直接影响药物的吸收程度和速度。一般而言，对于不同给药途径，药物吸收的快慢依次为吸入＞肌内注射＞皮下注射＞口服＞直肠＞皮肤。需要说明的是，静脉给药虽然未涉及吸收，但因药物直接入血，起效最迅速。

（一）消化道给药

1. 舌下给药（sublingual administration）　虽然舌下给药口腔吸收面积仅 $0.5\sim1.0m^2$，但此处血流丰富，故药物吸收迅速，加之药物在该处可经舌下静脉绕过肝脏直接进入体循环，无首过消除，特别适合经口服给药易于被破坏（如异丙肾上腺素片等）或首过消除明显（如硝酸甘油片等）的药物。

2. 口服给药（oral administration, per os, p.o.）　是最常用的给药方式，其主要吸收部位为小肠，吸收方式主要为脂溶扩散，影响药物口服吸收的因素很多，主要有药物的理化性质、药物剂型、首过消除等。

1）药物理化性质：包括药物的脂溶性、解离度、分子量等均可影响药物的吸收。一般脂溶性高、解离少、分子量小的药物口服易吸收。

2）药物剂型：药物剂型也可影响药物的吸收，就吸收速度而言，液体＞固体剂；水剂＞混悬剂＞油剂；散剂＞片剂、丸剂、胶囊剂；近年缓释剂、控释剂等剂型的出现，更丰富了药物的剂型。

3）首过消除（first-pass elimination）：是指口服给药时，部分药物在胃肠道、肠黏膜和肝脏中被代谢灭活，使进入体循环的药量减少的现象。首过消除明显的药物是不宜口服给药的（如硝酸甘油、利多卡因等）；但首过消除也有饱和性，若剂量加大，虽有首过消除存在，仍可使血中药物浓度明显升高。

3. 直肠给药（per rectum）　可经痔上静脉和痔下静脉吸收入血。经痔上静脉吸收的药物回流到肝脏，因此无法避开首过消除。直肠的吸收表面积很小（$0.02m^2$），肠腔内液体量又少，pH 为 8.0 左右，故许多药物直肠内给药的吸收反不如口服迅速和规则。因此直肠内给药的优点仅在于可避免药物对上消化道的刺激性。

（二）注射给药

根据注射部位的深浅，注射给药依次分为皮内注射（intracutaneous injection）、皮下注射（subcutaneous injection）、肌内注射（intramuscular injection）和静脉注射（intravenous injection）。皮内注射主要用于皮试。皮下注射和肌内注射是较常用的注射给药方式，注射后药物多可沿结缔组织迅速扩散，再经毛细血管及淋巴管的内皮细胞间隙（$d>400$nm）迅速通过膜孔转运吸收进入体循环，所以注射给药的最大特点是吸收迅速、完全。需要说明的是，静脉注射是最危险的给药方式，仅适用于急救和不能进行其他方式给药的情形。

注射给药也适用于在胃肠中易被破坏（如青霉素等）、不易吸收（如庆大霉素等）和在肝中首过消除明显（如硝酸甘油片等）的药物。

但必须指出，也有极少数药物注射给药不仅不能增加其吸收速度或吸收量，反而会因为药物在注射部位发生生理化性质的变化，而导致吸收障碍和注射部位的疼痛及其他不适，吸收反而比口服差，如地西泮、苯妥英钠、地高辛等。

另外，注射给药也是比较危险的给药方式，一方面，给药方式突破了机体的原有屏障；另一方面，使用的药物不易撤回。

（三）吸入给药

吸入给药（inhalation administration）是指一些气体及挥发性药物（如吸入麻醉药及亚硝酸异戊酯等）经过呼吸道直接进入肺泡，由肺泡表面吸收，产生全身作用的给药方式。由于肺泡表面积大（约 200m^2），又与血液只隔肺泡上皮及毛细血管内皮各一层，且毛细血管内血流量又大，故药物只要能到达肺泡，其吸收是极其迅速的。吸入给药多用于呼吸道疾病如哮喘的防治和气体麻醉。

（四）经皮给药

完整皮肤一般对药物的吸收能力是很差的，经皮给药（transdermal administration）主要产生局部治疗作用，仅少数脂溶性极强的有机溶剂或有机磷酸酯类才可以经完整皮肤吸收而发生中毒反应。

但在皮肤较单薄部位（如耳后、臂内侧、胸前区、阴囊皮肤等部位）或皮肤有炎症等病理变化时，药物也会发生明显的吸收。儿童的皮肤因含水量较高，经皮肤吸收的速率也比成年人快。特别是当药物中再加入了促皮吸收剂，如氮酮（azone）、二甲基亚砜（DMSO）、月桂酸等制成贴皮剂或软膏，经皮给药后都可达到局部或全身疗效，如硝苯地平、雌二醇、芬太尼等制成的贴皮剂就可被皮肤吸收，产生全身疗效。贴皮药还可制成缓释剂型，以达到持久的作用，如硝酸甘油缓释贴皮剂，每日只需贴一次，就可用于全天预防心绞痛发作。因此，经皮给药也不失为一种有效的给药途径。

二、分　布

分布（distribution）是指药物吸收入血后随血液循环进入到各组织间液和细胞内液的过程。药物作用的快慢和强弱，主要取决于药物分布进入靶器官的速度和浓度；而药物消除的快慢，则主要取决于药物分布进入代谢器官（肝脏）和排泄器官（肝脏、肾脏）的速度。影响药物分布的因素很多，主要有以下几个方面。

（一）血浆蛋白结合率

药物吸收后都可不同程度地与血浆蛋白（plasma protein）结合，主要与血清白蛋白（albumin）结合，某些碱性药物也可与酸性糖蛋白或球蛋白结合，如奎尼丁等。药物与血浆蛋白结合有以下特点。

（1）暂时失活和暂时储存：一旦药物与血浆蛋白结合后，不能再透出血管到达靶器官，故暂时失活；同时，也不能到达代谢和排泄器官被消除，故又为暂时储存形式。

（2）可逆性：药物与血浆蛋白的结合是疏松、可逆的，而且结合型和非结合型药物在血管中始终处于一种动态变化的过程中，当血液中游离药物减少时，结合型药物又可转化为游离型，透出血管，恢复其药理活性。

（3）饱和性：由于血浆蛋白总量和结合能力有限，所以当一个药物结合达到饱和以后，再继续增加药物剂量，游离型药物可迅速增加，药物效应或不良反应则可明显增强。

（4）竞争性：药物与血浆蛋白的结合是非特异性的，即多种药物均可竞争性地与血浆蛋白结合。所以当同时使用两种或以上的药物时，因相互间的竞争结合，会使解离型药物血药浓度增加，其中使高结合型药物的效应及不良反应增强更明显。

（5）当血液中血浆蛋白过少（如慢性肾炎、肝硬化）或变质（如尿毒症）时，也可因与药物结合的血浆蛋白下降，而发生药物作用增强和中毒的事件。

（二）生物膜屏障

药物在血液和器官组织之间转运可能受到阻碍，这种现象称为屏障现象。影响药物分布的屏障主要有以下两种。

1. 血脑屏障（blood-brain barrier，BBB） 是决定药物能否进入神经细胞产生中枢神经系统药理作用的关键。血脑屏障又称血-脑脊液屏障，是指血液成分进入脑细胞的屏障，由紧密排列的内皮细胞、基膜、间隙、神经胶质细胞等组织层次构成。脑毛细血管内皮细胞间连接紧密，间隙较小，是血脑屏障的主要贡献者，加之基膜外还有一层内脂质的星状细胞和周细胞包围，故使许多分子量大和极性大的药物不易转运，不能透过血脑屏障进入脑组织，形成了一种保护脑组织的生理屏障（physiological barrier）。一般认为只有分子量小、脂溶性高的药物容易透过血脑屏障，如氯霉素。但新生儿的血脑屏障发育尚不成熟，以及当脑膜有炎症时血脑屏障的通透性增加，许多药物较易透过血脑屏障而进入脑组织中发挥其药理作用。由于神经细胞与脑脊液直接接触，将药物注射到脑脊液即可突破血脑屏障。

2. 胎盘屏障（placental barrier） 是指胎盘绒毛与子宫血窦间的屏障，它能将母体与胎儿的血液分开，阻碍颗粒性物质交换。但对药物而言，其通透性和一般毛细血管没有明显的区别，所以大多数药物都能穿过胎盘屏障进入胎儿体内，只是程度和快慢不同。由于胎儿血液酸性更高，碱性的药物更容易进入。故在妊娠期间，应特别注意某些药物进入胎儿循环的毒性作用和妊娠早期的致畸作用。

其他生理屏障还有血-眼屏障、血-关节囊液屏障等，使药物在眼和关节囊中难以达到有效浓度，对此必须采用局部直接注射给药的方式，才能达到治疗目的。

（三）体液的 pH

体液的 pH 是决定弱酸性或弱碱性药物分布的重要因素。细胞内液 pH≈7.0，略低于细胞外液（pH≈7.4），所以一般弱碱性药物在细胞内浓度较高，而弱酸性药物则在细胞外液中浓度较高。根据这一原理，弱酸性药物苯巴比妥中毒时，用碳酸氢钠碱化血液及尿液不仅可使脑细胞中的药物迅速向血浆转移，还可减少药物在肾小管中的重吸收，加速其排泄，使患者迅速脱离危险。

（四）其他因素

再分布（redistribution）是指个别药物可首先向血流量大的器官分布，然后再向血流量少，但亲和力更强的组织转移的现象。例如，静脉注射硫喷妥钠后，先在血流量丰富的脑中迅速发挥麻醉效应，然后又迅速向体内血流较少，但脂溶性更强的脂肪组织转移，使其麻醉作用在数分钟内迅速消失。

局部器官的血流量及药物与某些组织器官的亲和力（如碘制剂可集中分布于甲状腺组织中）等也都会影响药物的分布。

三、转 化

生物转化（biotransformation）是指药物在体内发生化学结构改变的过程，又称药物的代谢。代谢药物的主要器官是肝脏，其次是肠、肾、肺等组织。

（一）药物转化的方式、步骤、意义与后果

药物的转化过程一般分为两个时相进行：第Ⅰ相是氧化（oxidation）、还原（reduction）、水解（hydrolysis）反应，该过程可在药物分子结构中引入或暴露出一些极性基团（如产生羟基、羧基、巯基、氨基等），使药物极性增加；第Ⅱ相是结合（conjugation）过程，该过程可使药物分子结构中已暴露出来的极性基团与体内的其他极性物质（如葡萄糖醛酸、硫酸、甘氨酸、谷胱甘肽等）以共价键进一步结合，使药物分子的极性进一步增加。药物代谢后，由于极性增加不利于进入细胞内，但利于药物的彻底消除，这是药物代谢的主要意义。需要说明的是，药物代谢后极性均增加，但水溶性却不一定增加。例如，磺胺类药物乙酰化（结合）代谢后，水溶性明显下降，易沉积在肾小管而导致肾损害。

绝大多数药物经过转化后，药理活性都会减弱或消失，称为灭活（inactivation）；但也有极少数药物被转化后才出现药理活性，称为活化（activation），如糖皮质激素泼尼松只有在体内加氢，转化为泼尼松龙后才具有药理活性；还有部分药物的代谢产物依然会保留相似的药理活性，如地西泮。

（二）药物转化的酶系统

药物的体内转化是在酶的催化下进行的，这些酶可分为两类：专一性酶，如胆碱酯酶、单胺氧化酶等，它们只能转化 ACh 和单胺类等一些特定的药物或物质；非专一性酶，它们是一种混合功能氧化酶系统，一般称为细胞色素 P450 酶系统，又因为该酶主要存在于肝细胞微粒体，可促进多种药物的转化，故又称肝药酶。一般而言，肝药酶对能吸收入血的有机化合物均有转化作用。

肝药酶是一个超家族（superfamily），根据氨基酸序列的同源程度，其成员又依次分为家族（family）、亚家族（subfamily）和酶个体（enzyme individual）三级。肝药酶可缩写为

CYP，其中家族以阿拉伯数字表示，亚家族以大写英文字母表示，酶个体以阿拉伯数字表示，如 CYP2D6、CYP2C19、CYP3A4 等。

肝药酶催化的反应式为

$$RH_2+NADPH_2+O_2 \longrightarrow RHOH+H_2O+NADP$$

式中，RH_2 代表催化底物（药物）；$NADPH_2$ 为供 H^+ 体，在 O_2 的参与下，一个氧原子加入底物分子使其羟化，另一个氧原子接受电子被还原为水。

（三）肝药酶的诱导剂和抑制药

肝药酶是促进绝大多数药物在机体内转化的酶，它有以下几方面特点。

1. 选择性低　一般能同时催化多种药物的转化。

2. 变异性大　该酶可受遗传、年龄、营养状态、机体状态、疾病等多种因素的影响，而表现为明显的个体差异。

3. 诱导和抑制现象　肝药酶的活性易受药物的影响而出现增强或减弱现象。凡能够增强肝药酶活性的药物称为肝药酶诱导药（enzyme inducer），常见的有苯妥英钠和苯巴比妥；而能够减弱肝药酶活性的药物称为肝药酶抑制药（enzyme inhibiter），常见的有西咪替丁和氯霉素。

肝药酶诱导药和肝药酶抑制药不仅可增强或减弱药物自身的转化，当合并使用其他药物时，还可使同时使用的其他药物的转化速度发生变化，而导致药效或毒性的增强或减弱。

四、排　　泄

排泄（excretion）是指药物及其代谢物被排出体外的最终过程。排泄是药物彻底消除的过程。肾脏是药物排泄的主要器官，非挥发性的药物主要由肾脏随尿排出；而气体及挥发性药物则可由肺随呼气排出；另有少部分药物可随胆汁、乳腺、汗腺、唾液腺及泪腺等排出体外。

（一）经肾脏排泄

肾脏是药物排泄的主要器官，药物及代谢产物主要经肾脏排泄。药物的肾脏排泄过程与尿液的生成过程基本一致。

1. 肾小球滤过（glomerular filtration）　肾小球毛细血管的基膜通透性较大，因此，除了血细胞、大分子物质及与血浆蛋白结合的药物外，绝大多数非结合型的药物和其代谢产物均可经肾小球滤过，进入肾小管腔内。

2. 肾小管被动重吸收（passive tubule reabsorption）　进入肾小管腔内的药物中，脂溶性高、非解离型的药物及其代谢产物又可经肾小管上皮细胞重吸收进入血液。此时，若改变尿液 pH，则可因影响药物的解离度，从而改变药物的重吸收程度，加速药物的排泄。例如，苯巴比妥、水杨酸等弱酸性药物中毒时，碱化尿液可使药物的重吸收减少，增加药物排泄而解毒。

3. 肾小管主动分泌（active tubule secretion）　只有极少数的药物可经肾小管主动分泌排泄。在肾小管上皮细胞内有两类主动分泌的转运系统，即有机酸系统和有机碱系统，前者转运弱酸性药物，后者转运弱碱性药物。当分泌机制相同的两类药物经同一载体转运时，还可发生竞争性抑制，如丙磺舒可抑制青霉素的主动分泌；依他尼酸可抑制尿酸的主动分泌等，在临床治疗中，均可产生有益或有害的影响。

（二）经胆汁排泄

药物在肝内代谢后，可生成极性的代谢物从胆道随胆汁排至十二指肠，然后随粪便排出体外。某些药物，如红霉素、利福平等可大量从胆道排泄，并在胆汁中浓缩，在胆道内形成较高的药物浓度，而有利于肝胆系统感染的治疗。

某些药物可经肝脏转化为极性较大的代谢产物，并自胆汁排出，若此时排出的药物在小肠中又被相应的水解酶转化成原型药物，再被小肠重新吸收入血，则该过程被称为肝肠循环（hepato-enteral circulation）。对一些肝肠循环明显的药物（如洋地黄毒苷、地高辛、地西泮），其血浆半衰期（half life, $t_{1/2}$）将会延长。

（三）其他排泄途径

许多药物还可随唾液、乳汁、汗液、泪液等排泄到体外。乳汁的 pH 略低于血浆，碱性药物（如吗啡、阿托品）可以较多地自乳汁排泄，哺乳婴儿会因此受累；胃液中酸度较高，某些生物碱（如吗啡等）即便注射给药，也可向胃液扩散，所以洗胃是该类药物中毒的治疗措施及诊断依据之一；又由于药物可自唾液排泄，而唾液又易于采集，所以现在临床上还可用唾液代替血液标本进行血药浓度的监测。

第三节　药代动力学的基本概念

药物在完整的机体中，随着时间的变化，不断地进行着吸收、分布、转化和排泄，而且始终都处在一种动态变化的过程中。通过测定数据可得时间-药物浓度曲线（time-concentration curve, C-t，简称药时曲线或时量曲线），并选定数学模型（mathematical model），可用特定的数学公式计算出一系列药代动力学参数。通过这些参数既可从各个侧面反映药物在体内变化的动态过程，也可借以指导临床设计或调整给药方案（如确定给药的剂量、给药的途径及给药的间隔时间等），以做到合理用药。

一、药时曲线图

用药后，体内的血药浓度随着时间的推移不断变化，这种变化若以药物浓度（C）为纵坐标，时间（t）为横坐标绘出的曲线图，即为药时曲线图（图 3-3）。

图 3-3 是血管外单次用药后的药时曲线图，其上升支主要是由吸收和分布造成的，称为吸收分布相，与此同时分布及少量的代谢和排泄也已开始进行；当代谢和排泄过程逐渐占据主要地位后，曲线就开始下降，成为下降支，称为消除相（代谢分布相）。由此可见药物的吸收、分布、转

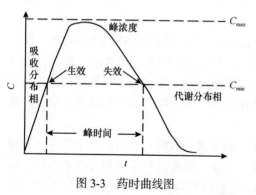

图 3-3　药时曲线图

化和排泄其实并没有严格的分界线，只是在某段时间内以哪一过程为主而已。

通过药时曲线图的测定，我们可采用计算机程序软件测算出一系列药代动力学参数，以反映药物在体内吸收、分布、转化和排泄的规律和特点。

二、药物的消除类型

药物在体内的代谢和排泄统称消除（elimination），根据消除速率可归纳为以下两种类型。

1. 一级消除动力学（first-order elimination kinetics） 又称恒比消除，即单位时间内，药物总是按血药浓度的恒定比例进行消除，其消除速率总是与血药浓度成正比。若以血药浓度的对数（$\lg C$）与时间（t）作图，为一直线（图 3-4）。大多数药物的消除都属于一级动力学消除，其特点是 $t_{1/2}$ 恒定。

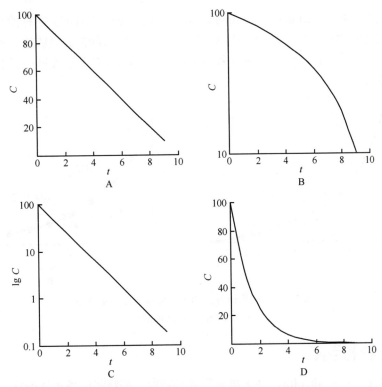

图 3-4 一级动力学消除和零级动力学消除药时曲线图
A. 零级动力学；B. 零级动力学；C. 一级对数动力学；D. 一级动力学

2. 零级消除动力学（zero-order elimination kinetics） 又称恒量消除，即在单位时间内，药物始终以一个恒定的药量（浓度）进行消除，其消除与血药浓度无关。若以血药浓度（C）与时间（t）作图，为一直线（图 3-4），其特点是 $t_{1/2}$ 不恒定。零级动力学消除的情形较少，多发生在大剂量给药或药物蓄积中毒时。

三、药代动力学的主要参数

根据药时曲线，可采用相应的药代动力学计算机程序包进行数学处理，估算出药物在体内吸收、分布、转化和排泄相关的若干药代动力学参数（pharmacokinetic parameters），以反映药物在体内的动力学规律和特点。常用的药代动力学参数有以下几种。

（一）峰时间和峰浓度

峰时间（T_{max}）是指用药以后，血药浓度达到峰值所需的时间。峰时间短，表示药物吸收快、起效迅速，但同时消除也快；峰时间长，则表明药物吸收和起效较慢，但作用持续时间也往往较长。峰时间是研究制剂的一个重要指标（图3-3）。

峰浓度（C_{max}）又称峰值，是指用药后所能达到的最高血药浓度（图 3-3）。峰浓度与药物的临床应用也密切相关，峰浓度要达到有效浓度才能显效，但若高出了安全的范围则可表现为毒性反应。

（二）药时曲线下面积

药时曲线下面积（area under the time concentration curve，AUC）简称曲线下面积，是指由横坐标与药时曲线围成的面积（图3-5）。它代表一段时间内，吸收进入血中药物的相对累积量。其单位为 μg/（ml·h），通常采用梯形法计算。AUC 只有在同一药物的不同制剂间比较才有意义。

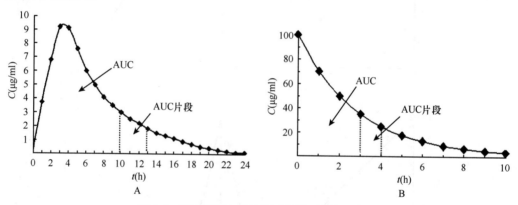

图 3-5　不同给药方式的药时曲线下面积示意图

A. 口服给药；B. 静脉给药

（三）生物利用度

生物利用度（bioavailability，F）指血管外给药时，药物吸收进入体循环的速度和相对数量，即给药量与吸收进入体循环的药量的比值，通常用吸收百分率表示[定义式，式（3-1）]，也可用 AUC 参数来表示[计算式，式（3-2）]。生物利用度还可用供试品 AUC 与对照品 AUC 的比值表示，则称相对生物利用度[式（3-3）]。

$$F_{（生物利用度）}=\frac{吸收进入体循环的药量}{给药量}\times100\% \qquad (3\text{-}1)$$

$$F_{（生物利用度）}=\frac{AUC_{（血管外给药）}}{AUC_{（血管内给药）}}\times100\% \qquad (3\text{-}2)$$

$$F_{（生物利用度）}=\frac{AUC_{（供试品）}}{AUC_{（对照品）}}\times100\% \qquad (3\text{-}3)$$

生物利用度的意义在于：①同一剂量的药物，因为在不同生理或病理条件下应用，都可能会因生物利用度的改变而引起血药浓度的改变（如空腹和饱食后给药或肝、肾功能不全时给药，均可引起血药浓度改变），口服给药，首过消除大的药物生物利用度会较低；②同一剂量的药物，或因剂型或制剂不同，或因不同药厂生产的同样制剂，或同一药厂生产的相同制剂，仅因批号不同，都可以使药物制剂的生物利用度发生明显的改变，而引起血药浓度的改变。

（四）表观分布容积

表观分布容积（apparent volume distribution，V_d）是一个计算所得的理论数值，它是用体内药物总量（A）与血药浓度（C）的比值来表示的。表观分布容积是根据给药量和血药浓度在理论上推算应占有的体液容积量（以 L 或 L/kg 为单位），并非所占有的体液真正容积；也不代表某个特定的生理空间，故称为表观分布容积。式（3-4）为其计算公式。

$$V_\mathrm{d} = \frac{A(\mathrm{mg})}{C(\mathrm{mg/L})} \times 100\% \qquad (3\text{-}4)$$

（五）半衰期

$t_{1/2}$ 即指血浆中药物浓度下降一半所需的时间。它是药物在体内消除的一个重要的药代动力学参数。绝大多数药物的消除过程属于一级消除动力学，因此其 $t_{1/2}$ 是一个固定值，它不受血药浓度的影响，而取决于药物消除速率常数（κ），它们的关系为 $t_{1/2}=0.693/\kappa$。

（六）清除率

清除率（clearance，CL）是来自生理学中肌酐清除率的概念，是药物消除速率的另一种表示方法。清除率是指单位时间内有多少表观分布容积的药物被清除，其单位为 ml/min。因此，清除率仅表示药物从血中清除的速率，并不表示被清除药物的量。其计算公式为 $CL=V_\mathrm{d}\cdot\kappa$。由于药物的消除包括代谢和排泄，因此，清除率反映了肝肾功能状态。

（七）多次给药的药时曲线和稳态浓度

根据临床治疗的需要，大多数药物均需多次用药，属于一级动力学消除的药物如每隔一个 $t_{1/2}$ 等量给药一次，则经过 4~5 个 $t_{1/2}$，血药浓度可达稳定状态（此时给药量与消除量达到相对的动态平衡），称稳态浓度（steady state concentration，C_{ss}）或称坪值（plateau）（图3-6）。稳态浓度的达到和维持应根据临床治疗需要来确定。

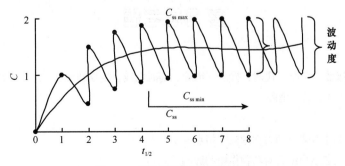

图3-6 多次给药的药时间曲线

C_{ss}与给药总剂量、给药间隔时间、给药频率之间的关系密切。在其相互关系中，以下三点特别重要。

（1）为了使血药浓度迅速达到C_{ss}，可采用首次剂量加倍的方法（一次负荷法），在药物吸收后，随即可达C_{ss}，如抗菌药物磺胺嘧啶就采用首次剂量加倍的给药方法（图3-7）。

（2）当每日给药总剂量不变时，仅改变给药间隔时间，一般对达C_{ss}时间及血药浓度水平影响不大。用药次数越多，每次用量越少，药时曲线波动幅度越小；反之用药次数越少，每次用量越多，药时曲线波动幅度越大（图3-8）。

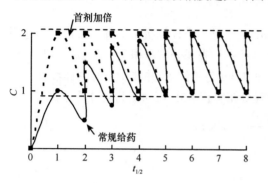

图3-7　首次剂量加倍时的时量曲线

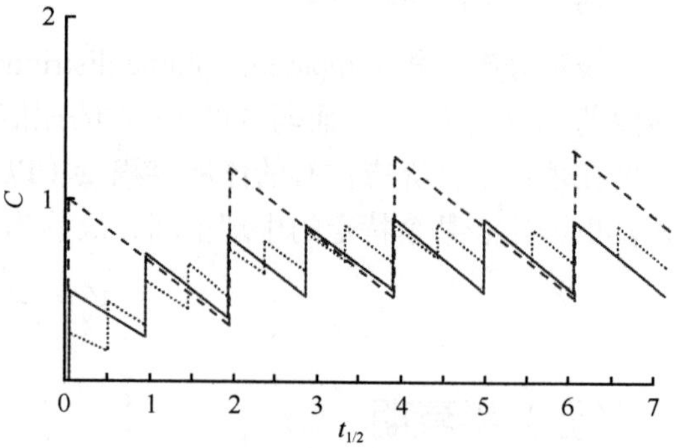

图3-8　每日用药总剂量不变，缩短或延长用药间隔时的药物浓度时间曲线

（3）当每日给药间隔时间不变，而增加药物剂量时，血药浓度水平可提高，即C_{ss}的高低与每日总剂量成正比，而与用药次数无关。当每日总剂量加倍时，稳态浓度也增加一倍；反之，当每日总剂量减少一半时，稳态浓度也减少一半（图3-9）。

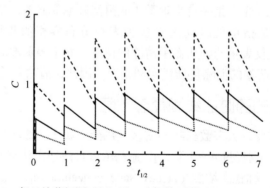

图3-9　每日给药间隔时间不变，而增加药物剂量时的药时曲线

复习思考题

名词解释

药代动力学、吸收、分布、代谢、排泄、消除、药时曲线、生物利用度、$t_{1/2}$、清除率、一级消除动力学、零级消除动力学、首过消除。

问答题

1. 试述一级动力学和零级动力学的消除特点。

2. 试述药物与血浆蛋白结合对药物作用的影响。

3. 何为$t_{1/2}$？试述其临床意义。

第四章 影响药物效应的因素

所有影响药物效应的因素都可以归结为药物和机体两方面。

第一节 药物方面的因素

一、剂量、剂型与给药途径

药物的剂量是临床用药的一个最基本问题，剂量过小，疗效差甚至无效；剂量过大，药效过于剧烈，甚至会发生毒性反应。临床使用药物一般采用常用量或治疗量，但也要因人而异适当调整。

药物的剂型对药物作用的影响也是很明显的，如为同一药物且剂量相同，仅因剂型不同，药物的吸收速度、药效产生快慢与强度也可以不完全相同，如水剂、注射剂就较油剂、混悬剂、固体制剂起效迅速，但维持时间较短。

给药途径和剂型往往是关联的。一般来说，以静脉给药起效最快、最强，皮肤给药起效最慢、最弱。

二、给药时间与次数

给药时间不同，也可使药物的作用和不良反应发生变化，如餐前空腹给药，因吸收快而充分，药效发生快而好；而刺激作用较强的药物，如解热、镇痛、抗炎药阿司匹林，为了避免其对胃肠黏膜的直接损害，需采用餐后服药的方式给药。大多情况下，为了减少药物的胃肠道反应，多采用餐后服药的方式。

给药次数一般是根据病情需要和药物的 $t_{1/2}$ 而定。$t_{1/2}$ 是决定给药次数的重要的药代动力学参数，$t_{1/2}$ 短的药物，给药次数要相应增加，反之亦然。长期用药还应注意避免积蓄中毒的发生，特别是在肝、肾功能不全时，应注意减少给药次数和用量，毒性大的药物更应如此。

三、联合用药及药物的相互作用

临床上将两种或两种以上药物同时使用或相继使用，称为联合用药。合理的联合用药可增强疗效和（或）降低不良反应，但不合理的联合用药可能会产生相反的结果。联合用药时，药物间存在相互作用，包括体外的相互作用（配伍禁忌）、影响药效学的相互作用和药代动力学方面的相互作用。

（一）配伍禁忌

配伍禁忌（incompatibility）指药物在体外直接配伍时，发生物理性或化学性的相互作用，使药物不稳定或成分改变。其结果可影响药物的疗效或毒性，应努力避免。在配制液体药物时，如果药液发生变色、冒气、浑浊、分层等现象，应禁止使用。

（二）影响药效学的相互作用

药效学相互作用的结果主要表现为协同作用（synergism）或拮抗作用（antagonism）。协同作用是指药物合用后其效果大于单用药效之和，如果合用效果小于单用之和则称为拮抗，等于单用之和则称为相加作用；如果各药物单独起作用，互不干扰，则称为无关作用。根据作用机制的不同，又可分为以下几种。

1. 生理性协同与拮抗 即在原发生理作用机制上的相互作用，如氯丙嗪可加重镇静催眠药的中枢抑制作用；抗凝血药与抗血小板聚集药的合用可导致出血倾向；而浓茶或咖啡与镇静催眠药合用，则可减轻镇静催眠药的中枢抑制作用等。

2. 受体水平的协同与拮抗 指当作用于相同受体的两种药物同时应用时，可发生对受体作用的协同或拮抗，如 α 受体阻滞药与肾上腺素合用，可能导致升压作用的反转现象；组胺与抗组胺药合用，能降低组胺的反应等。

3. 干扰神经递质的转运 如三环类抗抑郁药可因抑制外周 NA 的再摄取，而增强拟肾上腺素类药的药理作用，引起血压升高等不良反应；还可因抑制中枢 NA 的再摄取，而减弱可乐定和甲基多巴等药物的中枢性降压作用。

（三）药代动力学方面的相互作用

1. 吸收 如胃肠推进药吗丁啉能加速口服药物的吸收速度；而各种 M 受体阻滞药则能延缓药物的吸收；另外，多种药物同时使用，也可以通过其他途径的相互作用，而使药效发生改变，如维生素 C，有助于食物和铁制剂中 Fe^{2+} 的吸收；而喹诺酮类与 Fe^{2+}、Ca^{2+} 等重金属离子同时服用，则可因络合反应而影响各自的吸收，应避免合用。

2. 分布 多种药物同时使用时，当药物进入血液后，因可与血浆蛋白竞争结合，而影响药物在体内的分布，如解热镇痛药保泰松（血浆蛋白结合率为 98%）与口服抗凝药双香豆素（血浆蛋白结合率为 99%）合用时，可因竞争与血浆蛋白的结合，而使游离型口服抗凝药双香豆素增加，导致抗凝作用增强，发生出血倾向。

3. 转化 多种药物同时使用时，肝药酶诱导药可加速药物在肝脏中的代谢，可使药效降低；而肝药酶抑制药则相反，能使药效增强，甚至发生中毒。

4. 排泄 肾是多种药物排泄的重要的器官，尿液 pH 的变化能改变药物在尿液中的解离度，从而影响药物的排泄速度。例如，弱酸性药物苯巴比妥过量中毒时，碱化尿液可减少药物在肾小管中的重吸收，从而加快药物的排出而解毒。

第二节 机体方面的因素

一、年龄与性别

不同年龄的个体，由于其许多生理功能，如体液和体重的比例、肝肾功能、内分泌功能、血浆蛋白总量、骨骼形成等存在相当的差异，所以对药物的药代动力学和药效学均可产生明显影响。

1. 儿童 一般将 14 岁以下的个体称为儿童。儿童的各器官组织正处于生长、发育阶段，年龄越小，器官组织的发育越不完全，特别是新生儿和早产儿，对药物的反应一般比较敏感，药物使用不当会造成器官组织的发育障碍，而发生严重不良反应，甚至后遗症，应特别注意。

2. 老人　世界卫生组织（World Health Organization，WHO）规定65岁以上人群为老人，老人的器官组织及其功能随年龄增长呈现生理性衰退过程，如肝肾功能随年龄增长而自然衰退，故药物清除率也会逐年下降，各种药物的 $t_{1/2}$ 都会有不同程度的延长，所以用药过程中应特别注意；另外，老人因交感神经兴奋原因，对许多药物如中枢兴奋药的反应敏感性有增高现象，易导致失眠，也应当留意。

3. 性别　对药物的效应一般无明显的影响，但有些药物在性别不同的人身上会有明显差异，如男性对对乙酰氨基酚（扑热息痛）及阿司匹林的清除率均高于妇女，故 $t_{1/2}$ 也会相应缩短，作用维持时间也会较妇女短。另外，还需特别注意妇女"三期"时的用药。①月经期，不宜服用峻泻药和抗凝药，以免盆腔充血、月经增多和痛经等。②妊娠期，应注意避免使用易引起流产、早产等的药物；还要注意某些药物可能会有致畸作用。目前认为胎儿在开始发育的最初3个月内，有丝分裂处于活跃阶段，胚胎发育分化快，最易受药物的影响。故孕妇在妊娠的前三个月内，用药一定要有高度的警惕性。③哺乳期，应慎用那些可通过乳汁进入婴幼儿体内并可能影响婴幼儿发育的药物。

二、个体差异

通常情况下，多数患者对药物的反应基本相似，会在一定范围内波动，即相同剂量的药物在不同个体中，其血药浓度、作用及作用维持时间等方面并不相同，称为个体差异。连续用药后，如果要机体产生同等疗效所需剂量明显增加称耐受性；反之则称高敏性。这些均属于药物效应量的差异，与患者的特异体质有关。所以，临床上必须因人而异选择适当的剂量，并根据药效情况及时调整用量，称为剂量个体化。而出现极端的疗效差异或导致药物作用的性质改变，则属于特异质反应。

三、遗传异常

遗传异常对药物效应的影响多表现为药物代谢的异常。例如，葡萄糖-6-磷酸脱氢酶缺乏症（G6PD）患者由于代谢的异常，服用伯氨喹、磺胺类药、砜类药物等，极易发生溶血反应（特异质反应）。缺乏血浆假性胆碱酯酶的患者使用琥珀胆碱则容易诱发呼吸肌麻痹。因此，在临床用药时，应根据代谢酶的不同表达情况，调整具体给药方案，才能充分发挥疗效和避免不良反应的产生。

四、病理情况

疾病也会影响药物的疗效。例如，肝肾功能障碍时，可分别减少药物的代谢和排泄；神经功能状态异常也会影响药物作用。例如，当巴比妥类药物中毒时，患者能耐受较大剂量的中枢兴奋药而不致惊厥；反之，惊厥发生时，机体又能耐受较大剂量的中枢抑制药。同时还应特别注意患者有无潜在疾病的存在，以防止某些药物可诱发潜在性疾病，如氯丙嗪可诱发癫痫，非甾体抗炎药可诱发胃十二指肠溃疡，氢氯噻嗪可加重糖尿病。另外，在抗菌治疗时，也应注意有无白细胞的缺乏、未引流的脓疱、糖尿病等因素的存在，因为这些因素都会影响抗菌药物疗效的发挥。

五、心 理 因 素

患者的精神状态与药物疗效关系密切。安慰剂（placebo）是指不具药理活性的制剂。但安慰剂在某些症状和疾病的治疗中，可获得 35%～40%的总体疗效。安慰剂疗效具有以下特征，值得留意。①有暗示性，患者易受外界环境因素，如对医生和护士的语言、表情、态度、信任程度、技术操作熟练程度、工作经验等的影响，从而影响药物的疗效。②主要发生在慢性、功能性疾病及较轻的疾病中，如用于头痛、心绞痛、高血压、手术后痛、神经官能症等能获得 30%～50%的疗效；同时对自主神经系统功能也能产生较大影响，如血压、心率、胃分泌、呕吐、性功能等。③与心理承受能力有关，承受能力强的患者，其影响相对较小；反之，承受能力较弱的患者，影响则较大。④有先入为主的特点，如果一位医生告诉他的患者某药物对他的病情治疗效果不理想时，无论其他医生怎么反复说明，也不容易被患者接受，从而影响该药的效果。所以，医务人员应主动关心、爱护和开导患者，调动患者的主观能动性，树立战胜疾病的信心，都可能发挥安慰剂作用。总之，医务人员应充分利用这一潜在效应，以提高药物的临床疗效。

六、机体对药物反应的变化

在连续用药一段时间后，机体对药物的反应也可能发生改变，常见的有以下几种情况。

1. 耐受性（tolerance） 指连续用药后，药物对机体的疗效逐渐下降，需要加大剂量才能达到原有疗效的现象。但一般在停药一段时间后，机体往往又可以恢复到原有的敏感性，如镇静催眠药苯巴比妥等。

2. 依赖性（dependence） 又称为成瘾性（addiction），是指患者长期使用依赖性药物（主要是中枢神经系统药物）后，所产生的主观上和客观上对药物的强烈和迫切的渴求，此时如果突然停药，机体各系统的功能往往可发生严重紊乱。

3. 耐药性（resistance） 指微生物、寄生虫及肿瘤细胞等病原体对化学治疗药物的反应下降现象，也称抗药性。

第三节　合理用药原则

合理用药（the principles of drug administration）的原则是指在充分发挥药物的疗效时尽量避免或减少可能发生的不良反应。具体原则有如下几点。

1. 明确诊断 首先要在明确诊断的基础上选药，即根据适应证选药，同时还要考虑禁忌证。

2. 根据药理学知识选药 尽量少用"撒网疗法"，即不要采用不必要的多种药物联合用药的做法。因为这样的做法不仅增加患者的经济负担，还容易发生有害的药物相互作用。选药时，应首先考虑选用国家基本药物。

3. 充分了解各种可能影响药效的因素，做到用药个体化 即不要单纯依靠书本提供的药物剂量，应根据患者的具体情况选药。

4. 对因与对症治疗并重 在采用对因治疗的同时，应采用必要的对症支持疗法，特别是在严重感染及癌症化学治疗时，更应重视使用增强机体免疫功能的药物。

5. 及时调整用药方案 要知道开出处方仅是治疗的开始，在治疗的过程中，还必须严密观察患者病情的变化，随时并及时地调整药物剂量或更换治疗药物。

6. 始终对患者负责

复习思考题

名词解释

配伍禁忌、联合用药、耐受性、耐药性。

问答题

1. 影响药物作用的因素有哪些?

2. 试述合理用药的基本原则。

3. 试述药物在药效学和药代动力学方面的相互作用。

第二篇 外周神经系统药

外周神经系统包括传出神经和传入神经，前者又分为副交感神经、交感神经和运动神经，后者是感觉神经。感觉神经药即局部麻醉药，见第十章局部麻醉药，传出神经药是本篇的重点。

第五章 概 论

第一节 概 述

一、传出神经系统的解剖学分类

传出神经系统（efferent nervous system）包括自主神经系统（automatic nervous system）和运动神经系统（somatic motor nervous system）。自主神经系统由交感神经系统（sympathetic nervous system）和副交感神经系统（parasympathetic nervous system）组成。自主神经从中枢神经系统发出后经神经节的突触（synapse）更换神经元，然后才到达所支配的效应器。因此，有节前纤维和节后纤维之分。因其主要支配心脏、平滑肌和腺体等效应器，故又称内脏神经。运动神经从中枢神经系统发出后，途中不更换神经元而直接抵达所支配的骨骼肌。

副交感神经的功能在于保护机体，积蓄能量，以利于休整，其节前纤维较长，节后纤维较短，故所支配的范围较精准。而交感神经的功能在于能促使机体适应环境的急骤变化，以保持内环境相对稳定，其节前纤维较短，节后纤维较长，其节后纤维支配的范围较弥散。在具有副交感神经与交感神经双重支配的器官中，两者往往具有拮抗的功能，但在中枢神经调节下，活动又是统一的（图5-1）。

二、传出神经按递质分类

根据传出神经末梢释放的递质不同，传出神经可分为胆碱能神经（cholinergic nerve）和肾上腺素能神经（adrenergic nerve）。胆碱能神经兴奋时末梢释放 ACh，包括运动神经、交感神经和副交感神的节前纤维、全部副交感神经节后纤维及少数交感神经节后纤维（如支配汗腺分泌的神经和骨骼肌血管神经）。肾上腺素能神经兴奋时末梢释放 NA，包括大部分交感神经节后纤维。

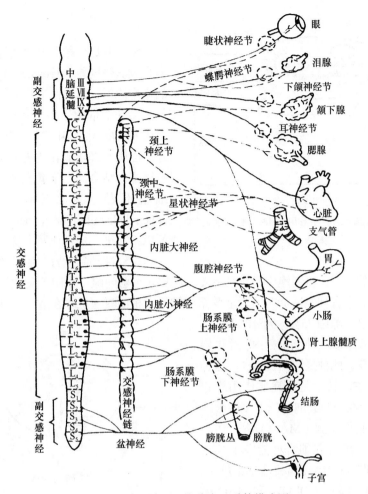

眼

睫状神经节

泪腺

蝶腭神经节

下颌神经节

颌下腺

中脑延髓

Ⅲ
Ⅶ
Ⅸ
Ⅹ

副交感神经

耳神经节

腮腺

C₁
C₂
C₃
C₄
C₅
C₆
C₇
C₈

颈上神经节

心脏

颈中神经节

支气管

星状神经节

交感神经

T₁
T₂
T₃
T₄
T₅
T₆
T₇
T₈
T₉
T₁₀
T₁₁
T₁₂
L₁
L₂
L₃
L₄

内脏大神经

胃

腹腔神经节

内脏小神经

小肠

肠系膜上神经节

肾上腺髓质

S₁
S₂
S₃
S₄
S₅

副交感神经

肠系膜下神经节

交感神经链

结肠

盆神经

膀胱丛　膀胱

子宫

图 5-1　传出神经系统分类及受体模式图

第二节　传出神经系统的递质和受体

一、传出神经系统的递质

（一）ACh

ACh 主要在胆碱能神经末梢的胞质中，胆碱和乙酰辅酶 A（acetyl coenzyme A）在胆碱乙酰化酶（choline acetylase）的催化下即可合成 ACh，并转运到囊泡中储存，部分则以游离形式存在于胞质中。当神经冲动到达时，突触前膜对 Ca^{2+} 通透性增高，Ca^{2+} 大量内流，使囊泡膜与突触前膜相融合并胞裂外排（exocytosis）。每一次冲动可促使几百个囊泡排空，释放到突触间隙，与突触后膜上的胆碱受体结合，并使效应器产生生理效应。没有神经冲动时，突触前膜也会发生散在、随机的囊泡排放，但一般不会引发生理效应。

ACh 作用的消失主要是在释放后数毫秒内被神经末梢部位突触间隙的胆碱酯酶水解为胆碱和乙酸。其中 1/3～1/2 的胆碱又可被神经末梢摄取，用于再合成 ACh（图 5-2）。

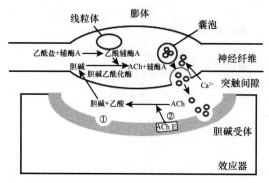

图 5-2　Ach 的生物合成与释放

○. Ach；AchE. 胆碱酯酶；①直接作用于胆碱受体；②抑制胆碱
酯酶

（二）NA

NA 主要在肾上腺素能神经末梢的膨体内合成。酪氨酸（tyrosine，Tyr）是合成 NA 的基本原料，其从血液进入神经元后，在酪氨酸羟化酶催化下生成多巴（dopa），再经多巴脱羧酶生成多巴胺，然后进入囊泡内，经多巴胺 β 羟化酶转化为 NA，并与 ATP 和嗜铬蛋白结合储存于囊泡中。由于交感神经细胞不表达苯乙醇胺-N-甲基转移酶（phenylethanolarnine-N-methyl- transferase），所以不能进一步合成肾上腺素。

神经冲动到达肾上腺素能神经末梢时，通过胞裂外排的方式，将囊泡中所含的 NA 一起排入突触间隙，作用于突触后膜的肾上腺素受体而起作用。没有神经冲动时，肾上腺素能神经末梢的囊泡也存在散在的随机释放。

释放到突触间隙中 75%～90% 的 NA 迅速通过突触前膜摄取入神经末梢内，并再摄取入囊泡中储存，此种摄取为摄取 1；这种依赖于胺泵的主动转运是该递质作用终止的主要方式。神经细胞囊泡外的 NA 可被线粒体膜所含单胺氧化酶（MAO）所灭活。非神经组织如心脏、平滑肌等亦能摄取 NA，该类摄取为摄取 2；NA 摄取后被胞内的儿茶酚氧位甲基转移酶（COMT）和 MAO 灭活。此外，尚有少量 NA 从突触间隙扩散到血液中，最后被肝肾组织中的 COMT 和 MAO 灭活（图 5-3）。大部分代谢物最终以 3-甲氧-4-羟扁桃酸（VMA）从尿中排出。

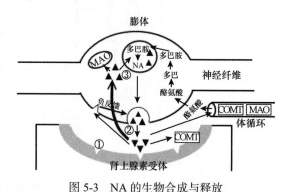

图 5-3　NA 的生物合成与释放

▲.NA；MAO.单胺氧化酶；COMT.儿茶酚胺氧位甲基转移酶；①直接作用于肾上腺素受体；②促进或抑制 NA 释放；③抑制 NA 再摄取

二、传出神经系统的受体

（一）传出神经系统的受体命名

传出神经系统的受体位于细胞膜上，能与相应的递质或药物结合，通过信号转导从而产生一定的效应。能与 ACh 结合的受体称为胆碱受体（cholinergic receptor）。其中副交感神经节后纤维所支配效应器的细胞膜对毒蕈碱（muscarine）较为敏感，相应的受体称为毒蕈碱型胆碱受体（简称 M 受体）。位于神经节和神经肌肉接头的胆碱受体对烟碱（nicotine）敏感，称为烟碱型胆碱受体（简称 N 受体）。能与 NA 或肾上腺素结合的受体称为肾上腺素受体（adrenergic receptor），又可分为 α 肾上腺素受体（简称 α 受体）和 β 肾上腺素受体（简称 β 受体）。

（二）传出神经系统受体的分类

1. M 受体　用药理学方法，根据对配体的亲和力差异，可将 M 受体分为 5 种亚型，

即 M_1、M_2、M_3、M_4 和 M_5（表 5-1），均属于 G 蛋白偶联受体。不同组织中存在不同的受体亚型，但 5 种 M 受体亚型均可在中枢神经系统中发现。

2. N 受体 根据分布不同可分为神经节和中枢 N 受体，即 N_n 受体（N_1 受体）；以及神经肌肉 N 受体，即 N_m 受体（N_2 受体）。N 受体均属于离子通道偶联受体。

3. 肾上腺素受体 α 受体主要分为 α_1 和 α_2 两种亚型（表 5-1），主要分布在血管平滑肌；而 β 受体可进一步分为 β_1、β_2 和 β_3 三种亚型，β_1 主要分布在心脏，β_2 主要分布在支气管平滑肌、骨骼肌和心肌的血管平滑肌上。肾上腺素受体均属于 G 蛋白偶联受体。

表 5-1 传出神经受体亚型、分布及其作用

受体	主要组织	主要分布	主要效应
M_1	自主神经节、CNS	胃壁细胞	胃酸分泌、中枢兴奋
M_2	窦房结、心房、CNS	房室结、心室神经末梢、突触前膜	心率减慢、突触前抑制、神经抑制
M_3	腺体、CNS	平滑肌、血管内皮	增加分泌、平滑肌收缩、血管扩张
M_4	腺体、CNS	平滑肌	—
M_5	CNS		—
N_1	神经节、CNS	神经节细胞、颈动脉体、主动脉体	兴奋节后纤维
N_2	神经肌接头	骨骼肌	收缩
α_1	血管	血管平滑肌	收缩
α_2	神经	突触前膜	负反馈调控 NA 释放
β_1	心脏	心肌	心率加快、收缩增强
β_2	血管	骨骼肌血管平滑肌、心脏血管平滑肌	舒张
β_3	CNS	—	—

注：CNS. 中枢神经系统。

第三节 传出神经系统的生理功能

传出神经系统药物的药理作用共性表现为拟似或拮抗传出神经系统的功能。传出神经系统的功能、作用部位参见表 5-2。

表 5-2 传出神经系统的主要受体及其效应

效应器	肾上腺素能神经兴奋时		胆碱能神经兴奋时	
	受体类型	效应	受体类型	效应
心脏				
窦房结		心率加速		**心率减慢**
心房肌		收缩力和传导增加		收缩减弱不应期缩短
房室结	β_1	自律性和传导增加	M	**传导速度减慢**
心室肌		**收缩力、传导、自律性增加**		收缩略减弱
平滑肌				
动脉				
皮肤、黏膜	α_1、α_2	**收缩**		无作用
腹腔内脏	α_1、β_2	**收缩**，舒张+	M	无作用
冠状	α、β_2	收缩，**舒张**（整体）		无作用
骨骼肌	α、β_2	收缩，**舒张**（整体）		舒张（交感神经）+
脑	α_1	收缩		无作用
肺	α_1、β_2	收缩，**舒张**（整体）		无作用
肾	α_1、α_2	**收缩**，舒张		无作用

续表

效应器	肾上腺素能神经兴奋时		胆碱能神经兴奋时	
	受体类型	效应	受体类型	效应
静脉	α_1、α_2	**收缩**		无作用
	β_2	舒张		
气管、支气管	β_2	**舒张**		收缩
胃肠道				
胃壁	α_1、α_2、β_2	舒张		**收缩**
肠壁	α_1、α_2	舒张		**收缩**
括约肌	β_1、β_2、α_1	收缩		**舒张**
胆囊与胆道	β_2	舒张		收缩
膀胱				
逼尿肌	β_2	舒张		**收缩**
三角肌与括约肌	α_1	收缩	M	舒张
子宫	α_1	收缩（妊娠）		不定
	β_2	舒张（妊娠、非妊娠）		
眼睛				
瞳孔开大肌	α_1	收缩（散瞳）	M	—
瞳孔括约肌	—	—		**收缩**（缩瞳）
睫状肌	β_2	舒张（远视）		**收缩**（近视）
腺体				
汗腺	α_1	分泌（手心）	M	**分泌**（交感神经）
唾液腺	α_1	分泌 K^+ 和 H_2O		**分泌** K^+ 和 H_2O
	β	分泌淀粉酶+		
支气管腺体	α_1	减少		**分泌**
	β_2	增加		
代谢				
肝脏糖代谢	α_1、β_2	**肝糖原分解和异生**		
骨骼肌糖代谢	β_2	肌糖原分解	M	—
脂肪代谢	α_2、β_1、β_2	**脂肪分解**（产热作用）		
肾上腺髓质	—	—	N_n	分泌（交感神经节前纤维）
自主神经节	—	—		**兴奋**
骨骼肌	β_2	收缩	N_m	**收缩**（运动神经）

注：加粗字体表示主要作用。

　　机体多数器官都受肾上腺素能神经和胆碱能神经的双重支配，而这两类神经兴奋所产生的效应又往往相互拮抗。当两类神经同时兴奋时，占优势的神经效应通常会显现出来。从表 5-2 可知，心血管以肾上腺素能神经支配为主，内脏平滑肌和腺体则以胆碱能神经支配为主。

第四节　传出神经系统药物的作用方式和分类

一、传出神经系统药物的作用方式

（一）直接作用于受体

许多传出神经系统药物能直接与胆碱受体或肾上腺素受体结合，结合后如果产生与

ACh 相似的作用，称为拟胆碱药；如果与 NA 或肾上腺素（AD）相似，则称为拟肾上腺素药，统称激动药（agonist）；如果不产生或较少产生拟似递质的作用，或妨碍递质与受体的结合，从而产生与递质相反的作用，统称拮抗药（antagonist）或阻滞药（blocker）。

（二）影响递质

1. 影响递质的生物合成　直接影响递质生物合成的药物较少。能抑制 ACh 生物合成的有宓胆碱（himicholine），能抑制 NA 生物合成的有 α-甲基酪氨酸，此两类药目前尚无临床应用价值，仅作为实验研究的工具药。

2. 影响递质的释放　麻黄碱、间羟胺除直接与受体结合外，还可促进 NA 在神经末梢的释放而发挥拟肾上腺素作用。溴苄胺能抑制肾上腺素能神经末梢释放 NA，其作用与抗肾上腺素药相似，但作用部位在神经末梢而非受体，故称肾上腺素能神经阻滞药。

3. 影响递质的作用消失　ACh 的作用主要依赖突触间隙胆碱酯酶的水解，胆碱酯酶抑制药，如新斯的明能抑制胆碱酯酶的活性，阻碍 ACh 的水解，使 ACh 堆积，产生拟胆碱作用。而 NA 的作用消失主要依赖突触前膜再摄取，如利血平主要是抑制肾上腺素能神经末梢中囊泡对 NA 的再摄取，使囊泡内储存的 NA 逐渐减少以至耗竭，故属肾上腺素能神经阻滞药。抑制 MAO 和 COMT 能阻止突触间隙中 NA 的降解，也可产生拟似 NA 的作用。

二、传出神经系统药物的分类

常用的传出神经系统药物，按其作用性质可分为拟似药和阻滞药（表 5-3）。

表 5-3　常用传出神经系统药物的分类

拟似药	阻滞药
（一）胆碱受体激动药	（一）胆碱受体阻滞药
1. M、N 受体激动药（卡巴胆碱、ACh）	1. M 受体阻滞药
2. M 受体激动药（毛果芸香碱）	（1）阿托品类生物碱（阿托品）
3. N 受体激动药（烟碱）	（2）阿托品的合成代用品（后马托品）
4. 抗胆碱酯酶药（新斯的明）	（3）M_1 受体阻滞药（哌仑西平）
附：胆碱酯酶复活药（碘解磷定）	2. N 受体阻滞药
（二）肾上腺素受体激动药	（1）N_1 受体阻滞药（美加明）
1. α 受体激动药（NA）	（2）N_2 受体阻滞药（琥珀胆碱）
2. β 受体激动药（异丙肾上腺素）	（二）肾上腺素受体阻滞药
3. α、β 受体激动药（肾上腺素）	1. α 受体阻滞药（酚妥拉明）
4. α、β 及多巴胺受体激动药（多巴胺）	2. β 受体阻滞药（普萘洛尔）

复习思考题

名词解释

传出神经、重摄取 1、递质。

问答题

1. 试述胆碱受体和肾上腺素受体的分类、分布及效应。

2. 简述传出神经系统药物作用的基本方式。

第六章 拟胆碱药

拟胆碱药（cholinomimetic drugs）是一类药理作用与胆碱能神经递质 ACh 相似的药物。按其作用机制不同可分为如下两类。

（1）直接作用于胆碱受体的拟胆碱药，即胆碱受体激动药（cholinoceptor agonists），该类可进一步分：①M、N 受体激动药；②M 受体激动药（节后拟胆碱药），如胆碱酯类、生物碱类（毛果芸香碱）；③N 受体激动药，如天然生物碱（烟碱）。

（2）抗胆碱酯酶药（anticholinesterase agents），如新斯的明。

第一节　M、N 受体激动药

乙酰胆碱（acetylcholine，ACh）

ACh 是胆碱能神经递质，能激动 M 受体和 N 受体，作用十分广泛。本品为季铵化合物，脂溶性低，不易通过血脑屏障。在组织中被 AChE 迅速水解而失活，故无临床应用价值，目前主要作为药理实验研究的工具药。

【药理作用】

1. M 样作用　激动 M 受体，表现为与节后胆碱能神经纤维兴奋时相似的效应，如心率减慢、血管舒张、心肌收缩力减弱、血压下降，胃肠道、泌尿道及支气管平滑肌等兴奋，瞳孔括约肌和睫状肌收缩及腺体分泌增加等。

2. N 样作用　激动 N_1 受体，产生与兴奋全部自主神经节相似的作用。许多器官往往同时接受胆碱能神经和去甲肾上腺素能神经的双重支配，且常以其中一类神经支配占优势，故全部自主神经节兴奋的表现较为复杂，其最终结果常取决于组织中何种受体占优势。当稍大剂量的 ACh 激动自主神经节的 N_1 受体时，表现为胃肠和膀胱平滑肌收缩、腺体分泌增加、心脏兴奋、血管收缩、血压升高。过大剂量的 ACh 可使神经节从兴奋转入抑制。肾上腺髓质也受胆碱能神经支配，故 N_1 受体激动还可引起肾上腺髓质释放肾上腺素。此外，ACh 还能激动骨骼肌运动终板上的 N_2 受体而使骨骼肌收缩。

卡巴胆碱（carbachol）

卡巴胆碱直接激动 M、N 受体，作用与 ACh 相似。其化学性质稳定，不易被胆碱酯酶水解，故作用时间延长。本药作用特点是对肠道和膀胱的兴奋作用明显，但因不良反应较多，且阿托品对其拮抗作用不明显，很少全身用药，目前主要限用于局部滴眼以治疗青光眼。心肌缺血、支气管哮喘、甲状腺功能亢进和溃疡病患者禁用。

氯贝胆碱（bethanechol chloride）

氯贝胆碱的化学性质稳定，可口服或皮下注射，但不能肌内注射，否则药物毒性增加。氯贝胆碱激动 M 受体，选择性高，兴奋胃肠道和泌尿道平滑肌作用强，对心血管系统作用弱。临床用于治疗手术后腹气胀及尿潴留、胃张力缺乏症、胃滞留症和口腔黏膜干燥症等。疗效优于卡巴胆碱。禁忌证同卡巴胆碱。

第二节　M 受体激动药

毛果芸香碱（pilocarpine，匹鲁卡品）

毛果芸香碱为叔胺化合物，是从毛果芸香属植物中提取的生物碱。现已人工合成，水溶液稳定。

【药理作用】　能选择性地激动 M 受体，产生 M 样作用，对眼和腺体的作用最明显。

1. 眼　滴眼后能引起缩瞳、降低眼压和调节痉挛等作用（图 6-1）。

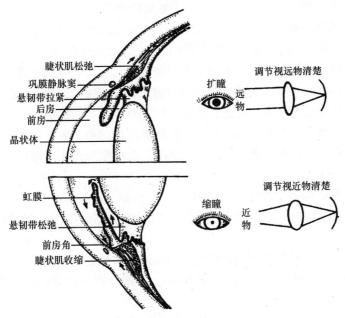

图 6-1　拟胆碱药和抗胆碱药对眼的作用

（1）缩瞳：虹膜内有两种平滑肌，一种是瞳孔括约肌，由胆碱能神经（动眼神经）支配；另一种是瞳孔开大肌，由肾上腺素能神经支配。毛果芸香碱激动瞳孔括约肌上 M 受体，使瞳孔括约肌收缩，瞳孔缩小。

（2）降低眼压：房水是由睫状体上皮细胞分泌及由虹膜后房血管渗出产生，由后房经瞳孔流入前房角间隙，经小梁网流入巩膜静脉窦，进入血液循环，维持眼压（图 6-2）。毛果芸香碱通过缩瞳作用使虹膜向中心拉紧，虹膜根部变薄，从而使前房角间隙扩大，房水易于通过小梁网及巩膜静脉窦进入血液循环，使眼压降低。

（3）调节痉挛：正常眼睛通过调节晶状体的屈光度，使晶状体聚焦，以适应视近物和视远物的需要。晶状体因自身弹性趋于凸出，适于视近物，而悬韧带的外牵拉作用，可使晶状体趋于较扁平状态，适于视远物（图 6-3）。悬韧带的紧张度受睫状肌控制，毛果芸香碱激动睫状肌上 M 受体，使睫状肌环状纤维向瞳孔中心方向收缩，使悬韧带松弛，导致晶状体变

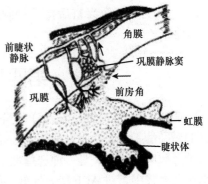

图 6-2　房水出路

箭头示房水回流方向

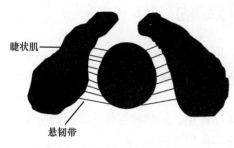

睫状肌 ——

悬韧带 ——

图 6-3　睫状肌对晶状体的调节

凸, 屈光度增加, 因此视近物清楚, 而视远物模糊, 这种作用称为调节痉挛。

2. 腺体　毛果芸香碱能激动腺体上的 M 受体, 除汗腺和涎腺分泌明显增加外, 其他腺体如泪腺、胃腺、胰腺和呼吸道腺体分泌也增加。

3. 其他　可兴奋肠道平滑肌、支气管平滑肌、子宫、膀胱及胆管平滑肌。

【临床应用】

1. 青光眼　眼压增高是青光眼的主要特征, 可引起头痛、视力减退, 严重时可致失明和角膜破裂。青光眼分为闭角型青光眼 (充血性青光眼) 和开角型青光眼 (单纯性青光眼)。前者主要是因前房角间隙狭窄, 房水回流不畅所致; 后者主要是因小梁网及巩膜静脉窦变性或硬化, 阻碍房水回流造成。毛果芸香碱对闭角型青光眼疗效较好, 用药后可使患者瞳孔缩小、前房角间隙变宽, 眼压降低, 从而缓解或消除青光眼的症状。毛果芸香碱对开角型青光眼也有一定疗效, 可能通过扩张巩膜静脉窦周围的小血管及收缩睫状肌后使小梁网结构发生改变, 利于房水回流而降低眼压。滴眼后降低眼压作用可维持 4~8h, 调节痉挛作用持续约 2h。

2. 虹膜炎　与扩瞳药交替使用, 可防止虹膜与晶状体粘连。

3. 其他　口服用于颈部放射治疗后的口腔干燥。还可用作抗胆碱药阿托品中毒的解救。

【不良反应】　局部应用不良反应较小, 但滴眼时应注意压迫内眦, 避免药液经鼻泪管流入鼻腔而导致吸收中毒。吸收中毒主要表现为 M 样作用, 此时可用足量 M 受体阻滞药阿托品对症处理。

第三节　N受体激动药

N 受体激动药有天然生物碱烟碱 (nicotine)、洛贝林 (lobeline) (见第十九章中枢兴奋药), 有合成化合物四甲铵 (tetra-methyl-ammonium, TMA)、二甲基哌嗪 (1, 1-dimethyl-4-phenylpiperazinium, DMPP) 等。

烟碱为烟草叶中的主要成分, 又称尼古丁, 与自主神经节 N_1 受体或骨骼上 N_2 受体结合, 出现先短暂兴奋后持续抑制的双相作用。由于烟碱作用广泛而复杂, 故无临床应用价值。

第四节　抗胆碱酯酶药

胆碱酯酶 (cholinesterase) 可分为乙酰胆碱酯酶 (acetylcholinesterase, AChE, 又称真性胆碱酯酶) 和假性胆碱酯酶 (pseudocholinesterase) 两类。前者主要存在于胆碱能神经元及神经肌肉接头中, 是一种选择性水解 ACh 的必需酶, 酶的活性高。后者存在于神经胶质细胞及血浆中, 对 ACh 特异性低, 但能水解多种酰基胆碱类化合物。

AChE 分子有两个活性中心, 即带负电荷的阴离子部位和酯解部位, 是 ACh 的结合点。AChE 水解 ACh 的过程: ①AChE 带负电荷的阴离子部位与 ACh 分子中带正电荷的季铵阳离子以静电引力结合，同时 AChE 酯解部位的羟基与 ACh 分子中的羧基呈共价键结合，形成 AChE 与 ACh 的复合物；②AChE 与 ACh 复合物裂解为胆碱和乙酰化 AChE；③乙酰化 AChE 迅速水解，游离出乙酸，酶的活性恢复。

抗胆碱酯酶药的化学结构与 ACh 相似，能与 AChE 牢固结合，水解较慢，使胆碱能神经末梢释放的 ACh 水解减少而大量堆积，故产生拟胆碱作用。

抗胆碱酯酶药根据其与 AChE 结合形成复合物后水解的难易程度可分：①易逆性抗胆碱酯酶药，如新斯的明；②难逆性抗胆碱酯酶药，如有机磷酸酯类。

一、易逆性抗胆碱酯酶药

新斯的明（neostigmine）

新斯的明是人工合成的含有季铵基团结构的二甲氨基甲酸酯类药物。

【体内过程】 新斯的明脂溶性低，口服吸收少且不规则，一般口服剂量为皮下注射量的 10 倍以上。本品为季铵类化合物，不易透过血脑屏障，无明显的中枢作用。滴眼时不易透过角膜进入前房，对眼的作用较弱。

【药理作用】 新斯的明能竞争性与 AChE 结合，抑制 AChE 活性，使 ACh 在体内堆积，表现出 M 样和 N 样作用。新斯的明与 AChE 结合后形成的 AChE 复合物可以进一步裂解为二甲氨基甲酰化胆碱酯酶，其水解速度较慢，呈现可逆性抑制作用。

1. 兴奋骨骼肌 新斯的明对骨骼肌的收缩作用强大，这是因为其除了抑制胆碱酯酶外，还能直接激动骨骼肌运动终板上的 N_2 受体和促进运动神经末梢释放 ACh。

2. 收缩平滑肌 新斯的明对胃肠道和膀胱平滑肌有较强的兴奋作用，能促进胃肠蠕动；对心血管、腺体、眼和支气管平滑肌的作用较弱。

3. 减慢心率 因 AChE 抑制蓄积在心房的 ACh 产生副交感样作用，使窦房结节律下降，房室传导减慢而减慢心率。

【临床应用】

1. 重症肌无力 是一种神经肌肉接头传递功能障碍的自身免疫性疾病。患者血清中存在抗 N_2 受体的抗体，可阻止 ACh 与受体结合，而出现神经肌肉传递功能障碍。表现为骨骼肌短暂重复活动后呈现进行性肌无力，眼睑下垂，咀嚼和吞咽困难，严重者可出现呼吸困难。皮下或肌内注射新斯的明后，约 15min 可使症状减轻，作用维持 2～4h。除危急情况需注射外，一般口服给药。过量引起胆碱能危象，反而使肌无力症状加重。

2. 手术后腹胀及尿潴留 新斯的明能兴奋胃肠道和膀胱平滑肌，增加胃肠蠕动和膀胱张力，从而促进排气、排尿。

3. 阵发性室上性心动过速 在压迫眼球或颈动脉窦等兴奋迷走神经措施无效时临床应用新斯的明，通过其拟胆碱作用使心率减慢。

4. 肌松药的解救 用于非除极化型骨骼肌松弛药如筒箭毒碱过量时的解救。

【不良反应】 治疗量时不良反应较小，过量时可引起流涎、出汗、恶心、呕吐、腹痛、腹泻、心动过缓和肌无力加重等，甚至出现胆碱能危象，阿托品可对抗其 M 样症状。禁用于支气管哮喘、心绞痛、机械性肠梗阻及尿路阻塞等。

本类药物还有毒扁豆碱（physostigmine，依色林）、吡斯的明（pyridostigmine）、加兰他敏（galanthamine）、依酚氯铵（edrophonium，腾喜龙）、他克林（tacrine）及安贝氯铵

（ambenonium）等，它们的作用及临床应用相似（表 6-1）。

表 6-1 其他易逆性抗 AChE 药

药物	药理作用	临床应用
毒扁豆碱	作用与新斯的明相似，但选择性、毒性大。为叔胺类化合物，易透过血脑屏障，有明显的中枢作用。滴眼时易透过角膜进入前房，引起缩瞳和眼压降低	滴眼治疗青光眼、中药麻醉催醒
依酚氯铵	超短时抗 AChE 药，对骨骼肌 N_2 受体的选择性高	可用于重症肌无力的诊断，骨骼肌松弛药过量的解救
加兰他敏	抗 AChE 活性较弱，为毒扁豆碱的 1/10	脊髓灰质炎、重症肌无力
吡斯的明	作用较新斯的明弱，维持时间较长	重症肌无力、麻痹性肠梗阻和术后尿潴留
安贝氯铵	作用同新斯的明，但较持久	用于腹气胀、重症肌无力，尤其不能耐受新斯的明的患者
他克林	抗 AChE 的选择性高，经胃肠道吸收快，但首过消除明显	主要用于治疗阿尔茨海默病

二、难逆性抗胆碱酯酶药

难逆性抗胆碱酯酶药主要为有机磷酸酯类（organophosphates），对人畜毒性极大，主要用作农业及环境杀虫剂，包括甲拌磷（3911）、对硫磷（parathion，1605）、内硫磷（systox，1059）、马拉硫磷（malathion，4049）、乐果（rogor）、敌敌畏（DDVP）、敌百虫（dipterex）和化学毒气如沙林（sarin）、塔朋（tabun）和梭曼（soman）等，还可被用作神经毒剂。因此，掌握它们的中毒机制、中毒症状和解救措施是非常有必要的。

【中毒途径】 有机磷酸酯类脂溶性高，挥发性强，可经呼吸道、消化道黏膜、皮肤吸收而中毒。在农业生产使用过程中，皮肤吸收是主要的中毒途径。

【中毒机制】 有机磷酸酯类含有亲电性的磷原子，该磷原子能与胆碱酯酶的酯解部位丝氨酸羟基发生共价结合，生成难以水解的磷酰化胆碱酯酶，使胆碱酯酶失去水解 ACh 的能力，造成 ACh 在体内过度堆积，引起中毒症状。如中毒时间过久，则磷酰化胆碱酯酶的磷酰化基团上的一个烷氧基断裂，生成更稳定的单烷氧基磷酰化胆碱酯酶，使中毒酶更难以复活，即发生老化。此时即便使用胆碱酯酶复活药也难以恢复酶的活性，必须等待新生的胆碱酯酶出现才有水解 ACh 的能力。一般需 15～30 日才能恢复。因此有机磷酸酯类急性中毒必须及时抢救。

【中毒症状】 有机磷酸酯类中毒症状表现广泛而多样，可分为急性毒性和慢性毒性。

1. 急性毒性 主要表现在对胆碱能神经突触、胆碱能神经肌肉接头和中枢神经系统的毒性。轻度中毒以 M 样症状为主；中度中毒者同时有 M 样和 N 样症状；严重中毒者 M 样和 N 样症状加重，还出现中枢神经系统症状。中枢性呼吸衰竭是死亡的主要原因。

（1）M 样症状：由于兴奋虹膜环状肌上 M 受体，使瞳孔缩小，视物模糊，增加腺体分泌，特别是汗腺和唾液腺分泌增加，出现流涎、出汗，支气管平滑肌收缩和腺体分泌增加而引起呼吸困难，兴奋胃肠道平滑肌，引起恶心、呕吐、腹痛、腹泻及小便失禁，抑制心脏而致心动过缓、血压下降等。

（2）N 样症状：兴奋神经节 N_1 受体而兴奋交感节后纤维，使心动过速，血压先升高后下降，兴奋骨骼肌 N_2 受体出现全身肌束颤动，严重者可导致肌无力甚至呼吸肌麻痹而死亡。

（3）中枢症状：有机磷酸酯类可抑制脑内胆碱酯酶，使脑内 ACh 的含量升高，从而影响神经冲动在中枢突触的传递，先出现兴奋、不安、谵语及全身肌肉抽搐，进而由过度兴奋转入抑制，出现昏迷，血压下降及呼吸中枢麻痹。

2. 慢性毒性　多见于长期接触农药的人员，因体内胆碱酯酶活性长期受到抑制，而出现慢性中毒症状，如神经衰弱综合征（表现头晕、失眠等）及多汗、腹胀，偶有肌束颤动及瞳孔缩小。

【解救原则】

1. 急性中毒　按一般的急性中毒解救原则处理，同时要及早、足量、反复地使用阿托品和（或）胆碱酯酶复活药，并进行对症处理。

（1）消除毒物：一旦发现中毒应立即将患者移离中毒现场。经皮肤中毒者，用温水、肥皂水清洗皮肤。经口中毒者，用1%盐水或清水洗胃至无农药味，然后再用硫酸镁导泻。敌百虫中毒时禁用肥皂水及碱性溶液洗胃，因敌百虫在碱性溶液中可生成毒性更强的敌敌畏。对硫磷中毒时忌用高锰酸钾洗胃，否则氧化成对氧磷毒性更强。采用解磷定溶液洗胃有利于毒物的清除。

（2）应用解毒药

1）阿托品：根据中毒情况，应及早、足量、反复使用阿托品，以解除体内 ACh 产生的 M 样症状。阿托品的用量视中毒轻重而定。①轻度中毒：肌内注射阿托品 0.5～1mg，每日 2～3 次。②中度中毒：肌内注射或静脉注射阿托品 1～2mg，0.5～1h 一次，待病情好转后酌情减量。③重度中毒：静脉注射阿托品 1～3mg，15～30min 一次，直到 M 样症状缓解出现阿托品化，如口干、皮肤干燥、颜面潮红、散瞳、心率加快等。阿托品为解救急性有机磷酸酯类中毒的特效药物，能迅速解除有机磷酸酯类中毒 M 样症状，也能部分解除中枢神经系统中毒症状，使患者苏醒。在解救有机磷酸酯类中毒时，不可用其他抗胆碱药代替阿托品。对中度和重度中毒患者还需合用胆碱酯酶复活药。

2）胆碱酯酶复活药：是一类既能阻止 AChE 被有机磷酸酯毒害，又能使失活的 AChE 恢复活性的药物，它与阿托品联合使用，用于中、重度有机磷酸酯中毒。常用药物有氯解磷定、碘解磷定和双复磷。

（3）对症治疗：吸氧、人工呼吸、输液、用升压药及抗惊厥药等对症处理。

2. 慢性中毒　阿托品及胆碱酯酶复活药治疗效果都不满意时，可定期测定血中胆碱酯酶活性，如下降达 50% 以下时，应暂时避免与有机磷酸酯类再接触，加强防护，对症治疗。

附　胆碱酯酶复活药

氯解磷定（pralidoxime chloride，PAM-Cl）

氯解磷定溶解度大，溶液稳定，无刺激性，可以制成注射剂供肌内注射或静脉注射，两种给药途径疗效相当，适用于农村基层紧急情况。因其不良反应少，价格低廉，为本类药物的首选药。

【解毒作用】　氯解磷定分子中带正电荷的季铵氮与磷酰化胆碱酯酶的阴离子以静电引力结合，使氯解磷定的肟基（══N—OH）与中毒酶的磷酰基呈共价键结合形成复合物，所形成复合物经裂解产生无毒的磷酰化氯解磷定由尿中排出，同时使胆碱酯酶游离而恢复其活性。氯解磷定还能与体内游离的有机磷酸酯类直接结合，形成无毒的磷酰化氯解磷定由尿排出，阻断游离的有机磷酸酯类再与胆碱酯酶结合，从而阻碍中毒的继续发展（图6-4）。

【解毒效果】　氯解磷定主要与阿托品合用，用于中度和重度有机磷酸酯类中毒的解救。其对酶复活的效果随有机磷酸酯类而异，对内吸磷、马拉硫磷和对硫磷中毒的疗效较好；对敌百虫、敌敌畏中毒的疗效稍差；对乐果中毒则无效，因乐果中毒时所形成的磷酰化胆碱酯酶比较稳定，酶活性不易恢复，加之乐果乳剂还含有苯，可能同时有苯中毒。

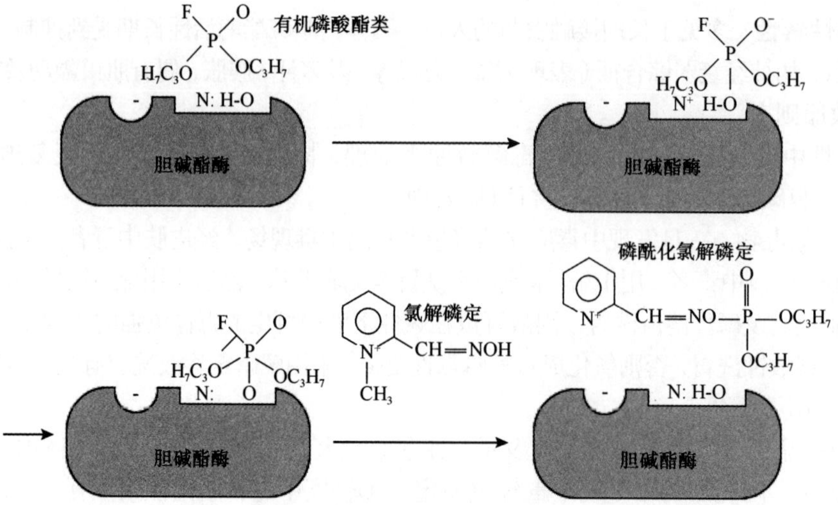

图 6-4 氯解磷定解毒机制示意图

氯解磷定对骨骼肌作用明显，可使中毒引起的肌束颤动明显减轻或消失。本品不易透过血脑屏障，对中枢中毒症状疗效不佳；不能直接对抗体内已积聚的 ACh，故必须与阿托品合用。由于对老化的磷酰化胆碱酯酶解毒效果差，故应及早使用。其 $t_{1/2}$ 约 1.5h，抢救时需反复用药。本药特点：①药理作用与碘解磷定（PAM）相似，水溶性大，溶液稳定，不良反应小；②可静脉注射（静注）或肌内注射给药，给药方便，价廉，现已逐渐取代 PAM 而成为首选药。

【不良反应】 较少，偶见轻度头痛、头晕、恶心、呕吐等。剂量过大，可直接与胆碱酯酶结合而抑制其活性，加剧有机磷酸酯类的中毒程度。

碘解磷定（pralidoxime iodide）

碘解磷定又称派姆（PAM），为最早临床应用的 AChE 复活药。水溶性较差，水溶液不稳定，久置可释放出碘，碘对注射部位刺激并可引起口苦、咽痛等不良反应。本药由于不良反应较多，作用较弱，且只能静脉注射给药，目前已逐渐被氯解磷定取代。

双复磷（obidoxime chloride）

双复磷作用与氯解磷定相似。其化学结构有两个肟基，作用较强而持久，且较易进入血脑屏障，故能缓解 M 样和 N 样及中枢神经症状，对大多数有机磷酸酯类中毒均有较好疗效。主要不良反应有口唇周围和四肢麻木感、颜面潮红、发热、心率加快等，数小时后可自行消失。过量可出现神经肌肉传导阻滞，偶见中毒性黄疸。

复习思考题

问答题

1. 请列出胆碱受体激动药的分类及代表药。
2. 试述毛果芸香碱对眼睛的作用及临床应用。
3. 试述新斯的明的药理作用和临床用途。
4. 试述有机磷农药中毒的中毒机制、中毒症状及特异性解毒药的解救机制。

第七章 抗 胆 碱 药

抗胆碱药（anticholinergic drugs）是一类能与 ACh 或拟胆碱药竞争胆碱受体，妨碍 ACh 或拟胆碱药与受体结合，从而产生与 ACh 相反作用的药物。按其对受体作用的选择性不同可分为如下三类。①M 受体阻滞药（节后抗胆碱药），又称平滑肌解痉药，如阿托品、山莨菪碱。②N_1 受体阻滞药，又称神经节阻滞药，降压作用强大，如美加明。③N_2 受体阻滞药，又称骨骼肌松弛药，主要用作麻醉辅助药，如筒箭毒碱。

第一节 M 受体阻滞药

一、阿托品和阿托品类生物碱

本类药物包括阿托品、东莨菪碱、山莨菪碱等，系从茄科植物颠茄、曼陀罗和洋金花，以及莨菪和唐古特莨菪等植物中提取的生物碱。

阿托品（atropine）

【体内过程】 阿托品口服吸收快，1h 后作用达高峰。吸收后广泛分布于全身各组织，可通过血脑屏障，也能通过胎盘进入胎儿循环。生物利用度约为 80%，$t_{1/2}$ 约为 4h，作用维持时间为 3～4h。肌内注射后 15～25min 血药浓度达峰值。静脉注射后 1～4min 起效，8min 达高峰，持续作用约 30min。约 80% 的药物在 12h 内经尿排出，其中 1/3 为原型药物。

【药理作用】 阿托品竞争性阻断各型 M 受体，拮抗 ACh 或胆碱受体激动药对 M 受体的激动作用。阿托品对 M 受体选择性高，但对 M 受体亚型选择性低；大剂量时对神经节的 N_1 受体也有阻断作用。

阿托品的作用广泛，不同器官对阿托品敏感性不同。随着剂量的增加依次出现腺体分泌减少、瞳孔扩大和调节麻痹、心率加快、胃肠道及膀胱平滑肌松弛症状，大剂量可出现中枢症状。

1. 抑制腺体分泌 阿托品可阻断腺体上 M 受体，抑制腺体分泌，其中唾液腺和汗腺最为敏感，其次是泪腺、呼吸道腺体。小剂量即可引起口干及皮肤干燥，同时泪腺和呼吸道腺体分泌也减少。较大剂量时也可减少胃液分泌。

2. 对眼的作用 对眼的作用与毛果芸香碱相反，表现为扩瞳、升高眼压和调节麻痹（图 6-1）。因房水循环较慢，阿托品对眼的作用时间较长，可持续 72h 或更长。

（1）扩瞳：阿托品阻断瞳孔括约肌上 M 受体，瞳孔括约肌松弛，因而使肾上腺素能神经支配的瞳孔开大肌收缩功能占优势，使瞳孔扩大。

（2）升高眼压：由于扩瞳作用，虹膜退缩变厚，使前房角间隙变窄，阻碍房水回流，导致眼压升高。

（3）调节麻痹：阿托品阻断睫状肌上 M 受体，使睫状肌松弛而退向外缘，因而悬韧带拉紧，晶状体变扁平，屈光度降低，不能将近距离物体清晰地成像于视网膜上，故视近物模糊不清，只适于看远物，此作用称为调节麻痹。

3. 解除平滑肌痉挛 阿托品通过阻断平滑肌上的 M 受体，能松弛内脏平滑肌，尤其对过度活动或痉挛状态的平滑肌解痉作用明显。对胃肠道平滑肌和膀胱逼尿肌的作用较强，对胆道、输尿管和支气管平滑肌的作用较弱，子宫平滑肌对阿托品不敏感。

4. 解除迷走神经对心脏抑制 较大剂量的阿托品（1～2mg）通过阻断窦房结的 M_2 受体，解除迷走神经对心脏的抑制作用，使心率加快、房室传导加速，对迷走神经张力高的青壮年作用较明显，因老年人的交感兴奋占优势，本品对老年人心率影响不大。但低剂量阿托品（0.4～0.6mg）在部分患者常引起心率短暂性轻度减慢（减少 4～8 次/分）的现象，这可能与阻断副交感神经节后纤维上 M_1 受体有关。由于心室肌较少由副交感纤维支配，故本品对心肌收缩力影响较小。

5. 扩张血管，改善微循环 由于多数血管缺少胆碱能神经支配，故治疗量的阿托品对血管影响很小；大剂量阿托品可扩张血管，解除小血管痉挛，以皮肤血管舒张最明显。其扩血管的机制未明，但与阻断 M 受体无关，该作用可能是大剂量阿托品抑制汗腺分泌使体温升高而导致代偿性散热反应，或者是阿托品的直接扩血管作用所致。

6. 对中枢神经系统的影响 一般剂量（0.5mg）的阿托品对中枢兴奋作用不明显，较大剂量（1～2mg）可轻度兴奋延髓呼吸中枢；剂量再增大（3～5mg）可兴奋大脑皮质，出现烦躁不安、多语、谵妄等反应；中毒剂量（10mg 以上）可出现幻觉、定向障碍、运动失调和惊厥等反应；严重中毒时可由兴奋转入抑制，出现昏迷和呼吸麻痹。

【临床应用】

1. 解除平滑肌痉挛 适用于各种内脏绞痛，对胃肠绞痛及膀胱刺激症状如尿频、尿急等疗效较好，对胆绞痛和肾绞痛疗效较差，常需与阿片类镇痛药合用。松弛膀胱逼尿肌，也可用于治疗小儿遗尿症。

2. 抑制腺体分泌 用于全身麻醉前给药，以减少呼吸道腺体及唾液腺分泌，防止分泌物阻塞呼吸道和吸入性肺炎的发生，也可用于严重盗汗和流涎症的治疗。

3. 眼科应用 ①虹膜睫状体炎：用 0.5%～1%阿托品溶液滴眼，使虹膜括约肌和睫状肌松弛，减轻疼痛并充分休息，有利于炎症消退，与毛果芸香碱交替使用也可防止虹膜和晶状体粘连。②检查眼底：阿托品溶液滴眼可使瞳孔扩大，利于眼底检查，但因其作用维持时间过长，视力恢复较慢，目前仅用于儿童；成人多以作用时间短的合成扩瞳药取代。③验光配镜：利用阿托品的调节麻痹作用，使晶状体固定，以便准确地测定晶状体的屈光度，现已少用。但儿童验光时仍需选用阿托品，因儿童的睫状肌调节功能较强，需阿托品发挥充分的调节麻痹作用，使晶状体固定，以便准确测定晶状体的屈光度。

4. 缓慢型心律失常 阿托品常用于治疗迷走神经张力过高所致的窦性心动过缓、房室传导阻滞，也可用于治疗窦房结功能低下所引起的室性异位节律。

5. 感染性休克 大剂量阿托品能解除小血管痉挛，改善微循环，可用于治疗暴发型流行性脑脊髓膜炎、中毒性菌痢、中毒性肺炎等所致的感染中毒性休克，同时应注意补充血容量。但对高热和心率过快的患者不宜应用本药。

6. 解救有机磷酸酯类中毒 见第六章拟胆碱药。

【不良反应】 阿托品作用广泛，选择性低，故不良反应较多。常见的不良反应有口干、视物模糊、心率加快、瞳孔扩大、便秘、皮肤干燥、潮红、体温升高等。过量中毒时，除上述症状加重外，还出现中枢神经系统兴奋症状，严重时可由兴奋转入抑制，出现昏迷和呼吸麻痹。中毒的解救主要是对症治疗，用镇静药或抗惊厥药对抗其中枢兴奋症状，同时用拟胆碱药毛果芸香碱或毒扁豆碱对抗其外周作用。

【禁忌证】 青光眼、前列腺增生、幽门梗阻患者禁用。心肌梗死、心动过速患者及老年人慎用。

山莨菪碱 (anisodamine)

山莨菪碱是从茄科植物唐古特莨菪中提取的生物碱，又称 654，其天然品称 654-1，人工合成品称 654-2。

【药理作用与临床应用】 山莨菪碱解除内脏平滑肌痉挛及小血管痉挛作用与阿托品相似而稍弱，抑制腺体分泌和扩瞳作用仅为阿托品的 1/20～1/10。因其不易通过血脑屏障，故很少产生中枢兴奋作用。与阿托品相比，其解除内脏平滑肌痉挛及小血管痉挛作用选择性高，不良反应少，毒性低。临床上常代替阿托品用于内脏绞痛和感染性休克的治疗。

【不良反应】 主要有口干、心悸、视物模糊、排尿困难等，青光眼患者禁用。

东莨菪碱 (scopolamine)

东莨菪碱是从洋金花植物中提取的一种生物碱。

【药理作用】 东莨菪碱的外周作用与阿托品相似，仅作用强度有所不同。其对眼和抑制腺体分泌作用较阿托品强，对心血管作用较弱。中枢作用与阿托品不同，东莨菪碱易通过血脑屏障，中枢作用较强。小剂量可出现镇静作用，增大剂量可引起催眠，甚至引起意识消失，进入浅麻醉状态。但个别患者也可出现不安、激动、兴奋等症状。

【临床应用】

1. 全身麻醉前给药 效果优于阿托品。

2. 晕动病 通过抑制前庭内耳功能、大脑皮质及胃肠蠕动而发挥作用，尤其预防用药效果好。

3. 帕金森病 与其中枢抗胆碱作用有关。

【不良反应】 与阿托品相似。

【禁忌证】 与阿托品相似。

二、阿托品的合成代用品

由于阿托品作用选择性低，不良反应又较多，针对这些缺点，通过改变其化学结构，合成阿托品的代用品用于临床，其中包括合成扩瞳药、合成解痉药和选择性 M_1 受体阻滞药。

（一）合成扩瞳药

后马托品 (homatropine)

后马托品的扩瞳和调节麻痹作用时间较阿托品短（维持 1～2 日），为短效 M 受体阻滞药。适用于一般眼底检查与验光，也可用于虹膜睫状体炎以防止粘连，但儿童验光仍须用阿托品。

托吡卡胺 (tropicamide)

托吡卡胺作用快，维持时间比后马托品更短。滴眼后，扩瞳作用维持 7h，调节麻痹作用维持 2～6h，用途同后马托品。

（二）合成解痉药

丙胺太林（propantheline）

丙胺太林又称普鲁本辛，为季铵类药物，脂溶性低，口服吸收较差，不易透过血脑屏障，但对胃肠道 M 受体的选择性较高，对胃肠平滑肌的解痉作用较强而持久，大剂量时可减少胃液分泌。临床主要用于消化性溃疡、胃肠绞痛和妊娠呕吐，宜餐前口服。

贝那替秦（benactyzine）

贝那替秦又称胃复康，为叔氨类解痉药，口服易吸收。易透过血脑屏障，具有镇静作用。解痉作用较明显，也有抑制胃酸分泌作用。适用于伴有焦虑症的溃疡病、胃酸过多、肠蠕动亢进和膀胱刺激征的患者。

（三）选择性 M_1 受体阻滞药

哌仑西平（pirenzepine）

哌仑西平可选择性地阻断胃壁细胞上的 M_1 受体、抑制胃酸和胃蛋白酶的分泌，不良反应少，临床常用于治疗消化性溃疡。本药口服吸收不完全，食物可减少其吸收，故应餐前服用。

第二节　N 受体阻滞药

一、N_1 受体阻滞药——神经节阻滞药

N_1 受体阻滞药又称为神经节阻滞药，能选择性与神经节细胞的 N_1 受体结合，竞争性阻断 ACh 对 N_1 受体的激动作用，阻断神经冲动在神经节中的传递。交感神经节被阻断后，表现为全身血管扩张、外周阻力降低、回心血量及心排血量减少、血压下降；胃肠、膀胱、眼等平滑肌和腺体则以副交感神经支配占优势，副交感神经节被阻断后则表现为便秘、尿潴留、瞳孔扩大和口干等。

N_1 受体阻滞药曾用于治疗高血压，但由于其不良反应多，且降压作用过强、过快，故目前已少用。现仅作为麻醉辅助药以发挥控制性降压作用。本类药物有美加明（mecamylamine）和樟磺咪芬（trimetaphan camsilate，咪噻芬）。

二、N_2 受体阻滞药

N_2 受体阻滞药又称骨骼肌松弛药（简称肌松药），主要作为麻醉辅助用药，便于在较浅的麻醉下进行外科手术或内镜检查。以前教材将骨骼肌松弛药列为 N_2 受体阻滞药，并细分为除极化型和非除极化型。理论上，非除极化型骨骼肌松弛药才算"真正"意义上的 N_2 受体阻滞药。

非除极化型肌松药能与运动终板膜上 N_2 受体结合，但无内在活性，因而竞争性地阻断 ACh 与 N_2 受体结合，使骨骼肌松弛。

本类药物的特点：①肌松前无肌束颤动；②与抗胆碱酯酶药之间有相互拮抗作用，故过量中毒时可用新斯的明解救；③兼有不同程度的神经节阻断作用，可使血压下降。

筒箭毒碱（tubocurarine）

筒箭毒碱是从南美洲防己科和番木科植物中提取的生物碱，但因药物来源有限，不良反应较多，现已少用。

【体内过程】 口服难吸收，一般采用静脉注射给药。能在肝脏代谢，但绝大部分以原型从肾脏排泄。

【药理作用及临床应用】 静脉注射后 2～3min 产生肌松作用，5min 左右达高峰，持续 20～40min。肌松前无肌束颤动。肌松顺序为眼部肌肉，然后是颈部、四肢、躯干、肋间肌松弛，出现腹式呼吸。如剂量过大，可累及膈肌，导致呼吸肌麻痹而产生危险。筒箭毒碱还具有促进组胺释放和神经节阻断作用，可引起支气管痉挛和血压下降。临床上可作为麻醉辅助药，用于胸腹部手术和气管插管等。

【不良反应】 本药不良反应较多，如血压短时下降、心率减慢、支气管痉挛和唾液分泌过多等。过量可引起呼吸肌麻痹，此时应及时进行人工呼吸并注射新斯的明解救。

【禁忌证】 禁用于重症肌无力、支气管哮喘和严重休克患者。儿童不宜使用。

戈拉碘铵（gallamine triethiodide）

戈拉碘铵又称三碘季铵酚，是人工合成的非除极化型肌松药，作用和筒箭毒碱相似，其肌松作用强度仅为筒箭毒碱的 1/5，作用持续时间约为筒箭毒碱的 1/2。常用量无神经节阻断作用和组胺释放作用，但有较明显的阿托品样作用，能解除迷走神经张力，引起心率加快，心排血量增加，血压上升。本药主要经肾排泄，高血压、心动过速、重症肌无力和肾功能不全患者禁用。由于本药含碘量大，碘过敏者禁用。

泮库溴铵（pancuronium bromide）

泮库溴铵是人工合成的非除极化型肌松药，为雄甾烷衍生物，但无雄激素作用。其肌松作用较筒箭毒碱强 5 倍，起效快，维持时间较长。本药无神经节阻断和促进组胺释放作用，较大剂量可使心率加快。主要用作外科手术麻醉的辅助用药（气管插管和维持肌松）。

附：除极化型肌松药

本类药物的作用与 ACh 相似，能与骨骼肌运动终板膜上的 N_2 受体结合，但与 ACh 相比，其被胆碱酯酶水解速度较慢，故产生较为持久的除极化作用，使运动终板细胞膜失去对 ACh 的反应性，处于不应期状态（即功能衰竭状态），产生骨骼肌松弛作用。本质上，该类药属于 N_2 受体激动药，只是激动过快，受体很快进入功能衰竭状态而表现出骨骼肌松弛作用。目前临床在用的药物为琥珀胆碱。

本类药物的特点：①肌松前常出现短时（约 1min）的肌束颤动，这是由于不同部位的骨骼肌除极化出现的时间先后不同所致；②抗胆碱酯酶药能增强除极化型肌松药的肌松作用，故此类药物过量中毒不能用新斯的明解救；③临床用量无神经节阻断作用；④连续用药可产生快速耐受性。

琥珀胆碱（succinylcholine）

【体内过程】 口服不吸收，静脉注射后琥珀胆碱可被血浆中假性胆碱酯酶迅速水解成琥珀酸和胆碱而失去作用，部分在肝中被水解。新斯的明可抑制此酶活性，增强其作用。

【药理作用】 琥珀胆碱的肌松作用出现快，维持时间短。一次静脉注射后，先出现短暂的肌束颤动，随即转为肌松作用，约 2min 时肌松作用最明显，持续 5min 后肌松作用消失；静脉滴注可延长其作用时间。肌松作用从颈部肌肉开始，逐渐波及肩胛、腹部和四肢，肌松部位在颈部、四肢最明显，面、舌、咽喉和咀嚼肌次之，对呼吸肌麻痹作用不明显。

【临床用途】 静脉注射用于气管内插管、气管镜、食管镜和胃镜等短时间检查。较长时间外科手术需要肌松时应静脉滴注。

【不良反应】

1. 呼吸肌麻痹 过量引起，也可见于遗传性血浆假性胆碱酯酶缺乏者。主要是对症处理，如人工呼吸、给氧等，禁用新斯的明。

2. 肌肉疼痛 由肌束颤动、损伤肌梭引起。一般为肌肉酸痛感。

3. 血钾升高 琥珀胆碱使肌肉持久除极化引起血钾升高，故禁用于大面积烧伤、广泛性软组织损伤、脑血管意外、肾功能不全者。

4. 眼压升高 与琥珀胆碱短暂地收缩眼外肌、脉络膜血管扩张有关。故禁用于青光眼和白内障晶状体摘除术患者。

复习思考题

问答题

1. 请列出胆碱受体阻滞药的分类及各类代表药。
2. 试述阿托品的药理作用和临床应用。
3. 请比较阿托品和毛果芸香碱对眼睛的作用及临床应用。
4. 请比较除极化型肌松药与非除极化型肌松药的不同特点。

第八章　拟肾上腺素药

拟肾上腺素药（adrenergic drugs）是一类药理作用与肾上腺素或与 NA 相似的药物，因结构与 NA 相似，故又称拟交感胺类（sympathomimetic amines）药物。本类药物的作用机制主要通过兴奋肾上腺素受体和（或）促进肾上腺素能神经末梢释放递质，产生肾上腺素样作用。

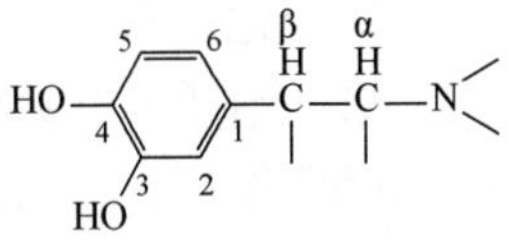

图 8-1　儿茶酚胺类结构

结构上，该类药物可分为儿茶酚胺类（图 8-1）和非儿茶酚胺类。

由于本类药的基本化学结构是 β-苯乙胺，当苯环上有两个邻位羟基时，成为儿茶酚结构（图 8-1），因此具有该结构的药物又称为儿茶酚胺类（catecholamines）药物，其代表药物是肾上腺素、NA、异丙肾上腺素和多巴胺。按与不同肾上腺素受体的结合能力，可将该类药物分类：①α、β 受体激动药（α，β-adrenoceptor agonists）；②α 受体激动药（α-adrenoceptor agonists）；③β 受体激动药（β-adrenoceptor agonists）；④α、β 及多巴胺受体激动药（α，β，DA-adrenoceptor agonists）四大类。

第一节　α、β 受体激动药

肾上腺素（adrenaline）

【体内过程】　肾上腺素口服经过肠液、肠黏膜和肝脏时，由于结合与氧化反应而被破坏，故口服不能达到有效血药浓度。肌内注射吸收较快、作用强，但维持时间短，约为 30min。皮下注射因能收缩血管，故吸收缓慢，维持时间约 1h，故一般以皮下注射为宜。肾上腺素在体内的摄取与代谢途径与 NA 相似，迅速被组织摄取或由 COMT/MAO 破坏成 3-甲氧-4-羟扁桃酸（VMA）由尿排出体外。

【药理作用】　能兴奋靶组织的 α、β_1 和 β_2 受体，产生相应的药理效应。

1. 心血管系统

（1）心脏：兴奋心脏 β_1 受体，使心肌收缩力增加，传导加速，心率加快，心排血量增加，舒张冠状血管，改善心肌的供血，是一个快速而强效的心脏兴奋药。由于肾上腺素提高心肌代谢，使心肌耗氧量增加，可引起心肌缺血，若剂量大或静脉注射过快，可引起心律失常，出现期前收缩，甚而引起心室颤动。

（2）血管：能作用于小动脉及毛细血管前括约肌的肾上腺素受体。兴奋 α 受体，使皮肤、黏膜、肾和胃肠道等器官的血管平滑肌，以皮肤、黏膜血管收缩为最强烈。兴奋骨骼肌和肝脏的血管平滑肌上 β_2 受体，小剂量时即可使这些血管舒张。因此，血管上的 β_2 受体对小剂量的肾上腺素敏感，而 α 受体在大剂量时占优势。肾上腺素也能舒张冠状血管，除可激动冠状动脉 β_2 受体外，可使心脏代谢加快，代谢产物刺激也参与其中。

（3）血压：肾上腺素对血管、外周阻力的影响与其剂量密切相关。

治疗量或慢速静脉滴注（10μg/min）时，兴奋心脏，使心排血量增加，收缩压升高。由于血管平滑肌的 β_2 受体比 α 受体对低浓度肾上腺素的敏感性高，对骨骼肌血管的扩张抵消或超过对皮肤、黏膜。由于内脏血管的收缩作用，故外周总阻力不变或降低，舒张压不变或下降，脉压加大，使身体各部位的血液重新分配，有利于紧急状态下机体能量供应的需要。

大剂量或快速静脉滴注肾上腺素时，除强烈兴奋心脏外，还使皮肤、黏膜及内脏血管强烈收缩，其强度超过对骨骼肌血管的扩张，使总外周阻力明显升高，因而收缩压和舒张压均升高，并反射性地引起心率减慢，此时的作用类似于 NA。故静脉注射肾上腺素的典型血压变化是双向反应，给药后迅速出现明显的升压作用，而后出现微弱的降压作用。

事先给予 α 受体阻滞药，再给予肾上腺素，此时由于 β₂ 受体作用占优势，使升压作用转为降压作用，称为肾上腺素作用的翻转。

2. 平滑肌 兴奋气管组织的 β₂ 受体而使支气管平滑肌舒张，当气管处于痉挛状态时，更加明显。还能兴奋支气管黏膜层和黏膜下层肥大细胞上的 β₂ 受体，从而抑制肥大细胞释放组胺和其他过敏性物质。还可兴奋支气管黏膜上的 α 受体，使血管收缩，降低毛细血管的通透性，有利于消除支气管黏膜水肿。

3. 代谢 兴奋 α 受体和 β₂ 受体都可使肝糖原分解，使血糖升高，作用较 NA 显著。此外，肾上腺素尚可降低组织对葡萄糖的摄取，还能激活三酰甘油酶加速脂肪分解，使血液中游离脂肪酸升高，机体的代谢增强，组织的耗氧量显著增加，治疗量时耗氧量可增加20%～30%，体温升高。

【临床应用】

1. 心搏骤停 用于溺水、麻醉和手术过程中的意外、药物中毒、传染病和心脏传导阻滞等引起的心搏骤停。应用肾上腺素作静脉注射的同时，必须进行心脏复苏、人工呼吸、纠正酸中毒等措施，具有起搏作用。对电击引起的心搏骤停，应配合使用除颤器及利多卡因等抗心律失常药物。

2. 过敏性休克 为治疗过敏性休克的首选药。在休克时，小血管扩张和毛细血管通透性增强，循环血量降低，血压下降，同时伴有支气管痉挛、呼吸困难等症状。肾上腺素激动 α 受体，收缩小动脉和毛细血管，降低通透性，同时激动 β₁ 受体，改善心功能，激动 β₂ 受体，缓解支气管痉挛，减少过敏介质释放，可迅速缓解过敏性休克的心搏微弱、血压下降、喉头和支气管黏膜下水肿及支气管平滑肌痉挛引起的呼吸困难等症状。

3. 支气管哮喘 能够解除哮喘时的支气管平滑肌痉挛，还可以抑制组织和肥大细胞释放过敏物质，并且通过对支气管黏膜血管的收缩作用，减轻气管水肿和渗出，控制支气管哮喘的急性发作，于皮下或肌内注射后数分钟内奏效。因不良反应严重，且耐受现象明显，仅用于急性发作。

4. 与局部麻醉药配伍 肾上腺素加入局部麻醉药注射液中应用，能收缩局部血管，可延缓局部麻醉药的吸收，延长局部麻醉药的麻醉时间，减少吸收中毒的可能性。一般局部麻醉药中肾上腺素的浓度为 1∶250 000，一次用量不要超过 0.3mg。但在肢体远端部位如手指、足趾、耳部、阴茎等处手术时，不宜添加肾上腺素，以免引起局部坏死。

5. 局部止血 当鼻黏膜和齿龈出血时，可将浸有 0.1%盐酸肾上腺素的纱布填塞出血处。

【不良反应】 一般不良反应为心悸、烦躁、头痛和血压升高等，大剂量时 α 受体兴奋过强使血压剧升，有诱发脑出血的危险，故老年人慎用。当 β₁ 受体兴奋过强，心肌耗氧量增加，可引起心肌缺血和心律失常，甚至心室纤颤。

【禁忌证】　高血压、器质性心脏病、脑动脉硬化、糖尿病和甲状腺功能亢进症等。

麻黄碱（ephedrine）

麻黄碱是从中药麻黄中提取的生物碱，现已人工合成。

【体内过程】　化学性质稳定，口服有效，口服易吸收，易透过血脑屏障，大部分以原型经肾脏排泄，小部分氧化脱氨。消除缓慢，作用持久，一次给药维持 3～6h。

【药理作用】　麻黄碱除了能直接激动 α_1、α_2、β_1 和 β_2 受体外，还能促进 NA 释放。与肾上腺素比较，麻黄碱具有下列特点：兴奋心脏、收缩血管、升压和舒张支气管的作用弱而持久；有明显的中枢兴奋作用；连续使用易产生快速耐受性等。

1. 心血管

（1）心脏：激动 β_1 受体，兴奋心脏，使心肌收缩力增强，心排血量增加，在整体情况下由于血压升高，反射性减慢心率，这一作用抵消了它直接加速心率的作用，故心率变化不大。

（2）血管：一般剂量下内脏血流量减少，但冠状动脉、脑血管和骨骼肌血流量增加。

（3）血压：升压作用缓慢，但维持时间较长，3～6h。

2. 支气管　对支气管平滑肌的松弛作用较肾上腺素弱、起效慢、作用持久。

3. 中枢　具有较显著的中枢兴奋作用，较大剂量可兴奋大脑和皮质下中枢，引起精神兴奋、不安和失眠等。

4. 耐受性　短期内反复给药，易产生快速耐受性。停药数小时后，可以恢复。每日用药不超过三次则快速耐受性一般不明显。产生快速耐受性的机制一般认为与受体逐渐饱和、递质逐渐耗损两种因素有关。

【临床应用】

1. 支气管哮喘　用于治疗支气管哮喘发作的治疗。

2. 鼻黏膜充血引起的鼻塞　常用 0.5%～1% 的溶液滴鼻，明显改善黏膜肿胀。

3. 防治某些低血压状态　用于防治硬膜外麻醉（epidural amesthesia）和蛛网膜下腔麻醉（subarachnoidal anesthesia，又称腰麻）引起的低血压。

4. 其他　缓解荨麻疹和血管神经性水肿等过敏反应的皮肤黏膜症状等。

【不良反应】　中枢兴奋所致的不安、失眠等，晚间服用宜加镇静催眠药以防止失眠。

【禁忌证】　同肾上腺素。

第二节　α受体激动药

根据与不同的亚型受体结合，可将 α 受体激动药分为 α_1、α_2 受体激动药（NA），α_1 受体激动药（去氧肾上腺素）和 α_2 受体激动药（可乐定）三类。

去甲肾上腺素（noradrenaline，NA）

【体内过程】　NA 口服引起胃肠道黏膜血管收缩而极少吸收。在肠内易被碱性肠液氧化破坏，即使吸收也会被肠黏膜及肝脏代谢，故口服无效。皮下或肌内注射因局部血管强烈收缩，吸收缓慢，且易发生局部组织坏死，故不采用该途径给药。静脉注射后，由于很快被组织摄取，作用仅能维持几分钟，所以一般采用静脉滴注法给药，维持有效血药浓度。

【药理作用】　对 α 受体具有强大激动作用，但对 α_1、α_2 受体没有选择性，对心脏 β_1

受体作用较弱，对 β_2 受体几乎无影响。

1. 血管 激动血管的 α_1 受体，使血管收缩，主要是使小动脉和小静脉收缩。其中皮肤、黏膜血管收缩最明显，其次是对肾脏血管的收缩作用。此外脑、肝、肠系膜、骨骼肌的血管都呈收缩反应。动脉收缩使局部组织血流量减少，静脉收缩可使回心血量增加。本品能使冠状血管舒张，血流量增加，一方面是由于心脏代谢产物腺苷的增加，舒张血管所致；另一方面是由于舒张压升高，提高了冠状血管的灌注压力，故使冠状动脉流量增加。

2. 心脏 对心脏 β_1 受体作用较弱。在整体情况下，由于血压急剧升高，反射性兴奋迷走神经，反而使心率减慢，心收缩力减弱，应用阿托品可防止这种心率减慢。同时由于血管收缩，外周阻力增加，心排血量不变或稍降。大剂量可出现心律失常，但较肾上腺素少见。

3. 血压 升血压作用强。小剂量静脉滴注，脉压加大不明显，因血管收缩作用不剧烈，舒张压升高也不明显；较大剂量时，脉压变小，因血管剧烈收缩使外周阻力明显增高。

4. 其他 对其他平滑肌作用较弱，对受孕子宫可增加收缩频率；对机体代谢影响较小，仅在较大剂量时才出现血糖升高。

【临床应用】

1. 上消化道出血 取本品 1～3mg，适当稀释后口服，在食管或胃内因局部作用收缩黏膜血管，用于食管静脉曲张破裂出血或胃出血。

2. 休克 已少用，主要用于血容量无减少休克（出血性休克禁用）的早期血压骤降。小剂量 NA 短时间静脉滴注，以保证心、脑等主要器官的血液供应，为后续抢救赢得时间。若长期或大剂量应用，使动脉血压增加过高，外周阻力增大，心排血量增加不明显或反而下降，加重微循环障碍。现有人主张采用 NA 与 α 受体阻滞药物酚妥拉明合用，降低其对血管 α 受体的激动作用，保留 β 受体效应。

3. 药物中毒性低血压 中枢抑制药中毒可引起低血压，用 NA 静脉滴注，可使血压回升，维持正常水平。特别是氯丙嗪中毒时应选用 NA，而不宜选用肾上腺素。

【不良反应】

1. 局部组织坏死 静脉滴注时浓度过大、时间过长或泄漏出血管外，可引起局部缺血坏死。如发现外漏或注射部位苍白，应进行热敷，停止应用或更换注射部位，用 0.25%普鲁卡因局部封闭，或用 α 受体阻滞药酚妥拉明皮下浸润注射，以对抗其收缩血管作用。

2. 急性肾衰竭 用药时间过长或剂量过大，可使肾脏血管强烈收缩，产生少尿、无尿和肾实质损伤。如用药期间尿量在每小时 25ml 以下时，应立即减量或停用，必要时应用甘露醇等利尿脱水药。

3. 停药后的血压下降 长期静脉滴注突然停药，可引起血压骤降，这是由于长期处于收缩状态的静脉在停药后迅速扩张，外周循环中血液瘀积，有效血循环量减少所致，故应在逐渐减少滴注剂量和速度后再停药。

【禁忌证】 高血压、动脉硬化症、器质性心脏病、严重微循环障碍及少尿、无尿的患者及孕妇禁用。

间羟胺（metaraminol）

间羟胺又名阿拉明（aramine），本品不易被 MAO 破坏，故作用较持久。对 α 受体兴奋作用较强，对 β_1 受体作用较弱。间羟胺也可被肾上腺素能神经末梢摄取，进入囊泡，通过置换作用促使囊泡中的 NA 释放，间接发挥作用。短时间内连续应用会使囊泡内 NA 递质减少而产生快速耐受性，使作用逐渐减弱。由于升压作用持久，对肾血管收缩作用较 NA 弱，且心律失常及少尿等不良反应发生较少，又可肌内注射，是 NA 用于各种休克早期的代用品。

第三节　β受体激动药

β受体激动药包括 $β_1$、$β_2$ 受体激动药（异丙肾上腺素），$β_1$ 受体激动药（多巴酚丁胺）和 $β_2$ 受体激动药（沙丁胺醇、特布他林）。

异丙肾上腺素（isoprenaline）

异丙肾上腺素是经典的 $β_1$、$β_2$ 受体激动药，对 α 受体无影响，属人工合成品，化学结构是 NA 氨基上的氢原子被异丙基取代，临床用其硫酸盐或盐酸盐。

【体内过程】　异丙肾上腺素口服后，在肠壁代谢并与硫酸结合，吸收后也可在肝脏代谢而失效，故口服给药无效；舌下给药因能扩张局部黏膜血管而迅速吸收，但不规则；气雾剂吸入或注射给药，吸收较快。体内主要在肝及其他组织中被 COMT 所代谢，较少被 MAO 代谢，作用维持时间较短，但比肾上腺素略长。

【药理作用】　有很强的 β 受体兴奋作用，但对 $β_1$ 和 $β_2$ 受体选择性低，无 α 受体兴奋作用。

1. 心血管系统

（1）心脏：能强烈兴奋心脏 $β_1$ 受体，产生正性肌力和正性频率作用，与肾上腺素比较，对正位起搏点的作用比异位作用强，故异丙肾上腺素不易产生心律失常。

（2）血压：兴奋血管平滑肌的 $β_2$ 受体，使骨骼肌血管明显扩张，肾和肠系膜血管扩张作用较弱，降低外周总阻力；扩张冠状血管，增加冠状动脉流量。使收缩压升高，舒张压下降，平均血压下降，脉压明显加大，增加器官的血液灌注量。如果大剂量静脉注射，使静脉显著性舒张，回心血量明显减少，器官的灌注压降低，有效血流量反而减少。

2. 支气管平滑肌　兴奋支气管平滑肌的 $β_2$ 受体，支气管平滑肌舒张显著，尤其是处于痉挛状态时的效果强于肾上腺素，还有能抑制组胺等过敏性物质释放的作用。因对支气管黏膜的血管无收缩作用，故清除黏膜水肿的作用不如肾上腺素，久用可产生耐受性。

3. 其他　促进糖和脂肪的分解，增加组织耗氧量，升高血糖作用较肾上腺素弱，升高游离脂肪酸作用与肾上腺素相似。

【临床应用】

1. 心搏骤停　适用于心室自身节律缓慢、高度房室传导阻滞或窦房结功能衰竭而并发的心搏骤停。

2. 房室传导阻滞　治疗 Ⅱ、Ⅲ度房室传导阻滞，一般采用舌下含药，对完全性房室传导阻滞一般采用静脉滴注给药，根据心率调整滴速。

3. 支气管哮喘　用于控制支气管哮喘急性发作，舌下或喷雾给药作用强而快，长期反复应用可产生耐受性。

【不良反应】　常见有心悸、头晕、皮肤潮红。对于支气管哮喘的患者，因已存在缺氧状态，如用量过大，增加心肌耗氧量容易产生心肌梗死、心律失常，严重者可引起室性心动过速及心室颤动而死亡等不良反应，禁用于冠心病、心肌炎、糖尿病和甲状腺功能亢进症等。

第四节 α、β 及多巴胺受体激动药

多巴胺（dopamine，DA）

多巴胺是 NA、肾上腺素生物合成的前体，药用的是人工合成品。

【药理作用】 多巴胺极性大，不进入中枢，主要兴奋外周的 α、β 及多巴胺受体（D_1）。

1. 心血管

（1）心脏：兴奋心脏 $β_1$ 受体，还能促进肾上腺素的释放，使心肌收缩力加强，心排血量增加；一般剂量对心率影响不大，大剂量加快心率。

（2）血管和血压：能激动血管的 α 和 D_1 受体，对血管 $β_2$ 受体作用微弱。增加收缩压和脉压，对舒张压无影响或稍有增加。大剂量多巴胺可明显兴奋心脏和收缩血管，使外周阻力增高，血压明显上升。此作用可被 α 受体阻滞药酚妥拉明拮抗。

2. 肾脏 兴奋肾血管 D_1 受体，使肾血流量和肾小球滤过率增加，有排钠利尿作用。这一作用可能是多巴胺直接兴奋肾小管 D_1 受体的作用。大剂量时，由于激动肾血管的 α 受体，可使肾血管明显收缩，肾血流量减少。

【临床应用】 用于治疗各种休克，尤其适用于伴有心肌收缩力减弱、尿量减少而血容量已补足的休克。但循证医学的研究结果表明，与 NA 相比，抗休克的临床疗效优势总体上并不明显。此外，还可与利尿药合用治疗急性肾衰竭。

【不良反应】 一般较轻，偶见恶心、呕吐。剂量过大或滴注过快，可出现心动过速、心律失常等，一旦出现，应减慢滴速或停药。

复习思考题

问答题

1. 请说出肾上腺素治疗过敏性休克的药理学依据。

2. 试比较肾上腺素、NA、异丙肾上腺素对受体的作用及对心血管的影响？

第九章 抗肾上腺素药

抗肾上腺素药（antiadrenergic drugs）又称肾上腺素受体阻滞药（adrenoceptor blocking drugs）。本类药物与肾上腺素受体结合后阻碍神经递质或拟肾上腺素药与受体结合，而产生拮抗 NA 或拟肾上腺素药的作用。根据药物对 α 受体和 β 受体选择性的不同，本类药物可分为 α 受体阻滞药、β 受体阻滞药。

第一节　α 受体阻滞药

α 受体阻滞药（α-receptor antagonists）能选择性地与 α 受体结合，阻断 NA 或拟肾上腺素药与 α 受体的结合，产生抗肾上腺素作用。它们能翻转肾上腺素的升压作用，这是因为 α 受体阻滞药选择性地阻断了与血管收缩有关的 α 受体，但不影响与血管舒张有关的 β_2 受体，所以使肾上腺素激动 β_2 受体后产生的血管舒张作用充分表现出来。但对主要作用于 α 受体的 NA，仅能取消或减弱其升压作用，而无翻转作用。对主要作用于 β 受体的异丙肾上腺素来说，对其的降压效应无影响。

根据选择性不同可将 α 受体阻滞药分为 α_1、α_2 受体阻滞药如酚妥拉明，α_1 受体阻滞药如哌唑嗪和 α_2 受体阻滞药如育亨宾。

根据 α 受体阻滞药的作用长短，可将该类药分为短效类和长效类。①短效类 α 受体阻滞药与受体结合力弱，容易解离，故作用维持时间短暂，能与激动药竞争受体，故也称竞争性 α 受体阻滞药，如酚妥拉明和妥拉唑林；②长效类 α 受体阻滞药与受体结合牢固，且不易被儿茶酚胺竞争，故又称非竞争性 α 受体阻滞药，如酚苄明。

酚妥拉明（phentolamine）

酚妥拉明又名立其丁（regitine），属短效类 α 受体阻滞药，是人工合成品，药用其磺酸盐。

【体内过程】　口服生物利用度低，仅为注射给药的 20%。常作肌内或静脉注射，体内迅速代谢和排泄，静脉注射后 2～5min 起效，作用维持 10～15min，口服 30min 后血药浓度达到高峰，作用维持 1.5h。

【药理作用】

1. 心血管系统

（1）血管与血压：酚妥拉明阻断 α_1 受体并可直接扩张血管平滑肌，使血管舒张，血压下降，肺动脉压和外周阻力降低。

（2）心脏：由于血管扩张、血压下降，反射性兴奋心脏；还由于其阻断了突触前膜 α_2 受体，使 NA 释放增加，心率加快（NA 的 β_1 作用），心排血量增加。

一般剂量的酚妥拉明对正常人心率和血压影响较小，在较大剂量或患者心血管系统处于交感紧张状态时，则可出现明显的血压下降及心率加快，甚至心律失常。

2. 其他　有拟胆碱作用，使胃肠平滑肌张力增加；有拟组胺样作用，使胃酸分泌增加，皮肤潮红等。

【临床应用】

1. 外周血管痉挛性疾病 如肢端动脉痉挛性疾病（雷诺病）及血栓闭塞性脉管炎。

2. 防止组织坏死 当静脉滴注 NA 发生外漏时，可用本品 10mg 溶于 10～20ml 生理盐水中，做局部浸润注射，防止组织坏死。

3. 抗休克 扩张小动脉和小静脉血管，降低外周阻力，增加心排血量，故可改善休克时的内脏血液灌注，解除微循环障碍，并能降低肺循环阻力，防止肺水肿的发生。但用药前必须补足血容量，防止血压过低，也可同时使用 NA，防止血管过度扩张，保留心脏的兴奋性，增加心排血量。

4. 顽固性充血性心力衰竭 酚妥拉明能解除心功能不全时小动脉和小静脉的反射性收缩，降低外周血管阻力，降低心脏前、后负荷和左室充盈压，增加心排血量，使顽固性充血性心力衰竭所致的肺水肿和全身性水肿得以改善。

5. 嗜铬细胞瘤 用于嗜铬细胞瘤的治疗性诊断，也用于嗜铬细胞瘤的术前准备，以防止手术过程因肾上腺素大量释放骤发高血压危象。

【不良反应】 常见的不良反应有低血压，胃肠道平滑肌兴奋所致的腹痛、腹泻、呕吐等拟胆碱样作用和胃酸过多诱发溃疡病。静脉给药剂量过大可引起心率加快、心律失常、心绞痛和直立性低血压，因此须缓慢注射或滴注。胃炎，胃、十二指肠溃疡病，冠心病患者慎用。

酚苄明（phenoxybenzamine）

【体内过程】 酚苄明口服仅 20%～30% 吸收，脂溶性高，大量分布于脂肪组织中并储存其中，静脉注射 1h 后达最大效应，12h 排泄 50%，故起效慢，作用持久，能维持 3～4 日。

【药理作用】 进入体内后，分子中的氯乙氨基环化成乙撑亚氨基能与 α 受体共价结合。本品扩张血管、降低外周阻力和降低血压作用均很明显。对平卧和休息的正常人，酚苄明的血管扩张和降压作用往往不明显或表现为舒张压略下降；当交感神经张力高、血容量低或直立时，则降压作用明显。血压下降所引起反射作用和阻断突触前膜 α_2 受体的作用可使心率加快。此外还具有抗 5-HT 及抗组胺作用。

【临床应用】 基本同酚妥拉明。

【不良反应】 常见的有直立性低血压、反射性心动过速、心律失常及鼻塞；口服可引起恶心、呕吐和中枢神经系统抑制症状如嗜睡、疲乏等。

第二节　β 受体阻滞药

β 受体阻滞药（β-receptor antagonists）是一类能选择性地与 β 受体结合，竞争性阻滞 β 受体激动药与 β 受体结合，从而拮抗 β 受体激动后产生的效应的药物。根据其对 β_1、β_2 和其他受体的选择性不同，可将其分为非选择性 β 受体阻滞药，选择性 β_1 受体阻滞药及 α、β 受体阻滞药三类。如按有无内在拟交感活性可将本类药物分为有内在拟交感活性和无内在拟交感活性两类（表 9-1）。

表 9-1 β 受体阻滞药的特性比较

药物	作用强度	内在拟交感活性	膜稳定作用	生物利用度（%）	$t_{1/2}$（h）	主要消除器官
非选择性 β 受体阻滞药						
普萘洛尔	1	−	++	30	3～4	肝
噻吗洛尔	5～10	−	−	30～75	2～5	肝
吲哚洛尔	6～15	++	+	90	3～4	肝、肾
纳多洛尔	2～6	−	−	35	12～24	肾
选择性 $β_1$ 受体阻滞药						
美托洛尔	1	−	±	40～50	3～4	肝
阿替洛尔	0.5～1	−	−	50～60	6～9	肾
α、β 受体阻滞药						
拉贝洛尔	0.1	−	−	70	4～6	肝

【体内过程】　β 受体阻滞药口服自小肠吸收，由于各药的脂溶性高低及通过肝脏时的首过消除，生物利用度差异较大。例如，普萘洛尔、美托洛尔等口服容易吸收，但首过消除明显而生物利用度低；吲哚洛尔、阿替诺尔生物利用度相对较高。脂溶性高的药物主要在肝内代谢，少量以原型从尿中排泄，脂溶性小的药物主要以原型从肾脏排泄，如阿替洛尔、纳多洛尔。本类药物的 $t_{1/2}$ 多数为 3～6h，少数药物如纳多洛尔的 $t_{1/2}$ 可达 10～20h。肝、肾功能不良者在应用具体药物时要调整剂量。口服同剂量普萘洛尔的患者血药浓度可相差 4～25 倍，故临床应用普萘洛尔必须注意剂量个体化。从小剂量开始，以选择适当的剂量。

【药理作用】

1. β 受体阻滞作用

（1）心血管系统

1）心脏：本类药物阻断心脏 $β_1$ 受体，可使心率减慢，心肌收缩力减弱，心排血量减少，心肌耗氧量下降，心腔容积增大，但不能对抗 Ca^{2+}、洋地黄和茶碱引起的心脏兴奋。本类药对正常人休息状态时心脏的抑制作用较弱，但当心脏交感神经张力增高时（如运动或病理情况），则对心脏的抑制作用明显。β 受体阻滞药还能延缓心房和房室结的传导，延长心电图（ECG）的 P-R 间期，减慢心房和房室结传导时间。

2）血管和血压：阻断血管 $β_2$ 受体，加上心脏功能受到抑制，反射性兴奋交感神经引起血管收缩和外周阻力增加，外周血压基本不变，肝、肾和骨骼肌等血流量减少。但长期应用 β 受体阻滞药，收缩压和舒张压均明显降低，舒张压的降低可能与长期用药抑制肾素释放有关。

（2）支气管平滑肌：阻断支气管平滑肌上 $β_2$ 受体，使支气管平滑肌收缩，呼吸道阻力增加。这种作用对正常人表现较弱，而对支气管哮喘的患者，有时可诱发或加重哮喘的急性发作。

（3）代谢：β 受体阻滞药可抑制交感神经兴奋所引起的脂肪分解。普萘洛尔不影响正常人的血糖水平；也不影响胰岛素降低血糖的作用，但能延缓用胰岛素后血糖水平的恢复，β 受体阻滞药还会掩盖低血糖症状如心悸等，对某些有低血糖或有低血糖倾向的患者应慎用，或选用选择性 $β_1$ 受体阻滞药。

（4）肾素：β 受体阻滞药能阻滞肾小球旁器细胞的 $β_1$ 受体，抑制肾素的释放。

2. 内在拟交感活性 有的 β 受体阻滞药与 β 受体结合后还有较弱的激动效应,这种现象称为具有部分内在拟交感活性(intrinsic sympathomimetic, ISA)。通常由于 β 受体阻滞作用较强,内在拟交感活性较弱而被掩盖。当临床应用内在拟交感活性较强的药物时,其抑制心收缩力,减慢心率和收缩支气管作用一般较无内在拟交感活性的药物弱。

3. 膜稳定作用 有些 β 受体阻滞药具有降低细胞膜对离子的通透性的作用。有资料证实,β 受体阻滞药对离体心肌细胞的膜稳定作用在高于临床有效浓度几十倍时才能发挥,而且无膜稳定性作用的 β 受体阻滞药也有抗心律失常的作用,因此认为这一作用在常用量时与其治疗作用的关系不大。

【临床应用】

1. 心律失常 对多种原因引起的快速型心律失常有效,如窦性心动过速、全身麻醉药或拟肾上腺素引起的心律失常等。

2. 心绞痛和心肌梗死 对心绞痛有良好的疗效。对心肌梗死,长期应用可降低复发和猝死率,用量比抗心律失常的剂量要大。

3. 高血压 对高血压有良好的疗效,伴有心率减慢。

4. 其他 用于甲状腺功能亢进的辅助治疗以减轻心脏负荷,也可用于甲状腺危象时的激动不安、心动过速和心律失常等。普萘洛尔还可用于偏头痛、肌震颤、肝硬化的上消化道出血等症状,噻吗洛尔降低眼压,可用于青光眼。

【不良反应】 一般的不良反应有恶心、呕吐和轻度腹泻等消化道症状,停药后迅速消失。偶见过敏、皮疹和血小板减少。

1. 心血管反应 为严重的不良反应,表现为抑制心脏功能,心肌收缩力减弱、心率减慢和心排血量减少、冠状动脉血流量降低、心肌耗氧量明显减少、血压下降等。

2. 诱发和加剧支气管哮喘 阻滞支气管平滑肌上的 β_2 受体,非选择性 β 受体阻滞药使支气管痉挛,呼吸道阻力增加,可诱发或加重支气管哮喘。选择性 β_1 受体阻滞药及具有内在拟交感活性的药物,一般不引起上述不良反应,但这类药物的选择性往往是相对的,故对哮喘的患者仍应慎用。

3. 反跳现象 长期应用 β 受体阻滞药,可使受体增敏,如突然停药,可引起原病情的加重。长期用药者应逐渐减量停药。

4. 其他 偶见眼-皮肤黏膜综合征、幻觉、失眠和抑郁症状。

【禁忌证】 严重左心室功能不全、窦性心动过缓、重度房室传导阻滞和支气管哮喘的患者。肝功能不良及心肌梗死患者慎用。

一、β_1、β_2 受体阻滞药

普萘洛尔(propranolol)

普萘洛尔是等量的左旋和右旋异构体的消旋品,仅左旋体有阻滞 β 受体的活性。

【体内过程】 口服首过消除率为 60%~70%。口服后血浆高峰时间为 1~3h,$t_{1/2}$ 为 2~5h,血浆蛋白结合率高达 90%,易于透过血脑屏障和胎盘,也可分泌于乳汁中。主要在肝脏代谢,代谢产物 90% 以上从肾脏排泄。不同个体口服相同剂量的普萘洛尔,血浆浓度相差可达 20 倍之多,因此临床用药剂量必须根据个体需要而定。因本品无明显异位,且首过消除大,舌下含服是一种可以选择的给药方式。

【药理作用】 具有较强的 β 受体阻断作用，对 β_1 和 β_2 受体的选择性很低，没有内在拟交感活性。用药后使心率减慢，心肌收缩力和心排血量减低，冠状动脉血流量下降，心肌耗氧量明显减少。

【临床应用】 心律失常、心绞痛、高血压、甲状腺功能亢进等。

噻吗洛尔（timolol）

噻吗洛尔是已知作用最强的 β 受体阻滞药，无内在拟交感活性和膜稳定作用。能减少房水的生成，降低眼压，可用于青光眼。

二、选择性 β_1 受体阻滞药

阿替洛尔（atenolol）和美托洛尔（metoprolol）

阿替洛尔和美托洛尔对 β_1 受体有较强的选择性阻滞作用，对 β_2 受体阻滞作用较弱，故增加呼吸道阻力作用较轻，但对哮喘患者仍需谨慎。阿替洛尔的 $t_{1/2}$ 和作用维持时间均较普萘洛尔和美托洛尔长，临床应用每日口服 1 次，而普萘洛尔和美托洛尔每日需口服 2～3 次。

三、α、β 受体阻滞药

拉贝洛尔（labetalol）

拉贝洛尔口服个体差异大，容易受胃肠道内容物的影响，血浆 $t_{1/2}$ 为 4～6h，蛋白质结合率为 50%。在肝内迅速代谢，少量以原型从肾脏排泄。

拉贝洛尔对 α、β 受体有明显的阻断作用。实验研究证实，拉贝洛尔对 β_1 受体的阻滞作用是普萘洛尔的 1/4，对 β_2 受体的阻滞作用是普萘洛尔的 1/17～1/11，对 α 受体的阻滞作用是酚妥拉明的 1/10～1/6，对 β 受体的阻滞作用强于对 α 受体阻滞作用的 5～10 倍。

本品主要用于中度和重度高血压、心绞痛，与单纯 β 受体阻滞药比，能降低卧位血压和外周阻力，不减少心排血量，引起直立性低血压。

一般不良反应有眩晕、乏力、恶心等。心功能不全及哮喘者禁用。

复习思考题

名词解释

肾上腺素升压作用的翻转。

问答题

请说出 β 受体阻滞药的药理作用和主要临床应用。

第十章　局部麻醉药

局部麻醉药（local anaesthetics）简称局麻药，是一类应用于局部神经末梢或神经组织周围，能暂时、完全和可逆地阻断神经冲动的产生和传导，并在意识清醒的条件下，使局部感觉暂时消失，且对各类组织均无损伤的药物。

第一节　局部麻醉药概述

【作用机制】　局部麻醉药是 Na^+ 通道阻滞药，对任何神经电生理活动都有阻断作用，使其兴奋阈升高、动作电位降低、传导速度减慢、不应期延长直至完全丧失兴奋性和传导性。对感觉的阻断顺序依次为痛觉、冷觉、温觉、触觉、压觉及运动麻痹。

神经受刺激时会产生动作电位将刺激信号转化为电信号，即 Na^+ 通道开放，Na^+ 内流产生除极化，随即发生 K^+ 外流复极化。目前认为局部麻醉药的作用机制就是因为局部麻醉药两端带正电荷的氨基可与神经细胞膜 Na^+ 通道内侧磷脂分子中带负电荷的磷酸基联成横桥，从而阻断了 Na^+ 通道，致使 Na^+ 不能内流，神经细胞膜受刺激后不能产生动作电位，导致神经传导受阻而产生局部麻醉作用。因局部麻醉药并不影响神经细胞质内的物质代谢，所以局部麻醉药的作用是可逆的。

【临床应用】

（1）表面麻醉（surface anesthesia）：又称黏膜麻醉，指将药物用于黏膜表面，借助药物的穿透力，使黏膜下的感觉神经末梢麻醉。一般要求药物有较强的穿透力。

（2）浸润麻醉（infiltration anesthesia）：指将药物注射于手术部位的皮内、皮下、黏膜下或深部组织中，使其浸润感觉神经纤维及末梢，产生局部麻醉作用。常用于浅表小手术。

（3）阻滞麻醉（conduction anesthesia）：又称传导麻醉，指将药液注射到神经干的周围，以阻断神经干的传导，使该神经干所支配的区域产生麻醉作用。常用于四肢、盆腔、会阴和牙科手术。

（4）硬膜外麻醉：是指将药液注入硬膜外腔，让麻醉药沿着神经鞘扩散，穿过椎间孔，阻断脊神经根部。适用于颈部到下肢的各种手术，尤其适用于上腹部手术。但因药物用量大，要注意防止误入蛛网膜下腔而发生意外。一般可以通过注入药物的体积来控制麻醉平面。

（5）蛛网膜下腔麻醉：又称腰椎麻醉（腰麻）或脊髓阻滞麻醉，指将药液注入脊髓蛛网膜下腔（脑脊液中），阻断脊髓神经的传导产生的麻醉。实践中主要通过调节药液的密度来调节麻醉平面，适用于中下腹、下肢手术。腰麻将药物直接注入脑脊液，因此是一种危险性最高的局部麻醉方式。

以上麻醉方法参见图 10-1。

【不良反应】

1. 吸收作用　局部麻醉药可从给药部位吸收入血，当达到足够浓度时，就会引发全身作用，而产生不良反应，常见有如下几种。

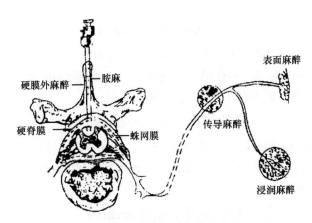

图 10-1 常见的局部麻醉方法

（1）中枢神经系统作用：局部麻醉药吸收入血后，可对中枢神经系统产生先兴奋、后抑制的作用。初期表现为眩晕、惊恐不安、多言、震颤和焦虑，甚至发生神志错乱和阵挛性惊厥。中枢过度兴奋后，又可转为抑制，导致昏迷和呼吸衰竭。其中以普鲁卡因最为常见，因此临床常选用对中枢神经系统影响较小的利多卡因代替之。若发生惊厥，可静脉注射地西泮对抗。

（2）心血管系统作用：局部麻醉药吸收入血后，可直接抑制心肌和血管平滑肌，使心肌收缩力减弱、不应期延长、传导减慢，以及血管平滑肌的松弛等。开始时可血压上升、心率加快，这是因为中枢兴奋的结果；随后则可表现为心率减慢、传导阻滞，直至心脏停搏、血压下降等。因为心肌对局部麻醉药的耐受性较高，中毒后最常见呼吸先停止，故宜采用人工呼吸抢救。

2. 变态反应 少数患者在应用局部麻醉药后，可立即出现荨麻疹、支气管痉挛及喉头水肿等过敏反应等症状。虽较为少见，也应留意；极少数患者应用普鲁卡因后，还可发生过敏性休克，故用药前应作皮试。

第二节　常用局部麻醉药

普鲁卡因（procaine）

普鲁卡因又名奴佛卡因（novocaine），其亲脂性低，穿透力和局部麻醉作用均较弱，但毒性小，为临床常用局部麻醉药之一。除不用于表面麻醉外，可用于各种局部麻醉、局部封闭，腰麻和硬膜外麻醉。浸润麻醉一般采用 0.5%～1%溶液；阻滞麻醉、腰麻和硬膜外麻醉常采用 2%溶液。其代谢产物为对氨基苯甲酸（PABA）和二乙氨基乙醇，其中 PABA 可拮抗磺胺类药物的抗菌作用；另外该药易发生过敏反应，用药前应做皮试。

利多卡因（lidocaine）

利多卡因，穿透力强，麻醉作用出现快，且作用强、持久，但安全范围大，可用于多种局部麻醉，常用于传导和硬膜外麻醉。浸润麻醉一般采用 0.25%～0.5%溶液；表面麻醉、阻滞麻醉和硬膜外麻醉采用 1%～2%溶液。因心血管作用明显，一般不用于腰麻。

该药还具有抗心律失常作用，主要用于室性心律失常；该药毒性大小与用药浓度有关。

丁卡因（tetracaine）

丁卡因，其麻醉强度为普鲁卡因的 10 倍，毒性为 10～20 倍，且穿透力强。主要用于表面麻醉、腰麻和硬膜外麻醉，不常用于浸润麻醉。表面麻醉采用 0.25%～1%溶液；腰麻、硬膜外麻醉用 0.2%溶液，腰麻总量不宜超过 16mg。

布比卡因（bupivacaine）

布比卡因，其麻醉强度为利多卡因的 4～5 倍，作用持续时间长达 5～10h。主要用于浸润麻醉（0.25%），阻滞麻醉（0.25%～0.5%），硬膜外麻醉（0.5%～0.75%）；一次极量为 200mg，一日极量为 400mg。

罗哌卡因（ropivacaine）

罗哌卡因为新型长效酰胺类局部麻醉药，心脏毒性较低，有明显缩血管作用，对痛觉阻断作用较强。另外对子宫胎盘血流量无明显影响。特别适用于术后镇痛和产科麻醉。

第三篇　中枢神经系统药

第十一章　全身麻醉药

全身麻醉药（general anesthetics）简称全麻药，是一类能引起中枢神经系统广泛抑制，导致意识、感觉，特别是痛觉暂时消失的药物，主要用于手术麻醉。理想的全身麻醉药除要求治疗指数大、安全范围广和方便调整麻醉深度外，还应当能松弛骨骼肌，抑制或消除各种不利的反射活动，以及对心、肺、肝、肾等重要器官无明显影响。然而，目前临床使用的全身麻醉药治疗指数和安全范围均较小，很难达到理想的麻醉要求。

全身麻醉药的作用机制，至今尚未完全阐明。由于全身麻醉药无明显的构效关系，但与油水分布系数关系密切，多认为是干扰了神经细胞膜的功能所致。但近年来采用重组受体电压钳研究技术证实，除氧化亚氮外，几乎所有全身麻醉药的作用机制均与干扰与递质传递相关的受体-离子通道复合物的功能有关，如作用于与 $GABA_A$ 受体和甘氨酸受体相关的离子通道复合物或易化中枢抑制性递质的突触传递过程，以及阻断神经冲动在突触中的传递等，最终都会引起中枢神经系统的广泛抑制效应，产生全身麻醉作用。

有必要说明的是，麻醉药包括局部麻醉药和全身麻醉药，而麻醉药品主要指能引起生理依赖性药物。根据给药途径的不同，全身麻醉药可分为吸入性麻醉药和静脉麻醉药。

第一节　吸入性麻醉药

吸入性麻醉药（inhalation anesthetics）多指一些化学性质稳定的挥发性液体（在室温下即可挥发）或气体状的药物，经肺吸入后，可发挥全身麻醉作用。

目前吸入性麻醉药中，除氧化亚氮（nitrous oxide）仍在临床使用外，乙醚等因麻醉效价低现已基本不用。现临床使用的多为含氟挥发性的液体麻醉药，如异氟烷（isoflurane，异氟醚）、恩氟烷（enflurane，恩氟醚）、地氟烷（desflurane，去氟烷）及七氟烷（sevoflurane，七氟醚）等。

对吸入麻醉药麻醉深度的描述，既往都是根据乙醚麻醉作用的特点划分为四期（即镇痛期、兴奋期、外科麻醉期和延髓麻醉期）。但由于目前常用的一些非乙醚类麻醉药作用发生都比较迅速，加之呼吸机的广泛应用，以及联合使用麻醉辅助药和静脉麻醉药，这四期很难区分，同时也无必要。所以，目前临床上对麻醉深度的评判主要依据患者的血压、呼吸和对疼痛刺激的反应，以及神经反射的情况、瞳孔的变化、肌肉张力等，简单地分为浅度、中度和深度三种。

因为吸入麻醉药都是经肺泡吸收入血，再到达脑组织，因此它们在肺泡气中的浓度就决定了麻醉的深浅和快慢，一般常以最小肺泡浓度（minimal alveolar concentration，MAC）来反映吸入麻醉药的作用强度。MAC 是指在一个大气压下，使 50%的个体在受到疼痛刺激

（切皮）时，不致引起反射动作的必需肺泡中麻醉药的浓度（$V/V\%$），也可以将其看成全身麻醉药的 ED_{50} 值。各种吸入麻醉药的 MAC 均为一个恒定值，MAC 越小，麻醉效价越高（表 11-1）。

表 11-1　吸入性麻醉药的特性比较

特性	氧化亚氮	乙醚	氟烷	恩氟烷	异氟烷
血/气分布系数	0.47	12.1	2.3	1.8	1.4
脑/血分布系数	1.06	1.14	2.3～3.5	1.45	4.0
MAC（%）	100	1.92	0.75	1.68	1.15
诱导用吸入气浓度（%）	80	10～30	1～4	2.0～2.5	1.5～3.0
维持用吸入气浓度（%）	50～70	4～5	0.5～2.0	1.5～2.0	1.0～1.5
诱导期	快	很慢	快	快	快
骨骼肌松弛作用	很差	很好	差	好	好

麻醉乙醚（anesthetic ether）

麻醉乙醚为无色澄明易挥发的液体，有特异臭味，易燃易爆，并易氧化生成过氧化物及乙醛，使毒性增加。麻醉乙醚的作用特点有以下几点。①对呼吸功能和血压影响不大；②对心、肝、肾的毒性也小；③还有箭毒样作用，故对肌肉的松弛作用也较好；但由于该药的诱导期和苏醒期较长，易发生意外，故现已少用。

氟烷（halothane）

氟烷为无色透明液体，不燃不爆，化学性质稳定。该药麻醉作用强，诱导期短，苏醒快，但肌松和镇痛作用较弱，现也已少用。

其主要不良反应有如下几点。①可使脑血管扩张，颅内压升高；②增加心肌对儿茶酚胺的敏感性，诱发心律失常；③反复应用，偶可致肝炎或肝坏死；④还可使子宫肌松弛，导致产后出血，故禁用于难产或剖宫产术患者。

恩氟烷（enflurane）、异氟烷（isoflurane）

恩氟烷及异氟烷是同分异构物，和氟烷比较，MAC 稍大，故麻醉诱导平稳、迅速和舒适，苏醒也快，肌松良好，并且不增加心肌对儿茶酚胺的敏感性。反复使用无明显不良反应，偶有恶心呕吐。是目前较为常用的吸入性麻醉药之一。

氧化亚氮（nitrous oxide）

氧化亚氮又名笑气，为无色、味甜、无刺激性液态气体，稳定，不燃不爆。MAC 超过100，故麻醉效能很低；但血/气分布系数低，诱导期短。所以常需与其他麻醉药配伍方可达满意的麻醉效果。临床主要用于诱导麻醉或与其他全身麻醉药的配伍使用。该药用于麻醉时，患者感觉舒适、愉快，镇痛作用强，停药后苏醒较快，对呼吸和肝、肾功能无不良影响；但对心肌略有抑制作用。

第二节　静脉麻醉药

本品是指经静脉注入而产生全身麻醉作用的药物。与吸入性麻醉药相比，其起效快，对呼吸、循环系统无明显影响，术后并发症也较少；但由于静脉麻醉药需在体内代谢后方可失效，故其可控性不如吸入性麻醉药。目前所用静脉麻醉药虽都各有优点，但仍没有一种在各方面都较理想的药物。常用的药物简介如下。

硫喷妥钠（pentothal sodium）

硫喷妥钠为超短时作用的巴比妥类药物。其脂溶性高，静脉注射后几秒钟即可进入脑组织（首次分布），迅速产生麻醉作用，几乎没有兴奋期。但由于该药在体内迅速重新分布（从脑组织迅速转运到肌肉和脂肪等组织），因而作用维持时间短，脑中 $t_{1/2}$ 仅 5min。另外，该药的镇痛效应差，肌松也不完全。临床主要用于诱导麻醉、基础麻醉和脓肿的切开引流，以及骨折、脱臼的闭合复位等短时手术。

该药的主要不良反应为对呼吸中枢有明显抑制作用，新生儿、婴幼儿最易受抑制，故禁用。另外还易诱发喉头和支气管痉挛，故支气管哮喘者禁用。

氯胺酮（ketamine）

氯胺酮因能阻断痛觉冲动向丘脑和新皮质的传导，同时又能兴奋脑干及边缘系统，故可引起意识模糊，短暂性记忆缺失，可达到满意的镇痛效应；但因意识并未完全消失，常有梦幻，肌张力增加，血压上升等，故又称分离麻醉（dissociative anesthesia）。

该药在静脉麻醉药中，唯一具有明显的镇痛作用（其中，对体表镇痛明显，内脏镇痛较差，但诱导迅速），虽然有梦幻、谵妄、狂躁、呼吸抑制等不良反应，但因具有较强的镇痛作用和对呼吸、循环抑制较轻等特点，仍不失为较好的静脉麻醉药。临床主要用于短时的体表小手术，如烧伤清创、切痂、植皮等。

依托米酯（etomidate）

依托米酯因对呼吸、循环的抑制比硫喷妥钠轻，麻醉作用比硫喷妥钠强，但不良反应较多（如注射部位疼痛，肌震颤、阵挛，抑制肾上腺皮质功能等）等特点，一般用于全身麻醉诱导，尤其适合心功能较差的患者。

丙泊酚（disoprofol）

丙泊酚为目前较理想的静脉麻醉药，其诱导、苏醒均快，苏醒质量也较好，并有轻微镇痛作用，且不良反应少。可用于全身麻醉诱导、ICU 机械通气患者的保持镇静和内镜检查等。

第三节 复合麻醉

由于目前各种全身麻醉药单独应用都不够理想，为克服其不足，常同时或先后应用两种以上的全身麻醉药或与其他辅助药物合用，以达到完善的术中和术后镇痛效果及满意的外科手术条件，称为复合麻醉。

【临床应用】

1. 麻醉前给药（premedication） 指患者进入手术室前应用的药物。手术前夜常用苯巴比妥或地西泮使患者消除紧张情绪。次晨再服地西泮，使患者短暂缺失记忆。另外，还可注射阿片类镇痛药和阿托品，以增强麻醉效果，防止唾液、支气管分泌所致的吸入性肺炎和防止反射性心律失常。

2. 基础麻醉（basal anesthesia） 指进入手术室前给予较大剂量的催眠药，如巴比妥类等，使达到深睡状态，在此基础上进行麻醉，可使药量减少，麻醉平稳。常用于小儿。

3. 诱导麻醉（induction of anesthesia） 指手术前，首先使用诱导期短的硫喷妥钠或氧化亚氮，使患者迅速进入外科麻醉期，避免诱导期的不良反应，然后再改用其他麻醉药维持。

4. 合用肌松药 指在麻醉同时注射琥珀胆碱或筒毒碱类，以满足手术时肌松的要求。

5. 低温麻醉（hypothermal anesthesia） 指合用氯丙嗪等药物，并配合物理降温，使体温降低至28~30℃，以降低心、脑等生命器官的耗氧量，便于截止血流，进行心脏直视手术。

6. 神经安定镇痛术（neuroleptanalgesia） 指静脉注射氟哌利多及芬太尼按 50∶1 制成的合剂，使患者达到意识蒙眬，自主动作停止，痛觉消失，以便开展外科小手术。如同时加用氧化亚氮及肌松药则可达满意的外科麻醉，又称神经安定麻醉（neuroleptanaesthesia）。

第十二章　镇静催眠药

镇静催眠药（sedative-hypnotics）是一类对中枢神经系统具有抑制作用，能引起镇静和近似生理性睡眠的药物。小剂量可产生镇静作用；较大剂量则产生催眠作用。该类药中多数随着剂量的增加，还会产生抗惊厥、抗癫痫甚至麻醉作用。

第一节　概　　述

睡眠是人体重要的生理过程。正常生理睡眠可分为非快动眼睡眠（non-rapid-eye movement sleep，NREMS）和快动眼睡眠（rapid-eye movement sleep，REMS）两个时相，前者又可分为1、2、3、4期，其中3、4期又合称慢波睡眠（slow wave sleep，SWS）。SWS对机体的发育和疲劳的消除起着重要作用，而REMS则对脑和智力的发育起着重要作用。梦境多发生在REMS时相，夜惊常发生在NREMS时相。因此，一般认为NREMS时相有助于体力恢复，REMS时相有利于精力恢复，确保REMS时相睡眠更为重要。

失眠为常见的临床症状之一，可表现为入睡困难、时常觉醒和（或）晨醒过早。可分为暂时性、短期和长期失眠。在采取药物治疗前应仔细诊察失眠的原因。

如由于疾病原因引起的失眠，应先针对基本疾病原因进行治疗；如纯属精神因素引起的失眠则应以心理治疗为主。如需应用催眠药物时，也以最低有效量和最短疗程使用为宜，待失眠解除后尽快停药。药物治疗的适应证主要是健康人暂时性失眠或老年人间断性失眠。对长期失眠者以非药物治疗为主，而药物治疗仅作为辅助手段。长期应用镇静催眠药后可产生耐受性，导致药效降低或停药后产生反跳性失眠，故应按精神药品进行管理。这是由于此类药物对睡眠时相的影响各不相同而导致的，如苯二氮䓬类（benzodiazepine，BDZ）延长NREMS时相的2期，而缩短SWS时相；巴比妥类缩短REMS时相和SWS时相，相对延长NREMS时相，长期用药骤停可引起反跳，使REMS时相延长，出现焦虑不安、失眠和多梦，将持续数周，也是药物依赖的原因之一。理想的催眠药应具备：快速诱导睡眠、维持时间适当、对精神运动无影响、无记忆损害、无依赖性和呼吸抑制。

镇静催眠药的种类很多，根据其化学结构的不同可分为苯二氮䓬类、巴比妥类、其他类。其中苯二氮䓬类有较好的抗焦虑和镇静催眠作用，不产生广泛的中枢抑制，安全范围大，不良反应轻，已逐渐取代巴比妥类，主要用于抗焦虑、镇静催眠、抗癫痫和抗惊厥，目前临床常用。但长期应用仍有一定的依赖性和短暂的记忆缺失。而新型的非苯二氮䓬类药佐匹克隆、唑吡坦，因选择性高、不良反应轻在临床上越来越受到重视。

理想的镇静催眠药应除能缩短入睡潜伏期，减少觉醒次数，延长睡眠时间外，还必须保证对REMS和NREMS时相没有或较少干扰。但现有的镇静催眠药（新型催眠药除外）大多主要延长倦睡期（Ⅰ）和浅睡期（Ⅱ），并或多或少都会缩短REMS和SWS（巴比妥类主要缩短REMS；苯二氮䓬类则主要缩短SWS，对REMS也有缩短，但影响稍小），因此都不可避免地会产生停药后REMS的反跳，而引起多梦、噩梦，甚至加重心血管疾病的症状，并造成停药困难。其中长效的镇静催眠药物，翌日晨还会出现乏力、头晕嗜睡等症状。加之多数催眠药久用，还会产生耐受性和依赖性，所以现有的镇静催眠药引起的睡眠都是非生理性睡眠。

第二节 巴比妥类

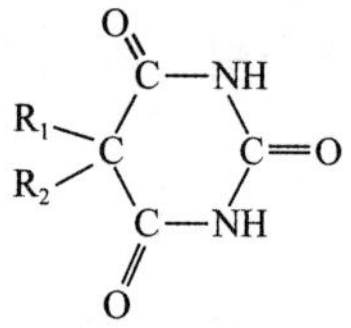

图 12-1 巴比妥类药物结构式

巴比妥类（barbiturates）为巴比妥酸的衍生物（图 12-1），长期以来都是重要的镇静催眠药，但现已被比其更安全有效的苯二氮䓬类所取代。目前临床上主要用于抗惊厥、抗癫痫及静脉麻醉。

【体内过程】

1. 吸收 巴比妥类药物口服后，均快速而完全吸收，一般 10～60min 起效；静脉注射给药更快，可用于控制癫痫持续状态、各种惊厥、诱导麻醉或静脉麻醉等。

2. 分布 硫喷妥（thiopental）脂溶性高，静脉注射后很快进入中枢发挥作用，之后又很快再分布到脂肪组织，使血药浓度快速降低，加之主要由肝脏代谢，故作用持续时间短；而苯巴比妥（phenobarbital）脂溶性低，吸收和进入脑中均较慢，故作用产生慢；又因以肾排泄为主，故消除亦慢，维持时间较久（6～8h）。其他巴比妥类药物的作用快慢及维持时间，介于上述两类药物之间（表 12-1）。

表 12-1 巴比妥类药物作用与用途比较表

	药物	显效时间（h）	作用维持时间（h）	主要用途
长效	苯巴比妥	0.5～1	6～8	抗惊厥
	巴比妥	0.5～1	6～8	镇静催眠
中效	戊巴比妥	0.25～0.5	3～6	抗惊厥
	异戊巴比妥	0.25～0.5	3～6	镇静催眠
短效	司可巴比妥	0.25	2～3	抗惊厥、镇静催眠
超短效	硫喷妥钠	iv 立即	0.25	静脉麻醉

3. 消除 巴比妥类药物在体内的消除主要有肝脏代谢和肾排泄两种方式（表 12-1）。尿液的 pH 对大多数巴比妥类药物的排泄影响较大，碱化尿液可加速其排泄，故可以作为巴比妥类药物中毒的一项重要的解救措施。

【药理作用及作用机制】 巴比妥类药物可选择性抑制中枢神经系统，且作用有明显剂量依赖关系，随剂量增加可相应引起镇静、催眠、抗惊厥和麻醉，剂量过大还可麻痹生命中枢而致死。C_5 为苯环取代者（如苯巴比妥）还具有明显的抗癫痫作用（甚至在低于镇静剂量即可产生）。

其催眠作用特点主要为延长倦睡期（Ⅰ）和浅睡期（Ⅱ），反而可缩短 REMS 和 SWS。其作用机制为巴比妥类在 GABA$_A$ 受体-Cl⁻通道复合物上有相应的结合位点，结合后可促进 GABA 与 GABA$_A$ 受体的结合，并通过延长 Cl⁻通道开放时间来增加 Cl⁻的内流。

【临床应用】

（1）镇静催眠：因为选择性低等原因，所以现已少用。

（2）抗惊厥：可用于小儿高热、子痫、破伤风及药物中毒所致的惊厥。常用苯巴比妥、异戊巴比妥肌内或静脉注射。

（3）抗癫痫：苯巴比妥可用于抗癫痫（口服）或癫痫持续状态（静脉注射）。

（4）麻醉和麻醉前给药：硫喷妥静脉注射可用于静脉麻醉或诱导麻醉，其他巴比妥类药物还可用于麻醉前给药。

【不良反应】

（1）宿睡现象：巴比妥类药物，特别是长效巴比妥作为催眠药常见有宿醉（hangover）现象，即翌日出现头晕、乏力、困倦、恶心等。

（2）肝药酶诱导作用：可加速其他药物，如皮质激素、苯妥英、香豆素类等的代谢。

（3）耐受性与依赖性：长期使用巴比妥类药物还易发生耐受性和依赖性；另外少数患者可发生皮疹等过敏反应。

（4）急性中毒：也时有发生，中毒量为常用量的5～10倍，表现为深度昏迷、呼吸抑制、反射减弱或消失、血压降低，甚至休克，不及时抢救可危及生命。急性中毒的解救原则为除清除毒物（洗胃或灌肠）、维持血压、呼吸和体温，另外，碱化血液和尿液促进毒物排泄也十分重要。

第三节　苯二氮䓬类

　　苯二氮䓬类是目前临床最常用的镇静催眠药物，该类药物大多数属于1,4-苯骈二氮䓬类的衍生物。在化学结构上具有共同的母核，由于侧链的$R_{1\sim7}$被不同基团取代，而产生了一系列的苯二氮䓬类药物（图12-2，表12-2）。临床常用的有地西泮、氯氮䓬、硝西泮、氟西泮、劳拉西泮、艾司唑仑等20余种。地西泮是苯二氮䓬类药物中的典型的代表药物。

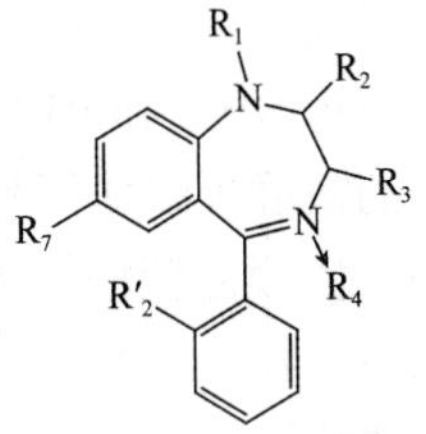

图12-2　苯二氮䓬类药物基本结构

表12-2　常用苯二氮䓬类药物

类别	药物	$t_{1/2}$ (h)	主要特点
长效类	地西泮	24～48	应用最广，主要抗焦虑、镇静、催眠、抗惊厥
	氟西泮	47～100	催眠作用强而持久，缩短REMS轻，可明显缩短入睡时间，及延长总睡眠时间
	氯氮䓬	5～30	同地西泮但较弱，主要用于抗焦虑和催眠
中效类	硝西泮	21～25	主要用于催眠、抗惊厥、抗癫痫强而持久，不良反应轻
	氯硝西泮	10～22	与硝西泮类似，但镇静催眠和肌松作用较强，主要用于各种失眠症
短效类	三唑仑	1.5～5.5	催眠作用强而短，宿醉反应少，依赖性较强
	劳拉西泮	10～20	具有镇静催眠、抗焦虑、抗惊厥、抗癫痫和止吐作用。不良反应轻，有明显的遗忘作用，适于术前给药
	咪达唑仑	2	类似劳拉西泮，作用强而短，安全范围大，不良反应轻。适用于镇静、催眠；全身麻醉或局部麻醉，或辅助用药
	奥沙西泮	5～12	同地西泮但肌松作用较弱，抗焦虑及抗惊厥作用较强
	艾司唑仑	12～18	同地西泮，主要用于失眠

地西泮（diazepam）

【体内过程】

1. 吸收 地西泮口服吸收迅速而完全，经 0.5～1h 可达血药浓度峰值。肌内注射吸收反而缓慢而不规则，血药浓度亦较低，故必要时应静脉注射给药。

2. 分布 其血浆蛋白结合率为 99%，但由于脂溶性很高，易透过血脑屏障，并迅速向脑组织分布，产生药理作用。该药连续使用，还可蓄积于脂肪和肌肉组织中。

3. 消除 其主要在肝中代谢，是 N 位去甲基，形成去甲地西泮和奥沙西泮等活性代谢产物。地西泮 $t_{1/2}$ 为 1～2h，但其代谢物去甲地西泮则为 60h。故连续应用，应注意药物及其活性代谢物在体内的蓄积。地西泮及其代谢物最终与葡萄糖醛酸结合失活，经肾排出。

地西泮的代谢还与年龄和肝功能状态有关，新生儿肝功能发育不完善，$t_{1/2}$ 可长达 40～100h。老年人、饮酒及肝功能不全的患者，$t_{1/2}$ 都可显著延长。另外，该药还易通过胎盘，并可经乳汁排泄，故对胎儿及新生儿可产生明显影响，应予留意。

【药理作用与临床应用】 激动 $GABA_A$ 受体，促进 Cl^- 通道开放，引起神经细胞超极化而产生抑制作用。

1. 抗焦虑 地西泮在较小剂量（小于镇静剂量）时，即可明显改善紧张、忧虑、恐惧、激动、失眠等焦虑症状。其作用可能与选择性作用于与情绪活动有关的边缘系统有关。临床可用于各种原因引起的焦虑症。

2. 镇静催眠 随着剂量的增大，地西泮可引起镇静催眠作用，其作用表现为能够缩短入睡潜伏期，减少觉醒次数，延长睡眠时间，但主要是延长倦睡期（Ⅰ）和浅睡期（Ⅱ），反而会缩短 SWS 和 REMS（其中主要为缩短 SWS，对 REMS 影响稍小）。与巴比妥类相比，地西泮的镇静催眠作用具有治疗指数高、安全范围大、对肝药酶诱导作用较弱、对 REMS 影响小、依赖性较轻等优点。所以目前在临床上，已取代巴比妥类成为最常用的镇静催眠药。常用药物除地西泮外，还有艾司唑仑、三唑仑等。

地西泮还可用于麻醉前给药和心脏电击复律前给药（静脉注射）。因其不仅可以减少麻醉药的用量，缓解患者对于手术的恐惧情绪，镇静并可引起暂时性的记忆缺失，使患者忘掉手术中的不良刺激。

3. 抗惊厥、抗癫痫 随着剂量的增大，地西泮及氯硝西泮、硝西泮还具有较强抗惊厥作用。临床可用于治疗破伤风、子痫、药物中毒和小儿高热引起的惊厥。地西泮静脉注射，对癫痫持续状态也有显著效果，临床常作为首选终止癫痫持续状态的药物。硝西泮和氯硝西泮则是常用的抗癫痫药。

4. 中枢性肌松作用 地西泮还具有中枢性肌松作用，特别是静脉给药时，肌松作用尤为明显。其中氯硝西泮的作用最强，甚至在非镇静剂量即可出现该作用。其中枢性肌松作用的原理，可能与抑制脑干网状结构下行系统对脊髓 γ 神经元的易化作用，以及增强脊髓神经元的突触前抑制作用有关。临床可用于大脑麻痹、脑血管意外或脊髓损伤引起的肌肉僵直，以及关节病变、腰肌劳损等所致的肌肉痉挛。地西泮发挥肌松作用的剂量，一般对肌肉的其他正常活动无明显影响。

【作用机制】 研究证明，脑内有苯二氮䓬类相应的受体，受体密度以皮质最高，其次是大脑边缘系统和中脑，再次是脑干和脊髓，其分布与 GABA 的亚型受体-$GABA_A$ 受体分布基本一致。

GABA 是中枢神经系统内重要的抑制性递质，GABA$_A$ 受体是脑内主要的 GABA 受体，该受体与 Cl$^-$通道偶联，又称为 GABA$_A$ 受体-Cl$^-$通道复合物，在其周围有 GABA、苯二氮䓬类、巴比妥类等化合物作用的结合点。当 GABA 激活 GABA$_A$ 受体后，可使 Cl$^-$通道开放，大量 Cl$^-$流入细胞膜内而发生超极化，使神经细胞兴奋性降低，引起中枢抑制作用（图 12-3）。

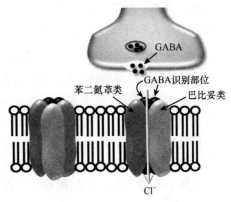

图 12-3　苯二氮䓬类作用机制模式图

当苯二氮䓬类药物与苯二氮䓬类受体结合后，可促进 GABA 与 GABA$_A$ 受体的结合，并导致 Cl$^-$通道开放的频率的增加，从而加强了 GABA 的中枢抑制效应，产生镇静催眠作用（图 12-3）。由此可见苯二氮䓬类发挥作用必须依赖内源性 GABA 的释放，这也是为什么即使大剂量的使用苯二氮䓬类，也不易引起中枢过度抑制的原因。

【不良反应与注意事项】　常见不良反应为嗜睡、乏力、头昏、记忆力下降，以及影响技巧性操作如驾驶安全等；大剂量偶有共济失调发生；静脉注射过快也会一过性抑制呼吸功能和循环系统功能，尤其是老年人和心肺功能减退者。偶可引起过敏反应，表现为皮疹、白细胞减少等。

数周或数月连续用药，还会发生依赖性，突然停药可出现戒断症状，如失眠、兴奋、焦虑、震颤，甚至惊厥，但程度比巴比妥类要轻。

过量使用可引起的急性中毒，表现为运动功能失调、谵语、昏迷和呼吸抑制，一般不会危及生命。但老年人或过量饮酒者，中毒症状可加重，甚至致死亡。急性中毒可用苯二氮䓬类受体阻滞药氟马西尼（flumazenil）来抢救，对抗其深度中枢抑制。

【禁忌证】　重症肌无力患者及六个月以下婴儿禁用，孕妇及哺乳期妇女忌用。

第四节　其他镇静催眠药

水合氯醛（chloral hydrate）

水合氯醛是应用百年以上的老药。该药口服易吸收，约 15min 生效，持续 6～8h。一般认为不明显缩短 REMS，醒后无不适感，大剂量还有抗惊厥作用。临床主要用于顽固性失眠，以及子痫、破伤风、小儿高热等引起的惊厥。该药对黏膜有较强刺激性，口服可引起恶心脏、呕吐、上腹部不适，常采用灌肠给药。大剂量还能抑制心肌，过量对心脏、肝、肾均有损害，故对严重心脏、肝、肾疾病患者禁用。长期服用也可产生耐受性和依赖性。

佐匹克隆（zopiclone）

佐匹克隆又名亿梦返（imovane），化学结构虽非苯二氮䓬类，但具有类似的抗焦虑、镇静、催眠、肌松和抗惊厥作用。其也可能作用于 GABA$_A$ 受体-Cl$^-$通道复合物上不同的位点。该药口服吸收迅速，血浆蛋白结合率 45%左右，体内分布广泛，主要从尿排出，有些服药者口中有苦味和金属味，$t_{1/2}$ 为 3.5～6h。主要用于催眠，其特点是入睡快，延长睡眠时间，可明显增加 SWS，但轻度减少 REMS，其催眠质量较高，醒后舒适。主要不良反应有嗜睡、头昏、健忘、肌无力等，长期使用后如突然停药也可出现戒断症状。哺乳期妇女禁用，老年人和肝功能不良者慎用或减量。

唑吡坦（zolpidem）

唑吡坦为新一代催眠药，化学结构属咪唑并吡啶类，口服吸收迅速，存在首过效应，生物利用度约 70%，血浆蛋白结合率约 92%，消除 $t_{1/2}$ 约 2h。该药作用类似佐匹克隆，但镇静催眠作用更强，抗焦虑、肌松和抗惊厥作用较弱。催眠特点与佐匹克隆相似，失眠者服用后入睡快，睡眠质量高，醒后感觉良好，现认为该药不减少 REMS。故停药后无反跳现象。常规剂量也不产生耐受性。不良反应较少，主要有片断的意识障碍、记忆减退、幻觉、眩晕、步履不稳、夜间躁动、兴奋、头痛等。

复习思考题

问答题

用于镇静催眠时，苯二氮䓬类与巴比妥类比较有哪些优势？

第十三章　抗癫痫药与抗惊厥药

抗癫痫药是直接抑制癫痫病灶神经元的过度放电，或作用于病灶周围正常脑组织防止病灶异常放电扩散的药物，需长期应用以防止癫痫发作。抗惊厥药是通过抑制神经冲动的传递和松弛骨骼肌而对抗惊厥。

第一节　抗癫痫药
一、概　　述

癫痫是一种慢性、反复、突然发作的大脑功能失调性疾病。发作时伴有脑神经元突然异常高频放电，并向周围扩散。由于病灶部位和放电扩散范围的不同，临床表现为突然发作、短暂的运动感觉和精神异常，并伴有异常脑电图（EEG），也可涉及感觉、意识、精神、和自主神经等各种功能紊乱的症状。近年国际癫痫协会根据临床表现和脑电图特点，将分为局限性发作和全身性发作（表 13-1）。

临床上强直-阵挛性发作（大发作）最为常见，部分患者可同时存在两种类型的混合发作。目前癫痫的治疗仍以药物为主，以减少或防止发作，但不能有效的预防和根治。多数患者长期用药存在耐受性及不良反应等问题。

表 13-1　癫痫分类及常用药物

发作类型	临床症状及脑电图的特征	常用有效药物
局限性发作	临床症状和脑电图均呈局限性异常	
1. 单纯性局限性发作	同时不伴意识障碍，发作不超过 1min	卡马西平、苯妥英钠、苯巴比妥、扑米酮、丙戊酸钠、抗痫灵
2. 综合性局限性发作（精神运动性）	同时伴有意识障碍，常伴有无意识的活动，如唇抽动、摇头等。每次发作持续 0.5~2min	卡马西平、苯妥英钠、苯巴比妥、扑米酮、丙戊酸钠
3. 局限性发作继发全身性发作	当脑的局限性放电扩展为弥漫性放电时，上述两种局限性发作可发展为伴有意识丧失的强直-阵挛性发作，全身肌肉处于强直收缩状态，可持续 1~2min	卡马西平、苯妥英钠、苯巴比妥、扑米酮、丙戊酸钠
全身性发作	临床症状和脑电图呈弥漫性异常，并伴有意识障碍	
1. 强直-阵挛性发作（大发作）	强烈的强直性痉挛，而后进入匀称的阵挛性抽搐，继之较长时间的中枢神经系统功能全面抑制，而后恢复	苯妥英钠、卡马西平、苯巴比妥、扑米酮、抗痫灵、丙戊酸钠
2. 失神性发作（小发作）	多见于儿童，表现为短暂的意识突然丧失。常伴有对称的阵挛性活动。脑电图呈 3Hz/s 高幅左右相称的同化棘波，每次发作约持续数秒钟，清醒后对发作无记忆	乙琥胺、氯硝西泮、丙戊酸钠、三甲双酮
3. 非典型失神性发作	与典型的失神发作相比，发作和停止过程较慢，脑电图呈多样化	乙琥胺、氯硝西泮、丙戊酸钠、甲三双酮
4. 阵挛性发作	肢体部分肌群或全身部分肌群发生短暂的休克样抽动，脑电图伴有短暂爆发的多棘波	丙戊酸钠
5. 幼儿阵挛性发作	发生于幼儿，全身肌肉节律性阵挛性收缩，意识丧失和明显的自主神经症状	糖皮质激素、丙戊酸钠、氯硝西泮

二、抗癫痫药的分类

抗癫痫药（antiepileptic drugs）的作用方式是抑制病灶的异常放电和遏制异常放电向周围正常脑组织的扩散。按其作用机制可分两类：一类是以作用于神经细胞膜，干扰 Na^+、Ca^{2+} 的内流，从而降低神经细胞膜的兴奋性为主，如苯妥英钠、苯巴比妥等；另一类是以增强 GABA（中枢抑制性递质）介导抑制性突触的传递功能，提高突触前或突触后抑制为主，如丙戊酸钠、硝西泮等。

自 1912 年发现苯巴比妥后，又陆续发现了苯妥英钠（1938 年）和丙戊酸钠（1964 年）等抗癫痫药，并一直沿用至今。近年一些疗效好、不良反应小、抗癫痫谱广的药物被开发，并已在临床广泛使用。

三、常用抗癫痫药

苯妥英钠（phenytoin sodium，PHT）

苯妥英钠，又名大仑丁（dilantin），为二苯乙内酰脲的钠盐。

【体内过程】　苯妥英钠为一种碱性物质（pH 10.4），刺激性大，故不宜作肌内注射。口服吸收慢而不规则，连续服药，需要 6～10 日才达到有效血浆浓度（10～20μg/ml）。在血中有 85%～90% 与血浆蛋白结合，主要经肝药酶代谢为无活性的对羟苯妥英，经肾脏排出。消除速度与血药浓度有关，血药浓度低于 10μg/ml 时，按一级动力学方式消除，$t_{1/2}$ 约 20h；高于此浓度时，则按零级动力学方式消除，$t_{1/2}$ 延长至 20～60h，易于发生蓄积中毒。本药常用量时血浆浓度的个体差异亦较大，临床应注意剂量个体化。当血药浓度控制为 10μg/ml 时可治疗癫痫发作，超过 20μg/ml 则可出现毒性反应，最好能在临床血药浓度监控下给药。如与其他药物合用时应注意调整剂量。

【作用与机制】　苯妥英钠抗癫痫作用机制尚未完全阐明，研究表明，本药对大脑皮质运动区有高度选择性抑制，防止异常放电的传播。治疗量的苯妥英钠对中枢神经系统无镇静催眠作用，能对抗实验动物的电休克惊厥，却不能对抗戊四氮所引起的阵发性惊厥。一般认为苯妥英钠不能抑制癫痫病灶的高频放电，但可阻止高频放电向病灶周围正常脑组织的扩散。本药还具有膜稳定作用，可降低细胞膜对 Na^+ 和 Ca^{2+} 的通透性，减少 Na^+ 和 Ca^{2+} 的内流，延缓 K^+ 外流，从而延长不应期，产生稳定细胞膜，降低兴奋性。此外，高浓度的苯妥英钠能抑制神经末梢对 GABA 的摄取而增强 GABA 的功能，但尚需进一步研究。

【临床应用】

1. 抗癫痫　苯妥英钠是治疗癫痫强直-阵挛性发作（大发作）和局限性发作的首选药。由于起效慢，故常先用苯巴比妥等作用较快的药物控制发作，改用本药后，再逐步撤除前药，不宜长期合用。对精神运动性发作和癫痫持续状态亦有效，但对小发作无效。有时甚至使病情恶化。

2. 治疗外周神经痛　如三叉神经、舌咽神经和坐骨神经等，可使疼痛减轻，发作次数减少或消失。

3. 抗心律失常　见第二十四章抗心律失常药。

【不良反应】　较少发生严重不良反应，但一般不良反应发生率高，主要有如下反应。

1. 局部刺激　苯妥英钠碱性较强，口服刺激胃肠道，引起恶心、呕吐、食欲减退等，宜饭后服用。静脉注射可发生静脉炎。

2. 齿龈增生 长期使用能引起齿龈增生，系因胶原代谢改变引起结缔组织增生所致。经常按摩牙龈并注意口腔卫生预防齿龈炎，亦可减轻此症状。

3. 神经系统反应 药量过大（＞20μg/ml）可出现眼球震颤、复视、共济失调等；严重者（＞40μg/ml）可出现言语障碍、精神失常，乃至昏迷。

4. 造血系统反应 长期应用可导致叶酸缺乏，发生巨幼红细胞贫血，部分患者可发生白细胞、血小板减少，偶致再生障碍性贫血。须定期检查血常规。

5. 过敏反应 常见有药物热，皮疹，偶见剥脱性皮炎。

6. 骨骼系统 本药能诱导肝药酶，可加速维生素 D 的代谢，长期使用可致低钙血症，儿童可发生佝偻病样改变。少数成年患者可出现骨软化症。必要时应用维生素 D 预防。

7. 其他反应 偶见男性乳房增大、女性多毛症、致畸胎、淋巴结肿大、肝损伤等。孕妇慎用。

苯巴比妥（phenobarbital）

【药理作用】 苯巴比妥除了镇静催眠作用外，尚有抗癫痫作用。研究表明，苯巴比妥与苯妥英钠作用机制相似，但作用较弱。也能抑制 Na^+ 内流，阻止异常高频放电的扩散。又能提高病灶周围正常组织的兴奋阈值，也能降低病灶内细胞的兴奋性，减少异常放电，特点是一个广谱抗癫痫药，起效快、毒性低而且价格低廉。近年来发现其可增强脑内 GABA 的功能，减弱谷氨酸兴奋性递质释放。

【临床应用】 常用于癫痫大发作及癫痫持续状态，亦可用于局限性和精神运动性发作，但对小发作疗效差。因中枢抑制作用明显，一般不做首选。

扑米酮（primidone）

【药理作用】 扑米酮化学结构类似苯巴比妥，其活性代谢产物为苯巴比妥和苯乙基丙二酰胺。与苯妥英钠和卡马西平合用有协同作用，与苯巴比妥合用无意义，消除较慢，长期使用有蓄积性，且价格较贵。

【临床应用】 只用于其他药物不能控制的患者。

【不良反应】 常见不良反应为镇静、嗜睡、眩晕和共济失调等，偶发巨幼红细胞贫血、白细胞减少和血小板减少。

卡马西平（carbamazepine）

卡马西平又称酰胺咪嗪，化学结构属于亚芪胺类。最早用于治疗三叉神经痛，20 世纪 70 年代开始用于治疗癫痫。经过多年临床应用证明该药乃是一种很有效的广谱抗癫痫药。

【体内过程】 口服后吸收慢且不规则，2～6h 血药浓度达高峰，有效血药浓度为 4～10μg/ml 血浆蛋白结合率为 80%。在肝中代谢为有活性的环氧化物。单次给药 $t_{1/2}$ 约为 35h，因本药为肝药酶诱导药，连续用药 3～4 周后 $t_{1/2}$ 可缩短约 50%。

【药理作用】 其作用机制与苯妥英钠相似，是一种有效的广谱抗癫痫药，主要抑制细胞膜对 Na^+ 的通透性而发挥作用。本药可稳定过度兴奋的神经细胞膜，抑制反复的神经放电，减少突触对兴奋冲动的传递。

【临床应用】 对多种癫痫的动物模型均有治疗作用，是治疗单纯性局限性发作和大发作的首选药。对小发作效果差。治疗神经痛效果优于苯妥英钠。治疗浓度时能抑制 Na^+ 通道，抑制癫痫病灶及其周围神经元放电和扩散。能提高脑内 GABA 浓度，增强其抑制作用。对三叉神经痛、舌咽神经痛疗效较苯妥英钠好。

【不良反应】　常见有眩晕、视物模糊、恶心、呕吐、皮疹和共济失调等，但一般并不严重，不需中断治疗，一周左右逐渐消退。少数患者可出现骨髓抑制（再生障碍性贫血、粒细胞减少和血小板减少）、肝损害和虚脱等，应特别注意。

乙琥胺（ethosuximide）

【药理作用】　乙琥胺口服易吸收，3h 可达血药浓度高峰。与血浆蛋白结合率低，很快分布到各组织。对戊四氮所致阵挛性惊厥作用显著，为癫痫小发作的首选药，虽疗效不及氯硝西泮，但不良反应小，耐受性产生慢。作用机制与抑制丘脑 T 型 Ca^{2+} 通道（一过性 Ca^{2+} 通道）有关。只对失神性发作（小发作）有效。

【临床应用】　是治疗失神性发作（小发作）的常用药。对其他类型癫痫无效。

【不良反应】　常见胃肠道反应，如厌食、恶心和呕吐等；其次如头痛、头晕、困倦、嗜睡及欣快等中枢神经系统反应。偶见嗜酸性粒细胞增多症和粒细胞缺乏症。严重可发生再生障碍性贫血，故应定期查血常规。

丙戊酸钠（sodium valproate）

丙戊酸钠为一种不含氮的广谱抗癫痫药。1963 年发现本药具有很强的抗惊厥作用，1964 年在法国首先用于治疗癫痫获得成功，1967 年开始在欧美各国临床广泛应用，目前已成为治疗癫痫的常用药物之一。

【药理作用】　本药抗癫痫作用机制与其抑制脑内 GABA（中枢抑制性递质）氨基转移酶活性，减慢 GABA 的代谢，使 GABA 增多有关。可提高突触后膜对 GABA 的反应性，从而增强 GABA 能神经突触后膜抑制作用。阻止病灶异常放电的扩散。此外也能抑制神经细胞膜的通道（减少 Na^+ 流入和 K^+ 外流）。

【临床应用】　对各种类型的癫痫都有一定疗效。对失神性发作（小发作）疗效优于乙琥胺，对强直-阵挛性发作（大发作）有效，但不及苯妥英钠和卡马西平。对非典型失神性发作（小发作）的疗效不及氯硝西泮。对复杂部分性发作的疗效近似卡马西平。对其他药物未能控制的顽固性癫痫有时也可能奏效。

【体内过程】　口服吸收良好，生物利用度在 80% 以上。能显著提高苯妥英钠、苯巴比妥、氯硝西泮和乙琥胺的血药总浓度和游离药物浓度；但上述药物却能降低丙戊酸钠的血药浓度和抗癫痫作用。

【不良反应】　较轻，但约有 25% 的患者服药数日后，可出现氨基转移酶升高，少数有肝炎发生，个别可因肝功能衰竭而死亡。2 岁以下儿童，多药合用时特别容易发生致死性肝损害，应定期检查肝功能。10 岁以上儿童选用该药一般耐受性较好。对胎儿有致畸作用，孕妇慎用。

苯二氮䓬类（benzodiazepine，BDZ）

苯二氮䓬类为镇静催眠药，并具有抗惊厥及抗癫痫作用，临床常用于癫痫治疗的药物有地西泮、硝西泮、氯硝西泮和劳拉西泮。作用机制为其特异性地与苯二氮䓬受体结合，增强脑内 GABA 功能。

（1）地西泮（diazepam，安定）：是治疗癫痫持续状态的首选药，静脉注射显效快，且较其他药物安全。癫痫持续状态的急性期，与劳拉西泮合用作用更好。

（2）硝西泮（nitrazepam，硝基安定）：主要用于失神性发作（小发作）。特别是对阵挛性发作及幼儿阵挛性发作效果尤为显著。

（3）氯硝西泮（clonazepam，氯硝安定）：是苯二氮䓬类中抗癫痫谱比较广的药物。对癫痫失神性发作（小发作）疗效比地西泮好，静脉注射也可治疗癫痫持续状态，作用迅速而持久。对阵挛性发作、幼儿阵挛性发作也有很好效果。抗癫痫机制主要与增强脑内 GABA 抑制功能有关。氯硝西泮口服吸收良好，1～4h 血药浓度达高峰。不良反应较轻，停药后多可恢复。长期服用可产生耐受性。久服突然停药可加剧癫痫发作，甚至诱发癫痫持续状态，应用时应特别注意。

四、抗癫痫药使用原则

癫痫是一种慢性疾病，治疗需长期用药。抗癫痫药应具有低毒、高效、广谱及价廉等优点。在应用时应注意以下几点。

（1）根据发作类型选药，见表 13-1。

（2）长期规律用药。不同患者对药物反应的个体差异较大，所以治疗方案应个体化。初期：一般从小剂量开始，逐渐增量，直至产生最好疗效而不出现严重不良反应。症状控制后改维持量治疗。

（3）治疗过程中不能随意更换药物，必须换药时应采用过渡方式，可在原药基础上加用新药，待后者发挥疗效后，再逐渐撤掉原药，否则可出现复发，使发作加剧甚至诱发癫痫持续状态。长期用药即使症状完全控制后，也不可随意停药，至少应维持治疗 2～3 年后方可在数月甚至 1～2 年内逐渐停药，防止反跳，有些病例需终生用药。

（4）长期用药要定期进行肝功能和血常规检查。血药浓度监测很重要，是调整剂量、评价不良反应、提高疗效的必备措施。

（5）孕妇服用抗癫痫药引起畸胎及死胎概率升高，应注意。

第二节　抗惊厥药

惊厥是各种原因引起的中枢神经过度兴奋，表现为全身骨骼肌不自主地强烈收缩。临床常见于小儿高热、破伤风、癫痫大发作、子痫和中枢兴奋药中毒等。常用抗惊厥药有巴比妥类、水合氯醛、苯二氮䓬类及硫酸镁等，本节只介绍硫酸镁。

硫酸镁（magnesium sulfate）

【药理作用】　硫酸镁口服很少吸收而在肠内形成一定的渗透压，使肠内保存大量水分，刺激肠道蠕动，故有泻下和利胆作用。注射给药可产生下列几种作用。

1. 抗惊厥　神经化学递质的分泌和骨骼肌收缩均需 Ca^{2+} 参与。Mg^{2+} 可以特异地拮抗 Ca^{2+} 的作用，从而抑制神经递质的分泌和骨骼肌的收缩，使中枢神经系统的感觉和意识暂时消失及骨骼肌松弛，对缓解惊厥有效。

2. 降血压　血中 Mg^{2+} 浓度过高时，可抑制血管平滑肌，使全身小血管扩张，产生血压下降等作用。

【临床应用】

1. 惊厥　临床注射给药可用于各种惊厥，尤其是对子痫、破伤风等惊厥有良好的效果。

2. 高血压危象　可在临床上用于妊高征及高血压危象抢救。

【不良反应】　药物过量引起呼吸抑制、血压骤降，以至死亡。应静脉缓慢注射氯化钙紧急抢救，静脉滴注时应稀释至 1% 浓度，直至惊厥停止。

复习思考题

问答题

1. 常用的抗癫痫药物有哪些?各适用于何种类型的癫痫?

2. 硫酸镁口服和注射给药各会产生什么作用? 为什么?

第十四章 抗帕金森病药

第一节 概　述

帕金森病（Parkinson disease，PD）又称震颤麻痹，是一种进行性锥体外系功能障碍的中枢神经系统退行性疾病。常见症状为静止震颤、肌肉僵直和运动迟缓。如不及时治疗，病情则慢性进行性加重，导致晚期全身僵硬，活动受限，生活质量明显下降。帕金森病在临床上分为五类：原发性、动脉硬化性、老年性、脑炎后遗症性及化学药物中毒性等。后三类一般涉及多巴胺能神经元功能下调，较少累及神经元死亡，因此类似原发性帕金森病的症状，故又称为帕金森综合征（parkinsonism）。

帕金森病的病因及病机尚不清楚，多数学者支持多巴胺缺失学说。该学说认为帕金森病是因纹状体内缺乏多巴胺所致，其原发因素是黑质内多巴胺能神经元退行性病变。一方面，黑质中多巴胺能神经元发出上行纤维到达纹状体（尾核及壳核），与纹状体神经元形成突触，释放多巴胺，对脊髓前角运动神经元起抑制作用；另一方面，尾核中胆碱能神经元-壳核神经元形成突触，释放 ACh，对脊髓前角运动神经元起兴奋作用。正常时两种递质处于平衡状态，共同参与运动功能调节。帕金森病是由于黑质中多巴胺能神经元变性、数目减少，纹状体内多巴胺含量减少，黑质-纹状体通路多巴胺能神经功能减弱，胆碱能神经功能则相对占优势，从而出现帕金森病的肌张力增高等临床症状。

抗帕金森病药是能够增强中枢多巴胺能神经功能或降低中枢胆碱能神经功能、缓解帕金森病临床症状的药物。目前临床常用治疗帕金森病的药物有如下几种。①促中枢多巴胺合成药，如左旋多巴和卡比多巴；②中枢拟多巴胺药，前者如金刚烷胺促进多巴胺释放，后者如溴隐亭激动多巴胺受体；③中枢抗胆碱药，如苯海索、苯扎托品及丙环定。

第二节　促中枢多巴胺合成药

左旋多巴（levodopa，*L*-dopa）

左旋多巴是由酪氨酸形成的多巴胺的前体，是一种氨基酸，现可人工合成，进入中枢后可促进中枢多巴胺的合成。

【体内过程】　左旋多巴口服后通过主动转运从小肠迅速吸收。$0.5\sim2h$ 达血浆高峰浓度，$t_{1/2}$ 为 $1\sim3h$。吸收程度与胃排空时间、胃液的 pH 有关。胃排空延缓和酸度增加，均可降低其生物利用度。吸收后，迅速在外周被多巴脱羧酶脱羧成多巴胺，仅约 1% 的左旋多巴进入中枢而发挥作用。在外周脱羧形成的多巴胺易引起不良反应。同服外周多巴脱羧酶抑制药如卡比多巴和苄丝肼（benserazide），可使入脑的左旋多巴增加和减少不良反应。其主要经肝脏代谢，均迅速由肾排泄。

【药理作用】　左旋多巴容易通过血脑屏障进入脑组织，在中枢多巴脱羧酶的作用下转变为多巴胺，补充纹状体中多巴胺的不足，使多巴胺和 ACh 两种神经递质重新达到平衡，使增高的肌张力降低。

【临床应用】

1. 帕金森病 左旋多巴可用于治疗各种类型帕金森病患者，但对吩噻嗪类抗精神病药引起的锥体外系症状无效。治疗初期疗效尤其显著，约 75% 的帕金森病患者症状有明显改善。特点：①显效慢，用药 2～3 周后开始起效；②疗效与疗程有关，用药 1～6 个月后 50% 的患者获得较好疗效；③一般对轻症及年轻患者疗效较好，而对重症及年老患者疗效较差；④对肌肉僵直及运动困难者疗效较好，而对肌肉震颤者疗效较差。

2. 肝昏迷 左旋多巴还可用于急性肝衰竭所致的肝昏迷。肝昏迷时，肝脏对蛋白质的代谢产物苯乙胺和酪胺氧化解毒功能减弱，生成"伪递质"——羟苯乙醇胺（鱆胺）和苯乙醇胺，取代了正常递质 NA，使神经功能紊乱。用左旋多巴后，在脑内转化成多巴胺，并进一步转化成 NA，与伪递质相竞争，纠正神经传导功能的紊乱，使患者由昏迷转为苏醒。

【不良反应】 左旋多巴的不良反应多由左旋多巴在外周生成的多巴胺所致。

1. 胃肠道反应 治疗早期可出现厌食、恶心、呕吐或上腹部不适，这是由于多巴胺刺激延髓催吐化学感受区（CTZ）所致，继续使用可产生耐受性，偶见溃疡、出血和穿孔。

2. 心血管反应 部分患者（约 1/3）早期会出现轻度体位性低血压。继续用药也可产生耐受性。另外因兴奋 β 受体，可引起心律失常。

3. 异常不随意运动 长期用药约 50% 患者可出现异常不随意运动，表现为面舌抽搐、怪相、头颈扭动、肢体或躯干肌群摇摆运动，偶见喘息样呼吸或过度呼气。还可出现"开关现象"（on-off phenomenon），表现为患者突然出现多动不安（开），而后又肌强直性运动不能（关），两种现象交替出现，严重影响患者的正常活动。

4. 精神障碍 部分患者可出现焦虑、失眠、噩梦、幻觉、妄想、抑郁及轻度躁狂等。严重者需减量或完全停药。

【药物相互作用】 维生素 B_6 为多巴脱羧酶的辅基，可增加左旋多巴的外周不良反应，故禁与左旋多巴同用。利血平能耗竭黑质-纹状体中多巴胺神经元的递质，抗精神病药能阻断中枢多巴胺受体，两者均能引起锥体外系运动失调，出现药源性帕金森病，对抗左旋多巴。

卡比多巴（carbidopa）

卡比多巴是脱羧酶抑制药，和左旋多巴合用时，可减少左旋多巴用量及提高左旋多巴疗效，还可明显减轻和防止左旋多巴外周的不良反应。故临床上卡比多巴是左旋多巴治疗震颤麻痹的重要辅助药，常与左旋多巴合用，按剂量比 1：10 组成复方多巴制剂。

第三节 中枢拟多巴胺药

本类药物可分为促中枢多巴胺释放药（金刚烷胺）、中枢单胺氧化酶抑制药（司来吉兰）和中枢多巴胺受体激动药（溴隐亭、培高利特）等。

金刚烷胺（amantadine）

金刚烷胺最初为抗病毒药，后发现有抗帕金森病作用，能够促进多巴胺能神经末梢释放多巴胺，疗效不及左旋多巴。其特点为起效快、持续时间短，作用弱。临床用于帕金森病、预防 A2 型流感。不良反应轻，且为暂时和可逆的。

司来吉兰（selegiline）

司来吉兰为选择性单胺氧化酶 B（MAO-B）抑制药，减少纹状体内的多巴胺降解，治疗帕金森病。与左旋多巴合用可减少后者剂量及不良反应，并能消除长期使用左旋多巴所致的"开关现象"。

溴隐亭（bromocriptine）

溴隐亭为多巴胺受体直接激动药，兴奋黑质-纹状体和下丘脑-垂体通路的多巴胺受体，治疗帕金森病强度与左旋多巴相似，对重症患者也有效，改善震颤效果好，不良反应多，如胃肠道反应、直立性低血压、精神错乱等，仅适合不能耐受左旋多巴者。

培高利特（pergolide）

培高利特为多巴胺受体激动药，作用强而持久。对 D_1 受体和 D_2 受体有直接作用，用于不能耐受左旋多巴者。

第四节 中枢抗胆碱药

多年来，中枢抗胆碱药一直是治疗帕金森病最有效的药物。但由于左旋多巴的问世，此类药物的使用有所减少，但对轻症患者，或不能耐受左旋多巴及左旋多巴治疗无效的患者仍然有效。此外，与左旋多巴合用时，还可使半数以上患者的症状得到进一步改善。除本节介绍的药物外，东莨菪碱（第七章抗胆碱药）也能通过中枢抗胆碱治疗帕金森病。

苯海索（trihexyphenidyl）

苯海索又称安坦（artane）。口服易吸收，通过阻断胆碱受体而减弱黑质-纹状体通路中 ACh 的作用。抗震颤效果好，也能改善运动障碍和肌肉强直，但对肌肉僵直、运动迟缓的疗效较差。外周抗胆碱作用为阿托品的 1/10～1/3，闭角型青光眼、前列腺增生者慎用。

苯扎托品（benzatropine）

苯扎托品作用近似阿托品。具有抗胆碱和抗组胺作用，且有局部麻醉作用，对大脑皮质运动中枢有抑制作用。用于治疗帕金森病和药物引起的帕金森综合征，其外周不良反应较轻。

复习思考题

问答题

1. 左旋多巴与卡比多巴合用有何意义？
2. 试分析左旋多巴为何不能用于治疗抗精神病药物（第二十五章）引起的帕金森综合征。

第十五章　抗精神失常药

精神失常是由多种原因引起精神活动障碍的一类疾病，包括精神分裂症（精神病）、躁狂症、抑郁症和焦虑症，其发病机制均涉及中枢神经递质多巴胺、5-HT 和 NA 功能障碍，最新研究认为其也可能与中枢谷氨酸等递质功能有关。用于治疗这类疾病的药物统称为抗精神失常药。根据临床用途抗精神失常药可分为抗精神病药、抗躁狂症药、抗抑郁症药和抗焦虑症药。镇静催眠药的苯二氮䓬类具有抗焦虑作用（见第十二章镇静催眠药），本部分依次只介绍抗精神病药、抗抑郁症药和抗躁狂症药。

第一节　抗精神病药

精神病指严重的心理障碍，患者的认知、情感、意志、动作行为等心理活动均可出现持久的明显的异常，不能正常的学习、工作、生活，动作行为难以被一般人理解，甚至有自杀或攻击、伤害他人的动作行为。精神分裂症是最常见的一类精神病，多起病于青壮年，表现为感知、思维、情感、意志、行为等多方面障碍，精神活动与周围环境和内心体验不协调，脱离现实。根据临床症状，精神分裂症分为以幻觉、妄想、思维紊乱等阳性症状为主的Ⅰ型和以情感淡漠、意志缺乏、主动性缺乏等阴性症状为主的Ⅱ型。

精神分裂症的发病机制尚不明，目前被普遍接受的是多巴胺假说，认为精神分裂症患者脑内多巴胺系统功能亢进。多巴胺是脑内重要的神经递质，多巴胺能神经元在中枢神经系统的分布相对集中，投射通路清晰，在大脑的运动控制、情感思维和神经内分泌方面发挥重要作用。脑内主要有以下四条多巴胺通路（图 15-1）。①中脑-皮质通路：参与认知、思想、感觉、理解和推理能力的调控。②中脑-边缘系统通路：调控人类的精神活动，主要调控情绪反应。③黑质-纹状体通路：参与锥体外系的功能调节，该通路的多巴胺功能减弱可导致帕金森综合征，功能亢进则出现多动症。④结节-漏斗通路：调控垂体激素的分泌。

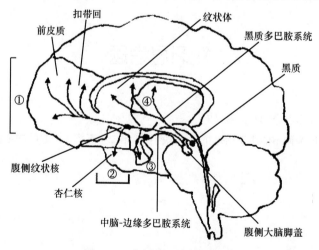

图 15-1　中枢多巴胺神经通路

多巴胺受体有多种亚型，一般把外周的多巴胺受体称为 D_1 受体，中枢的多巴胺受体称为 D_2 受体，中枢的多巴胺神经元释放的多巴胺通过作用于 D_2 受体发挥作用。精神分裂症主要与中脑-边缘系统和中脑-皮质通路的多巴胺受体功能亢进有关。近年研究发现，脑内 $5\text{-}HT_2$ 受体功能增强亦参与了精神分裂症的发病。

因此，传统抗精神病药均为中枢神经系统多巴胺受体的阻滞药。新型抗精神病药除了对多巴胺受体有阻断作用外，还对 5-HT 受体有阻断作用。

一、主要抑制中枢多巴胺递质功能药

氯丙嗪（chlorpromazine）

【体内过程】 氯丙嗪又称冬眠灵（wintermine），口服易吸收，但吸收不规则，吸收速度受胃内食物、抗胆碱药的影响。吸收后 2～4h 内血药浓度达到高峰；肌内注射吸收迅速，15～30min 血药浓度达到高峰，15～30min 起效。脂溶性高，易透过血脑屏障，脑内浓度可达血浆浓度的 10 倍。主要在肝脏代谢，形成的代谢物亦具有某些生物活性，其中 7-羟氯丙嗪具有药理活性。药物及其代谢物主要经肾脏缓慢排泄。长期用药停药数周后，仍有药物从尿中排出。

【药理作用】 氯丙嗪为多巴胺受体抑制药，化学结构属于吩噻嗪类，能抑制中脑-皮质和中脑-边缘系统的多巴胺通路产生抗精神病作用。除此之外，对 α 受体和 M 受体也有抑制作用。

1. 中枢神经系统

（1）安定作用：表现为安定、镇静、感情淡漠、迟钝、对周围事物不感兴趣，有嗜睡感，在安静环境中易诱导入睡，但易觉醒。对动物有镇静驯化作用，可选择性地抑制动物的条件回避反应，但对非条件回避反应却无影响。氯丙嗪的安定作用出现快，但极易产生耐受性。一般认为其安定作用与氯丙嗪阻断 α_1 受体和 H_1 受体有关。

（2）抗精神病作用：Ⅰ型精神病患者用药后，一般需连续用药 6 周至 6 个月才能充分显效。能使精神分裂症的躁狂、幻觉、妄想等症状逐渐消失，理智恢复，情绪安定，生活自理。氯丙嗪的抗精神病作用不会产生耐受性。但对Ⅱ型精神病和抑郁症无效，甚至使之加重。

氯丙嗪可以阻断多种多巴胺受体，其抗精神病作用主要与阻断中脑-皮质和中脑-边缘系统通路中突触后的多巴胺受体有关。

（3）镇吐作用：氯丙嗪有强大的镇吐作用。小剂量可以直接抑制延脑的催吐化学感受区，产生中枢性镇吐作用。大剂量可以直接抑制呕吐中枢。氯丙嗪明显对抗多巴胺受体激动药阿扑吗啡引起的呕吐反应，但对晕动病（晕车、晕船）引起的呕吐无效。

（4）对体温调节的影响：氯丙嗪能抑制下丘脑的体温调节中枢，从而抑制机体的体温调节作用，使体温随环境温度的变化而变化。若配合物理降温，并和其他中枢抑制药（如哌替啶、异丙嗪）组成冬眠合剂，能降低发热者的体温，并使体温降低至 34℃甚至更低；但在高温环境中，则可使体温随环境温度升高而升高。

（5）加强中枢抑制药的作用：氯丙嗪与麻醉药、镇静催眠药、镇痛药和解热镇痛药均有协同作用，因此，在与上述药物合用时，应减少后者的用量，避免加深对中枢神经系统的过度抑制。

2. 自主神经系统

（1）α 受体阻断作用：氯丙嗪能阻断 α 受体，可使肾上腺素的升压作用翻转。能抑制血管运动中枢或直接舒张血管平滑肌，使血管扩张，外周阻力降低而产生直立性低血压。

（2）M 受体阻断作用：大剂量氯丙嗪可阻断 M 受体，而出现口干、心悸、视物模糊、尿潴留及便秘等不良反应。

3. 内分泌系统 氯丙嗪能阻断下丘脑垂体通路的多巴胺受体，使垂体内分泌的调节受到抑制。能减少催乳素抑制因子的释放，而使催乳素分泌增加，出现乳房肿大及泌乳，故乳腺癌患者禁用。抑制促性腺激素的分泌，减少促性腺激素的释放，引起排卵迟缓等。还能抑制促肾上腺皮质激素（CACTH）和生长激素的分泌，使生长发育迟缓。

【临床应用】

1. 精神分裂症 氯丙嗪主要用于精神分裂症的治疗，对急性患者疗效良好，特别是对以幻觉、妄想等阳性症状为主的 I 型精神分裂症患者，有效率达 70% 以上。服药数周后可减轻或解除幻觉与妄想症状，使患者的情感、思维及行为趋于一致，生活自理，但不能根治，需长期服药控制症状。而对慢性精神分裂症，特别是对以情感淡漠、主动性缺乏等阴性症状为主的精神分裂症效果较差。对精神病患者，该药不产生耐受性。

2. 躁狂症 可用于治疗躁狂症及其他精神病伴有的兴奋、紧张、妄想、幻觉等症状。

3. 神经症 小剂量可治疗神经症，消除焦虑、紧张等症状。

4. 呕吐 治疗多种疾病（如癌症、放射病等）及药物所引起的呕吐，但对晕动性呕吐无效。氯丙嗪还可制止顽固性呃逆。

5. 低温麻醉及人工冬眠 临床上配合物理降温（如冰浴等），用于低温麻醉。常与其他中枢抑制药合用（如哌替啶、异丙嗪）组成冬眠合剂，使患者深睡，此时体温、代谢及组织耗氧量均降低，进入人工冬眠状态，用于严重感染、高热惊厥及甲状腺危象等病症的辅助治疗。

【不良反应】

1. 一般不良反应 如嗜睡、困倦、乏力等中枢抑制作用及视物模糊、口干、鼻塞、心悸、便秘及尿潴留等。少数患者注射给药时，可出现直立性低血压，注射后应卧床 1~2h。

2. 锥体外系反应 是长期大量使用氯丙嗪治疗精神分裂症时最常见的不良反应。有以下几种。①帕金森综合征：表现表情呆板、动作迟缓、肌肉震颤、肌张力增高，多见老年患者。②急性肌张力障碍：青少年多见，口舌、面、颈部大幅度怪异动作。③静坐不能：中、青年多见，坐立不安、反复徘徊。锥体外系症状是氯丙嗪治疗精神分裂症最常见的不良反应，其发生率与药物的剂量、疗程及个体因素有关。减少药量、停药或使用抗胆碱药可缓解症状。④迟发性运动障碍：是一种少见的锥体外系症状，表现为不自主的呆板运动及四肢舞蹈动作，可出现口-舌-颜面的不随意运动（involuntary movement）。老人和女性易发，停药后长期不消失。造成迟发性运动障碍的原因可能与多巴胺受体长期被阻断，使多巴胺受体的敏感性升高或数量增多有关。

3. 过敏反应 常见皮疹、接触性皮炎。少数患者可致肝损害或急性粒细胞缺乏，一旦出现立即停药。

4. 内分泌 长期用药可致乳房肿大及泌乳、排卵延迟、闭经及生长迟缓等。

【禁忌证】 有癫痫史者、昏迷患者、严重肝功能损害者禁用。不能与肾上腺素合用，以免引起血压急剧下降。

氟哌啶醇（haloperidol）

氟哌啶醇为第二代经典抗精神病药，化学结构属于丁酰苯类。口服吸收快，2～6h 血药浓度达到高峰，消除较慢，作用可持续 3 日左右。虽然化学结构与氯丙嗪完全不同，但药理作用与氯丙嗪相同。能阻断多巴胺受体，对 D_2 受体选择性高，有很强的抗精神病作用，但锥体外系反应亦强。α 受体阻断作用较轻，镇静、降压作用弱，但耐受性好，是目前临床常用的抗精神病药物之一。

本品主要用于治疗以兴奋、躁动、幻觉、妄想、思维联想障碍、孤独、淡漠、退缩、攻击行为等为主的精神分裂症及躁狂症。能迅速控制急性症状，又能改善慢性病症，亦有较强的镇吐作用，也可用于镇吐及顽固性呃逆。

其主要不良反应为严重的锥体外系反应。因有致畸的报道，孕妇禁用。

氟哌利多（droperidol）

氟哌利多能阻断边缘系统、下丘脑、黑质-纹状体系统等部位的多巴胺受体而发挥作用。药理作用与氟哌啶醇相似，化学结构也属于丁酰苯类。但抗精神病作用、镇静及止吐作用较氯丙嗪强，特点是显效快，持续时间短。

临床主要用于治疗精神分裂症、情感性障碍，对控制急性精神运动性兴奋、妄想等症状疗效较好。也可用于麻醉给药、镇吐、控制精神患者的攻击行为，但锥体外系反应较多。

氯普噻吨（chlorprothixene）

氯普噻吨为低价典型抗精神病药，化学结构为硫杂蒽类，可阻断神经突触后多巴胺受体而改善症状，药理作用与氯丙嗪相似，抗精神病的作用不如氯丙嗪，但镇静催眠作用比氯丙嗪强。亦有较弱的阻断 α 受体和 M 受体作用。具有一定的抗焦虑和抗抑郁作用。临床主要用于治疗伴有焦虑或抑郁症的精神分裂症、焦虑性神经症及更年期抑郁症等。不良反应轻，锥体外系反应少。

氟哌噻吨（flupenthixol）

氟哌噻吨又称三噻吨，化学结构为硫杂蒽类，本药抗精神病的作用较强，但无镇静作用，临床用于精神分裂症的淡漠疗效较好。不良反应轻，有轻度锥体外系反应。

五氟利多（penfluridol）

五氟利多属二苯丁哌啶类，其化学结构及药理作用与丁酰苯类相似，镇痛作用轻，无抗肾上腺素作用。能阻断 D_2 受体，有较强的抗精神病作用，亦有镇吐作用。特点是作用时间长，对急、慢性精神分裂症均有效。但锥体外系反应多。

二、主要抑制中枢 5-HT 功能药

该类属于非典型抗精神病药，主要抑制中枢 5-HT 功能，或兼有抑制中枢多巴胺功能。该类药物一般无明显的锥体外系症不良反应。

氯氮平（clozapine）

氯氮平属于非典型抗精神病药，药理作用广泛。因能特异性阻断中脑-皮质、中脑-边缘系统的 5-HT、多巴胺受体，故几无锥体外系反应。临床适用急、慢性精神分裂症，主要不良反应为粒细胞缺乏（应定期检测血常规）。因不良反应严重，一般不作为首选药物。

利培酮（risperidone）

利培酮为非典型抗精神病药，是新近研制的第二代抗精神病药，对Ⅰ型和Ⅱ型精神分裂症包括急性和慢性患者均有效。对患者的认知功能障碍和继发性抑郁亦具有较好的治疗作用，并由于用量小、使用方便、见效快、锥体外系反应、抗胆碱样作用及镇静等不良反应少，易被患者接受。自20世纪90年代以来，很快成为全球推广应用最广泛的一线抗精神病药。

该药可选择性拮抗单胺作用，与 5-HT$_2$ 受体和 D$_2$ 受体有很高的亲和力，也能与 α$_1$ 受体、α$_2$ 受体及 H$_1$ 受体结合，但不与胆碱受体结合。不良反应常见焦虑、头痛、失眠。偶有嗜睡、头昏、疲乏、消化不良、恶心、呕吐、腹痛、便秘、视物模糊、皮疹及轻微的锥体外系反应等。

第二节 抗抑郁药

抑郁症是情感障碍类精神失常的一种。目前认为，其机制主要是中枢神经递质儿茶酚胺和 5-HT 神经元功能不足。女性的发病率高于男性。主要临床表现为情感的异常（自罪自责、悲观等）和行为的异常（对周围事物不感兴趣、言语减少、运动迟缓等），甚至企图自杀。抗抑郁药（antidepressant drugs）主要是用于治疗情绪低落，抑制消极的一类药物。用药后 70% 左右抑郁患者病情明显改善。维持治疗可减少复发。

作用于中枢的单胺摄取抑制药、NA 再摄取抑制药、5-HT 再摄取抑制药、单胺氧化酶抑制药等均具有抗抑郁作用。

一、单胺摄取抑制药

该类药能适度抑制胺泵，减少中枢突触间隙的单胺类神经递质如 5-HT 和 NA 重摄取，从而增强对相应突触后膜受体的激动而产生抗抑郁作用。丙米嗪是该类药物的代表。抑制 5-HT 和 NA 重摄取还有文拉法辛（venlafaxine）、度洛西汀（duloxetine）、米那普仑（milnacipran）等。

丙米嗪（imipramine）

丙米嗪又名米帕明，属于早期研发的抗抑郁药，化学结构属于三环类。除抑制胺泵外，对 M 受体也有阻断作用。

【体内过程】 丙米嗪口服吸收良好，但个体差异大，可相差 10 倍，临床应用应个体化。吸收后 2～8h 血药浓度到高峰，血浆 $t_{1/2}$ 为 10～24h。在体内广泛分布于全身组织，以脑、肝、肾及心脏分布量较多，主要在肝脏代谢，在侧链 N 上脱甲基转变为去甲丙米嗪，后者具有显著抗抑郁症作用。丙米嗪及去甲丙米嗪大部分被氧化为无效的羟化物或与葡萄糖醛酸结合，从尿排出。

【药理作用】

1. 中枢神经系统 正常人服用后，情感活动并无增加，甚至出现困倦、头晕、口干、视物模糊、血压稍降等，以上疗效与氯丙嗪相似。长期连用后，以上症状加重，并出现注意力不集中，思维能力低下等症状。但抑郁症患者用药后，情绪显著提高，精神振奋等。本药起效慢，连用 2～3 周后疗效显著，故不宜用于急性治疗。

2. 自主神经系统 治疗量有明显的抗胆碱作用，能阻断 M 受体，引起阿托品样不良反应。

3. 心血管系统 治疗量可降低血压，反射性地引起心率加快，易发生心律失常，可能与抑制 NA 的再摄取有关。心血管疾病患者慎用。

【作用机制】 临床研究提示抑郁症患者脑内的 NE、5-HT 代谢异常，浓度降低。丙米嗪可通过抑制突触前膜对 NA、5-HT 的再摄取，使突触间隙对 NA、5-HT 的浓度增高，增加突触的传递功能而发挥抗抑郁症作用。

【临床应用】 主要用于各种原因引起的抑郁症。对内源性、反应性及更年期抑郁症疗效好。对伴发精神分裂症的抑郁症疗效较差。也可用于治疗反应性抑郁症、酒精依赖症、慢性疼痛、遗尿症等。

【不良反应】

1. 阿托品样作用 常见口干、便秘、视物模糊、尿潴留及眼压升高，故前列腺增生及青光眼患者禁用。

2. 中枢神经系统 主要表现为嗜睡、乏力及肌肉震颤等。有些患者用量过大可转为躁狂、兴奋状态。

3. 过敏反应 极少数患者可出现皮疹、粒细胞减少及黄疸等。

阿米替林（amitriptyline）

阿米替林与丙米嗪相似，对 5-HT 再摄取的抑制作用明显强于对 NA 再摄取的抑制，增加突触间隙中 5-HT 的含量。镇静作用和抗胆碱作用也较明显。

临床适用于情感障碍性抑郁症、更年期抑郁症、神经性抑郁症等治疗。对功能性遗尿有一定疗效。

不良反应主要有头昏、口干、便秘、视物模糊，排尿困难等。心动过速、低血压等。青光眼、尿潴留、前列腺增生者禁用。

二、5-HT 再摄取抑制药

本类药物多用于脑类 5-HT 功能减弱所致的抑郁症，也用于病因不清所引起的抑郁症。

氟西汀（fluoxetine）

氟西汀又名百忧解（prozac），本品为强效选择性 5-HT 再摄取抑制药，而对肾上腺素受体、组胺受体、乙酰胆碱受体、GABA 受体等几乎没有亲和力。没有抗胆碱作用，不引起低血压，镇静作用较弱、不良反应轻。临床用于治疗各种抑郁症，常用量 20~40mg/d，一次服用，需要时可用到 80mg/d。本药因在肝脏代谢，肝功能不良时可采用隔日疗法。亦可治疗神经性贪食症等。常见胃肠道反应，肝肾功能不良者慎用。

帕罗西汀（paroxetine）

【药理作用】 帕罗西汀又名赛洛特（seroxat）。口服吸收良好，食物不影响吸收。6h 血药浓度达高峰，$t_{1/2}$ 为 21h。本品为强效 5-HT 再摄取抑制药，能增强脑内浓度而发挥治疗抑郁症的作用。常用剂量为 20~50mg/d，老年人减量。临床用于各种抑郁症，明显改善抑郁、精神运动迟缓等。常见胃肠道反应，肝肾功能不良者慎用。

三、NA 摄取抑制药

本药物相对选择性地抑制 NA 摄取，用于脑内 NA 缺乏所引起的抑郁症。本药奏效快，镇静、抗胆碱和降压作用较弱。常用药物有马普替林、阿莫沙平等。

马普替林（maprotiline）

马普替林为四环类抗抑郁症药，主要抑制外周和中枢的 NA 再摄取，对 5-HT 摄取无影响。由于 NA 再摄取减少，突触间隙 NA 浓度增高产生了抗抑郁作用。本品亦有较强的抗抑郁及抗焦虑作用，为广谱抗抑郁药。对各种抑郁症均有效。尤其适用迟缓性抑郁症，本药能提高情绪，缓解症状。不良反应较轻，常见阿托品样不良反应，如口干、便秘、视物模糊、眼压升高等。

阿莫沙平（amoxapine）

阿莫沙平能选择性地抑制 NA 再摄取。抗抑郁作用类似丙米嗪，而镇静、抗胆碱作用弱于丙米嗪，还有一定的抗多巴胺作用。临床上用于各种抑郁症。

地昔帕明（desipramine）

地昔帕明的化学结构属于三环类，该药口服吸收迅速。70%～95%与血浆蛋白结合，经肾脏排泄。本药为丙米嗪代谢产物，抗抑郁作用比丙米嗪快而强。抑制突触前膜对 NA 的再摄取作用较强，对 5-HT 的再摄取的抑制作用较低。对 M 受体阻断作用弱，故不良反应少。临床用于治疗各种抑郁症。老年抑郁症患者应减量。

四、单胺氧化酶抑制药

本类药物包括苯乙肼（phenelzine）、反苯环丙胺（tranylcypromine）、吗氯贝胺（moclobemide）等。

【药理作用】 能够选择性抑制 MAO，阻止 NA、5-HT 和多巴胺等单胺类递质的降解，升高在突触间隙的浓度，提高神经传递功能。

【临床应用】 用于治疗各型抑郁症，特别是重症抑郁。

【不良反应】 常见头痛、头晕、震颤、失眠、直立性低血压、视物模糊、便秘、排尿困难等。严重不良反应为高血压危象及急性肝萎缩。另外，服药期间不能食用含大量酪胺的食物（如奶酪、酵母、啤酒、巧克力等），可引起严重高血压危象。

第三节 抗躁狂药

躁狂症是情感性障碍的另一种形式，表现为情感活动高涨、兴奋多话、多动作，甚至发生躁狂行为。一般认为躁狂症与脑内 5-HT 功能不足，NA 功能增强有关。抗躁狂药（antimanic drugs）主要用于治疗躁狂症，临床常用的中枢抑制性药物，如氯丙嗪、氟哌丁醇、苯二氮䓬类等，均有一定的抗躁狂作用。本章只介绍碳酸锂。

碳酸锂（lithium carbonate）

碳酸锂自 1949 年起用于临床，有报道锂制剂可用于躁狂症。但当时并未引起人们的注意。直至 20 世纪 70～80 年代，锂制剂才普遍作为抗躁狂药用于躁狂症的临床治疗。

【体内过程】 碳酸锂口服吸收迅速而完全，2～4h 血药浓度达峰值。锂离子分布较广，先分布于细胞外液，然后蓄积于各组织中。脑组织浓度约为血浆浓度的 1/2，锂离子不与血浆蛋白结合，在体内不代谢，从肾排出，但重吸收多，老人排泄慢易蓄积中毒。增加钠盐摄入可促进排泄，而缺钠或肾小球滤过减少时导致体内锂潴留引起中毒。

【药理作用】 本药具有稳定心境作用，作用机制尚未阐明。可能是锂影响 5-HT 摄取、合成、代谢和释放，使脑内 5-HT 功能增强，发挥抗抑郁作用。对躁狂、抑郁起双相调节作用。治疗量的碳酸锂对正常活动无影响，但对躁狂症发作者有明显的治疗效果。使言语行为恢复正常，对精神分裂症的躁狂症状亦有较好的疗效，虽然本药不良反应多，但仍为治疗躁狂症的首选药。

【临床应用】 主要用于治疗躁狂症，对精神分裂症的兴奋躁动也有一定的疗效。与抗精神病药合用可产生协同作用。可减少抗精神病药的剂量，同时抗精神病药还能缓解锂盐所致的恶心、呕吐等不良反应。

【不良反应】 锂盐不良反应较多，安全范围小，有效浓度为 0.8～1.5mmol/L，如超过 2.0mmol/L 可出现中毒症状。常见恶心、呕吐、腹泻、疲乏、肌肉无力、肢体震颤等。严重反应如精神紊乱、反射亢进、惊厥甚至昏迷或死亡，无特殊解救药。部分患者引起甲状腺肿大，停药可恢复。

复习思考题

问答题

1. 简述抗抑郁症药物的分类及代表药。
2. 简述氯丙嗪的药理作用。
3. 简述氯丙嗪引起的锥体外系反应不可用左旋多巴治疗的原因。

第十六章 镇 痛 药

镇痛药（analgesics）为一类作用于中枢神经系统，在不影响意识及其他感觉的情况下选择性消除或缓解疼痛的药物，多与激动阿片受体有关。同时该类药物还可减轻因疼痛所致的恐惧、紧张、焦虑和不安的情绪反应。

镇痛药可用于各种原因引起的急、慢性疼痛。吗啡是最早使用的镇痛药，来自罂粟未成熟蒴果浆汁的干燥物——阿片。后来又合成了哌替啶、美沙酮等一系列吗啡样作用的药物。因镇痛药有明显的呼吸抑制和依赖性，又被称为麻醉性镇痛药（narcotic analgesics），属于国家管制药品，应严格控制使用。哌替啶是人工合成的镇痛药的代表药，依赖性较轻。

近年来研究发现，疼痛机制除与阿片受体有关，还与多种物质（如 P 物质、谷氨酸）及相应受体的调控有关，这为开发新型的镇痛药提供了可能。然而，目前临床应用的镇痛药仍主要是阿片类镇痛药。按照镇痛机制可将镇痛药分为三类：①阿片受体激动药；②阿片受体部分激动药；③其他镇痛药。

第一节 阿片受体激动药

阿片（opium）为罂粟科植物罂粟（*Papaver somniferum*）未成熟蒴果浆汁的干燥物，含吗啡、蒂巴因、可待因等 20 多种生物碱。按照化学结构可将这些生物碱分为两大类：一类是菲类，如吗啡和可待因，均可激动阿片受体，是主要的镇痛成分；另一类是异喹啉类，如罂粟碱，具有松弛平滑肌和舒张血管的作用。利用人工合成或半合成方法得到的菲类衍生物也具有类似的镇痛作用。

吗啡（morphine）

吗啡是阿片中最主要的生物碱，是 μ 受体强激动药，镇痛效果良好，也能激动其他亚型的阿片受体（表 16-1）。

表 16-1 阿片受体亚型及其效应

效应	阿片受体亚型		
	μ	δ	κ
镇痛	脊髓以上水平	脊髓水平	脊髓水平
镇静	强	强	弱
呼吸抑制	强	强	弱
缩瞳	强	弱	无影响
胃肠活动	减少	减少	无影响
欣快	强	强	烦躁不安
依赖性	强	强	弱

【体内过程】 吗啡口服后很快从胃肠道吸收，但首过消除明显，生物利用度仅达 25%。

常注射给药，皮下注射 30min 后已吸收 60%，肌内注射吸收良好。约 1/3 与血浆蛋白结合，游离型吗啡迅速分布于全身各组织器官，仅有少量通过血脑屏障进入脑组织，但已足以发挥中枢性药理作用。吗啡主要在肝内与葡萄糖醛酸结合，代谢物及原型药物主要经肾排泄，少量经胆汁排泄和乳腺排泄，也可通过胎盘进入胎儿体内，故临产前和哺乳期妇女禁用吗啡。吗啡的血浆 $t_{1/2}$ 为 2～3h，一次给药镇痛作用可持续 4～6h。

【药理作用】　吗啡是镇痛药的代表。在中枢及外周均存在一些生物大分子可特异性地与吗啡及其他阿片类物质结合，称为阿片受体。目前已确认的阿片受体有三种亚型，各受体亚型激动后产生的效应见表 16-1。阿片类药物通过与体内阿片受体结合而产生多种药理效应。

1. 中枢神经系统　吗啡激动不同脑区的阿片受体，呈现以下药理效应。

（1）镇痛：吗啡有强大的选择性镇痛作用，对各种疼痛均有效，但对钝痛的镇痛效果强于锐痛。考虑到解热镇痛药对钝痛有效且吗啡易成瘾，吗啡一般不用于钝痛。皮下注射5～10mg 吗啡即能明显减轻或消除疼痛感，此时患者意识及其他感觉不受影响；大剂量（15～20mg）时镇痛作用更明显，一次给药，镇痛作用可持续 4～5h。吗啡还有明显镇静作用，能消除由疼痛所引起的焦虑、紧张、恐惧等情绪反应，因而能显著提高对疼痛的耐受力。随着疼痛的缓解及对情绪的影响，可出现欣快感（euphoria），这是诱导用药者对吗啡产生依赖性的原因。

镇痛作用机制：阿片类药物与中枢神经系统的阿片受体相互作用而产生镇痛作用，后来陆续发现甲硫氨酸脑啡肽、亮氨酸脑啡肽、β-内啡肽和强啡肽等多种与阿片类药物作用相似的肽，统称为内源性阿片肽（endogenous opioid peptides），即阿片受体的内源性配体。内源性阿片肽与阿片受体特异性结合产生作用，其效应可被阿片受体阻滞药纳洛酮所取消。

因此，体内的阿片肽和阿片受体共同组成镇痛系统。痛觉传入神经末梢通过释放谷氨酸、P 物质等递质将痛觉传向中枢，内源性阿片肽由特定的神经元释放后可激动感觉神经前、后膜上的阿片受体，通过 G 蛋白偶联机制，抑制腺苷酸环化酶，减少 Ca^{2+} 内流，使突触前膜递质释放减少（突触前抑制），同时促进 K^+ 外流，突触后膜处于超极化状态（突触后抑制），最终减弱或阻滞痛觉信号的传导，产生中枢性镇痛作用。

吗啡可模拟内源性阿片肽的作用，激动与痛觉调控有关的脊髓胶质区、丘脑内侧、脑室、导水管周围灰质的阿片受体，减少感觉神经突触前膜谷氨酸、P 物质等递质释放，从而减弱或阻滞痛觉信号的传导。其缓解疼痛所引起的焦虑、不安等情绪反应和致欣快作用则与其激活中脑边缘系统和蓝斑核的阿片受体有关。

（2）抑制呼吸：吗啡可降低呼吸中枢对血液 CO_2 张力的敏感性而抑制呼吸，同时对脑桥内呼吸调整中枢也有抑制作用。治疗量吗啡就可减慢呼吸频率、降低潮气量，剂量增大，则抑制作用增强。吗啡急性中毒时呼吸频率可减慢至 3～4 次/分。

（3）镇咳：吗啡直接抑制咳嗽中枢，使咳嗽反射减轻或消失。

（4）其他：吗啡可兴奋支配瞳孔的副交感神经，引起瞳孔缩小。针尖样瞳孔是吗啡中毒的特征。吗啡也可引起恶心、呕吐。

2. 兴奋平滑肌

（1）胃肠道：吗啡提高胃窦部及十二指肠上部平滑肌张力，减少其蠕动，使胃排空延迟；提高小肠及大肠平滑肌张力，减弱推进性蠕动；此外，吗啡还抑制消化液的分泌，使食物消化延缓；加之吗啡对中枢的抑制，使患者便意迟钝，因而易引起便秘，但可用于制止腹泻。

（2）胆管：治疗量吗啡引起胆道奥狄括约肌痉挛性收缩，使胆管排空受阻，胆囊内压力明显提高，可导致上腹不适甚至胆绞痛，使用阿托品可部分缓解。

（3）其他平滑肌：吗啡可降低子宫平滑肌张力，延长产妇分娩时程；治疗量吗啡能提高膀胱括约肌张力，导致尿潴留；大剂量吗啡能收缩支气管，诱发或加重哮喘。

3. 心血管系统　吗啡可扩张外周血管，引起直立性低血压；也可由于呼吸抑制致 CO_2 聚积，引起脑血管扩张，使颅内压增高。

4. 免疫系统　对细胞免疫和体液免疫均有抑制作用，这一作用在停药戒断期最明显。

【临床应用】

1. 剧烈疼痛　吗啡对各种疼痛都有效。短期用于缓解急性锐痛如严重创伤、烧伤等；长期定量、定时给药以减轻晚期癌症患者疼痛；对于心肌梗死引起的剧痛，如果血压正常，可用吗啡止痛，其镇静及扩张血管作用也有利于减轻患者的焦虑情绪及心脏负担。

2. 心源性哮喘　对于左心衰竭突发急性肺水肿而引起的呼吸困难（心源性哮喘），除应用强心苷、氨茶碱及吸入氧气外，静脉注射吗啡常可产生良好效果。因为吗啡扩张外周血管，可降低外周阻力，同时其镇静作用有利于消除患者的焦虑恐惧情绪而减轻心脏负荷；此外，吗啡降低呼吸中枢对 CO_2 的敏感性，使急促、浅表的呼吸得以缓解。但不宜用于伴休克、昏迷、严重肺功能不全者，禁用于支气管哮喘。

3. 腹泻　用含少量阿片类的阿片酊或复方樟脑酊治疗急、慢性单纯性腹泻，可以减轻症状。对伴有细菌感染者，应同时服用抗菌药。

【不良反应】

1. 副作用　治疗量吗啡有时可引起眩晕、恶心、呕吐、便秘、排尿困难、胆绞痛、呼吸抑制、嗜睡等。

2. 耐受性和依赖性　吗啡按常规用量连续使用 2～3 周即可产生耐受性。剂量越大，给药间隔越短，耐受性发生越快。严重耐受者的用药剂量可提高数倍甚至数十倍。依赖性表现为生理依赖性和心理依赖性。生理依赖性（成瘾性）是指机体对药物产生的适应性改变，一旦停药则产生难以忍受的不适感，如兴奋、失眠、流泪、流涕、出汗、呕吐、腹泻，甚至虚脱、意识丧失等，称为停药戒断综合征（withdrawal syndrome）。心理依赖性是药物作用于中枢神经系统产生的一种精神活动，迫使患者不断渴求药物的一种病态心理。

成瘾者为追求吗啡的欣快感及避免停药所致戒断症状的痛苦，常不择手段获取吗啡（称为强迫性觅药行为），危害极大。故对吗啡等具有成瘾性的药物应按国家颁布的《麻醉药品管理条例》严格管理，合理使用。

3. 急性中毒　过量使用吗啡可致急性中毒，表现为昏迷、瞳孔极度缩小（针尖样瞳孔）、呼吸深度抑制，常伴血压降低甚至休克。中枢性呼吸麻痹是致死的主要原因。抢救措施为人工呼吸、给氧及静脉注射阿片受体阻滞药纳洛酮等。

【禁忌证】　吗啡能通过胎盘或乳汁，并能对抗缩宫素对子宫的兴奋作用而延长产程，故禁用于分娩止痛及哺乳期妇女止痛。支气管哮喘及肺心病、颅脑损伤所致颅内压增高、肝功能严重减退患者禁用。

哌替啶（pethidine）

哌替啶（又名度冷丁 dolantin）是临床常用的人工合成镇痛药。在体内部分转化为毒性代谢物去甲哌替啶，后者具有中枢兴奋作用，产生幻觉甚至惊厥。对于需要长期使用镇痛药的患者如癌症患者等，不宜作为首选。

【体内过程】 口服易吸收，但首过消除明显。皮下或肌内注射后吸收迅速，起效快，故常注射给药。血浆蛋白结合率约 60%，可通过胎盘屏障，主要在肝脏代谢为哌替啶酸及去甲哌替啶，由尿排出，血浆 $t_{1/2}$ 约 3h。去甲哌替啶有中枢兴奋作用，中毒时发生惊厥可能与此有关。

【药理作用】 哌替啶主要激动 μ 阿片受体，药理作用与吗啡相似。其特点：①镇痛作用是吗啡的 1/10~1/7，持续时间仅 2~4h；②可提高胃肠道平滑肌及括约肌张力，但因作用时间短，不引起便秘，也无止泻作用；③对子宫有轻度兴奋作用，不对抗缩宫素的作用，故不延缓产程；④引起胆管括约肌痉挛，提高胆管内压力的作用弱于吗啡。哌替啶大剂量也收缩支气管平滑肌，镇静、欣快、抑制呼吸和扩血管作用与吗啡相似。

【临床应用】

1. 各种剧烈疼痛 替代吗啡用于各种剧痛及晚期癌痛；用于内脏绞痛需与解痉药如阿托品合用；可用于分娩止痛，但因新生儿对哌替啶抑制呼吸的作用极为敏感，故产妇于临产前 2~4h 内不宜使用。

2. 心源性哮喘 作为吗啡的替代品，机制与吗啡相同。

3. 麻醉前给药及人工冬眠 哌替啶的镇静作用可消除患者手术前紧张、恐惧情绪，减少麻醉药用量；本品常与氯丙嗪、异丙嗪共同组成冬眠合剂用于人工冬眠疗法。

【不良反应】 治疗量的哌替啶可致眩晕、出汗、口干、恶心、呕吐、心悸，以及因直立性低血压而发生晕厥等。久用也易产生耐受性和依赖性。剂量过大可明显抑制呼吸，引起昏迷，但无瞳孔缩小反应。偶可致震颤、肌肉痉挛、反射亢进甚至惊厥，解救中毒时需配合使用抗惊厥药。

可待因（codeine）

可待因在阿片中含量约 0.5%。口服易吸收，生物利用度高，首过效应低于吗啡，大部分在肝内代谢，有 10%脱甲基后转变为吗啡而发挥作用。

可待因的镇痛作用仅为吗啡的 1/12，镇咳作用为其 1/4，持续时间与吗啡相似，属中枢性镇咳药，用于无痰干咳及剧烈频繁的咳嗽。使用镇咳剂量时，对呼吸中枢抑制轻，镇静作用不明显，欣快及成瘾性也弱于吗啡。临床用于缓解中等程度疼痛和剧烈干咳，无明显便秘、尿潴留及直立性低血压的副作用。

美沙酮（methadone）

美沙酮为 μ 阿片受体激动药，镇痛作用强度与吗啡相似。特点：①口服吸收好，起效快，因而口服与注射同样有效；②作用持续时间较长，血浆 $t_{1/2}$ 为 15~40h；③耐受性与依赖性发生较慢，停药后戒断症状轻于吗啡。美沙酮可在阿片受体水平替代突然中断的外源性阿片类，有利于使内源性阿片肽的形成和释放恢复，因而可减弱阿片类的成瘾性，被广泛用于吗啡和海洛因成瘾的脱毒治疗，也适用于创伤、手术及晚期癌症等所致的剧痛。

美沙酮可引起恶心、呕吐、便秘、眩晕、口干和抑郁。静脉注射易出现呼吸抑制。禁用于分娩止痛，以免影响产程和抑制胎儿呼吸。皮下注射有局部刺激作用，可致疼痛和硬结。

芬太尼（fentanyl）

芬太尼为短效合成镇痛药。镇痛作用强（治疗量仅为吗啡的 1/100），起效快，维持 1～2h。主要用于麻醉辅助用药和静脉复合麻醉，亦可通过硬膜外给药与蛛网膜下腔给药治疗急性手术后疼痛。

芬太尼可导致眩晕、恶心、呕吐及胆管括约肌痉挛。大剂量产生明显肌肉僵直，可以纳洛酮对抗。静脉注射过快易抑制呼吸，反复用药能产生依赖性。禁用于支气管哮喘、颅脑肿瘤或颅脑外伤引起昏迷的患者及 2 岁以下小儿。

同系物有瑞芬太尼（remifentanil）、舒芬太尼（sufentanil）、阿芬太尼（alfentanil）等。后两药起效快，作用时间短。对心血管影响小，常用于心血管手术麻醉。

二氢埃托啡（dihydroetorphine）

二氢埃托啡为强效镇痛药，其镇痛作用是吗啡的 500～1000 倍。口服首过消除明显，一般舌下给药或肌内注射给药。起效快，镇痛作用短暂，仅 2h 左右。用于顽固性疼痛、晚期癌痛。反复用药可产生耐受性及依赖性。

第二节　阿片受体部分激动药

喷他佐辛（pentazocin，镇痛新）

喷他佐辛是 κ 受体的激动药，μ 受体的部分激动药。其镇痛效力为吗啡的 1/3，呼吸抑制作用约为吗啡的 1/2，剂量增加时，呼吸抑制作用并不成比例增强。本药可减慢胃排空并延缓肠道运送肠内容物的时间，但对胆管括约肌的兴奋作用较弱，胆管内压力上升不明显。对心血管系统的作用不同于吗啡，大剂量可加快心率，升高血压，与提高血浆中 NA 水平有关。本药的主要特点是有较弱的 μ 受体拮抗作用，不产生明显的欣快感，成瘾性小，在药政管理上已列入非麻醉药品。临床用于治疗各种慢性疼痛。

常见不良反应有眩晕、恶心、出汗。剂量增大能引起呼吸抑制、血压升高、心率加快；有时可引起焦虑、噩梦、幻觉等精神症状。大剂量纳洛酮可对抗其毒性。本品也有引起成瘾的报道，不可滥用。

第三节　其他镇痛药

除阿片受体外，疼痛的产生和镇痛作用机制还涉及多种受体，如 NMDA 受体、NK_1 受体、嘌呤及嘧啶受体、大麻受体和 α_2 受体等。

罗通定（rotundine）

消旋四氢帕马丁（tetrahydropalmatine）是从延胡索的茎块中提取分离得到的生物碱，其有效成分是左旋体——罗通定，现已人工合成，右旋体无效。罗通定具有较强的镇痛作用，口服吸收良好，10～30min 出现镇痛作用，维持 2～5h。镇痛作用可能与阻断脑内多巴胺受体及促进脑啡肽和内啡肽释放有关。镇痛作用弱于哌替啶，但强于解热镇痛抗炎药，对慢性持续性钝痛效果较好。主要用于胃肠及肝胆系统等内科疾病引起的钝痛及头痛和月经痛等；可用于分娩止痛，对产程及胎儿无不良影响。罗通定还有安定、催眠作用；用于失眠，作用持续 5～6h。

安全性较高，久用不成瘾。偶见晕眩、乏力、恶心和锥体外系症状，大剂量对呼吸中枢有一定的抑制作用。

布桂嗪（bucinnazine，强痛定）

布桂嗪口服 10～30min 后或皮下注射 10min 起效，持续 3～6h。镇痛作用约为吗啡的 1/3，呼吸抑制和胃肠道作用较轻。临床多用于偏头痛、三叉神经痛、炎症性及外伤性疼痛、关节痛、痛经及癌症疼痛。偶有恶心、头晕、困倦等神经系统反应，停药后即消失。有一定成瘾性，宜注意。

曲马多（tramadol）

曲马多为非阿片类中枢性镇痛药。口服易于吸收，生物利用度约90%，$t_{1/2}$ 为 5h，主要经肝脏代谢和肾脏排泄。本药镇痛作用强度与喷他佐辛相当，镇咳效价强度约为可待因的 1/2，呼吸抑制作用弱，无明显扩血管和降压作用，耐受性和成瘾性较低。曲马多对 μ 阿片受体有弱激动作用，也可抑制 NA 和 5-HT 再摄取，其代谢物 O-去甲基曲马多对 μ 阿片受体的亲和力比原型药高 200 倍，但其镇痛效应并不被纳洛酮完全对抗，提示镇痛作用尚有其他机制参与。

临床用于中度以上急、慢性疼痛，如外科和产科手术及晚期肿瘤疼痛。长期应用也会产生依赖性。

奈福泮（nefopam，甲苯噁唑辛）

奈福泮镇痛强度为吗啡的 1/3，镇痛时间较长，无成瘾性。不属于阿片受体激动药或部分激动药，也不抑制前列腺素的合成。奈福泮抑制中枢系统，最终阻断神经递质 P 物质和谷氨酸的释放。近年来有关奈福泮术后镇痛的研究日见增多，如奈福泮可增强静脉麻醉患者阿片受体的敏感性，从而减少术后阿片类药物的用量。除镇痛作用外，尚具有轻度的解热作用和中枢肌松作用。临床用于创伤、手术后、癌症晚期的镇痛，也可用于肌肉痛、牙痛及急性内脏平滑肌绞痛。未列入麻醉药品管理范围。

有惊厥史、严重心血管疾病及心肌梗死者禁用，不宜与 MAOI 同时应用。

氟吡汀（flupirtine）

氟吡汀属嘧啶类衍生物，选择性神经元 K^+ 通道开放药，是新型中枢性镇痛药，长期应用未见成瘾性。镇痛强度与喷他佐辛相等，口服易吸收，生物利用度为90%，血浆蛋白结合率大于80%，$t_{1/2}$ 约 6h；主要在肝脏代谢。临床用于外伤、烧伤、术后、癌症晚期疼痛的治疗。

附　阿片受体阻滞药

纳洛酮（naloxone）

纳洛酮化学结构与吗啡相似，可特异性与阿片受体结合，但无内在活性，因而竞争性阻断各型阿片受体，作用强度依次为 μ 受体＞κ 受体＞δ 受体。口服首过消除明显，生物利用度低于 2%，常静脉给药，2min 起效，维持 30～60min。纳洛酮小剂量（0.4～0.8mg）肌内注射或静脉注射能迅速翻转吗啡的作用，1～2min 就可消除呼吸抑制现象，增加呼吸频率并使血压上升。对各种应激状态下内源性阿片系统激活所产生的休克、呼吸抑制、循环衰竭等系列症状亦有明显逆转作用。

本品临床适用于吗啡类镇痛药急性中毒，解救呼吸抑制及其他中枢抑制症状，可使昏迷者迅速复苏。对酒精中毒、休克、脊髓损伤、脑卒中及脑外伤等也有一定的疗效。对阿片类成瘾者能迅速诱发戒断症状，可用于阿片类成瘾者的鉴别诊断。在疼痛与镇痛药的研究中，纳洛酮是重要的工具药。

纳曲酮（naltrexone）

纳曲酮的作用与纳洛酮相同，但口服生物利用度较高（30%），作用维持时间达 24h。临床应用同纳洛酮。阿片类成瘾者脱毒后若口服足量的纳曲酮可以消除吸毒所产生的欣快感，并逐渐消除对毒品的"渴求"心理，因而被用于戒毒者防止复吸。

复习思考题

问答题

1. 简述吗啡的急性中毒症状及抢救措施。
2. 简述吗啡的药理作用及临床应用。
3. 在镇痛方面，为什么说哌替啶是吗啡的良好替代品？

第十七章　抗老年痴呆药

老年痴呆可分为阿尔茨海默病（Alzheimer disease，AD）和血管性痴呆（vascular dementia，VD）及 AD 和 VD 混合性痴呆，其中 AD 最为常见，约占 70%。AD 目前被认为是一种以进行性认知障碍和记忆力损害为主的中枢神经系统退行性疾病。其主要病理特征为大脑萎缩、脑组织内出现老年斑、脑血管淀粉样蛋白沉积和神经元纤维缠结；认知和记忆的主要解剖部位——海马的组织结构萎缩；功能基础的胆碱能神经兴奋传递障碍和中枢神经系统内乙酰胆碱受体变性及神经元数目减少等，其主要表现为中枢一些部位的胆碱能功能不足，故胆碱能增强药是目前该类疾病的主要治疗药物。此外，还有脑代谢激活药及神经保护药等可用于该类疾病的治疗。

第一节　胆碱能神经增强药

目前常用的胆碱能增强药，主要有胆碱酯酶抑制药和胆碱受体激动药。

一、胆碱酯酶抑制药

该类药物是研究历史最长，也是目前最常用且被认为最有希望的治疗 AD 的药物之一，并不断有新的产品进入临床试用。以该类药物研制开发的顺序分类，该类药物大致分为以下三代。

1. 第一代　如毒扁豆碱，其改善记忆的作用已被证实，是最早用于治疗老年痴呆的拟胆碱药；但由于选择性低、口服生物利用度低、治疗剂量个体差异大、作用时间短、不良反应较多，以及化学稳定性差等缺点，限制了临床的推广和应用。

2. 第二代　如加兰他敏、美曲磷脂等，有选择性高且作用时间较长的优点。

3. 第三代　如他克林、安理申、艾斯能、石杉碱甲等，是目前治疗 AD 最有效的药物。

他克林（tacrine）

【体内过程】　他克林口服个体差异大，食物可明显影响其吸收。其体内分布广泛，在肝、脑、肾中浓度较高，主要在肝脏代谢失活，$t_{1/2}$ 为 2～4h。

【药理作用】　该药对胆碱酯酶和丁酰胆碱酯酶都有抑制作用，是目前治疗 AD 最有效的药物之一。本品脂溶性高，易透过血脑屏障。其作用机制：①抑制脑内相关部位的胆碱酯酶，增加脑内相关部位的 ACh 含量；②促进脑内相关部位 ACh 的释放；③增加大脑皮质和海马的 N 受体密度。此外，该药还可促进脑组织对葡萄糖的利用，改善由于药物、缺氧、老化等引起的实验动物学习、记忆能力的降低。

【临床应用】　多与磷脂酰胆碱合用治疗 AD，可延缓病程 6～12 个月，提高患者的认知能力和自理能力。

【不良反应】　最常见的不良反应为肝毒性，约 25% 患者在治疗后头 12 周出现天冬氨酸转氨酶升高，因此用药初期需每周测血清氨基转移酶一次，以后每 3 个月测一次。停药后，肝功能多可恢复，再次治疗又可能出现反跳，且发生更快，但约 75%的患者仍可耐受再次治疗。其他不良反应包括恶心、呕吐、腹泻、消化不良等；大剂量应用可出现尿频、流涎、多汗、眩晕等胆碱综合征，女性多见。

多奈哌齐（donepezil）

【体内过程】 多奈哌齐口服吸收良好，食物对其吸收无影响，生物利用度几乎为 100%，达峰时间为 3～4h，$t_{1/2}$ 约为 70h。代谢产物主要经肾脏排泄，少量以原药形式经尿排出。

【药理作用】 多奈哌齐为第三代中枢性可逆性胆碱酯酶抑制药，由日本卫材公司开发研制，1996 年上市，是目前治疗 AD 更有效的药物，也通过抑制胆碱酯酶来增加中枢 ACh 含量，但对丁酰胆碱酯酶无作用。该药口服有效，与他克林比较更安全，没有肝脏毒性作用，外周不良反应很少，患者耐受较好。

【临床应用】 也用于治疗 AD，可改善患者的认知能力，延缓病情发展。

【不良反应】

1. **全身反应** 较常见的有流感样胸痛、牙痛等。
2. **心血管系统反应** 高血压、血管扩张、低血压及心房颤动等。
3. **消化系统** 大便失禁，胃肠道出血及腹部胀痛等。
4. **神经系统** 谵妄、震颤、眩晕、易怒及感觉异常等。
5. **其他** 如尿失禁、呼吸困难及视物模糊等。

石杉碱甲（huperzine A）

【体内过程】 石杉碱甲口服胃肠吸收迅速、完全，生物利用度为 96.9%，易通过血脑屏障。原型药物及代谢产物主要经肾脏排出。

【药理作用】 石杉碱甲也是一种高选择性、强效、中枢性可逆性第三代胆碱酯酶抑制药，是我国学者于 1982 年从蛇足石杉（中药千层塔，*Huperzia serrata*）中分离得到的一种生物碱，于 1994 年被批准为治疗早老性痴呆症的新药。该药有很强的拟胆碱活性，能易化神经肌肉接头递质传递。对改善衰老性记忆障碍及老年痴呆患者的记忆功能也有良好作用。与高压氧治疗相比，其改善认知功能的疗效更显著，可用于各型痴呆症的治疗。

【临床应用】 可用于老年性记忆功能减退及 AD，能改善患者记忆和认知能力。

【不良反应】 常见不良反应有恶心、头晕、多汗、腹痛、视物模糊等，一般可自行消失，严重者可用阿托品拮抗。严重心动过缓、低血压及心绞痛、哮喘、肠梗阻患者慎用。

加兰他敏（galanthamine）

加兰他敏是第二代胆碱酯酶抑制药，20 世纪 80 年代开始用于治疗痴呆研究。主要用于治疗轻、中度痴呆，临床有效率为 60%左右。其疗效与他克林相似，但无肝毒性。加兰他敏对神经元的胆碱酯酶有高度选择性，抑制神经元胆碱酯酶的能力要比抑制血液中胆碱酯酶的能力强 50 倍，是竞争性胆碱酯酶抑制药。在胆碱能高度不足的区域（如突触后区域）活性最强，该药不与蛋白质结合，也不受进食和同时服药的影响，是较好的治疗 AD 的药物之一。

该药无其他严重的不良反应。治疗初期（2～3 周），患者有恶心、呕吐及腹泻等不良反应，以后即消失，用药 6～8 周后疗效显著。

二、胆碱受体激动药

占诺美林（xanomeline）

占诺美林为 M_1 受体激动药，易透过血脑屏障，是目前发现的选择性最高的 M_1 受体激动药之一。服用该药后，AD 患者的认知和动作行为可明显改善，但有胃肠道及心血管方面的不良反应。

第二节 神经营养因子和神经保护药

本类药物在老年痴呆的治疗中均为非特异性治疗药物，常用的药物有以下几类。

（一）神经营养因子

本类药属基因工程药物，包括神经生长因子（NGF）、脑源性神经营养因子（BDNF）、成纤维细胞生长因子（bFGF）和神经营养素等，是一类能促进神经系统发育和维持神经系统功能的蛋白质。同时具有保护神经元，促进神经元生长、分化、存活和修复损伤及延缓中枢神经退行性病变等作用，有望成为新的抗老年痴呆药。

（二）神经保护药

本类药主要为 Ca^{2+} 通道阻滞药，如尼莫地平、氟桂利嗪、二氢麦角碱等。因为 Ca^{2+} 的超载，可导致线粒体膜破坏和过度活化蛋白激酶和磷脂酶，触发神经细胞的凋亡。抑制 Ca^{2+} 内流，起到保护神经的作用。此外，动物试验表明，膜稳定剂盐酸乙酰 L-肉碱（ALCAR）在神经性及衰老模型中，可保护中枢及周围的神经突触，改善老年大鼠的认知缺陷；丙戊茶碱（propentofylline）为血管和神经保护药，能抑制神经元腺苷重摄取和抑制磷酸二酯酶（phosphodies terase，PDE），对神经起保护作用，从而改善 AD 症状和延缓 AD 的进程。

第三节 其他类药物

一、脑代谢增强药

本类药物能促进大脑皮质细胞代谢，提高腺苷酸激酶活性和大脑 ATP/ADP 的值，改善脑血流量和增加氨基酸、葡萄糖的吸收利用。常用的药物有 GABA 的衍生物，如吡拉西坦、奥拉西坦、茴拉西坦等。新近研制的奈非西坦可增强脑代谢与学习能力。另外，如维生素 B_1、维生素 B_6 因能促进生物能量转化，增强大脑对葡萄糖的摄取和利用，对 AD 患者可能也有协同治疗作用。人参皂苷可促进脑内蛋白质合成的增加，明显增加小鼠海马部位的突触数目，对多种化学药品造成的记忆障碍有显著改善作用。

二、抗炎及抗淀粉样蛋白治疗药

AD 淀粉样变病因学说认为，防止淀粉样蛋白的产生，可降低 AD 的发生率，其关键在于阻止 β 淀粉样蛋白（β-AP）产生和促进 β-AP 代谢。有学者认为除了利用药物分解 β-AP 之外，还需考虑炎症因素，因为淀粉样蛋白中的反应性小胶质细胞会引起炎性反应，促使

β-AP 合成增多。故应用非类固醇消炎镇痛药抗炎治疗，有益于抗淀粉样蛋白。另外，研究还发现雌激素治疗也能促进胆碱能神经元生长和生存，减少脑内淀粉样蛋白沉积。

三、抗氧化治疗药

氧化应激过度、自由基自身毒性也被认为是变性疾病重要原因，药物干预可提高 AD 患者体内抗氧化系统水平，改善自由基清除系统的缺陷，如褪黑素、维生素 E 被认为是一种内源性抗氧化物质。近年来较广泛报道的银杏制剂也有一定的抗氧化剂治疗的疗效。

第十八章 解热镇痛抗炎药

解热镇痛抗炎药（antipyretic-analgesic and anti-inflammatory drugs）亦称为非甾体抗炎药（non-steroidal anti-inflammatory drugs，NSAIDs），是一类具有解热、镇痛，而且大多数还有抗炎、抗风湿作用的药物。因为阿司匹林是此类药物的代表，因此，也称之为阿司匹林类药物（aspirin-like drugs）。

第一节 概 述

NSAIDs 在化学结构上虽属不同类别，但有相似的药理作用、作用机制和不良反应。其解热、镇痛、抗炎、抗风湿作用均是通过抑制环氧酶（cyclooxygenase，COX）而减少体内前列腺素（prostaglandins，PGs）的生物合成实现的。

COX 有两种同工酶，简称 COX-1 与 COX-2。COX-1 为组成型酶，存在于血管、胃和肾等组织，参与血管紧张度调节等一些生理反应。COX-2 为诱导型酶，存在于炎症组织中，由细胞因子和炎症介质诱导产生。抑制 COX-1 可产生抗血栓作用和胃出血等作用；抑制 COX-2 则具有解热、镇痛、抗炎作用。因此，根据对 COX 的选择性，NSAIDs 可分为非选择性 COX 抑制药和选择性 COX-2 抑制药。

PGs 是一类含有一个五碳环和两条侧链的二十碳不饱和脂肪酸，广泛存在于人和哺乳动物的各种组织和体液中，具有重要的生物学活性。在炎症时由多种损伤因子和细胞因子诱导表达，促使合成相应的 PGs，参与发热、疼痛、炎症等病理过程（图 18-1）。

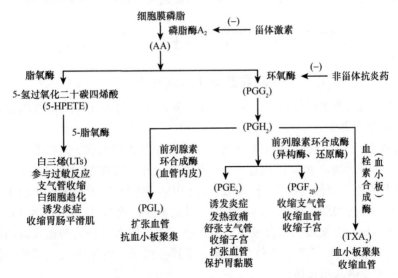

图 18-1 花生四烯酸代谢途径、主要代谢物的生物活性及药物作用环节

1. 解热作用 NSAIDs 只能降低发热者的体温，而对体温正常者几无影响。这与氯丙嗪不同，在物理降温的配合下，氯丙嗪也能使正常人的体温下降。NSAIDs 的解热作用属

于中枢作用。

正常情况下体温调节中枢通过对产热及散热两个过程的精细调节，使体温维持于相对恒定水平。感染、组织损伤、炎症等病理状态都可刺激中性粒细胞，产生与释放内热原，促使中枢合成与释放 PGs 增多，后者作用于体温调节中枢，将体温调定点升高至 37℃以上，此时产热增加，散热减少，致体温升高。NSAIDs 对内热原引起的发热有解热作用，但不能降低直接注射 PGs 引起的发热。因此认为其解热作用是通过抑制中枢 PGs 合成而发挥的。

发热（fever）是机体的一种防御反应，而且热型也是诊断疾病的重要依据。故对一般发热患者可不必急于使用解热药；但热度过高和持久发热消耗体力，可引起头痛、失眠、谵妄，甚至昏迷。小儿高热易发生惊厥，严重者可危及生命。NSAIDs 能降低体温，缓解高热引起的并发症，是对症治疗的重要措施，同时，应着重针对病因的治疗。

2. 镇痛作用 NSAIDs 仅能缓解中度疼痛，对严重创伤性剧痛和内脏平滑肌绞痛无效。对临床常见的慢性钝痛如头痛、牙痛、神经痛、肌肉或关节痛、痛经等镇痛效果良好，不产生欣快感与依赖性，故临床广泛应用。NSAIDs 的镇痛作用主要是外周作用，但也能缓解部分中枢性的疼痛。

NSAIDs 尤其适用于治疗炎症性疼痛，因为在组织损伤或炎症时，局部产生与释放某些致炎、致痛物质（如缓激肽、PGs 等）作用于痛觉感受器引起疼痛。PGs 如前列腺素 E_1（PGE_1）、前列腺素 E_2（PGE_2）及前列腺素 F_{2a}（PGF_{2a}）既有致痛作用，又可显著提高痛觉感受器对缓激肽等致痛物质的敏感性。NSAIDs 通过阻止炎症时 PGs 的合成，减轻 PGs 本身的致痛作用及增敏痛觉的作用，从而缓解疼痛。

3. 抗炎作用 大多数 NSAIDs 都有抗炎作用，对控制风湿、类风湿关节炎的症状有肯定疗效，但不能根治，也不能防止疾病发展及合并症的发生。在炎症时生成的大量 PGs 能增强其他致炎物质的作用。NSAIDs 抑制炎症时 PGs 的合成，并且抑制多种炎症因子和细胞黏附分子的表达，从而减轻炎症反应。NSAIDs 的抗炎作用属于外周作用。

第二节 非选择性 COX 抑制药

阿司匹林（aspirin）

阿司匹林又名乙酰水杨酸，化学结构属于水杨酸类，对 COX-1 和 COX-2 均能抑制，且抑制 COX-1 能力更强。

【体内过程】 阿司匹林口服吸收迅速，主要在小肠上段吸收，其吸收速率和吸收程度与胃肠内 pH、片剂崩解时间、溶出速率、药物颗粒大小、胃排空速率等有关。一般片剂口服 2h 左右血药浓度达峰值。阿司匹林在吸收过程中与吸收后迅速被酯酶水解为乙酸及水杨酸，后者以水杨酸盐的形式存在，因此阿司匹林的血浆浓度甚低，$t_{1/2}$ 仅为 15min。

阿司匹林本身与血浆蛋白结合较少，但水解后生成的水杨酸盐与血浆蛋白结合率可达 80%～90%。游离型的水杨酸盐在体内迅速分布到各组织，也能进入关节腔、脑脊液和乳汁中，并通过胎盘进入胎儿体内。

水杨酸盐主要经肝药酶代谢，大部分与甘氨酸结合成水杨尿酸，少部分与葡萄糖醛酸结合，肝脏代谢水杨酸的能力有限。当口服阿司匹林 0.6g 时，其水解生成的水杨酸的量较少，按一级动力学消除，$t_{1/2}$ 为 2～3h；当剂量≥1g 时，由于水杨酸生成量大，肝脏代谢水杨酸的能力已达饱和，则按零级动力学消除，$t_{1/2}$ 显著延长，甚至可达 15～30h，而发生急性中毒。

一般情况下，阿司匹林很少以水杨酸形式排出，而是以水杨酸的进一步代谢物的方式排出。但随着给药剂量的增加，水杨酸的排出百分率会明显增加。尿液 pH 可影响水杨酸的排泄速度，当尿液碱化时，解离型的水杨酸盐增多，肾小管对其再吸收减少。故当水杨酸盐急性中毒时，可用碳酸氢钠碱化尿液，以加速水杨酸的排出，降低其血药浓度。

【药理作用】

1. 解热、镇痛 阿司匹林的解热镇痛作用较强，常用剂量（0.5g）即有显著的解热、镇痛作用。对感冒发热，可增强散热过程，使发热的体温降到正常。阿司匹林对轻、中度的疼痛，尤其是炎性疼痛，如头痛、牙痛、神经痛和术后创口痛等有明显镇痛作用。

2. 抗炎抗风湿 阿司匹林的抗炎抗风湿作用也较强，但需较大剂量（每日 3～5g），且作用随剂量加大而增强，临床上治疗风湿、类风湿关节炎时，所需水杨酸的血药浓度较高，一般解热镇痛的血药浓度为 20～100μg/ml，而抗风湿的血药浓度为 150～300μg/ml，故用药剂量大。急性风湿热患者用药后 24～48h 即可退热，关节红肿、疼痛症状亦明显缓解。

3. 抗血栓形成 血栓形成与血小板聚集有关，血小板产生的血栓素 A_2（TXA_2）是强大的血小板释放及聚集的诱导物，它可直接诱发血小板释放 ADP，进一步加速血小板的聚集过程。血小板内存在 COX-1 和 TXA_2 合成酶，能催化花生四烯酸形成 PGH_2，进而形成 TXA_2。血管内膜亦存在 COX-1 及依前列醇（epoprostenol，又称前列环素，PGI_2）合成酶，亦能催化花生四烯酸形成 PGH_2，进而形成 PGI_2。阿司匹林能与 COX-1 氨基酸序列第 539 位丝氨酸共价结合，不可逆地抑制 COX-1 的活性，干扰 PGH_2 生物合成，使血小板和血管内膜的 TXA_2 和 PGI_2 生成减少。小剂量（40～80mg）阿司匹林即可显著减少 TXA_2 水平，最大限度地抑制血小板聚集，作用持续 2～3 日，而对 PGI_2 的合成无明显影响。较大剂量（0.3g）的阿司匹林也能抑制血管壁内 PGI_2 合成酶的活性而减少 PGI_2 的合成，PGI_2 是 TXA_2 的生理对抗物，其合成减少可能促进凝血及血栓形成。因此，每日给予小剂量阿司匹林可防治血栓性疾病，如能减少冠状动脉硬化性疾病、心肌梗死、脑血栓形成及手术后有静脉血栓形成倾向患者，缺血性心脏病发作和复发的危险，也可使一过性脑缺血发作患者的脑卒中发生率和病死率降低。

【临床应用】

（1）感冒发热，头痛、牙痛、神经痛、月经痛和术后创口痛等。

（2）治疗风湿、类风湿关节炎。

（3）用于急性心肌梗死的治疗，冠心病及脑动脉粥样硬化症的二级预防。

【不良反应】

1. 胃肠道反应 口服对胃黏膜有直接刺激作用，引起恶心、呕吐、上腹部不适等，较大剂量时能兴奋延髓催吐化学感受区引起呕吐。长期服用阿司匹林可致不同程度的胃黏膜损伤如糜烂性胃炎、胃溃疡和无痛性出血，也可使原有溃疡病的患者症状加重，除了药物对胃肠黏膜的直接刺激外，与药物抑制 PG 的合成有关，内源性 PG 对胃黏膜有保护作用。同服抗酸药或服用肠溶阿司匹林片可以减轻以上反应。

2. 凝血障碍 长期使用者凝血酶原合成减少，凝血时间延长，增加出血性倾向，故应监测凝血指标。严重肝损害、低凝血酶原血症、维生素 K 缺乏和血友病患者禁用，手术前一周的患者亦应停用，以防出血。产妇临产不宜应用，以免延长产程和增加产后出血。

3. 过敏样反应 偶见皮疹、荨麻疹、血管神经性水肿和休克。有些哮喘患者服用阿司匹林后可诱发支气管哮喘，称为阿司匹林哮喘。其发病机制尚不十分清楚，可能是阿司匹林抑制环氧酶，而脂氧酶活性相对增高，使 PG 合成受阻，致支气管强烈痉挛的白三烯类（LTs）合成增加，两者失去平衡，因而诱发哮喘。阿司匹林哮喘用肾上腺素治疗无效，可试用糖皮质激素。哮喘、鼻息肉及慢性荨麻疹患者禁用阿司匹林。过敏样反应没有免疫系统的参与，首次使用也可产生。需要注意的是阿司匹林也可能发生过敏反应，但多由杂质引起。

4. 瑞夷综合征（Reye syndrome） 对患病毒性感染伴有发热的儿童和青年，服用阿司匹林有发生瑞夷综合征的危险。此征虽少见，但可以致死。其表现为开始有短期发热等类似急性感染症状，继而惊厥、频繁呕吐、颅内压增高与昏迷等。可有一过性肝功能异常，病理检查发现有内脏组织脂肪变性、急性脑水肿等。可能与阿司匹林抑制体内干扰素的形成，机体抗病毒能力下降，肝细胞线粒体损伤，造成一系列代谢紊乱有关。故水痘或流行性感冒等病毒性感染者应慎用阿司匹林，可用对乙酰氨基酚等代替。

5. 水杨酸反应 系指阿司匹林剂量过大（每日 5g 以上）引起的中毒反应，表现为头痛、眩晕、恶心、呕吐、耳鸣及视力和听力减退等，严重者可致过度换气、酸碱平衡失调、高热、精神错乱、昏迷。应立即停药，静脉滴注碳酸氢钠以碱化尿液，加速水杨酸盐从尿排出。为了保证用药的安全与有效，应监测患者的血药浓度，从而确定其给药剂量和间隔时间，并在治疗过程中经常给予调整，做到剂量个体化，使血药浓度维持在一个既高又狭窄的范围内，这样可以提高疗效，减轻毒性反应。

对乙酰氨基酚（paracetamol）

【体内过程】 对乙酰氨基酚口服易吸收，达峰时间为 30～60min。对乙酰氨基酚在治疗量时约 60% 与葡萄糖醛酸结合，35% 与硫酸结合，3% 与半胱氨酸结合。对乙酰氨基酚主要在肝脏代谢，经肾脏排出。仅极少部分经肝脏混合功能氧化酶（肝药酶）氧化生成 N-乙酰对位苯醌亚胺（N-acetyl-p-benzoquinoneimine），并与谷胱甘肽结合而解毒。对乙酰氨基酚的 $t_{1/2}$ 为 2～3h，肝功能减退时可延长 1～2 倍。

【药理作用】 本类药物抑制中枢神经系统 PG 合成的作用强度与阿司匹林相似，但抑制外周 PG 合成的作用很弱，因此解热镇痛作用较强而几乎没有抗炎、抗风湿作用。

【临床应用】

1. 主要用于缓解轻、中度疼痛，如头痛、关节痛、神经痛、肌肉痛、牙痛和痛经等，尤适用于对阿司匹林不能耐受或过敏的患者。

2. 也可用于治疗感冒发热等。

【不良反应】

1. 治疗量的对乙酰氨基酚不良反应较少，对胃刺激性较小。偶见皮疹、荨麻疹、药物热及粒细胞减少等过敏反应。

2. 过量的对乙酰氨基酚（成人 1 次 10～15g）急性中毒可致严重肝脏损害，有些患者长期服用治疗量可引起慢性肝损害。这可能是对乙酰氨基酚在体内代谢产生过多的毒性代谢物（N-乙酰对位苯醌亚胺），超过了谷胱甘肽的解毒能力，导致肝细胞坏死。故对乙酰氨基酚不宜大剂量或长期服用，肝、肾疾病患者慎用。

吲哚美辛（indomethacin）

吲哚美辛又名消炎痛，口服后吸收快而完全，3h 血药浓度达峰值。血浆蛋白结合率为

90%，$t_{1/2}$ 为 2～3h。主要经肝脏代谢，代谢物由尿、胆汁及粪便排出。

吲哚美辛是最强的 COX 抑制药，具有显著的抗炎、抗风湿和解热镇痛作用。50mg 吲哚美辛的抗炎镇痛效果与 600mg 的阿司匹林相当。其抗急性风湿病及类风湿关节炎的疗效与保泰松相似，约 2/3 患者症状能获明显改善。对强直性关节炎、骨关节炎和急性痛风性关节炎也有效。此外还可用于恶性肿瘤引起的发热及其他难以控制的发热。由于本药不良反应多且严重，仅用于其他药物疗效不显著的病例，且剂量不宜过大，一日总量不超过 200mg，如果连用 2～4 周仍不见效者，应改用其他药物。

常见不良反应：消化道反应有恶心、呕吐、腹痛、腹泻、食欲缺乏、溃疡，有时能引起胃出血、穿孔，与水杨酸盐类合用胃肠道不良反应明显增加；中枢神经症状有头痛、眩晕等，偶有精神失常；肝及造血功能损害，出现黄疸、氨基转移酶升高，粒细胞、血小板减少，偶发再生障碍性贫血。常见皮疹、哮喘等过敏反应，也可发生阿司匹林哮喘。

本药与阿司匹林有交叉过敏性，阿司匹林过敏者不宜使用；与氨苯蝶啶合用可引起肾功能损害。哮喘、溃疡病、精神失常、癫痫、帕金森病、肾病患者、孕妇和儿童禁用。

双氯芬酸（diclofenac）

双氯芬酸口服、直肠给药、肌内注射后吸收迅速且完全，1～2h 血药浓度达峰值。血浆蛋白结合率为 99.7%。关节炎患者服药 4h 后，滑膜内的药物浓度高于血清水平，并可维持 12h。本药在肝脏代谢为无活性的代谢物，2/3 通过肾排出体外，其余由胆汁排出。$t_{1/2}$ 约 2h。

双氯芬酸有抑制炎症反应中的环氧酶和脂氧酶的双重作用，有良好的抗炎、镇痛、解热作用，对 COX-2 的抑制强于对 COX-1 的抑制，因此引起胃肠道的不良反应较阿司匹林、吲哚美辛等低。用于治疗各种慢性关节炎的肿痛，是治疗类风湿关节炎、骨关节炎、强直性脊柱炎、痛风性关节炎等的一线药物。对非关节性的软组织风湿痛，如肩痛、腱鞘痛、滑囊炎、肌痛及一些急性疼痛，如术后疼痛、扭伤、劳损、原发性痛经、头痛、牙痛亦有效。不良反应可见腹泻、纳差、反酸、一过性氨基转移酶升高、黄疸等，停药后均可消失。少数出现胃、十二指肠溃疡，胃黏膜出血、穿孔等；个别人出现头痛、眩晕、嗜睡、失眠、兴奋等。偶见视听障碍、尿少、水肿、一过性皮疹等。

本品与地高辛、水杨酸类、抗凝血药、降血糖药、利尿药合用，可影响它们的作用和增加它们的不良反应。活动性消化性溃疡、阿司匹林哮喘、急性鼻炎者禁用。

布洛芬（ibuprofen）

布洛芬口服吸收快且完全，1～2h 血药浓度可达峰值，本药可缓慢透过滑膜腔，血药浓度降低后关节腔内仍能保持较高的浓度。该药易透过胎盘，也可进入乳汁中，血浆蛋白结合率为 99%，主要经肝脏代谢，代谢物自肾脏排出，$t_{1/2}$ 约 2h。

布洛芬有较强的抗炎抗风湿及解热镇痛作用，其效力与阿司匹林相近。主要用于风湿、类风湿关节炎和骨关节炎，也可用于一般解热镇痛。胃肠道不良反应较阿司匹林轻，患者较易耐受，但长期服用仍应注意胃肠溃疡和出血。偶见头痛、眩晕和视物模糊，其他不良反应较少见。孕妇、哺乳期妇女及哮喘患者禁用。

第三节 选择性 COX-2 抑制药

尼美舒利（nimesulide）

尼美舒利口服吸收迅速而完全，食物可降低药物吸收约 20%，其血浆蛋白结合率达99%。分布容积为 0.18～0.39 L/kg。肝脏代谢，有 50%～60%药物经肾排泄，部分经大便排泄。$t_{1/2}$ 为 2～5h。

尼美舒利是一新型的非甾体抗炎药，具有抗炎、镇痛和解热作用。对 COX-2 有较高的选择性抑制作用，同样可以抑制 PGE_2 和 PGE_{2a} 形成。抗炎作用较阿司匹林、吲哚美辛强，一次给药药效持续时间为 6h。不良反应较小。常用于类风湿关节炎、骨关节炎、发热、痛经、手术后疼痛和其他炎症性疾病。胃肠不良反应较其他非甾体抗炎药低，其他不良反应有睡眠障碍、眩晕、过度兴奋、嗜睡、出汗等。肝肾功能障碍、凝血障碍、消化道溃疡者慎用，过敏患者、妊娠期和哺乳期患者禁用。

本品与抗凝血药如华法林、肝素合用可延长出血时间。与甲氨蝶呤合用增加血液系统毒性、肾毒性和黏膜溃疡等。

吡罗昔康（piroxicam）和美洛昔康

吡罗昔康口服吸收完全，但较慢，1 次用药后约 4h 血药浓度达峰值。血浆蛋白结合率为 99%。有肝肠循环。每日 1 次服 20mg，经 5～7 日后血药浓度达稳态，此时关节腔药物浓度与血浆浓度相近。大部分药物经肝脏代谢，与葡萄糖醛酸结合后由肾脏排出，保持原型排出的药物不足 10%，$t_{1/2}$ 为 35～45h。美洛昔康（meloxicam）的血浆蛋白结合率为 99%，$t_{1/2}$ 约 20h。

吡罗昔康和美洛昔康对 PG 合成酶有强大的抑制作用。吡罗昔康特点为用药剂量小，作用持续时间长，每日 1 次 20mg 与每日 3.9g 的阿司匹林抗风湿作用相当。适用于治疗风湿、类风湿关节炎、强直性脊柱炎及急性痛风等。美洛昔康对 COX-2 具有选择性的抑制作用，因而其抗炎作用强而不良反应较轻。适应证同吡罗昔康。吡罗昔康不良反应较少，患者易耐受。但剂量每日超过 30mg 时，胃肠道溃疡发生率明显上升。美洛昔康不良反应较轻，但剂量过大或长期应用也可致消化道出血、溃疡，应予注意。溃疡病及肝、肾功能不良患者禁用。

附 常用复方解热镇痛药成分

解热镇痛药常与缩血管药、抗过敏药、镇咳药合用，用于解除感冒症状。常见的复方药参见表 18-1。

表 18-1 常用复方解热镇痛药成分

名称	对乙酰氨基酚	伪麻黄碱	氯苯那敏	右美沙芬	其他成分
美息伪麻片	+	+		+	苯海拉明
咖酚伪麻片	+	+			咖啡因
双扑伪麻碱	+	+	+		
日夜百服宁（日片）	+	+		+	
日夜百服宁（夜片）	+	+	+	+	

名称	对乙酰氨基酚	伪麻黄碱	氯苯那敏	右美沙芬	其他成分
白加黑日片	+	+		+	
白加黑夜片	+	+		+	苯海拉明
胺酚伪麻片	+	+			
酚麻美敏片	+	+	+	+	
儿童退热片	+		+		
速效伤风胶囊	+	+			咖啡因、人工牛黄
散利痛	+				咖啡因、安替比林
复方氨酚烷胺胶囊	+				咖啡因、人工牛黄、金刚烷胺
锌布颗粒	+				葡萄糖酸锌、布洛芬
康必得胶囊	+				葡萄糖酸锌、板蓝根、异丙嗪
新康泰克胶囊		+	+		

注："+"者为该药所含组方成分。

复习思考题

问答题

1. 非选择性 COX 抑制药有哪些共性？临床应怎样合理选用？
2. 选择性 COX-2 抑制药给我们带来哪些启示？

第十九章 中枢兴奋药

中枢兴奋药（central stimulants）是指能提高中枢神经系统功能活动的药物。根据对中枢各部位兴奋作用的选择性不同，将其分为三类：①主要兴奋大脑皮质药，如咖啡因、哌甲酯等；②主要兴奋延髓呼吸中枢药，如尼可刹米、二甲弗林、洛贝林等；③主要兴奋脊髓药，如一叶萩碱、士的宁等。

本类药物大部分对呼吸中枢有直接或间接的兴奋作用，但作用维持时间短，随着剂量的增加易引起惊厥，然后转入衰竭性呼吸抑制。中枢兴奋药对循环衰竭所致的呼吸功能不全，因可加重神经细胞的缺氧，应慎用；对呼吸肌麻痹等引起的外周呼吸抑制无效。

第一节 主要兴奋大脑皮质的药物

本类药主要有咖啡因、可可碱和茶碱，为咖啡豆和茶叶的主要生物碱，是黄嘌呤衍生物。咖啡、茶、可可等饮料中都含有这三种成分。咖啡因能兴奋中枢神经系统，人们对含咖啡因饮料易产生习惯性和依赖性。咖啡因是国际奥林匹克委员会规定禁止使用的兴奋剂，尿检浓度超过 12μg/ml 即视为阳性。

咖啡因（caffeine）

【体内过程】 咖啡因口服吸收快而完全，生物利用度接近 100%，达峰时间为 0.5～1h，成人口服 5～8mg/kg 后的峰浓度为 8～10mg/L。表观分布容积为 0.5～0.7 L/kg，血浆结合率 10%～35%。由于本品脂溶性高，主要以简单扩散方式透过血脑屏障，口服 5min 脑内浓度即上升，30min 达高峰，脑内浓度大致与血液浓度相同。咖啡因通过肝脏代谢，其中 84% 去甲基化成为副黄嘌呤，该产物有与咖啡因相同的药理活性。最终产物 1，7-二甲基尿酸、1-甲基尿酸等排出体外，1%～5%以原型排泄。成人咖啡因的 $t_{1/2}$ 为 2.5～4.5h。

【药理作用】

1. 兴奋中枢神经系统 小剂量咖啡因兴奋大脑皮质，提高对外界的反应能力，振奋精神，使思维敏捷，提高工作效率；较大剂量时则直接兴奋延髓呼吸中枢和血管运动中枢，使呼吸加深加快，血压升高；中毒剂量则兴奋脊髓。

2. 对心血管系统的作用 咖啡因尚能直接增强心肌收缩力，增加心排血量，同时使心率加快。扩张冠状动脉和肾动脉血管，但对脑血管有收缩作用。

3. 对平滑肌的作用 有较弱松弛胆管和支气管平滑肌的作用。咖啡因的化学结构与腺苷类似，可竞争性拮抗腺苷受体和抑制磷酸二酯酶，其舒张支气管平滑肌的作用可能与其抑制磷酸=酯酶使 cAMP 增加有关。

4. 其他作用 咖啡因可促进胃酸分泌，诱发溃疡或使溃疡加重。有增加基础代谢和利尿作用。

【临床应用】

（1）严重传染病、镇静催眠药过量引起昏睡和呼吸抑制等。

（2）偏头痛，与麦角胺配伍，两者均可使脑血管收缩，减少脑动脉搏动。与解热镇痛药合用治疗一般头痛。

【不良反应】

1. 口服 1g 以上可见中枢兴奋、躁动不安、呼吸加快、肌肉抽搐、心动过速等。

2. 长期饮用含咖啡因的饮料，可产生习惯性甚至依赖性，一旦停用 20h 后可出现头痛等戒断症状。

3. 大量饮用咖啡（咖啡因＞600mg/d）可产生类似焦虑状态综合征和慢性中毒，包括焦虑、烦躁不安、失眠和自发性流产、死胎、活动性溃疡等。

哌甲酯（methylphenidate）

哌甲酯又名利他林，系人工合成的苯丙胺类衍生物。

【药理作用】 有温和的中枢兴奋作用，其精神兴奋作用强于运动兴奋。能振奋精神、消除睡意及疲乏感，缓解抑郁状态，大剂量也可引起惊厥；可产生轻度欣快感和轻度食欲减少。

【临床应用】

（1）在多动症，疗效优于苯丙胺，为最佳药物之一，对 70%～80%的患儿有效，使注意力集中，学习能力提高。多动症可能是由于脑干网状结构上行激活系统中 NA、多巴胺、5-HT 等递质中某一种缺乏所致，哌甲酯可促进这类递质释放。

（2）小儿遗尿症。

（3）中枢抑制药过量引起的昏迷和呼吸抑制的解救。

【不良反应】 治疗量的不良反应较轻。偶见过敏、失眠、厌食等。大剂量可致心悸、血压升高、眩晕、头痛甚至惊厥。

莫达非尼（modafinil）和阿屈非尼（adrafinil）

莫达非尼和阿屈非尼为非苯丙胺类精神兴奋药，通过激活中枢激动系统的突触后 α_1 受体而发挥作用，提高中枢神经系统对外界刺激的敏感性，具有苏醒和提高警惕性的作用。由于能改善脑缺氧或衰老所致脑电图变化，增强记忆力，又被列入益智药。临床用于老年觉醒障碍和抑郁症、发作性睡眠病和注意力缺陷，各种原因引起的精神滑坡综合征。不良反应可见烦躁不安、短暂发作性兴奋，连续用药可以消失。严重肝、肾功能损伤者慎用。

匹莫林（pemoline）

匹莫林是一种新型中枢兴奋药，中枢兴奋作用温和，相当于咖啡因的 5 倍。作用及用途与哌甲酯相似，与哌甲酯合用可增强疗效，延长作用时间。临床用于治疗轻度抑郁症和发作性睡眠病。不良反应有失眠、头痛和胃肠道反应。有肝毒性。

第二节 兴奋延髓呼吸中枢的药物

尼可刹米（nikethamide）

尼可刹米又名可拉明，直接兴奋延髓呼吸中枢，也可刺激颈动脉体化学感受器反射性兴奋呼吸中枢，提高呼吸中枢对 CO_2 的敏感性，使呼吸加深加快。其作用温和、短暂，一次给药仅维持 5～10min。

本药用于各种原因所致的中枢性呼吸抑制及各种原因所致的中枢性呼吸衰竭，其中对肺心病和吗啡中毒引起的呼吸抑制效果好，对巴比妥类中毒引起的呼吸抑制效果较差，常需间歇多次给药。

不良反应少而轻、安全范围较大，但过量仍可引起中枢神经系统广泛兴奋而导致血压上升、心动过速、肌震颤、呕吐和出汗等，甚至惊厥。

二甲弗林（dimefline）

二甲弗林又名回苏灵，直接兴奋呼吸中枢，比尼可刹米强约 100 倍，作用迅速，维持时间短，能明显改善呼吸状态，增加换气量和降低动脉 CO_2 分压。常用于严重感染和各种中枢抑制药中毒所致的呼吸抑制，对肺性脑病也有较好的促醒作用。安全范围小，过量易引起惊厥，小儿更易发生。静脉给药需稀释后缓慢注射，并严密观察患者反应。孕妇禁用。

洛贝林（lobeline）

洛贝林为从山梗菜中提取的生物碱，又名山梗菜碱。其对呼吸中枢无直接兴奋作用，是通过刺激颈动脉体和主动脉体的化学感受器（激动 N_1 受体），反射性地兴奋呼吸中枢。作用短暂，仅维持数分钟。安全范围大，不易引起惊厥。临床常用于新生儿窒息、小儿感染性疾病引起的呼吸衰竭、一氧化碳中毒引起的窒息、吸入麻醉药及其他中枢抑制药引起的呼吸衰竭的急救等。用量过大可兴奋迷走神经中枢，导致心动过缓、房室传导阻滞；亦可出现交感神经节兴奋等所致的心动过速。

贝美格（bemegride）

贝美格又名美解眠，直接兴奋延髓呼吸中枢，作用迅速，维持时间短，用量过大或注射速度太快易致惊厥。主要用于解救巴比妥类、水合氯醛等催眠药中毒。

多沙普仑（doxapram）

多沙普仑作用、用途、不良反应与尼可刹米相似。静脉注射立即起效，作用强而短，安全范围大，疗效优于其他呼吸兴奋药。可用于慢性阻塞性肺疾病发生呼吸衰竭的辅助治疗，以及麻醉药或中枢抑制药所致的中枢抑制。主要不良反应有心率加快、血压升高、恶心呕吐，呼吸过快出现喘鸣，过量可致精神错乱、震颤，甚至惊厥。

第三节　主要兴奋脊髓的药物

主要兴奋脊髓的药物有一叶萩碱和士的宁，由于极易引起惊厥，临床已少用，主要用作实验工具药。

一叶萩碱（securinine）

一叶萩碱来自大戟科植物一叶萩，主要作用为兴奋脊髓使肌张力增加，并能兴奋脑干增强呼吸，加强心肌收缩力和升高血压，并有抑制胆碱能神经的作用。可用于治疗脊髓灰质炎后遗症和面部神经麻痹等。不良反应：偶有心悸、头痛、肌肉震颤、手足麻木、肝损害，停药后可恢复。过量可致惊厥，避免注入血管。

士的宁（strychnine）

士的宁来自中药马钱子，是中枢抑制性递质——甘氨酸的阻滞药，口服吸收迅速，对整个中枢神经系统都有兴奋作用。首先兴奋脊髓，使神经冲动在脊髓中容易传导，反射增强，反射时间缩短，骨骼肌紧张度提高。其次对延髓呼吸中枢和心血管中枢，大脑皮质及视、听分析器也有一定的兴奋作用。

第四节 中枢兴奋药的合理应用

中枢兴奋药是一类提高中枢神经系统功能活动的药物，特别是对呼吸中枢多数有兴奋作用，故临床上主要用于治疗各种原因引起的中枢性呼吸抑制和呼吸衰竭。但应用时必须注意以下几点。

1. 中枢兴奋药的应用条件 患者应气道通畅，没有明显的痰液潴留和气道阻塞，呼吸肌正常。否则，呼吸兴奋药不仅对呼吸衰竭毫无效益，反而提高呼吸功率，增加机体耗氧量。

2. 采用综合措施 应用中枢兴奋药只是抢救呼吸衰竭综合措施之一，同时应采取对因治疗、吸氧、人工呼吸等综合措施，方能取得较好效果。

3. 防止惊厥 中枢兴奋药作用时间短，反复用药易过量引起惊厥。故应严格掌握剂量及间隔时间（一般每2~4h注射1次），也可几种药物交替使用。要密切观察病情变化，当出现躁动、面部肌肉抽搐等症状时，即为中毒先兆，应立即停药。一旦出现惊厥，可注射地西泮或苯巴比妥钠对抗。

4. 合理选药 作用强的药物易致惊厥，应首选安全范围较大的洛贝林、尼可刹米等药物。严重疾病或中枢抑制药中毒所致的呼吸抑制、吗啡中毒，首选尼可刹米；新生儿窒息、小儿感染性疾病引起的呼吸衰竭及一氧化碳中毒者，首选洛贝林；对循环衰竭所致的呼吸衰竭，因中枢兴奋药可加重脑细胞缺氧，须慎用；对呼吸肌麻痹引起的外周性呼吸抑制，中枢兴奋药无效。

复习思考题

问答题

1. 在呼吸兴奋药中，直接兴奋呼吸中枢药与间接兴奋呼吸中枢药在作用机制、作用特点及临床应用上有何异同？

2. 中枢兴奋药使用的常见注意点有哪些？

第四篇 自身活性物质药

自身活性物质（autacoids）是一种局部激素，体内许多组织均能合成，在一定条件下可释放到局部或相邻组织，通过激动相应的受体产生生物效应。自体活性物质的稳定性较差，只能影响局部或邻近组织的功能，但大范围的自体活性物质释放可引发明显的全身性反应。比较重要的自体活性物质有组胺、花生四烯酸代谢物、5-HT 等。

第二十章 组胺与抗组胺药

组胺是广泛存在于体内各组织中的一种自体活性物质，由组氨酸脱羧生成。新合成的组胺以无活性的复合物形式储存于肥大细胞、嗜碱性粒细胞、中枢组胺能神经元及胃肠道嗜铬样细胞中，以皮肤、支气管黏膜、肠黏膜和神经系统中含量较多。在 IgE 介导的速发型变态反应中，肥大细胞脱颗粒能快速释放出组胺。组胺通过与靶细胞上的受体结合而产生一系列生物效应。已知组胺受体有 H_1、H_2、H_3、H_4 4 种亚型，其分布及相应的生物学效应见表 20-1。

表 20-1 组胺受体分布及其生理效应

受体	分布	效应	阻滞药	激动药
H_1	支气管、胃肠、子宫等平滑肌	平滑肌收缩	苯海拉明	2-甲基组胺
	皮肤血管、毛细血管	血管扩张，通透性增加	异丙嗪	倍他司汀
	心房肌、房室结	收缩增强、传导减慢	氯苯那敏	
	中枢	觉醒反应	西替利嗪	
H_2	胃腺壁细胞	胃酸分泌增加	西咪替丁	4-甲基组胺
	血管平滑肌	血管扩张	雷尼替丁	倍他唑
	心室肌、窦房结	收缩增强、心率加快	法莫替丁	
H_3	中枢及外周神经末梢突触前膜	负反馈性调节组胺合成与释放	硫丙米胺	α-甲基组胺
	心耳	收缩减弱		
H_4	骨髓和白细胞，尤其是嗜酸性粒细胞和中性粒细胞。脾、胸腺、肺、肠、心脏等外周组织	促进原粒细胞和早幼粒细胞的分化；参与炎症反应和免疫反应的调节等	JNJ7777120	4-甲基组胺

组胺本身无治疗用途，目前在临床应用的主要是组胺受体阻滞药，有 H_1 受体阻滞药和 H_2 受体阻滞药两类。

第一节 组 胺

组胺（histamine）

【药理作用】

1. 腺体 激动胃壁细胞膜上 H_2 受体，使胃酸分泌增加，其作用通过激活腺苷酸环化酶，使 CAMP 增加，激活壁细胞膜上 H^+，K^+-ATP 酶（质子泵），泵出 H^+，使胃酸分泌。组胺还可使胃蛋白酶分泌。对唾液腺和支气管腺分泌作用较弱。

2. 平滑肌　组胺激动平滑肌细胞膜上 H_1 受体，使支气管平滑肌收缩，引起支气管痉挛，呼吸困难，哮喘患者尤为敏感。也能兴奋胃肠道平滑肌。

3. 心血管系统

（1）血管平滑肌：激动血管平滑肌 H_1、H_2 受体，使小动脉、小静脉扩张，外周阻力降低，回心血量减少，血压下降。激动 H_1 受体，扩张毛细血管，导致局部水肿。

大剂量注射，可产生强而持久的血压下降，甚至休克。小剂量组胺皮内注射，可出现"三重反应"：首先毛细血管扩张出现红斑；其次毛细血管通透性增加，在红斑上形成水肿性丘疹；最后通过轴索反射致小动脉扩张，在丘疹周围形成红晕。麻风患者由于皮肤神经受损，"三重反应"不完全，可作为麻风病的辅助诊断。

（2）心脏：心率加快，是由于血压降低后的反射和组胺对心脏 H_2 受体直接激动作用所引起。

【临床应用】

1. 胃酸分泌功能诊断，以鉴别真性胃酸缺乏症，目前多用五肽促胃液素，因其不良反应少，组胺已少用。

2. 麻风病的辅助诊断。

【不良反应】　面部潮红、头痛、直立性低血压、支气管哮喘、胃肠功能紊乱等。

第二节　抗组胺药

抗组胺药（antihistamines）竞争性阻断组胺受体，产生拮抗组胺的作用。根据其对组胺受体选择性的不同，将抗组胺药分为 H_1 受体阻滞药、H_2 受体阻滞药等。

一、H_1 受体阻滞药

H_1 受体阻滞药（H_1-receptor antagonists）大多具有乙基胺的共同结构，与组胺的侧链相似，对 H_1 受体有较强的亲和力，无内在活性，能竞争性阻断 H_1 受体。

本类药物与组胺竞争 H_1 受体，阻断组胺的 H_1 型效应。按研发上市时间和作用特点可分为第一代和第二代药物，其药理作用和临床应用基本相似。常用的第一代药物有苯海拉明（diphenhydramine，苯那君）、异丙嗪（promethazine，非那根）、曲吡那敏（pyribenzamine）、氯苯那敏（chlorphenamine，扑尔敏）、去氯羟嗪（decloxizine）等，易通过血脑屏障，中枢镇静作用和抗胆碱作用明显；第二代药物基本上无中枢镇静作用，也无明显的抗胆碱作用，多数药物作用比较持久，有特非那定（terfenadine）、西替利嗪（cetirizine）、阿司咪唑（astemizole，息斯敏）、阿伐斯汀（acrivastine）、氯雷他定（loratadine）、美喹他嗪（mequitazine，甲喹吩嗪）、左卡巴斯汀（levocabastine）等。

本类药物品种较多，常用药物及分类见表 20-2。

表 20-2　常用 H_1 受体阻滞药

药物	阻滞 H_1 受体	镇静	抗晕止吐	抗胆碱	其他	持续时间（h）	应用	不良反应
苯海拉明（diphenhydramine）	++	+++	++	+++		4～6	皮肤黏膜过敏、晕动病失眠	嗜睡、乏力、厌食等
茶苯海明（dimenhydrinate）		+++	+++	++		4～6	晕动病	嗜睡、乏力、厌食等
曲吡那敏（tripelennamine）	++	++		+	局麻	4～6	皮肤黏膜过敏、哮喘	胃肠道反应
氯苯那敏（chlorphenamine）	+++	+	+	++		4～6	皮肤黏膜过敏	嗜睡、乏力
左卡巴斯汀（levocabastine）	+++					16～30	变态反应性鼻炎、过敏性结膜炎	少见
异丙嗪（promethazine）	+++	+++	++	+++	局麻	6～12	冬眠合剂、复方止咳平喘药组成；复合麻醉晕动病	嗜睡、乏力、头晕、口干等
去氯羟嗪（decloxizine）	+++	+	+		抗 5-HT		支气管哮喘、喘息性支气管炎、荨麻疹	嗜睡、乏力、口干等
西替利嗪（cetirizine）	+++	—	—	—		快、持久	荨麻疹、膜过敏湿疹性和接触性皮炎、偏头痛、哮喘	少见
赛庚啶（cyproheptadine）	+++	++	+	++	抗 5-HT	3	过敏、偏头痛、支气管哮喘	嗜睡、口干、头晕
酮替芬（ketotifen）	++++	—	—	—	解痉	持久	抑制组胺、白三烯和激肽释放，对各型支气管哮喘有效	嗜睡、乏力、口干等
特非那定（terfenadine）	+++	—	—	—		12～24；快	皮肤黏膜过敏	体重增加、致心律失常
阿司咪唑（astemizole）	+++	—	—	—		>24；慢	皮肤黏膜过敏	过量或与许多肝药酶抑制药合用致心律失常
氯雷他定（loratadine）		—	—	—		持久	止痒	荨麻疹、过敏性鼻炎、皮炎、眼部瘙痒等

【体内过程】　多数 H_1 受体阻滞药口服易吸收，15～30min 起效，1～2h 作用达高峰，一般持续 4～6h。大部分药物在肝内经肝微粒体酶系代谢，从肾排出，极少以原形排泄。某些药物作用时间稍长，如美可洛嗪的 $t_{1/2}$ 长达 12～24h。阿司咪唑达峰时间为 2～4h，由于其去甲基代谢产物仍有活性，而且排泄缓慢，并有肝肠循环，原型和代谢物 $t_{1/2}$ 长达 10 日以上。

【药理作用】

1. 对抗 H_1 受体　对抗组胺引起的支气管、胃肠道平滑肌收缩，对组胺引起的毛细血管扩张和通透性增加有强的抑制作用；本类药能部分对抗组胺引起的血管扩张和血压降低，但完全对抗需同时应用 H_1 受体阻滞药和 H_2 受体阻滞药。

2. 抑制中枢　多数药物可通过血脑屏障，对中枢产生抑制，表现有镇静、嗜睡。苯海拉明和异丙嗪最强，氯苯那敏最弱。阿司咪唑则无抑制中枢作用，而苯茚胺则有弱的中枢兴奋作用；苯海拉明、异丙嗪、布克利嗪和美克洛嗪止吐和防晕作用较强，可能与中枢抗胆碱作用有关。抑制中枢作用可能是由于中枢 H_1 受体被阻滞，拮抗了内源性组胺介导的觉醒反应所致。

3. 其他 本类多数药物具有抗胆碱作用，产生较弱的阿托品样作用，减少唾液腺和支气管腺分泌；苯海拉明、异丙嗪大量应用时有较弱的局麻作用，心脏表现类似奎尼丁样作用。

【临床应用】

1. 变态反应性疾病 皮肤变态反应性疾病首选，如荨麻疹、花粉症、过敏性鼻炎等，通常选用镇静作用弱的 H_1 受体阻滞药。其对昆虫咬伤所致的皮肤瘙痒和水肿亦有良效，对血清病、药疹和接触性皮炎也有一定疗效。对变态反应性支气管哮喘效果很差，对过敏性休克无效。氮䓬斯汀和酮替芬除能拮抗组胺外，还能抑制肥大细胞和嗜碱性粒细胞释放组胺和白三烯，用于支气管哮喘的预防性治疗。

2. 晕动病和呕吐 第一代 H_1 受体阻滞药具有中枢抗胆碱作用，如茶苯海明、苯海拉明和异丙嗪用于晕动病、放射病等引起的呕吐。

3. 镇静、催眠 第一代 H_1 受体阻滞药如异丙嗪和苯海拉明可用于失眠症。

【不良反应】 第一代 H_1 受体阻滞药常见中枢抑制现象如镇静、嗜睡、乏力等，以苯海拉明和异丙嗪最明显，但不严重，驾驶员或高空作业者工作期间不宜使用。还可引起视物模糊、便秘、尿潴留等。还有口干、厌食、恶心、呕吐、便秘或腹泻等消化道反应。阿司咪唑等第二代药物无此类反应，或很轻微。

二、H_2 受体阻滞药

H_2 受体阻滞药是一类能选择性阻滞 H_2 受体，抑制胃酸分泌，主要用于消化性溃疡的治疗（见第二十九章消化系统药）。常用 H_2 受体阻滞药的比较见表 20-3。

表 20-3 常用 H_2 受体阻滞药的比较

药物	抑酸强度	抗雄	抑制肝药酶	应用	不良反应
西咪替丁（cimetidine）	1	+	+	十二指肠和胃溃疡、胃肠道出血、胃酸分泌过多症、食管炎	发生率 1%～5%，常见头痛、皮疹、恶心、呕吐、腹泻和便秘等
雷尼替丁（ranitidine）	4～10	－	+	同西咪替丁	发生率 1%～5%，常见头痛、眩晕、腹泻等
法莫替丁（famotidine）	30	－	－	同西咪替丁	同西咪替丁，发生率约 2.8%
尼扎替丁（nizatidine）	10	－	－	同西咪替丁	较少，对内分泌和血液系统无影响
罗沙替丁（roxatidine）	6	－	－	同西咪替丁	同尼扎替丁

复习思考题

问答题

1. 试述 H_1 受体阻滞药的临床应用。

2. 第一代及第二代 H_1 受体阻滞药的区别有哪些？

第二十一章　5-羟色胺与抗 5-羟色胺药

第一节　5-羟色胺及受体激动药

一、5-羟色胺

5-羟色胺（5-hydroxytryptamine，5-HT）

5-羟色胺又名血清素（serotonin），广泛存在于动、植物界。在哺乳动物体内的 5-HT 约 90%存在于肠嗜铬细胞，8%存于血小板，2%存在于中枢神经系统。它既是一种作用于局部组织的自体活性物质，又是一种中枢神经递质。

【体内过程】　5-HT 口服不吸收且极易降解，故口服无效，入血的 5-HT 也无法进入中枢。体内的 5-HT 由 L-色氨酸脱羧、羟化后生成，生成的 5-HT 可氧化成 5-羟色醛，进一步氧化成 5-羟吲哚乙酸（5-HIAA）后从尿排出。

【药理作用】　5-HT 通过与靶细胞膜上相应的受体结合而发挥作用。几乎所有的受体类型都能在中枢找到，5-HT 对精神活动有明显的影响作用。外周的 5-HT 受体主要在肠道和血管，5-HT 受体的亚型繁多，作用复杂，调节血管收缩、肠道运动和分泌并参与痛觉。肠道常见的 5-HT 受体和主要功能参见表 21-1。

表 21-1　外周的主要 5-HT 受体及功能

受体	分布	信号转导	功能	激动药	抑制药
5-HT$_1$	肠道 血管	G 蛋白偶联	肠蠕动、分泌 血管收缩	舒马曲坦	
5-HT$_2$	肠道	G 蛋白偶联	肠道推送运动		
5-HT$_3$	肠道	离子通道偶联	肠道推送运动、呕吐、 分泌、痛觉		阿洛司琼
5-HT$_4$	肠道	G 蛋白偶联	肠蠕动	西沙必利	
5-HT$_7$	肠道	G 蛋白偶联	松弛肠道平滑肌		

1. 心血管　5-HT 对大多数部位的血管呈收缩作用，但可使骨骼肌血管和冠状血管扩张。5-HT 使心肌收缩力增强，心率加快，心排血量增加。静脉注射 5-HT 后，血压呈三相反应：早期通过冠状动脉血管化学感受器，反射性引起短暂的降压伴心动过缓；继之由于总外周阻力增加和心排血量增多引起升压；最后由于骨骼肌血管扩张而出现持久的降压。

2. 平滑肌

（1）胃肠道：5-HT 可兴奋胃肠道平滑肌，使肠肌张力增加，蠕动增强。

（2）支气管：5-HT 兴奋支气管平滑肌，这一作用对正常人的支气管无明显影响，但可使哮喘患者的支气管平滑肌痉挛，诱发哮喘发作。

3. 血小板　血小板内储存的 5-HT 释放时引起血小板聚集。这一作用是可逆的。

4. 中枢及外周神经

（1）中枢神经：外源性的 5-HT 不易通过血脑屏障，故不出现中枢作用。但作为中枢性神经递质的内源性 5-HT，对各种行为具有抑制作用，与睡眠、体温调节、血压调节等多种功能有关。

（2）外周神经：5-HT 为痛、痒等感觉神经末梢的刺激物，与局部炎症、过敏反应的疼痛、瘙痒等感觉有关。此外，5-HT 对自主神经节有兴奋作用。

二、5-HT 受体激动药

5-HT 受体激动药即能激动 5-HT 受体的药物，主要介绍舒马曲坦，其他参见表 21-2。

舒马曲坦（sumatriptan）

舒马曲坦为抗偏头痛新药，是高度选择性 5-HT$_1$ 受体激动药，逆转偏头痛时颅内血管扩张，减轻血浆蛋白外渗，从而改善脑血流量，缓解偏头痛的症状。用于偏头痛急性发作的治疗。口服起效快于麦角胺咖啡因，有效率达 66%，部分症状疗效麦角胺咖啡因；还可用于丛集性头痛的治疗，15～30min 的有效率达 74%～77%。

表 21-2　5-HT 受体激动药

药物	作用特点	主要临床应用	不良反应
右芬氟拉明 （dexfenfluramine）	激动 5-HT$_1$ 受体，抑制食欲	肥胖症	口干、恶心、便秘、腹泻、乏力等。心律失常，肝肾功能不全者慎用。青光眼、孕妇、哺乳期妇女、血压升高者忌用
乌拉地尔 （urapidil）	激动中枢 5-HT$_{1A}$ 受体，抑制交感张力，阻断 α 受体扩张血管，降血压，但对正常人影响小	高血压	少而短暂，嗜睡（4%）、恶心（2.5%）、头痛、乏力、心悸等
丁螺环酮（buspirone）、吉哌隆（gepirone）	激动 5-HT$_{1A}$ 受体，抗焦虑	焦虑症	头晕、头痛、恶心、呕吐及胃肠功能紊乱
麦角胺（ergotamine）、二氢麦角胺 （dihydroergotamine）	激动 5-HT$_{1D}$ 受体，收缩血管	偏头痛	恶心、呕吐、腹痛、腹泻、肌肉无力及胸区疼。剂量过大可有血管痉挛，引起重要器官供血不足
舒马曲坦（sumatriptan）	激动 5-HT$_{1D}$ 受体，收缩硬脑膜血管，阻断神经源性炎症反应	偏头痛	恶心呕吐（1%）、味觉异常，注射部位疼痛
西沙比利（cisapride）、伦扎必利（renzapride）	激动 5-HT$_4$ 受体，促进胃肠运动（见第二十九章消化系统药）	胃动力促进	较轻，常见肠鸣、腹泻、腹痛等
氟西汀（fluoxetine）	抑制脑内 5-HT 再摄取	抑郁症	见第十五章抗精神失常药

第二节　抗 5-羟色胺药

抗抑郁药和部分抗精神病药具有阻断中枢 5-HT 神经元功能的作用。在外周，5-HT$_3$ 受体参与胃肠运动和分泌及痛觉，因此临床以 5-HT$_3$ 受体阻滞药的应用较多。临床使用的主要有昂丹司琼（ondansetron）、托烷司琼（tropisetron）、格雷司琼（granisetron）、阿扎司琼（azasetron）和雷莫司琼（ramosetron）等，多用于止吐，特别是癌性呕吐。拮抗其他 5-HT 受体的药物参见表 21-3。

表 21-3　5-HT 受体阻滞药

药物	作用特点	主要临床应用	不良反应
美西麦角（methysergide）	阻断 5-HT$_2$受体，收缩血管、抑制血小板、抗炎	偏头痛预防	胃肠道反应、失眠、欣快、共济失调、心绞痛样疼痛等
赛庚啶（cyproheptadine）、苯噻啶（pizotyline）	阻断 5-HT$_2$受体、H$_1$受体、M 受体	皮肤黏膜过敏、偏头痛预防	口干、恶心、乏力、嗜睡、食欲增加
酮色林（ketanserin）	阻断 5-HT$_2$受体、α 受体、H$_1$受体，扩血管、减慢心率、收缩支气管、降血压	高血压、血管痉挛	嗜睡、乏力、口干、头痛、Q-T 间期延长
溴隐亭（bromocriptine）	阻断 5-HT 受体，激动多巴胺受体	帕金森病	恶心、呕吐、便秘

昂丹司琼（ondansetron）

【药理作用】　昂丹司琼是强效、高选择性的 5-HT$_3$受体阻滞药，有强镇吐作用。化疗药物和放射治疗可造成小肠释放 5-HT，经由 5-HT$_3$受体激活迷走神经的传入支，触发呕吐反射。本品能阻断这一反射的触发。迷走神经传入支的激动也可引起位于第四脑室底部最后区（area Postrema）的 5-HT 释放，从而经过中枢机制而加强。本品对化疗、放疗引起的恶心、呕吐，系通过拮抗位于周围和中枢神经局部的神经元的 5-HT 受体而发挥止吐作用。手术后恶心、呕吐的作用机制未明，但可能由类似细胞毒类致恶心、呕吐的共同途径而诱发。本品尚能抑制因阿片诱导的恶心，其作用机制尚不清楚。由于本品的高选择性作用，因而不具有其他止吐药的不良反应，如锥体外系反应、过度镇静等。

【体内过程】　口服本品于 2h 左右达血浆峰浓度，其生物利用度大约为 60%（老年人则更高）。口服或静脉给药时，本品的体内情况大致相同，其消除 $t_{1/2}$ 约 3h。老年人可能延长至 5h。药物彻底代谢，代谢物经肾脏（75%）与肝脏（25%）排泄。血浆蛋白结合率为 75%。

【不良反应】　常见不良反应有头痛、头部和上腹部发热感、静坐不能、腹泻、发疹、急性张力障碍性反应、便秘等；部分患者可有短暂性氨基转移酶升高；罕见不良反应有支气管痉挛、心动过速、胸痛、低钾血症、心电图改变和癫痫大发作。曾有即时过敏反应的报道。

第五篇　心血管系统药

第二十二章　利尿药与脱水药

第一节　利尿药与脱水药的生理学基础

尿的生成过程包括肾小球滤过、肾小管和集合管重吸收及分泌。

一、肾小球的滤过

血液流经肾小球，除蛋白质和血细胞外，其他成分均可经肾小球滤过而形成原尿。正常人每日生成的原尿可达 180L 左右，但绝大部分被重吸收。影响原尿量的主要因素是肾血流量和有效滤过压。有些药物（如强心苷、氨茶碱）能通过增加肾血流量和肾小球滤过率，使原尿量增多，但由于存在球-管平衡的调节机制，终尿量增加并不多，只能产生较弱的利尿作用。

二、肾小管和集合管的重吸收和分泌

正常人每日排出终尿仅 1～2L，约占原尿量 1%，而 99% 的水、钠被肾小管重吸收。如果药物能使肾小管重吸收减少 1%，则终尿量可增加 1 倍。可见肾小管是利尿药作用的重要部位。利尿药的作用强度主要又以其对肾小管作用部位的不同而有所不同。根据各段肾小管对 Na^+、Cl^- 和水等重吸收的特点将肾小管分为以下不同部位（图 22-1）。

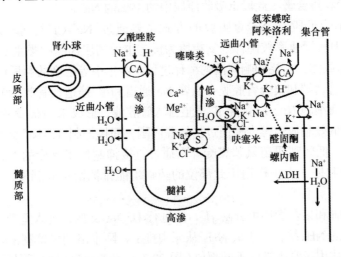

图 22-1　肾小管各段对水和电解质重吸收及利尿药作用部位示意图

CA. 碳酸酐酶；S. 同向转运蛋白

1. 近曲小管 原尿中 85% 的 $NaHCO_3$、40% 的 NaCl、葡萄糖、氨基酸在此段被重吸收。该段 Na^+ 主要通过钠泵和 H^+-Na^+ 交换的方式被重吸收。近曲小管上皮细胞内的 H^+ 来自 H_2CO_3，而 H_2CO_3 则由碳酸酐酶催化 CO_2 和 H_2O 而生成。故低效利尿药乙酰唑胺可通过抑制碳酸酐酶，减少 H^+ 的生成，抑制 H^+-Na^+ 交换，促进 Na^+ 排出产生利尿作用。但由于受近曲小管以下各段肾小管代偿性重吸收增加的影响，乙酰唑胺的利尿作用较弱，而且易致代谢性酸中毒，故现已少作利尿药使用。

2. 髓袢升支粗段 此段重吸收原尿中 30%～35% 的 Na^+，且不伴有水的重吸收。在该段管腔膜上存在着 Na^+，K^+-$2Cl^-$ 共同转运（co-transport）载体，将 Na^+、K^+、Cl^- 重吸收进入细胞内。高效利尿药能选择性地阻断该转运体，因而也称为髓袢利尿药（loop diuretics）。

重吸收进入肾小管壁细胞内的 Na^+ 可通过基侧膜的 Na^+，K^+-ATP 酶主动转运至组织间液，细胞内的 Cl^- 可通过基侧膜的 Cl^- 通道进入组织间液。细胞内的 K^+ 经管腔膜上的 K^+ 通道再循环返回管腔，由于 K^+ 反流至管腔，造成管腔内正电位上升，驱动 Mg^{2+} 和 Ca^{2+} 的重吸收。因此，髓袢利尿药不仅增加 NaCl 的排出，也增加 Mg^{2+} 和 Ca^{2+} 的排出（图 22-2）。

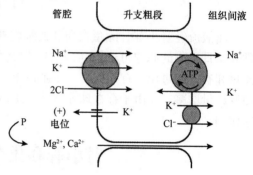

图 22-2 髓袢升支粗段的离子转运

由于此段 Na^+ 重吸收的同时几乎不伴有水的重吸收，故管腔内的原尿随着 Na^+、Cl^- 的重吸收而被逐渐稀释，此即尿液的稀释过程。同时，被转运到髓质间液的 Na^+、Cl^- 与尿素一起，形成此段髓质间液的高渗。当低渗尿流经处于髓质高渗区的集合管时，在抗利尿激素的影响下，大量水被重吸收，形成高渗尿，此即尿液的浓缩过程。髓袢类高效利尿药通过抑制 Na^+，K^+-$2Cl^-$ 共同转运载体，不但抑制了尿液的稀释过程，并且由于抑制了 Na^+、Cl^- 的重吸收，髓质的高渗无法维持，抑制了肾对尿液的浓缩过程，从而排出大量低渗尿，故利尿作用强大（图 22-1）。

3. 远曲小管和集合管 此段重吸收原尿中约 10% 的 Na^+。

（1）远曲小管近段对 Na^+ 重吸收的方式主要通过 Na^+-Cl^- 共同转运载体（Na^+-Cl^- cotransporter），但转运速率较髓袢升支粗段为慢。中效利尿药噻嗪类主要抑制远曲小管的 Na^+-Cl^- 共同转运载体，主要影响尿液的稀释过程，产生中等强度的利尿作用。

（2）远曲小管远端和集合管腔膜存在着 Na^+ 通道和 K^+ 通道，管腔液中的 Na^+ 经 Na^+ 通道进入细胞内，而细胞内的 K^+ 则经 K^+ 通道排入管腔液，形成 K^+-Na^+ 交换。此过程主要受醛固酮的调节，低效利尿药螺内酯通过拮抗醛固酮，间接抑制 K^+-Na^+ 交换，排 Na^+ 留 K^+ 而产生利尿作用。低效利尿药氨苯蝶啶等则通过直接抑制位于该段的 Na^+ 通道，减少 Na^+ 和水的重吸收而利尿。由于作用于此部位的药物均能排钠留钾而利尿，故又称为留钾利尿药。

（3）远曲小管和集合管还可分泌 H^+，并进行 H^+-Na^+ 交换，进入管腔中的 H^+ 可与肾小管上皮细胞产生的 NH_3 结合，生成 NH_4 从尿中排出，阿米洛利可抑制该处 H^+-Na^+ 交换。

利尿药通过作用于肾小管的不同部位（图 22-1），影响尿生成的不同环节而产生强弱不等的利尿作用。

如果肾小管管腔内存在较高浓度的溶质，那么则可以通过渗透作用将肾组织中的水分

"吸"出，增加尿量而产生脱水利尿作用。

第二节　利　尿　药

一、高效能利尿药

本品也称为髓袢利尿药，常用药物有呋塞米、依他尼酸、布美他尼、托拉塞米等。

呋塞米（furosemide，速尿）

【体内过程】　呋塞米口服吸收迅速，生物利用度约为 60%，约 30min 起效，1～2h 达高峰，持续 6～8h。静脉注射 5～10min 起效，30min 达高峰，$t_{1/2}$ 约 1h，维持 4～6h，血浆蛋白结合率约 98%。大部分以原型经近曲小管有机酸分泌系统分泌，随尿排出，反复给药不易蓄积。由于吲哚美辛和丙磺舒与此药相互竞争近曲小管有机酸分泌途径，同用时会影响后者的排泄和作用。

【药理作用】

1. 利尿　作用强大、迅速而短暂。能使肾小管对 Na^+ 的重吸收由原来的 99.4% 下降为 70%～80%。

利尿机制主要因抑制髓袢升支粗段 Na^+、K^+-$2Cl^-$ 共同转运载体，使 Na^+、Cl^- 重吸收减少，肾脏稀释功能降低，NaCl 排出量增多，同时使肾髓质间液渗透压降低，影响肾脏浓缩功能及减少集合管对水的重吸收，从而产生强大的利尿作用。由于排 Na^+ 较多，促进了 K^+-Na^+ 交换和 H^+-Na^+ 交换，尿中 H^+ 和 K^+ 排出也增多，易引起低血钠、低血钾。由于 Cl^- 的排出大于 Na^+ 的排出，易出现低氯性碱中毒。呋塞米还促进 Ca^{2+}、Mg^{2+} 排出，长期使用可使某些患者产生低镁血症。由于 Ca^{2+} 在远曲小管可被主动重吸收，故一般不引起低钙血症。呋塞米可使尿酸排出减少。

2. 扩张血管　能扩张肾血管，降低肾血管阻力，增加肾血流量，改变肾皮质内血流分布；还能扩张全身小静脉，降低左心室充盈压，减轻肺水肿。扩张血管机制尚不完全了解，可能与本药促进前列腺素 E 合成，抑制其分解有关。

【临床应用】

1. 严重水肿　对各类水肿均有效，主要用于其他利尿药无效的顽固性水肿和严重水肿。

2. 急性肺水肿和脑水肿　静脉注射呋塞米治疗急性肺水肿的主要机制：①扩张血管，降低外周阻力，减轻心脏负荷；②强大的利尿作用使血容量减少，回心血量也减少，左心室舒张末期压力因而降低。治疗脑水肿则是由于利尿后血液浓缩，血浆渗透压增高，而利于脑水肿的消除。

3. 急慢性肾衰竭　可增加尿量和 K^+ 的排出，改善急性肾衰竭早期的少尿；通过强大的利尿作用可冲洗肾小管，防止小管阻塞，故可用于急性肾衰竭早期的防治。大剂量可治疗慢性肾衰竭，使尿量增加。但禁用于无尿患者。

4. 加速毒物排出　配合输液使尿量在 1 日内达到 5L 以上，可加速毒物排泄，主要用于经肾排泄的药物中毒抢救，如苯巴比妥、水杨酸类、溴化物等急性中毒。

5. 高钾血症和高钙血症　可增加钾排出，抑制 Ca^{2+} 重吸收，降低血钾和血钙。

【不良反应】

1. 水和电解质紊乱 长期用药,利尿过度可引起低血容量、低血钠、低血钾、低血镁及低氯性碱中毒。以低血钾最为常见,应注意及时补钾。加服留钾利尿药有一定预防作用。当低血镁同时存在时,如不纠正低血镁,即使补充 K^+,也不易纠正低血钾。

2. 耳毒性 表现为眩晕、耳鸣、听力下降、暂时性耳聋。肾功能减退或大剂量静脉注射时易发生,应避免与氨基糖苷类抗生素等有耳毒性的药物合用。耳毒性发生的机制可能系内耳淋巴液电解质成分改变。

3. 胃肠道反应 可致恶心、呕吐、上腹不适及腹泻,大剂量可致胃肠道出血。口服或静脉注射均可发生。

4. 高尿酸血症 该药和尿酸均通过肾脏有机酸转运系统排泄,产生竞争性抑制,长期用药可减少尿酸排泄而致高尿酸血症。

5. 其他 过敏,表现为皮疹、嗜酸性细胞增多、间质性肾炎等,偶致骨髓抑制。严重肝肾功能不全、糖尿病、痛风及小儿慎用。

依他尼酸（ethacrynic acid，利尿酸）

依他尼酸的药代动力学、作用机制、用途、不良反应、禁忌证均同呋塞米。但不良反应较多,偶致永久性耳聋,毒性较大,现已少用。

布美他尼（bumetanide，丁氧苯酸）

布美他尼的利尿作用起效快、作用强、毒性低、用量小、脂溶性大、口服吸收快而完全、0.5~1h 显效,1~2h 达高峰,$t_{1/2}$ 为 1~1.5h,作用维持 4h。

该药作用机制、用途和不良反应同呋塞米,排钾作用小于呋塞米,耳毒的发生率稍低,但仍应避免与有耳毒性的药物同用。

布美他尼还能扩张血管,增加肾血流量,降低肺和全身的动脉阻力,降低右心房压力和左心室舒张末期压,改善肺循环。

二、中效能利尿药

噻嗪类（thiazides）是临床广泛应用的一类口服利尿药和降压药,本类药物的基本结构为杂环苯并噻二嗪与一个磺酰胺基（$-SO_2NH_2$）组成（图 22-3）,在 2、3、6 位代入不同基团可得到一系列的衍生物。因化学结构上的微小差异,使此类药物在效价强度和作用时间等方面产生差异。代表药物是氢氯噻嗪（hydrochlorothiazide,双氢克尿噻）。其他尚有氯噻酮（chlortalidone）、苄氟噻嗪（bendroflumethiazide）、环戊噻嗪（cyclopenthiazide）、美托拉宗（metolazone）等。本类药物的作用部位及作用机制相同,药理作用相似,效能基本一致,毒性小,安全范围较大,仅所用剂量不同,但均能达到相似效果,故在本节一并介绍。

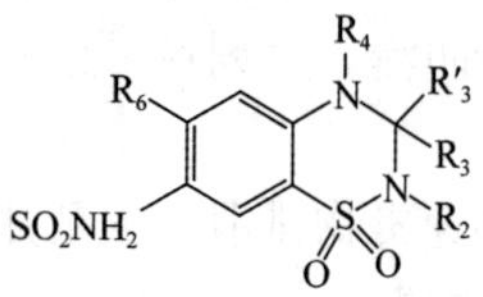

图 22-3 噻嗪类基本结构

【体内过程】 本类药脂溶性较高,口服吸收迅速而完全,一般口服后 1~2h 起效,4~6h 血药浓度达高峰。所有噻嗪类均以有机酸的形式从肾小管分泌,自尿排出,因而与尿酸的分泌产生竞争,使尿酸的分泌速率降低。氢氯噻嗪口服生物利用度为 71%。口服后 1h 显效,2~4h 达高峰,可持续 12~18h。可通过胎盘进入胎儿体内。血浆蛋白结合率为 64%，主要以原型从近曲小管分泌，自尿排出。$t_{1/2}$ 为（2.5±0.2）h。尿毒症患者对氢氯噻嗪清除率下降，$t_{1/2}$ 延长。

【药理作用】

1. 利尿　作用温和而持久。其机制是抑制远曲小管近段的 Na^+-Cl^- 共同转运载体，减少 Na^+、Cl^- 的重吸收，影响肾脏的稀释功能而产生利尿作用。因本类药物对尿液的浓缩过程无影响，故利尿效能中等。由于转运至远曲小管的 Na^+ 增加，促进了 Na^+-K^+ 交换，K^+ 的排出也增加，长期服用可引起低血钾。

噻嗪类长期或大量用药还可引起低镁血症。此外，能增强远曲小管对钙的重吸收，使 Ca^{2+} 从肾排出减少。

2. 抗利尿　噻嗪类使尿崩症患者尿量明显减少，口渴症状减轻。因其排出 Na^+、Cl^-，使血浆渗透压下降，减轻患者渴感。其抗利尿确切机制还不很清楚。

3. 降压　用药初期通过利尿作用减少血容量而降压，后期因排钠较多，降低血管平滑肌对儿茶酚胺等加压物质的敏感性而降压。

【临床应用】

1. 轻、中度水肿　为首选药。对肾性水肿的疗效与肾功能有关，肾功能不良者疗效差。对肝性水肿与螺内酯合用疗效增加，可避免血钾过低诱发肝昏迷。但本药由于可抑制碳酸酐酶，减少 H^+ 分泌，可使 NH_3 排出减少，血氨升高，有加重肝昏迷的危险，应慎用。

2. 高血压　轻、中度高血压可单用或与其他降压药合用。

3. 尿崩症　用于肾性尿崩症及加压素无效的垂体性尿崩症。轻症效果好，重症疗效差。

【不良反应】

1. 电解质紊乱　长期用药可引起低血钾、低血镁、低氯性碱中毒及低钠血症。低钾血症较多见，表现为疲倦、软弱、眩晕或轻度胃肠反应，合用留钾利尿药可防治。

2. 代谢异常　①血糖升高，与剂量有关，一般在用药 2～3 个月后出现，停药后能自行恢复。可能因抑制胰岛素的分泌，以及组织利用葡萄糖减少，使血糖升高，糖尿病患者应慎用。②高脂血症，出现三酰甘油及 LDL 增加，HDL 减少，高脂血症患者不宜使用。③高尿酸血症，因竞争性抑制尿酸从肾小管分泌，增加近曲小管对尿酸的重吸收，故痛风者慎用。

3. 过敏　偶有过敏性皮疹、皮炎、粒细胞减少、血小板减少、溶血性贫血等过敏反应。

三、低效能利尿药

螺内酯（spironolactone）

螺内酯又名安体舒通（antisterone），是人工合成的抗醛固酮药。

【药理作用】　螺内酯及其代谢产物的结构均与醛固酮相似，可与醛固酮竞争远曲小管远端和集合管细胞质内的醛固酮受体，拮抗醛固酮的排钾保钠作用，促进 Na^+ 和水的排出。其作用特点：①作用弱，起效慢，维持时间长，口服后 1 日起效，2～3 日达高峰，停药后作用可持续 2～3 日；②作用的发挥依赖于体内醛固酮的存在，对伴有醛固酮升高的顽固性水肿，如肝硬化腹水，利尿作用较明显；对切除肾上腺的动物无效。

【临床应用】　用于醛固酮增多的顽固性水肿，因利尿作用弱，较少单用，常与噻嗪类利尿药合用，也用于原发性醛固酮增多症。

【不良反应】 较少，久用可致高血钾。少数患者可出现消化道反应及头痛、困倦、精神错乱。螺内酯的结构因与性激素结构相似，还有性激素样不良反应，如男性乳房发育、女性多毛、月经不调等，停药后可消失。肾功能不全及血钾过高者禁用。

氨苯蝶啶（triamterene）

氨苯蝶啶作用于远曲小管远端和集合管，通过阻滞管腔膜上的 Na^+ 通道，减少 Na^+ 的重吸收，同时抑制 K^+ 的分泌，从而产生排钠留钾利尿作用。口服 2h 起效，6h 血药浓度达峰值，作用维持 12～18h，$t_{1/2}$ 为 2～4h，无尿者可达 10h 以上。临床治疗各类水肿，单用疗效较差，常与噻嗪类合用。

不良反应较少，久用可致高血钾。偶见嗜睡及恶心、呕吐、腹泻等消化道症状。严重肝、肾功能不全，有高血钾倾向者禁用。

阿米洛利（amiloride）

阿米洛利又名氨氯吡咪，作用部位与氨苯蝶啶相似，在远曲小管远段和集合管抑制 Na^+-K^+ 交换，还阻滞 Na^+-H^+ 反向转运体（antiporter），抑制 Na^+-H^+ 交换，促进 Na^+ 的排出，使 H^+ 分泌减少，也有留钾作用。本品利尿作用比氨苯蝶啶强。单次口服起效时间为 2h，6～8h 达高峰，作用持续 24h 左右，$t_{1/2}$ 为 6～9h。本品临床适应证同氨苯蝶啶，常与噻嗪类合用。

本药单独使用，可致高血钾，偶尔引起低血钠、轻度代谢性酸中毒和胃肠道反应。无尿、肾功能损害、糖尿病、酸中毒和低血钠患者慎用。

第三节 脱 水 药

脱水药（dehydrant agents）又称渗透性利尿药（osmotic diuretics），能提高血浆渗透压而使组织脱水。一般而言，理想的脱水药应具备以下特点：①溶解度大；②无明显的生物活性；③静脉注射后不易透过毛细血管进入组织，迅速提高血浆渗透压；④易经肾小球滤过，但不易被肾小管重吸收，可在肾小管形成高渗透压而具有渗透利尿作用；⑤在体内不易被代谢。本类药物包括甘露醇、山梨醇、高渗葡萄糖等。需要注意的是，临床所用的脱水药均为饱和溶液或接近饱和的溶液，不宜在其中加入其他药物，环境温度变化，可能会析出沉淀（结晶），将沉淀溶解后可继续使用。

甘露醇（mannitol）

甘露醇是一种己六醇结构，分子量为 180，易溶于水，临床上用其 20% 的高渗水溶液。
【药理作用】
1. 脱水 口服甘露醇不吸收，只发挥泻下作用。静脉注射不易从毛细血管渗入组织，能迅速提高血浆渗透压，使组织间液水分向血浆转移，产生组织脱水作用。静脉滴注后 20min，颅内压和眼压显著下降，2～3h 作用达高峰，持续 6～8h。
2. 利尿 静脉注射后产生的脱水作用，可使循环血量增加，并提高肾小球滤过率。甘露醇在肾小管内几乎不被吸收，使原尿渗透压升高，肾小管对水的重吸收减少。

【临床应用】
1. 脑水肿及青光眼 降低颅内压安全有效，为首选药，也用于青光眼急性发作和患者术前应用，降低眼压。

2. 预防急性肾衰竭　少尿时，通过脱水作用可减轻肾间质水肿，同时维持足够尿量，使肾小管内有害物质稀释，防止肾小管萎缩坏死；此外，可改善肾血流，而达到预防急性肾衰竭的目的。

【不良反应】　少见。静脉注射太快可引起一过性头痛、眩晕、视物模糊及注射部位疼痛。禁用于慢性心功能不全者、尿闭者，因甘露醇可以增加循环血容量而加重心脏负荷。活动性颅内出血者禁用。

山梨醇（sorbitol）

山梨醇是甘露醇的同分异构体，作用与临床应用同甘露醇，进入体内能大部分在肝内转化为果糖，故作用较弱。易溶于水，价廉，一般用25%的高渗液。

高渗葡萄糖（hypertonic glucose）

50%的高渗葡萄糖也有脱水和渗透性利尿作用，但因其可部分地从血管弥散进入组织中，且被代谢，故作用弱而不持久。主要用于脑水肿和急性肺水肿，一般与甘露醇合用。

复习思考题

问答题

1. 简述常用利尿药的分类及主要特点，每类列举1～2个代表药。
2. 简述呋塞米的临床应用及利尿作用机制。
3. 简述氢氯噻嗪的临床应用及不良反应。
4. 试比较螺内酯与氨苯蝶啶作用的异同。
5. 试比较利尿药与脱水药的异同。

第二十三章 抗高血压药

抗高血压药（antihypertensive drugs）又称降压药（hypotensive drugs），是一类能够降低外周血管阻力，使动脉血压下降，治疗高血压的药物。

2017 年美国心脏协会（American Heart Association，AHA）将高血压的诊断标准定为未服抗高血压药的情况下，收缩压超过 130mmHg，或舒张压≥90mmHg。

高血压中除少数（约占 10%）为继发性外，绝大部分（约占 90%）的发病原因及机制还未完全阐明，称为原发性高血压。对于原发性高血压，目前尚无针对病因的根治方法。流行病学调查表明，血压越高，心、脑、肾的并发症越多，寿命也越短。大量临床试验显示，合理应用抗高血压药，不仅能控制血压，改善症状，延缓动脉粥样硬化的形成和发展，并能防止或减少并发症的发生，从而提高患者生活质量，降低病死率，延长寿命。

第一节 抗高血压药的分类

直接影响动脉血压调节的基本因素有心脏功能、外周血管阻力和血容量。这些因素主要通过交感神经系统和肾素-血管紧张素-醛固酮系统（renin-angiotensin-aldosterone system，RAAS）两个系统的调控来保持血压的相对稳定。一般，交感系统对血压的调节快速，而 RAAS 对血压的调节相对较慢，但贡献度更大。目前使用的多种抗高血压药，可通过不同方式直接或间接影响这些环节而发挥降压作用。

根据其作用部位和机理，抗高血压药可分为以下几类。

一、交感神经抑制药

（一）中枢性抗高血压药

本类有可乐定、甲基多巴、雷美尼定、莫索尼定等。

（二）神经节阻滞药

本类有美加明、樟磺咪芬等。

（三）去甲肾上腺素能神经末梢阻滞药

本类有利血平、胍乙啶等。

（四）肾上腺素受体阻滞药

1. α_1 受体阻滞药 哌唑嗪、特拉唑嗪、多沙唑嗪等。

2. β 受体阻滞药 普萘洛尔、美托洛尔、阿替洛尔、比索洛尔等。

3. α、β 受体阻滞药 拉贝洛尔、卡维地洛等。

二、肾素-血管紧张素-醛固酮系统抑制药

（一）肾素抑制药

本类有阿利克仑、雷米克仑、依那克仑等。

（二）血管紧张素 I 转化酶抑制药

本类有卡托普利、依那普利、雷米普利等。

（三）血管紧张素 II 受体阻滞药

本类有氯沙坦、缬沙坦、厄贝沙坦等。

（四）醛固酮拮抗药

本类有螺内酯、依普利酮等。

三、利　尿　药

本类有氢氯噻嗪、吲达帕胺、托拉塞米等。

四、Ca^{2+} 通道阻滞药

本类有硝苯地平、维拉帕米、尼群地平、氨氯地平等。

五、血管扩张药

（一）血管平滑肌扩张药

本类有肼屈嗪、双肼屈嗪、硝普钠等。

（二）K^+ 通道开放药

本类有米诺地尔、吡那地尔、二氮嗪等。

第二节　抗高血压药

一、交感神经抑制药

（一）中枢性抗高血压药

中枢性抗高血压药主要品种有可乐定、甲基多巴、雷美尼定、莫索尼定等。其中可乐定的降压作用与孤束核 α_2 受体及延髓嘴部腹外侧咪唑啉受体有关；甲基多巴主要通过激动孤束核 α_2 受体产生降压作用；利美尼定、莫索尼定主要作用于咪唑啉受体。

可乐定（clonidine）

可乐定，第一代中枢性降压药，为咪唑类衍生物。

【体内过程】 口服吸收良好，生物利用度 71%～82%。脂溶性高，易透过血脑屏障。口服 0.5h 后起效，2～4h 作用达高峰，持续 6～8h，$t_{1/2}$ 为 7.4～13h。静脉注射后 10min 开始降压，作用持续 3～7h。约 50%在肝代谢，其余部分主要以原型随尿排出。

【药理作用】 可乐定降压作用中等偏强，对中枢神经系统有镇静作用，还能抑制胃肠道的分泌和运动。可乐定降压机制较为复杂，可能的机制主要有以下几点。①激动延髓孤束核次一级神经元（抑制性神经元）突触后膜 α_2 受体和延髓嘴部腹外侧的 I_1-咪唑啉受体，使外周交感张力降低，血管扩张；②激动外周交感神经突触前膜的 α_2 受体及其相邻的咪唑啉受体，引起负反馈而减少 NA 释放，从而降低血压。此外，其降压机制还涉及内源性阿片肽的释放，故可乐定也有中枢镇静作用，可减少大脑自发性活动，并显著延长巴比妥类药物的催眠时间。

【临床应用】 适用于中度高血压，常于其他药物无效时应用。由于本药不影响肾血流量和肾小球滤过率，以及能抑制胃肠道的分泌和运动，故适用于肾性高血压或合并消化性溃疡的高血压患者。与利尿药合用可用于重度高血压治疗。此外，可作为吗啡类镇痛药成瘾者的戒毒药。

【不良反应】 主要不良反应有口干、嗜睡、便秘等，绝大部分患者用药几周后可消失。其他不良反应有眩晕、腮腺痛、鼻黏膜干燥、恶心、阳痿等。久用可致水钠潴留，合用利尿药可克服。静脉注射时，在产生降压作用之前有短暂的升压现象，血压短暂升高是由于激动外周血管 α_1 受体所致。长期用药突然停药后可出现反跳现象，即交感神经功能亢进现象，如心悸、出汗、血压突然升高等，可能与停药后负反馈作用减弱，NA 释放过多有关。出现后可再用可乐定或用 α 受体阻滞药酚妥拉明治疗。

雷美尼定（rilmenidine）

雷美尼定为第二代咪唑啉类中枢性抗高血压药。口服吸收完全，1～2h 起效，$t_{1/2}$ 为 8h，作用可维持 14～17h。利美尼定与 I_1-咪唑啉受体的亲和力高于 α_2 受体，故中枢镇静作用如嗜睡、睡眠紊乱等不良反应较可乐定少。其单用的降压作用与 β 受体阻滞药、血管紧张素转化酶抑制药（ACEI）相当，与利尿剂合用可增强降压作用。长期应用能减轻左心室肥厚和改善动脉顺应性。常见不良反应有口干、嗜睡、抑郁、便秘、心率减慢，个别可见性功能障碍。长期用药后停药反应轻微。

（二）神经节阻滞药

神经节阻滞药通过选择性地阻断神经节 N_1 受体，可阻滞神经冲动在交感神经节中传导，引起动脉及静脉血管舒张，使外周阻力降低，回心血量和心排血量减少，产生降压作用。其降压作用强大而迅速，但因其不良反应较大且较重，久用又易出现耐受性，因此现已少用，仅短时用于主动脉壁间动脉瘤、外科手术时控制性降压及其他药物无效而急需降压的危重病例。

樟磺咪芬（trimetaphan camsilate）

樟磺咪芬作用快速、短效。口服无效，静脉给药后 5min 内即降压，停药后 15min 内作用消失。适用于急症高血压患者，尤其适用于高血压伴心力衰竭及肺水肿患者。主要不良反应为视物模糊、口干、肠麻痹、排尿困难，大剂量时阻断神经肌肉接头，引起呼吸停止。

美加明（mecamylamine）

美加明口服易吸收，降压作用持久。用于中、重度高血压和恶性高血压。不良反应较同类药物轻。冠状动脉、脑血管和肾动脉硬化、青光眼、尿毒症等患者禁用。

（三）肾上腺素能神经末梢阻滞药

肾上腺素能神经末梢阻滞药作用于肾上腺素能神经末梢部位，影响儿茶酚胺的储存及释放，耗竭神经递质 NA，阻滞外周去甲肾上腺素能神经对血管平滑肌的收缩作用，从而降低血压。

利血平（reserpine）

利血平是印度萝芙木根所含的一种生物碱，其通过抑制囊泡的摄取功能造成囊泡内递质耗竭而降压。本药降压作用弱、缓慢而持久。静脉给药可导致一过性血压升高。因不良反应较多（抑郁、消化道出血等），现已少单用，常与其他药物合用组成复方制剂，用于治疗轻、中度高血压。伴有抑郁症的高血压患者不宜使用本药。

（四）肾上腺素受体阻滞药

1. α_1 受体阻滞药　可选择性阻断血管平滑肌上的 α_1 受体，不影响 α_2 受体，舒张小动脉和静脉，降低外周阻力，减少回心血量，降低血压。该类药物不易引起反射性心率加快，对代谢无明显不良影响，且对血脂代谢有良好作用。

哌唑嗪（prazosin）

哌唑嗪是作用较强、选择性较高的 α_1 受体阻滞药。

【体内过程】　口服易吸收，1～2h 内血药浓度达峰值。口服生物利用度为 60%，$t_{1/2}$ 为 2.5～4h，但降压作用可持续 6～8h。大部分经肝脏代谢，少部分以原型经肾排出。

【药理作用】　哌唑嗪能选择性地阻断突触后膜 α_1 受体，不阻断突触前膜 α_2 受体，不抑制其负反馈的调节功能，故降压时加快心率作用不明显。哌唑嗪能舒张小动脉及静脉血管平滑肌，引起外周阻力降低，血压下降，在降压同时不影响肾血流量。长期使用能改善脂质代谢，能降低血浆三酰甘油、总胆固醇、低密度脂蛋白和极低密度脂蛋白的浓度，增加高密度脂蛋白含量。本药尚能阻断膀胱颈、前列腺和尿道的 α_1 受体，使膀胱和尿道平滑肌松弛，减轻前列腺增生患者排尿困难的症状。

【临床应用】　用于轻、中度高血压及高血压伴肾功能不全者，也适用于高血压伴有前列腺增生的患者。与利尿药和 β 受体阻滞药合用能增强降压效应。也可用于慢性心功能不全的治疗。

【不良反应】　主要不良反应为首剂现象，即部分患者首次应用时出现直立性低血压、晕厥、心悸等，尤其是低盐饮食或合用 β 受体阻滞药的患者较易发生。故应从小剂量（0.5mg）开始给药，并在睡前服用，可减轻或避免该不良反应。其他不良反应有头痛、嗜睡、疲乏、恶心、口干、鼻塞等，常在连续用药过程中自行减少。

特拉唑嗪（terazosin）

特拉唑嗪为长效 α_1 受体阻滞药，口服 $t_{1/2}$ 为 12h。能选择性阻断 α_1 受体，降低血压，也能降低前列腺及膀胱出口平滑肌紧张度，其降压疗效、适应证、不良反应及禁忌证等与哌唑嗪相似。

2. β 受体阻滞药 最初用于治疗心绞痛，临床应用中发现该类药物能使心绞痛合并高血压的患者血压降低，随后的研究又证实该类药物降压作用安全可靠，能降低患者的总病死率和心血管事件的发生率，改善患者的预后。目前用于治疗高血压的 β 受体阻滞药有普萘洛尔、美托洛尔、阿替洛尔、比索洛尔等十余种药物。

普萘洛尔（propranolol）

【体内过程】 普萘洛尔口服首过效应明显，生物利用度为 25%，个体差异大，$t_{1/2}$ 约为 4h。起效慢，连用 2 周以上才产生降压作用，收缩压、舒张压均降低。

【药理作用】 本品为非选择性 β 受体阻滞药，对 β_1、β_2 受体都有作用。降压机制尚未完全阐明，目前认为和下列作用有关。①减少心排血量：阻断心肌 β_1 受体，使心肌收缩力减弱，心率减慢，心排血量减少而发挥作用；②抑制肾素分泌：阻断肾小球旁器部位的 β_1 受体，减少肾素分泌，从而抑制肾素-血管紧张素系统；③降低外周交感神经活性：阻断去甲肾上腺素能神经突触前膜 β_2 受体，消除正反馈作用，减少 NA 的释放；④中枢性降压：阻断血管运动中枢的 β 受体，从而抑制外周交感神经张力而降压；⑤长期使用可促进具有扩张血管作用的前列环素 PGI_2 生成。

【临床应用】 适用于轻、中度高血压，对伴有心排血量偏高或血浆肾素活性增高者及伴有冠心病、脑血管病变者。

【不良反应】 本类药物长期使用不能突然停药，以免诱发或加重心绞痛。支气管哮喘、严重左室衰竭及重度房室传导阻滞者禁用。

美托洛尔（metoprolol）、阿替洛尔（atenolol）

美托洛尔和阿替洛尔的降压机制与普萘洛尔相同，但对心脏 β_1 受体有较大选择性，而对支气管的 β_2 受体影响较小。口服用于各种程度高血压，降压作用持续时间较长，每日服用 1～2 次，作用优于普萘洛尔。

3. α、β 受体阻滞药

拉贝洛尔（labetalol）

【药理作用】 拉贝洛尔阻断 β 受体的作用为阻断 α_1 受体作用的 4～8 倍，对 α_2 受体无作用。阻断 β_1 受体的作用比阻断 β_2 受体作用略强。在等效剂量下，其心率减慢作用比普萘洛尔轻，降压作用出现较快。本药阻断 α_1 受体的血管扩张作用也是其降压及抗心绞痛的作用机制之一。

【临床应用】 用于各型高血压及高血压伴有心绞痛的患者。静脉注射可以治疗高血压危象，注射后最大降压作用在 5min 内产生，可持续 6h，血压控制后可改用口服维持。

【不良反应】 本药收缩支气管作用较普萘洛尔为轻，但仍可诱发支气管哮喘。由于 α_1 受体阻断作用，可产生直立性低血压。头皮刺麻感是本药的特殊反应，其他尚有胃肠道反应、头痛、乏力、皮疹和过敏反应。

卡维地洛（carvedilol）

卡维地洛为 α、β 受体阻滞药，阻断 β 受体的同时具有舒张血管作用，降压作用比普萘洛尔强，药效可维持 24h，主要适用于轻中度高血压或伴有肾功能不全、糖尿病患者，作用优于普萘洛尔。

二、肾素-血管紧张素-醛固酮系统抑制药

RAAS 在血压调节及体液的平衡中起到十分重要的作用，对高血压发病有重大影响。除存在整体的 RAAS 外，组织中也存在独立的 RAAS。作用于该系统的药物主要为 ACEI 和血管紧张素 Ⅱ 受体（AT）阻滞药。肾素抑制药的应用目前尚有限。

肾素有肾小球球旁细胞分泌，β_1 受体激动有助于肾素分泌增加。肾素是一种蛋白酶，能将血浆中的血管紧张素原降解生成血管紧张素（Angiotensin，Ang）Ⅰ，Ang Ⅰ 只有很弱的心血管活性。Ang Ⅰ 在 Ang Ⅰ 转化酶（一种蛋白水解酶）的作用下生成 Ang Ⅱ，Ang Ⅱ 具有极强的心血管活性，表现在促进心脏收缩，促进全身血管收缩，促进醛固酮合成释放。通过以上三个作用，从心肌收缩力、血管阻力和血容量三方面使血压升高。除此之外，Ang Ⅱ 还能促进心血管重构（心肌、血管肥厚），导致心脏和血管结构发生改变，加速高血压的发展，使高血压从功能性病变转化为器质性病变。RAAS 抑制药的作用环节见图 23-1。

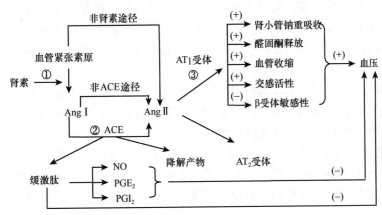

图 23-1　RAAS 系统及其抑制药的作用环节

ACE.血管紧张素 Ⅰ 转化酶

（一）肾素抑制药

肾素是 RAS 中的始动成分，其作用于底物血管紧张素原，产生 Ang Ⅰ。肾素是一种限速且专一性很强的蛋白水解酶，因此，抑制肾素活性可使 RAAS 的限速过程受阻。

阿利克仑（aliskiren）

阿利克仑是一种非肽类肾素抑制药。2007 年通过美国食品药品监督管理局（U. S. Food and Drug Administration，FDA）和欧洲药品局批准作为治疗高血压的药物上市。研究表明阿利克仑可降低肾素活性，抑制血管紧张素原转变为 Ang Ⅰ。本药口服有效，生物利用度高，$t_{1/2}$ 长，每日只需服用 1 次。糖尿病患者或肾损害患者将阿利克仑与 ACEI 和 AT 阻滞药联用降压时，可能带来风险。

（二）血管紧张素 Ⅰ 转化酶抑制药

Ang Ⅱ 是一个很强的血管收缩剂。卡托普利 1977 年首先用于治疗高血压，是第一个口服有效的 ACEI。近年来又合成了十余种高效、长效而且不良反应较少的 ACE 抑制药。本类药物的作用特点：①降压时不伴有反射性心率加快，对心排血量无明显影响；②可防止

或逆转高血压患者的血管壁增厚、心肌肥大和心肌重构；③能增加肾血流量，保护肾脏；④能改善胰岛素抵抗，不引起电解质紊乱和脂质代谢改变；⑤久用不易产生耐受性。

卡托普利（captopril）

【体内过程】　卡托普利口服生物利用度约 70%，胃肠道食物可减少其吸收，宜在饭前 1h 空腹服用。口服后 15～30min 血压开始下降，1～1.5h 达降压高峰，降压持续 8～12h，剂量超过 25mg 时可延长作用时间。部分在肝脏代谢，主要从尿排出，40%～50%为原型药物。肾功能不全者药物有蓄积，$t_{1/2}$ 为 2～3h，乳汁中有少量分泌，不透过血脑屏障。

【药理作用】　本品具有中等强度的降压作用，可降低外周阻力，不伴有反射性心率加快，同时可以增加肾血流量。降压机制主要涉及：①抑制血管紧张素 I 转化酶（ACE），减少 Ang II 形成，从而取消 Ang II 收缩血管，促进儿茶酚胺释放的作用。②抑制 Ang II 生成的同时，可减少醛固酮分泌，有利于水、钠排出。其特异性扩张肾血管作用也有利于促进水、钠排泄。③ACE 又称激肽酶 II，能降解缓激肽等，使之失活。抑制 ACE，可减少缓激肽降解，提高缓激肽在血中的含量，进而促进一氧化氮（NO）及 PGI_2 的生成，增强扩张血管效应。

【临床应用】　各型高血压，降压作用与血浆肾素水平相关，对血浆肾素活性高者疗效较好，尤其适用于合并有糖尿病、左心室肥厚、心力衰竭、心肌梗死的高血压患者。重型及顽固性高血压宜与利尿药及 β 受体阻滞药合用。

【不良反应】　耐受性良好，但应从小剂量开始使用。主要不良反应有咳嗽、血管神经性水肿、皮疹、味觉及嗅觉改变等。久用可发生中性粒细胞减少，应定期检查血常规。因减少 Ang II 生成的同时减少醛固酮分泌，可致高血钾。禁用于双侧肾动脉狭窄患者、高血钾及妊娠初期。

依那普利（enalapril）

依那普利降压作用机制与卡托普利相似，但抑制 ACE 的作用较卡托普利强 10 倍，降压作用强而持久，主要用于高血压，对心功能的有益影响优于卡托普利。因其不含—SH 基团，无青霉胺样反应（皮疹、嗜酸性粒细胞增多）。其他不良反应与卡托普利相似。

其他 ACE 抑制药还有赖诺普利（lisinopril）、喹那普利（quinapril）、培哚普利（perindopril）、雷米普利（ramipril）、福辛普利（fosinopril）等。这些药物的共同特点是长效，每日只需服用一次。作用及临床应用与依那普利相似。

（三）血管紧张素 II 受体阻滞药

循环中 Ang II 的生成以 ACE 作用为主，而组织中的 Ang II 的生成则以糜酶（chymase）作用为主。由于 ACEI 不能抑制 Ang II 生成的非 ACE 途径，故不能完全阻止组织中 Ang II 的生成。并且 ACEI 抑制激肽酶，使缓激肽、P 物质堆积，可引起咳嗽等不良反应。而 AT 阻滞药可直接阻断 Ang II 的缩血管作用而降压，与 ACEI 相比，选择性更强，不影响缓激肽的降解，对 Ang II 的拮抗作用更完全，不良反应较 ACEI 少，而成为继 ACEI 后的新一代 RAAS 抑制药。

AT 主要有 AT_1 和 AT_2 两种亚型。AT_1 主要分布在心血管、肾、肺及神经，对心血管功能的稳定有调节作用。AT_2 主要分布在肾上腺髓质，生理作用尚不完全清楚。该类降压药

主要阻断 AT_1，常用药有氯沙坦（losartan）、缬沙坦（valsartan）、厄贝沙坦（irbesartan）等。

氯沙坦（losartan）

【体内过程】 氯沙坦口服易吸收，首过效应明显，生物利用度约为33%，达峰时间约为 1h，$t_{1/2}$ 为 2h。部分在体内转变为作用更强，$t_{1/2}$ 更长的活性代谢产物。每日服药一次，作用可维持24h。

【药理作用】 可选择性地与 AT_1 结合，阻断 Ang II 引起的血管收缩，从而降低血压。

【临床应用】 各型高血压，效能与依那普利相似，对多数患者每日服一次，每次50mg，即可有效控制血压。用药3～6日可达最大降压效果。该药长期应用还有促进尿酸排泄作用。

【不良反应】 较 ACEI 少，主要有头晕、高血钾和与剂量相关的直立性低血压。孕妇及哺乳期妇女禁用。

三、利 尿 药

利尿药是 WHO 推荐的一线降压药，常作为治疗高血压的基础药物。一般高效能利尿药因减少血容量速度太快，易反馈性兴奋交感神经和促进醛固酮释放而对抗降压作用，反而几乎无降压作用。中效能和低效能利尿药单用即可产生降压作用。许多降压药在长期使用过程中，可引起不同程度的水钠潴留，影响降压效果；合用利尿药能消除水钠潴留，加强降压效果。常用药物有噻嗪类，又以氢氯噻嗪最常用。

氢氯噻嗪（hydrochlorothiazide）

【药理作用】 氢氯噻嗪降压作用确切、温和、持久、降压过程平稳，可使收缩压与舒张压成比例地下降，对卧位和立位血压均能降低。长期应用不易发生耐受性。现认为，排钠利尿，使细胞外液及血容量减少是利尿药初期的降压机制；长期应用使体内轻度缺钠，小动脉细胞内低钠，通过 Na^+-Ca^{2+} 交换机制减少 Ca^{2+} 内流，降低细胞内钙，使血管平滑肌对 NA 等加压物质的反应性减弱。

【临床应用】 可单用于轻度高血压或与其他降压药合用治疗各类高血压，联合用药可增强降压作用，并防止其他药物引起的水钠潴留。本药长期大剂量使用可致低血钾，引起血脂、血糖及尿酸升高，还能增高血浆肾素活性，合用 β 受体阻滞药可避免或减少后一种不良反应。

吲达帕胺（indapamide）

吲达帕胺为非噻嗪类利尿降压药。其全面的降压机制尚不明确，可能除与其利尿作用有关之外，还因其具有钙通道阻滞作用，能抑制 Ca^{2+} 内流进入血管平滑肌细胞，从而舒张小动脉有关。本药降压作用较强且持久，降压时不引起直立性低血压和心动过速。长期应用有逆转左室肥厚的作用。不良反应较氢氯噻嗪轻。可有上腹不适、恶心、头痛、眩晕、复视、失眠等，但不影响继续治疗。长期使用可致血钾轻度下降，血糖及尿酸轻度升高。对血脂无明显影响，故可用于高脂血症患者。

四、Ca^{2+} 通道阻滞药

Ca^{2+} 参与多种细胞活动，如骨骼肌、心肌和平滑肌收缩，血小板聚集，腺体分泌，神经递质释放，炎症细胞趋化迁移，免疫细胞运动等。对于肌组织而言，平滑肌肌浆网不发达，细胞活动对外钙依赖性高，影响明显。

血管平滑肌的收缩活动高度依赖内环境的钙内流，钙内流主要通过 Ca^{2+} 通道实现。Ca^{2+} 通道有多种亚型，血管平滑肌上最重要的 Ca^{2+} 通道为 L-型 Ca^{2+} 通道。本类药物的基本作用是抑制细胞外 Ca^{2+} 的内流（抑制 L-型 Ca^{2+} 通道），使血管平滑肌细胞内缺乏足够的 Ca^{2+}，导致血管平滑肌松弛、血管扩张、血压下降。该类药物在降压的同时可激活压力感受器介导的交感神经兴奋。二氢吡啶类结构的硝苯地平、尼群地平等可由于交感神经兴奋引起心率加快。但维拉帕米和地尔硫䓬还有对心脏的负性频率作用，心率加快不明显。代表药物主要有硝苯地平、尼群地平、氨氯地平、尼卡地平和维拉帕米等。

硝苯地平（nifedipine）

【药理作用】 硝苯地平抑制细胞外 Ca^{2+} 的内流，选择性松弛血管平滑肌。口服后 30～60min 起效，1～2h 达降压高峰，作用持续 3h；舌下含服 2～3min 起效，喷雾吸入 5min 内起效，持续 6～8h。降压时伴有反射性心率加快，心排血量增加，血浆肾素活性增高。

【临床应用】 各型高血压，可单用或与利尿药、β 受体阻滞药、ACEI 合用，以增强疗效，减少不良反应。若使用该药的控释剂或缓释剂，减少血药浓度波动，可降低不良反应的发生率，延长作用时间，减少用药次数。

【不良反应】 一般较轻，常见面部潮红、头痛、眩晕、心悸、踝部水肿。踝部水肿系毛细血管前血管扩张所致，非水钠潴留。本品的短效制剂有可能加重心肌缺血，伴心肌缺血的高血压患者慎用。

尼群地平（nitrendipine）

尼群地平作用、用途与硝苯地平相似，对血管平滑肌松弛作用较硝苯地平强，降压作用温和持久。不良反应与硝苯地平相似，肝功能不良者慎用或减量。

氨氯地平（amlodipine）

氨氯地平具有高度的血管选择性，$t_{1/2}$ 长，作用平稳而持久，被称为第三代 Ca^{2+} 通道阻滞药。

该药起效缓和，渐进降压，由血管扩张引起的头痛、面红、心率加快等症状不明显。口服吸收好，生物利用度高，$t_{1/2}$ 长达 40～50h，每日只需服药一次，降压作用可维持 24h，血药浓度较稳定，可减少血压波动造成器官损伤，用于各型高血压。不良反应与硝苯地平相似，但发生率低，价格较贵。

五、血管扩张药

（一）血管平滑肌扩张药

肼屈嗪（hydralazine）

【体内过程】 肼屈嗪口服吸收良好，血浆峰浓度和最大降压效应出现在口服后 30～120min。生物利用度低（16%～35%），主要在肝内经乙酰化而失效，$t_{1/2}$ 约 1h。

【药理作用】 松弛小动脉平滑肌，降低外周阻力而降压。降压机制目前认为可能是干预血管平滑肌细胞 Ca^{2+} 内流或干预 Ca^{2+} 自细胞储库的释放。降压作用快而较强，口服后 20～30min 显效。一次给药维持 12h，降压的同时伴有反射性交感神经兴奋，使心率加快，心排血量增加，从而减弱其降压作用。降压时还伴有血浆肾素活性增高及水钠潴留。与β受体阻滞药、利尿药合用可增强疗效，相互纠正不良反应。

【临床应用】 较少单独使用，仅在常用药无效时加用，治疗中、重度高血压。

【不良反应】 多由血管扩张及其反射性反应产生，如头痛、面红、黏膜充血、心动过速，并可诱发心绞痛和心力衰竭，大剂量长期应用可产生风湿性关节炎或红斑狼疮综合征，每日用量在 200mg 以下则很少发生。一旦发生，应停药并用皮质激素治疗。其他还有胃肠道反应、感觉异常、麻木，偶见药物热、荨麻疹等过敏反应。

【禁忌证】 冠心病、心绞痛、心动过速者禁用。

硝普钠（sodium nitroprusside）

硝普钠可直接松弛小动脉和静脉平滑肌，在血管内通过释放 NO 而产生强大的舒张血管作用。本品口服不吸收，静滴后立即起效，维持 1～3min。主要用于高血压危象、难治性心力衰竭及麻醉时控制性降压。静脉滴注可见恶心、呕吐、出汗、头痛、发热、不安、肌肉痉挛等。

（二）K^+通道开放药

K^+通道开放药（potassium channel openers）又称 K^+通道激活药（potassium channel activators），是一类新型的血管扩张药。主要有米诺地尔（minoxidil）、吡那地尔（pinacidil）、尼可地尔（nicorandil）等。本类药物通过激活血管平滑肌细胞膜 K^+通道，使 K^+外流增加，细胞膜超极化而产生平滑肌舒张作用。

吡那地尔（pinacidil）

【药理作用】 吡那地尔扩张血管，使收缩压和舒张压均下降，作用强于哌唑嗪。用药后 1～3h 血压下降到最低值，作用可维持 6h。降压机制可能是激活血管平滑肌细胞膜 ATP 敏感性 K^+通道，K^+外流增加，细胞膜超极化而产生平滑肌舒张作用。亦有报道认为扩张血管的进一步机制与降低细胞内 Ca^{2+}有关，因为细胞膜超极化使 Ca^{2+}通道难以激活，阻止了 Ca^{2+}内流。

【临床应用】 主要用于轻、中度高血压。与利尿药和β受体阻滞药合用可提高疗效。

【不良反应】 主要为水钠潴留及头痛、嗜睡、乏力、心悸、心电图 T 波改变、直立性低血压、颜面潮红及多毛症等。

第三节 抗高血压药的应用原则

高血压药物治疗的最终目标不仅是单纯地降低血压，而必须考虑减轻或逆转患者的靶器官损伤，防止严重并发症的出现，从而提高生活质量，延长生命。为达到这一目标，应用抗高血压药物时应遵循以下原则。

1. 根据病情选择用药 轻度高血压在采用控制体重、低盐低脂肪饮食等措施未能奏效的情况下，选择作用比较温和的降压药，如氢氯噻嗪、卡托普利、硝苯地平等中的一种药物或两药合用。中度高血压可采用两种药物联合治疗，如氢氯噻嗪合用β受体阻滞药、可乐定、哌唑嗪中的一种，也合可用 ACEI 或 Ca^{2+}通道阻滞药等，或三种药联用。重度高血压可采用三药联用，如氢氯噻嗪+ Ca^{2+}通道阻滞药+β受体阻滞药。疗效不满意时可改用或加用降压作用较强的直接血管扩张药、中枢性降压药或胍乙啶等。高血压危象宜采用静脉滴注或肌内注射快速起效的药物，如硝普钠。

2. 根据患者特点及并发症选药 伴有心力衰竭者宜用氢氯噻嗪、卡托普利、硝苯地平等；伴有肾功能不全者宜用卡托普利、硝苯地平、α-甲基多巴等；伴有心动过速者宜用美托洛尔等 β 受体阻滞药；伴有消化性溃疡者，不用利血平；伴有糖尿病及痛风者不宜使用噻嗪类利尿药；伴有支气管哮喘者不宜使用 β 受体阻滞药。一般而言，要求降低血压能减少心肌肥大、血管硬化及其他靶器官的损伤。但并非所有降压药都有此作用，如肼屈嗪虽能降压，但并不保护靶器官的损伤。现认为 ACEI、AT_1 阻滞药及 β 受体阻滞药具有较好的防治心脏、血管重构作用。

3. 平稳持续降压 高血压一旦确诊，就应积极治疗，力求将血压控制在 130/85mmHg（目标血压）以下，以降低并发症的发生率，减少病死率。药物宜从小剂量开始，逐步增加，达到效果后改用维持量，应避免降压过快、过剧。血压波动过大可增加靶器官的损害，有条件者尽量采用缓释制剂或长效制剂，使血压持续平稳地降低，以保护靶器官。更换药物应逐步替代。

4. 联合用药 现有药物长期单独使用，常引起耐受性，加大剂量又易致不良反应。联合用药可从不同环节发挥协同降压作用，又能相互减轻各自的不良反应，各药用量也可相应减少。但联合用药时要注意各药的作用特点，同类药物不宜合用。

5. 长期用药 高血压的治疗需要长期系统用药甚至终生用药，应提高患者对长期治疗重要性的认识，坚持按医嘱用药，即使血压趋向正常也不能随便停药。

6. 剂量个体化 不同患者或同一患者在不同病程阶段所需药物和剂量不同。应根据"最好疗效，最小不良反应"的原则，根据患者的年龄、性别、种族、病理特点、伴有的其他疾病等情况及药物特点，采用个体化治疗方案。

复习思考题

问答题

1. 试述一线抗高血压药物的分类，并写出代表药。
2. 试述 ACEI 作用机制，临床应用和不良反应。
3. 直接扩张血管的抗高血压药有哪些共同的不良反应？如何克服？

第二十四章　抗心律失常药

心律失常（cardiac arrhythmia）是指心脏冲动的频率、节律、起源部位、传导速度或激动次序的异常。根据心率快慢可分为缓慢型心律失常和快速型心律失常。前者包括心动过缓、传导阻滞等，用阿托品或异丙肾上腺素治疗；后者包括房性期前收缩、房性心动过速、心房颤动、心房扑动、阵发性室上性心动过速、室性期前收缩、室性心动过速及心室颤动等。本节只讨论治疗快速型心律失常的药物。

第一节　抗心律失常药的电生理学基础

一、正常心肌电生理

1. 正常心肌细胞膜电位

（1）静息膜电位：静息时的心肌细胞膜电位处于内负外正的极化状态，静息电位主要是 K^+ 外流的平衡电位。快反应细胞（心房肌、心室肌和浦肯野纤维）的膜电位绝对值较大（$-90\sim-80$mV），慢反应细胞（窦房结、房室结）的膜电位绝对值较小（$-70\sim-60$mV）。

（2）动作电位：当心肌细胞兴奋时，发生除极和复极，产生动作电位。按其发生顺序可分为 5 个时相（图 24-1）。

1）0 期（除极期）：快反应细胞的 0 期除极由 Na^+ 通道开放导致 Na^+ 大量快速内流所形成，导致膜电位绝对值迅速减小（负值减小），从静息时的 -90mV 上升至 $+30$mV。慢反应细胞的 0 期除极主要由 Ca^{2+} 内流引起，除极较慢。

2）1 期（快速复极初期）：由短暂的 K^+ 外流形成。此时膜电位迅速转向复极化。

3）2 期（缓慢复极期）：此期主要有 Ca^{2+} 内流，K^+ 外流，且流入、流出细胞的离子电荷达到相对平衡，因复极过程缓慢，图形较平坦，又称平台期。

4）3 期（快速复极末期）：Ca^{2+} 内流停止，细胞膜对 K^+ 的通透性加大，K^+ 快速外流，膜电位迅速恢复到静息电位水平。

动作电位从 0 期到 3 期末完成了除极和复

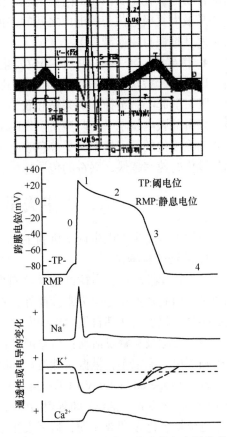

图 24-1　心室肌细胞动作电位曲线与离子流关系

极，这段时间称为动作电位时程（action potential duration，APD）。

5）4 期（静息期）：此期细胞膜虽然已恢复到内负外正的极化状态，流入的 Na^+ 和流出的 K^+ 在 Na^+，K^+-ATP 酶的作用下，排出 Na^+ 并摄入 K^+，使膜内外恢复到静息时的离子分布状态。

2. 兴奋性 心肌细胞对刺激产生动作电位的能力或特性称为兴奋性。影响心肌细胞兴奋性的因素有以下几点。

（1）有效不应期（effective refractory period，ERP）：心肌细胞从除极开始到复极到-60mV 的一段时程内，很强的刺激也不能引发动作电位，称为 ERP。ERP 与 APD 时间长短的变化基本一致，即 APD 延长，ERP 亦延长。但两者的变化程度可有不同（以 ERP/APD 值表示），如 ERP 的延长程度大于 APD，即 ERP/APD 的值加大，心肌在一个 APD 中不起反应的时间相对较长，则兴奋性降低。

（2）相对不应期：从复极化-80～-60mV 的时间内，若给予阈上刺激可使膜产生动作电位，这一段时间称为相对不应期（relative refractory period）。

（3）静息电位与阈电位之间的差值：差值小的细胞兴奋性高；反之则低。

3. 自律性 部分心肌细胞在没有外来刺激的作用下，能自发地发生节律性兴奋的特性，称为自律性。具有自律性的细胞在复极化达到最大舒张电位（maximum diastolic potential，MDP）后便发生自动缓慢除极化，达到阈电位即引发一次动作电位。快反应细胞的自动除极化主要由 Na^+ 内流引起，慢反应细胞则由 Ca^{2+} 内流引起。影响自律性的因素主要是最大复极电位与阈电位之间的差值（差值越小自律性越高）和 4 期自动去极化的速度（速度越快自律性越高）。

4. 传导性 心肌细胞任何部位发生的兴奋不但可传至整个细胞，而且可传至相邻细胞，以至引起整块心肌的兴奋。正常心脏的兴奋起自窦房结，并通过特殊传导系统传至整个心脏，引起心脏节律性的兴奋和收缩。心肌细胞的传导性主要受膜反应性影响。

兴奋前膜电位水平与刺激所引发的 0 期除极化最大速率之间的关系称为膜反应性。由于 0 期除极化的最大速率又受静息膜电位水平的影响，在一定范围内，膜电位负值越大，0 期除极化的速率越快，兴奋的传导越快；反之则慢。

二、心律失常发生的电生理学机制

心律失常发生的电生理学机制主要有冲动形成异常、冲动传导异常，或两者兼有。

1. 冲动产生异常

（1）自律性增高：自律细胞 4 期自发除极速率加快或最大舒张电位减小都会使冲动形成增多，引起快速型心律失常。此外，自律和非自律细胞膜电位（绝对值）减小到-60mV 或更小时，就引起 4 期自发除极而发放冲动，即异常自律性。

（2）后除极与触发活动：后除极是在一个动作电位中继 0 期除极后所发生的除极。后除极频率快，振幅小，呈振荡性波动，膜电位不稳定，容易引起异常冲动发放，这称为触发活动（triggered activity）（图 24-2）。根据后除极出现的时间分为早期后除极（early afterdepolarization，EAD）和延迟后除极（delayed afterdepolarization，DAD）。前者发生于动作电位复极化 2 期或 3 期，后者发生于动作电位完全复极或接近完全复极时。早期后除极多发生在心肌细胞复极过程显著延长时，诱因有细胞外 K^+ 浓度增高、药物的作用、浦肯野纤维损伤等，药物所致尖端扭转型室性心动过速（伴 Q-T 间期延长）也与之有关。延迟后除极多发生在细胞内 Ca^{2+} 浓度增高时，如强心苷类药物中毒。

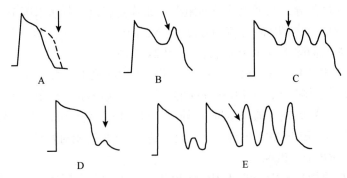

图 24-2　后除极与触发活动

A. 早期后除极的膜电位变化；B. 早期后除极引起的第 2 个动作电位；C. 早期后除极引起的一连串触发活动；D. 延迟后除极的膜电位变化；E. 延迟后除极引起的触发活动

2. 冲动传导障碍与折返形成　冲动传导障碍引起传导减慢、单向传导阻滞及完全传导阻滞。单向传导阻滞可导致折返激动（reentry）的形成，其发生机制如图 24-3 所示。正常时，冲动沿浦肯野纤维 a、b 两支分别下传至心室肌，发生除极和收缩后，彼此消失在对方的不应期中（如图 24-3A）。在病理情况下，如 b 支发生单向传导阻滞（即冲动不能正常下传却可逆行上传），则冲动沿 a 支下传到心室肌后，经 b 支病变部位逆行上传并折返至 a 支，如此时 a 支的不应期已过，则冲动就可再次沿 a 支下传至心室肌，形成折返激动（如图 24-3B）。单次折返引起一次期前收缩，连续折返可引起阵发性心动过速、扑动或颤动。

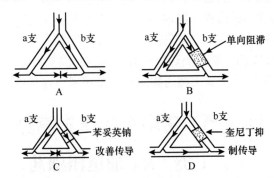

图 24-3　折返形成机制及药物消除折返的原理示意图

A. 正常；B. 单向阻滞形成折返；C. 消除单向阻滞消除折返；D. 变为双向阻滞消除折返

三、抗心律失常药的作用机制及分类

1. 抗心律失常药的作用机制

（1）降低心肌自律性

1）减慢 4 期自动除极化速率：对快反应细胞抑制 4 期 Na^+ 内流（如奎尼丁），对慢反应细胞抑制 4 期 Ca^{2+} 内流（如维拉帕米），从而使 4 期自动除极化速率减慢，自律性降低。

2）增大最大舒张电位：药物通过促进 K^+ 外流，使最大舒张电位负值加大，与阈电位的差值加大，4 期自动除极化所需时间延长而降低自律性（如利多卡因）。

（2）消除折返

1）改善传导以消除单向阻滞：药物通过促进 K^+ 外流，使静息膜电位增大，0 期除极速率加快，改善和促进传导，从而消除单向阻滞（如苯妥英钠、利多卡因）（图 24-3C）。

2）变单向阻滞为双向阻滞：药物通过抑制 Na^+ 内流，使 0 期除极速率减慢，导致单向阻滞变为双向阻滞而消除折返（如奎尼丁）（图 24-3D）。

3）改变 APD 和 ERP 以消除折返：某些药物（如奎尼丁、胺碘酮），可延长 APD 和 ERP，但延长 ERP 更为明显，使 ERP/APD 的值加大，这被称为 ERP 的绝对延长；某些药物（如利多卡因、苯妥英钠）通过促进 K^+ 外流，可加快 3 期复极，缩短 APD 和 ERP，但以缩短 APD 为主，故 ERP/APD 值亦加大，这被称为 ERP 的相对延长。上述两种情况均可使折返冲动落入 ERP 中而被取消。

此外，促使相邻细胞不均一的 ERP 趋于均一，也有助于消除折返。例如，延长 ERP 的药物，尤其对 ERP 明显缩短的心肌细胞，延长其 ERP 的作用显著；反之，缩短 ERP 的药物，对 ERP 较长的心肌细胞，缩短其 ERP 的作用显著。

（3）减少后除极和触发活动：如利多卡因通过促进和加速复极，减少早期后除极的发生；Ca^{2+} 通道阻滞药（如维拉帕米）降低心肌细胞内 Ca^{2+} 浓度，从而有效地减少延迟后除极的发生等。

2. 抗心律失常药的分类　根据药物的作用机制和对心肌电生理的影响，可将抗心律失常药分为四大类，其中第一类又分为 A、B、C 三个亚类，具体如下。

（1）I 类：Na^+ 通道阻滞药

1）I_A 类：适度阻滞 Na^+ 通道，属该类药物的有奎尼丁、普鲁卡因胺等。

2）I_B 类：轻度阻滞 Na^+ 通道，属该类药物的有利多卡因、苯妥英钠等。

3）I_C 类：高度阻滞 Na^+ 通道，属该类药物的有普罗帕酮等。

（2）II 类：β 受体阻滞药，属该类药物的有普萘洛尔等。

（3）III 类：延长 APD 药，属该类药物的有胺碘酮、溴苄铵等。

（4）IV 类：Ca^{2+} 道阻滞药，属该类药物的有维拉帕米、地尔硫䓬等。

第二节　常用抗心律失常药

一、I 类　Na^+ 通道阻滞药

（一）Ia 类

本类药物的主要电生理作用特点是适度抑制 Na^+ 内流，降低自律性，减慢传导速度；不同程度地抑制 K^+ 外流和 Ca^{2+} 内流，延长 APD 和 ERP。代表药物为奎尼丁。

奎尼丁（quinidine）

奎尼丁为广谱抗心律失常药，作用迅速，疗效显著，但安全范围小，不良反应多，且某些颇为严重，因此它的应用受到限制。

【体内过程】　口服吸收良好，生物利用度为 80% 左右，1～2h 血药浓度达高峰，有效血药浓度为 3～6μg/ml，中毒血药浓度为 8μg/ml，血浆蛋白结合率为 70%～80%，心肌中的药物浓度是血药浓度的 10 倍以上。口服后 30min 起效，作用持续 6h。主要经肝脏羟基

化代谢，代谢产物仍有生物活性。代谢物及少量药物原型经肾脏排出，肝、肾功能不全者消除减慢。

【药理作用】　奎尼丁与心肌细胞膜的 Na^+ 通道蛋白结合，阻滞 Na^+ 通道，适度抑制 Na^+ 内流。此外，对 K^+ 外流和 Ca^{2+} 内流也有抑制作用。

1. 降低自律性　因抑制 Na^+ 内流，使 4 期舒张期自动除极化速率减慢，使心房肌、心室肌和浦肯野纤维的自律性降低，其中对心房肌的作用更强。在治疗剂量下对正常窦房结的自律性影响较小，但在窦房结功能低下时，则可产生明显的抑制。

2. 减慢传导速度　抑制 0 期 Na^+ 内流，使动作电位 0 期上升的速率和幅度降低，从而使心房肌、心室肌、浦肯野纤维的传导减慢，对病理状态下部分除极心肌细胞的传导有更强的抑制作用，因而可使单向阻滞变为双向阻滞，消除折返激动。对 Ca^{2+} 内流也有一定的抑制作用，因此也略减慢房室结的传导。

3. 延长 ERP　奎尼丁减慢 2 期 Ca^{2+} 内流和 3 期 K^+ 外流，延长 APD 和 ERP，但对 ERP 的延长作用更明显，因此可使异常冲动和折返冲动落入 ERP 中而被消除。此外，在复极和 ERP 均不均一的病变心肌，奎尼丁对已缩短 ERP 的延长作用更显著，从而使相邻细胞的 ERP 趋于一致，减少折返的发生。

4. 其他　奎尼丁可竞争性地阻滞 M 受体，具有较强的抗胆碱作用，此作用可对抗其抑制房室传导的作用；奎尼丁还可阻滞 α 受体，并直接扩张血管，使血压降低。此外，对心房肌、心室肌有负性肌力作用。

【临床应用】　奎尼丁是广谱抗心律失常药，用于心房颤动、心房扑动、室上性及室性期前收缩和心动过速的治疗。在治疗心房颤动、心房扑动时，应先用强心苷抑制房室传导，以控制心室率。

【不良反应】　用药过程中约有 1/3 的患者出现不良反应。

1. 胃肠道反应　用药早期常有恶心、呕吐、腹泻等。

2. 心血管反应

（1）低血压：由于抑制心肌收缩力和扩张血管而引起低血压，静脉给药及患者心功能不全时更易发生。

（2）心律失常：过量引起多种心律失常，如房室和心室内传导阻滞，尖端扭转型室性心动过速（因心室复极过程明显延迟所致，心电图可见 Q-T 间期明显延长，QRS 波围绕等电位线扭转，心室率 200～250 次/分），并可出现奎尼丁晕厥（意识突然丧失，伴有惊厥），甚至心室颤动而致猝死。当窦房结功能低下时，可引起心动过缓或停搏。因此，每次服药前应检查心率、血压和 ECG，若心率减慢低于 60 次/分，收缩压低于 90mmHg，Q-T 间期延长超过 30%，应停止用药。

3. 金鸡纳反应　久用可引起。轻者出现耳鸣、头痛、视物模糊，重者出现谵妄、精神失常。

4. 栓塞　心房有微血栓的患者，用奎尼丁纠正心房颤动后，因心肌收缩力增强，可使血栓脱落引起脑栓塞等重要器官血栓栓塞而致死。

5. 过敏反应　偶见血小板减少、粒细胞减少等。

【禁忌证】　严重心肌损害、心功能不全、重度房室传导阻滞、低血压、强心苷中毒及对奎尼丁过敏者禁用。肝、肾功能不全者慎用。

普鲁卡因胺（procainamide）

【体内过程】 口服易吸收，生物利用度 80%，血浆蛋白结合率约 20%。在肝中约 50% 被代谢成仍具活性的 *N*-乙酰卡尼，30%～60% 以原型经肾排泄。

【药理作用】 普鲁卡因胺对心肌的直接作用与奎尼丁相似而较弱，能降低浦肯野纤维自律性，减慢传导速度，延长 APD、ERP。它仅有微弱的抗胆碱作用，不阻断 α 受体。

【临床应用】 适应证与奎尼丁相同，常用于室性期前收缩、阵发性室性心动过速。静脉注射可抢救危急病例。长期口服不良反应多，现已少用。

【不良反应】 长期应用可出现胃肠道反应，皮疹、药物热、粒细胞减少等。大量可致窦性停搏，房室传导阻滞。久用数月或一年，有 10%～20% 患者出现红斑狼疮综合征，其发生与肝中乙酰化反应的快慢有关，慢者容易发生。

丙吡胺（disopyramide）

【药理作用和临床应用】 丙吡胺的作用与奎尼丁相似。主要用于治疗室性期前收缩、室性心动过速，心房颤动和扑动。

【不良反应】 主要不良反应由较强的抗胆碱作用引起，有口干、便秘、尿潴留、视觉障碍及中枢神经兴奋等。久用可引起急性心功能不全，宜慎用。禁用于青光眼及前列腺增生患者。

（二）Ⅰb 类

本类药物的主要电生理作用特点是轻度阻滞 Na^+ 通道，抑制 Na^+ 内流，并促进 K^+ 外流。可降低自律性；略减慢传导速度，但在一定条件下却能促进传导；缩短 APD 和 ERP，但以缩短 APD 更显著。代表药物是利多卡因。

利多卡因（lidocaine）

利多卡因为一局部麻醉药，1963 年开始用于治疗心律失常。现广泛用于静脉给药治疗危及生命的室性心律失常。

【体内过程】 口服吸收良好，但肝首过消除明显，仅 1/3 量进入血液循环，故一般口服无效。肌内注射后 5～10min 可达有效血浓度（1～5μg/ml），作用维持 2h。静脉注射后 1～2min 起效，作用维持 20min 左右，获效后应以静脉滴注维持疗效。血浆蛋白结合率约 70%，心肌中浓度为血药浓度的 3 倍。在肝中经脱乙基化而代谢，仅 10% 以原型经肾排泄。

【药理作用】

1. 降低自律性 抑制 4 期 Na^+ 内流，促进 K^+ 外流，降低浦肯野纤维自律性，提高心室肌阈电位水平，提高其致颤阈。治疗剂量对心房肌和窦房结无明显影响。

2. 对传导的影响 利多卡因对传导的影响比较复杂。治疗量对正常心肌的传导性影响较小；但在心肌受损而部分去极化时，因可促进 K^+ 外流，使舒张电位负值加大，提高 0 期除极化速率和幅度，从而促进病区的传导，消除单向阻滞而中止折返；在心肌缺血部位，也可因抑制 Na^+ 内流而减慢传导，变单向阻滞为双向阻滞，消除折返。

3. 相对延长 ERP 利多卡因促进 K^+ 外流，缩短心室肌和浦肯野纤维的 APD 和 ERP，但缩短 APD 更为显著，从而相对延长 ERP，有利于消除折返。

【临床应用】 利多卡因是一种窄谱抗心律失常药，仅用于室性心律失常，特别适用于危急病例。对急性心肌梗死及强心苷所致的室性期前收缩、室性心动过速及心室纤颤均有效。也可用于心肌梗死急性期以防止心室颤动的发生。

【不良反应】 较少也较轻微。主要是中枢神经系统症状，有嗜睡、眩晕，大剂量引起语言障碍、惊厥，甚至呼吸抑制，偶见窦性过缓、房室传导阻滞等心脏毒性。

【禁忌证】 禁用于严重室内和房室传导阻滞者。

苯妥英钠（phenytoin sodium）

苯妥英钠原为抗癫痫药。20 世纪 50 年代初发现其有抗心律失常作用，1958 年用于治疗耐奎尼丁的室性心动过速并获得成功。

【体内过程】 参见第十三章抗癫痫药。

【药理作用】 与利多卡因相似，也仅作用于心室希-浦系统。

1. 降低自律性 抑制浦肯野纤维自律性，也能抑制强心苷中毒延迟后除极所引起的触发活动，大剂量才抑制窦房结自律性。

2. 传导速度 作用也较复杂，对传导速度的影响与用药剂量和细胞外 K^+ 浓度等因素有关。血液中 K^+ 浓度正常时，小量苯妥英钠对传导速度无明显影响，大剂量减慢之；血液中 K^+ 浓度较低时小量苯妥英钠能加快传导速度，当静息膜电位较 h（强心苷中毒、被机械损伤的心肌），加快传导明显。

3. 缩短不应期 此作用与利多卡因相似。

【临床应用】 用于治疗室性心律失常，对强心苷中毒者更为有效，其特点是能与强心苷竞争 Na^+，K^+-ATP 酶，抑制强心苷中毒所致延迟后除极，改善房室传导。对心肌梗死、心脏手术、麻醉、电转律术、心导管术等所引发的室性心律失常也有效。

【不良反应】 参见第十三章抗癫痫药。

美西律（mexiletine）

美西律化学结构与利多卡因相似。对心肌电生理特性的影响也与利多卡因相似。可供口服，持效较久达 6～8h，用于治疗室性心律失常，特别对心肌梗死急性期者有效。不良反应有恶心、呕吐，久用后可见神经症状，震颤、眩晕、共济失调等。

妥卡胺（tocainide）

妥卡胺是利多卡因脱去两个乙基加一个甲基而成。作用及应用与利多卡因相似，口服有效，也较持久。不良反应与美西律相似。

（三）Ic 类

本类药物的主要电生理作用特点是高度阻滞 Na^+ 通道，明显抑制 Na^+ 内流，降低自律性，对传导的抑制作用强。代表药物是普罗帕酮。

普罗帕酮（propafenone）

【体内过程】 口服吸收好，用药初期首过效应强而生物利用度低（<20%），长期给药后，首过效应减弱，生物利用度几乎达到 100%。口服后 30min 起效，2～3h 作用达峰值，作用可持续 11h。主要经肝脏代谢，99%以代谢物形式经肾脏排出。

【药理作用】 主要作用于希-浦系统，降低自律性，减慢传导速度，延长 APD、ERP，且减慢传导的程度超过延长 ERP 的程度，故易引起折返而有致心律失常的作用。因此多限用于危及生命的心律失常。

普罗帕酮还有 β 受体阻断作用，能在治疗上发挥一定的效果。

【不良反应】 常见的不良反应有恶心、呕吐、味觉改变、头晕等。心血管反应有心律失常、房室传导阻滞、心功能不全、低血压等。

【禁忌证】 窦房结功能低下、严重房室传导阻滞、心源性休克者禁用。低血压、病态窦房结综合征和肝、肾功能不良者慎用。

其他 I$_c$ 类药物有氟卡尼（flecainide）、英卡尼（encainide）、劳卡尼（lorcainide）等，其药理作用与普罗帕酮相似，临床应用及不良反应等亦同普罗帕酮，但这些药物在国内应用不多。

二、Ⅱ类　β受体阻滞药

本类药物主要通过阻断 β 受体而发挥抗心律失常作用，代表药物为普萘洛尔。

普萘洛尔（propranolol）

普萘洛尔是应用最早的 β 受体阻滞药，具有抗高血压、抗心绞痛及抗心律失常等作用，在此仅介绍其抗心律失常作用，其他内容详见有关章节（如第九章抗肾上腺素药、第二十三章抗高血压药）。

【药理作用】 交感神经兴奋时，儿茶酚胺释放增多，激动心脏 β$_1$ 受体，使心肌自律性升高，传导速度加快，不应期缩短，易引起快速型心律失常。普萘洛尔通过阻滞心脏的 β$_1$ 受体而发挥抗心律失常作用。

1. 降低自律性 对窦房结、心房内传导组织及浦肯野纤维，可减慢 4 期自动除极化速率，降低自律性，在运动和情绪激动时作用明显。也能抑制儿茶酚胺所引起的延迟后除极而防止触发活动。

2. 减慢传导速度 阻断 β 受体的浓度并不影响传导速度。但在大剂量时，其膜稳定作用可以减慢 0 期 Na$^+$内流，使 0 期除极化速率降低，减慢房室结及浦肯野纤维的传导速度。

3. 相对延长 ERP 治疗浓度缩短浦肯野纤维 APD 和 ERP，高浓度则延长。明显延长房室结的 ERP，这与减慢房室结传导的作用构成其抗室上性心律失常的作用基础。

【临床应用】 这类药物适于治疗与交感神经兴奋有关的各种心律失常。主要用于治疗室上性心律失常，如心房颤动、心房扑动及阵发性室上性心动过速等，也用于治疗焦虑、甲状腺功能亢进等引起的窦性心动过速。对室性心律失常也有效，特别是对由于运动和情绪激动引起的室性心律失常疗效显著。对急性心肌梗死患者，长期使用可减少心律失常的发生及再梗死率，从而降低病死率。

【不良反应】 及**【禁忌证】** 见第九章抗肾上腺素药。

其他Ⅱ类抗心律失常药有美托洛尔（metoprolol）、阿替洛尔（atenolol）、吲哚洛尔（pindolol）等。

三、Ⅲ类　延长动作电位时程药

本类药物又称 K$^+$ 通道阻滞药，减少 K$^+$ 外流，明显抑制心肌的复极过程，延长 APD 和 ERP，但对传导速度影响小。代表药物是胺碘酮。

胺碘酮（amiodarone）

胺碘酮于 20 世纪 70 年代开始用于治疗心律失常，起效较慢，疗效较好。但近年发现长期应用，尤其是大剂量时，可出现较多的不良反应，而且有些较严重，所以一般不作为首选药应用。

【体内过程】　口服吸收缓慢，生物利用度为 40%～50%。在体内分布广泛，尤以脂肪组织及含脂肪丰富的组织为多。主要经肝脏代谢，经胆汁和粪便排泄。$t_{1/2}$ 为 14～26 日。本药需连续服用 1 周才起效，3 周作用达高峰，停药后作用可维持 1 个月左右。静脉注射 10min 起作用，可维持 1～2h。

【药理作用】　阻滞心肌细胞膜 K^+ 通道，还可阻滞 Na^+ 通道和 Ca^{2+} 通道，并且可轻度非竞争性地阻滞 α 受体和 β 受体。

（1）降低自律性：降低窦房结和浦肯野纤维的自律性，与其阻滞 Na^+ 通道、Ca^{2+} 通道和 β 受体有关。

（2）减慢传导：减慢房室结和浦肯野纤维的传导速度，也与其阻滞 Na^+ 通道、Ca^{2+} 通道有关。

（3）延长 ERP：胺碘酮能明显延长房室结、心房肌、心室肌和浦肯野纤维的 APD 和 ERP，这一作用较其他类抗心律失常药为强，这是其阻滞 K^+ 通道，抑制 K^+ 外流，明显抑制复极过程所致。

（4）扩张外周血管，扩张冠状动脉，增加冠状动脉血流量，减少心肌耗氧量。

【临床应用】　为广谱抗心律失常药，可用于各种室上性和室性心律失常，对心房扑动、心房颤动和室上性心动过速疗效好，对预激综合征所致者效果更佳。因可减少心肌耗氧量，故适用于冠心病并发的心律失常。

【不良反应】　较多，虽然大部分较轻，但剂量大或长时间用药亦可引起严重毒性反应。

1. 心血管反应　窦性心动过缓、房室传导阻滞及 Q-T 间期延长，偶致尖端扭转型室性心动过速。静脉注射过快可引起血压下降、心力衰竭。

2. 心血管外反应　因含碘，长期服用可引起甲状腺功能亢进或低下。因少量经泪腺排出，可在角膜形成棕黄色药物颗粒沉着，一般不影响视力，停药后可消退。还可引起胃肠道反应。偶致肺间质纤维化，但预后严重。其他有皮肤光过敏症等。

长期服用者应定期进行肺部 X 线检查、肝功能检查，监测血清 T_3、血清 T_4。

【禁忌证】　心动过缓、房室传导阻滞、Q-T 间期延长综合征、甲状腺功能障碍及对碘过敏者禁用。

索他洛尔（sotalol）

原为 β 受体阻滞药，后因明显延长 APD 而用作Ⅲ类抗心律失常药。

【体内过程】　索他洛尔口服吸收快，生物利用度达 100%，$t_{1/2}$ 为 10～15h，几乎全部以原型经肾排出，肾功能不良者宜减量应用。

【药理作用】　它能降低自律性，是其阻断 β 受体的作用所致。减慢房室结传导。明显延长 ERP，使折返激动停止。也延长 APD，是阻滞 K^+ 通道所致。

【临床应用】　用于各种严重程度的室性心律失常，也治疗阵发性室上性心动过速及心房颤动。

【不良反应】　较少，但有因出现心功能不全（1%）、心律失常（2.5%）、心动过缓（3%）而停药者。少数 Q-T 间期延长者偶可出现尖端扭转型室性心动过速。

四、Ⅳ类　Ca^{2+} 通道阻滞药

本类药物通过阻滞 Ca^{2+} 通道，抑制依赖于 Ca^{2+} 的慢反应细胞的电生理活动，产生抗心

律失常作用。代表药物为维拉帕米。

维拉帕米（verapamil）

维拉帕米主要阻断 L 型 Ca^{2+} 通道，除用于心律失常的治疗外，还用于高血压、心绞痛、肥厚梗阻型心肌病等的治疗。在此主要介绍其抗心律失常作用。

【体内过程】 口服吸收迅速，但因首过效应明显而生物利用度低（10%～35%）。服后 0.5～1h 起效，作用约维持 6h。静脉注射剂量仅为口服量的 1/10，注射后立即起效，但仅维持 20min 左右。血浆蛋白结合率约 90%，大部分在肝脏代谢，肝功能不良者消除减慢。

【药理作用】 阻滞心肌细胞膜的 Ca^{2+} 通道，抑制 Ca^{2+} 内流，因而对属于慢反应细胞的窦房结和房室结具有以下几方面作用。

1. 降低自律性 因舒张期 4 期自动除极化速率减慢而自律性降低。此外，也能减少或取消后除极所引起的触发活动。

2. 减慢传导速度 因动作电位 0 期除极上升速率减慢、幅度减小而使冲动传导减慢，可变单向阻滞为双向阻滞，从而消除折返。此作用可终止房室结的折返激动，还可减慢心房颤动、心房扑动时的心室率。

3. 延长 APD 和 ERP 对房室结的作用明显。高浓度时也延长浦肯野纤维的 APD 和 ERP。

4. 维拉帕米还抑制心肌收缩力、扩张冠状动脉、扩张外周血管。

【临床应用】 适用于阵发性室上性心动过速，特别是对房室交界区心动过速疗效好，使其常在静脉注射数分钟内停止发作，故为首选治疗药物。对房性心动过速也有良好疗效。对冠心病、高血压伴发心律失常者尤其适用。

【不良反应】 静脉注射过快或剂量过大可引起心动过缓、房室传导阻滞甚至心脏停搏，亦可引起血压下降，诱发心力衰竭，多见于合用或近期用过 β 受体阻滞药的患者。其他不良反应有恶心、呕吐、便秘、头痛、眩晕、面部潮红等。

【禁忌证】 病态窦房结综合征，预激综合征，心力衰竭及Ⅱ度、Ⅲ度房室传导阻滞，心源性休克及低血压患者禁用。

地尔硫䓬（diltiazem）

【药理作用】 地尔硫䓬与维拉帕米相似，可减慢慢反应细胞的 Ca^{2+} 内流。此外，还有非竞争性阻滞 β 受体的作用。可抑制窦房结和房室结的自律性，减慢传导，延长 ERP；并可扩张冠状动脉和外周血管，降低心肌耗氧量。

【临床应用】 用于阵发性室上性心动过速频发性房室和期前收缩及心房颤动。也用于心绞痛和轻、中度高血压。

【不良反应】 与维拉帕米相似，但较少。孕妇禁用。

苄普地尔（bepridil）

【药理作用】 苄普地尔是长效 Ca^{2+} 通道阻滞药。兼有Ⅰ类、Ⅲ类、Ⅳ类抗心律失常药的电生理作用特点，即不仅阻滞 Ca^{2+} 通道，而且有奎尼丁样（阻滞 Na^+ 通道）和溴苄铵样（抑制 K^+ 外流，延长 APD）效应。抑制心肌收缩力和扩张血管的作用弱于维拉帕米。

【临床应用】 用于治疗室上性及室性心动过速，尤适用于兼有心绞痛的心律失常患者。

【不良反应】 最严重的毒性反应是致心律失常，可引起尖端扭转型室性心动过速。

五、其 他 类

其他常用抗心律失常药还有腺苷（adenosine）。腺苷可降低窦房结、房室结和心房肌的自律性；延长房室结的不应期，减慢传导。其作用机制是激活腺苷受体，激活 K^+ 通道，促进 K^+ 外流，使细胞膜超极化，并且还可抑制 cAMP 激活的 Ca^{2+} 内流。腺苷主要用于迅速中止阵发性室上性心动过速。因 $t_{1/2}$ 短（约 10s），故应快速静脉注射给药，否则药物在到达心脏发挥作用之前即可被酶灭活。不良反应主要为胸闷、呼吸困难，有时可出现心动过缓、传导阻滞及心脏停搏。本药不宜用于支气管哮喘、病态窦房结综合征和房室传导阻滞患者。

第三节　抗快速型心律失常药的选用

心律失常是严重且发生机制复杂的心脏疾患，为在品种繁多的抗心律失常药中合理地选用治疗药物，应首先明确心律失常的类型，掌握各药的作用机制、作用特点和适应证，特别充分注意药物的不良反应，尤其是致心律失常作用及药物的禁忌证。表 24-1 列举了常见心律失常的治疗措施，以供选用时参考。必须指出的是，不恰当地使用抗心律失常药可能会导致或加重心律失常。

表 24-1　抗心律失常药的临床选用参考

常见心律失常	采用的药物或措施
窦性过速	β 受体阻滞药、维拉帕米
房性期前收缩	偶发不用药，β 受体阻滞药、维拉帕米、奎尼丁
心房扑动、心房颤动	先用强心苷、β 受体阻滞药或维拉帕米控制心室率，用奎尼丁复律
预激综合征	手术治疗，如不能考虑用普鲁卡因胺或胺碘酮控制
阵发性室上性心动过速	维拉帕米、强心苷、β 受体阻滞药
室性期前收缩	普鲁卡因胺、胺碘酮
缺血梗死	利多卡因
阵发性室性心动过速	利多卡因、普鲁卡因胺、胺碘酮
心室颤动	利多卡因、胺碘酮
洋地黄中毒所致的室上性心动过速	β 受体阻滞药、维拉帕米
洋地黄中毒所致的室性心动过速	苯妥英钠、利多卡因

复习思考题

问答题

1. 列举抗心律失常药的分类及其代表药物。
2. 如何根据心律失常类型选用抗心律失常药物？

第二十五章 抗心绞痛药

心绞痛（angina pectoris）是缺血性心脏病的常见症状，是冠状动脉供血不足引起的心肌急剧的、短暂的缺血与缺氧综合征。临床表现为胸骨后部及心前区阵发性压榨性疼痛，常放射至左肩。引起冠状动脉供血不足的常见原因是冠状动脉粥样硬化或痉挛。及时选择正确有效的治疗药物，对于控制症状、缓解病情有极其重要的意义。

第一节 概　　述

心绞痛发生的主要病理生理基础是心肌灌流不足，导致氧的供需失衡，积聚的代谢产物如乳酸、丙酮酸、激肽、前列腺素等及钾离子刺激神经末梢，引起典型的疼痛症状。

一、心肌的供氧与耗氧

冠脉循环由冠状动脉、毛细血管和静脉组成。左、右冠状动脉均起自升主动脉，其分支的起始部分走行于心脏表面的心外膜下，又称为输送血管（conductance vesicle），其特点是不受心肌收缩压迫的影响，具有调节冠状动脉血流量的作用。当冠状动脉继续分支为小动脉、微动脉时则成直角垂直穿入心肌层，贯穿到心内膜下形成交通网，供应心肌和心内膜下的血液。冠状动脉血管的这种分支方式易受心肌收缩的挤压，使心内膜下区域易于发生缺血、缺氧。

心肌耗氧量（O_2 consumption）的决定因素有如下几点。①心室壁张力（wall tension）：与心肌耗氧量成正比，心室壁张力又与心室内压力、心室容积成正比。即当收缩期动脉血压增高、心室容积增大时，均可通过心室壁张力的增加引起心肌耗氧量的增多。②心率（heart rate）：与心肌耗氧量成正比。当心肌处于射血期时，心室壁张力最大。如心脏的射血期（即每搏射血时间×心率）延长，可通过增加心室壁的张力而使心肌耗氧量增多。③心肌收缩力（myocardial contractility）：与心肌耗氧量成正比。当心肌收缩力增加或收缩速度加快时，均可使心肌的机械作用增加而使心肌耗氧量增多。实际测定心肌耗氧量较困难，故临床常将决定心肌耗氧量的因素简化为三项乘积，即收缩压×心率×左心室射血时间。

二、心绞痛分型

根据 WHO 缺血性心脏病的命名及诊断标准，临床上将心绞痛分为以下三种类型。①劳累型心绞痛（angina of effort），其特点是由劳累、情绪激动或其他增加心肌耗氧量的因素诱发，休息或舌下含服硝酸甘油可缓解。根据病程、发作频率及转归，此类心绞痛又可分为稳定型、初发型及恶化型心绞痛。②自发性心绞痛（angina pectoris at rest），心绞痛发作与心肌耗氧量无明显关系，多发生于安静状态，发作时症状重、持续时间长，且不易被硝酸甘油缓解，包括卧位型（休息或熟睡时发生）、变异型（为冠状动脉痉挛所引起）、中间综合征和梗死后心绞痛。③混合型心绞痛（mixed pattern of angina），特点是在心肌需氧量增加或无明显增加时都可能发生。临床上常将初发型、恶化型及自发性心绞痛称为不稳定型心绞痛，易恶化导致心肌梗死或猝死。

三、心绞痛的防治机制

抗心绞痛药物治疗原则是降低心肌耗氧量，增加缺血区心肌的血液供应，恢复心肌氧的供需平衡，纠正心肌代谢紊乱，保护受损心肌细胞。可通过以下几个环节发挥治疗作用。①减少心肌耗氧量：扩张外周血管，降低前后负荷，降低室壁肌张力，或减慢心率，减弱心肌收缩力。②增加心肌氧供应：舒张冠状动脉，解除冠状动脉痉挛或促进侧支循环的形成而增加冠状动脉血流量和缺血区血液供应。③改善心肌代谢：降低细胞内 Ca^{2+} 浓度，保护线粒体功能，纠正心肌代谢紊乱。④抑制血小板聚集和抗血栓形成。

抗心绞痛药物主要包括以下几种：①NO 供体（硝酸酯类），如硝酸甘油；②β 受体阻滞药，如普萘洛尔；③Ca^{2+} 通道阻滞药，如硝苯地平；④其他抗心绞痛药，如曲美他嗪。

第二节　硝酸酯类

常用的硝酸酯类药物有硝酸甘油，硝酸异山梨酯，单硝酸异山梨酯和戊四硝酯。这类化合物均为硝酸多元酯结构，具有较高的脂溶性。其中硝酸甘油最常用，用于抗心绞痛已有 150 余年历史。

硝酸甘油（nitroglycerin）

【体内过程】　硝酸甘油口服易吸收，但肝脏首过消除高，生物利用度仅 8%。舌下含服易经口腔黏膜迅速吸收，直接进入体循环而避免首过消除，生物利用度达 80%；其吸收因唾液分泌增加而增加，若并用阿托品使唾液分泌减少，则药物吸收率明显降低。通常 2～5min 起效，3～10min 作用达高峰，维持 20～30min，血浆 $t_{1/2}$ 约 3min。在肝内经谷胱甘肽-有机硝酸酯还原酶脱硝酸，形成二硝酸或单硝酸盐，最后与葡萄糖醛酸结合，经肾排出。

【作用机制】　硝酸酯类药物作为前药（prodrug）在平滑肌细胞及血管内皮细胞中线粒体醛脱氢酶和谷胱甘肽转移酶等催化作用下释放出 NO。NO 激活血管平滑肌细胞内鸟苷酸环化酶（GC），使细胞内第二信使 cGMP 增加，激活 cGMP 依赖性蛋白激酶，减少细胞内 Ca^{2+} 释放和外 Ca^{2+} 内流，使胞质中游离 Ca^{2+} 浓度降低而松弛血管平滑肌。另外，硝酸酯类药物还可促进内源性活性物质前列腺素（PGI_2）和降钙素基因相关肽（calcitonin gene-related peptide，cGRP）的合成与释放，前者可抑制血小板聚集及抗血栓作用，后者广泛分布于心血管系统，能激活血管平滑肌细胞的 ATP 敏感性 K^+ 通道，使平滑肌细胞膜超极化，产生扩血管效应。

【药理作用】　硝酸甘油的基本作用是松弛平滑肌，且以松弛血管平滑肌的作用最明显。小剂量即可舒张大静脉，较大剂量可舒张较大的动脉，而对小动脉、毛细血管前括约肌作用较小。其抗心绞痛作用主要是通过对心外血管的作用，降低心肌耗氧量；其次是扩张冠状动脉，增加心脏血液供应。

1. 降低心肌耗氧量

（1）扩张静脉血管，降低前负荷：硝酸甘油主要舒张较大的静脉，减少回心血量，使心室容积缩小，左室舒张末期压力下降，心室壁张力降低，从而降低心肌耗氧量。

（2）舒张动脉血管，降低左心室后负荷：舒张较大的动脉，降低心脏的射血阻力，使左心室内压降低，室壁张力下降，降低心肌耗氧。

2. 改变心肌血液重分布，改善缺血区的血流供应

（1）降低左室充盈压，增加心内膜供血：心绞痛发作时，左心室舒张末期压力增高，可降低心外膜到心内膜血流的压力差，所以心内膜下区域缺血更为严重。硝酸甘油降低左心室舒张末期压力，舒张心外膜血管，从而增加心内膜供血。

（2）选择性舒张冠状动脉，增加缺血区血流量：心肌缺血区的阻力血管因缺血缺氧，代谢产物堆积而处于高度扩张状态，阻力比非缺血区小。硝酸甘油选择性舒张心外膜的输送血管，有利于血流经侧支血管分流到缺血区。但如果药物的作用仅能扩张冠状动脉阻力血管，对输送血管无明显作用，使总冠状动脉血流量增加不明显，由于缺血区的阻力血管因缺氧已处于代偿性扩张状态而受药物影响较小，此时反而使非缺血区阻力血管扩张，造成缺血区血流量更减少，产生"窃血"现象（如双嘧达莫）。

（3）刺激生成侧支循环，也可使已有的侧支循环开放，增加缺血区的灌注。

3. 保护心肌细胞，减轻缺血性损伤 硝酸甘油释放 NO，促进内源性的 PGI_2、降钙素基因相关肽等物质生成与释放，对心肌细胞不仅能产生早期保护作用，还能产生延迟性心肌保护作用（诱导药理性预适应），防止心肌遭受严重损害。

4. 抑制血小板聚集 硝酸甘油释放 NO，抑制血小板中 cGMP，使 cGMP 生成增多，降低血小板聚集性。

【临床应用】

1. 心绞痛 硝酸甘油对各型心绞痛均有效，用于治疗心绞痛发作时，能迅速缓解心绞痛的症状，改善缺血心电图的变化，提高患者的运动耐量。由于其作用持续时间短，一般不作为预防用药。特殊情况（如过于疲劳、体育锻炼、精神遭受意外强烈刺激等）下，也可用于预防心绞痛发作。

2. 急性心肌梗死 硝酸甘油能减少心肌耗氧量，增加缺血区的供血，保护或挽救存活的心肌组织或细胞，缩小心肌梗死范围；降低左室充盈压，减轻肺充血；预防心室重构。

3. 充血性心力衰竭 硝酸甘油降低心脏前后负荷，减轻肺淤血，可用于急慢性充血性心力衰竭的治疗。

4. 肺动脉高压与急性呼吸衰竭 硝酸甘油还能舒张肺血管，降低肺血管阻力，改善通气功能。

【不良反应及注意事项】 主要由其血管舒张作用引起，如颜面潮红、反射性心率加快和搏动性头痛；眼内血管扩张可升高眼压，诱发青光眼；大剂量可出现直立性低血压，还可能因血压下降过多，冠状动脉灌注压降低，反射性引起交感神经兴奋，加快心率，心肌收缩力加强，心肌耗氧量增加，加重心绞痛发作。亚硝酸离子可与血红蛋白中的铁反应，生成高铁血红蛋白，故大剂量还可致发绀。

连续用药可出现耐受性，停药 1～2 周后，耐受性可消失。不同类的硝酸酯之间存在交叉耐受性。耐受性的机制可能与硝酸酯在血管平滑肌细胞内转化成 NO 需要巯基（—SH），反复用药使细胞内巯基耗竭有关。另外，硝酸酯类扩张血管反馈性引起儿茶酚胺与肾素等缩血管物质释放，抵消 NO 的扩血管作用，产生耐受性。

临床用药宜从小剂量开始，采用间歇疗法。嘱患者坐位或卧位含服，以免发生直立性低血压。反射性心跳加快，可合用 β 受体阻滞药或维拉帕米等 Ca^{2+} 通道阻滞药。补充巯基供体，如 N-乙酰半胱氨酸、蛋氨酸等，以及合用含巯基的药物，如卡托普利等，可对抗耐受性。补充维生素 C 等抗氧化剂。

本品禁用于低血压（动脉压低于 83mmHg）患者。

硝酸异山梨酯（isosorbide dinitrate）

硝酸异山梨酯，又名消心痛。作用较硝酸甘油弱，起效较慢，维持时间较长。主要用于心绞痛的预防和心肌梗死后心力衰竭的长期治疗。本品经肝代谢生成异山梨醇-2-单硝酸酯和异山梨醇-5-单硝酸酯，仍具有扩张血管及抗心绞痛作用。本品剂量范围个体差异较大，普通片剂应用后释放较快，不良反应多，易致头痛及低血压；缓释剂可减少不良反应。进餐时服可消除或减轻头痛。

第三节　β 受体阻滞药

本类药物以普萘洛尔为代表，具有降血压（第二十三章抗高血压药）、抗心律失常（第二十四章抗心律失常药）和抗心绞痛等广泛的药理作用。β 受体阻滞药于 20 世纪 60 年代开始用于心绞痛的治疗，可使多数患者心绞痛发作次数减少、硝酸甘油用量减少，改善缺血性心电图的变化，并能增加运动耐量。

【药理作用】

1. 降低心肌耗氧量　β 受体阻滞药的抗心绞痛作用主要是通过降低心肌氧耗量实现。心绞痛发作时，交感神经活性增强，激动 β 受体，使心肌收缩力增强，心率加快，心肌耗氧量增加。β 受体阻滞药通过阻断 β 受体，抑制心脏活动，也能降低后负荷，明显降低心肌耗氧量。但它抑制心肌收缩力又可增大心室容积，延长心室射血时间，能相对增加心肌耗氧量，部分抵消其降低氧耗量的有利作用。

2. 改善缺血区供血　β 受体阻滞药抑制心脏功能，降低心肌耗氧量，代谢性自身调节机制使非缺血区的阻力血管收缩，血管阻力增高，而缺血区的阻力血管因缺氧代谢物堆积而处于扩张状态，这样就促使血液流向缺血区。其减慢心率，使心舒张期延长，冠状动脉灌流时间延长，也有利于血液从非缺血区流向缺血区。此外，还可增加缺血区侧支循环。

3. 改善心肌代谢　β 受体阻滞药抑制脂肪分解酶活性，减少心肌游离脂肪酸含量；改善缺血区心肌对葡萄糖的摄取和利用，减少耗氧；减少缺血区乳酸生成，减轻因 H^+-K^+ 交换导致的细胞失钾。保护缺血区线粒体的结构和功能，有利于维持缺血区能量供应。

【临床应用】　普萘洛尔（propranolol）、吲哚洛尔（pindolol）、噻吗洛尔（timolol），以及选择性 $β_1$ 受体阻滞药阿替洛尔（atenolol）、美托洛尔（metoprolol）、醋丁洛尔（acebutolol）等均可用于心绞痛。除变异型心绞痛外，对其他类型心绞痛均有效。对伴有心律失常及高血压者尤为适用。对初发和恶化型心绞痛，可作为预防用药，防止运动或情绪紧张诱发劳累型心绞痛发作，改善生活质量，延长寿命。但对冠状动脉痉挛诱发的变异型心绞痛不宜应用，因阻断 β 受体，使 α 受体相对占优势，使冠状动脉收缩。β 受体阻滞药是目前唯一比较肯定的急性心肌梗死后次级预防药，能使心肌梗死后存活者的心脏病致死率、猝死率与再梗死发生率降低。

β 受体阻滞药与硝酸酯类合用可以取长补短（表 25-1）。β 受体阻滞药能对抗硝酸酯类所引起的反射性心率加快和心肌收缩力增强；硝酸酯类可缩小 β 受体阻滞药所致的心室容积增大和心室射血时间延长，并拮抗 β 受体阻滞药的收缩血管作用。而两药对耗氧量的降低具有协同作用，合用时用量减少，不良反应也减少。

表 25-1　硝酸酯类、β 受体阻滞药及 Ca^{2+} 通道阻滞药对心肌氧供需诸因素的影响

心肌氧供需决定因素	硝酸酯类	β 受体阻滞药	Ca^{2+} 通道阻滞药
室壁张力	↓	±	↓
心室容量	↓	↑	±
心室压力	↓	↓	↓
心率	↑	↓	±
收缩性	↑	↓	±
心内外膜血流比率	↑	↑	↑
侧支血流量	↑	↑	↑

　　一般宜口服给药，有效剂量的个体差异较大，应从小剂量开始逐渐增加剂量。久用停药时，应逐渐减量，以免出现反跳现象，加重心绞痛症状，甚至发生心肌梗死。对抑郁症、心动过缓、高度房室传导阻滞、支气管哮喘及外周血管病患者不宜应用。长期应用后对血脂也有影响，本类药物应禁用于血脂异常的患者。

第四节　钙通道阻滞药

　　Ca^{2+} 通道阻滞药是防治缺血性心脏疾病的一类主要药物，尤其是对变异型心绞痛疗效较好。本类药物尽管种类较多，化学结构不同，但都具有阻滞 Ca^{2+} 通道作用，特别是选择性地作用于心肌和平滑肌细胞上电压依赖性 L 型 Ca^{2+} 通道，抑制 Ca^{2+} 内流，具有广泛的药理作用及临床应用，包括抗心律失常及降压作用。

　　【药理作用】　Ca^{2+} 通道阻滞药阻滞电压依赖性 Ca^{2+} 通道，抑制 Ca^{2+} 内流，降低细胞内 Ca^{2+} 浓度。

　　1. 降低心肌耗氧量　抑制心肌收缩力，减慢心率，扩张外周血管，减轻心脏负荷，从而降低心肌耗氧量。

　　2. 增加缺血区心肌供血　扩张冠状动脉中较大的输送血管及小阻力血管，特别是显著舒张处于痉挛状态的血管，增加缺血远端的灌注；还能增加侧支循环，从而改善缺血区的供血。

　　3. 保护缺血心肌细胞　心肌缺血时，细胞膜对 Ca^{2+} 的通透性增加，外钙内流增加或细胞内钙向细胞外转运异常，导致细胞内钙超载而促使心肌细胞死亡。Ca^{2+} 通道阻滞药抑制外钙内流，降低心肌细胞内及线粒体钙浓度，因而保护心肌细胞。

　　4. 抑制血小板聚集　不稳定型心绞痛与血小板黏附和聚集、冠状动脉血流减少有关。Ca^{2+} 通道阻滞药降低血小板内 Ca^{2+} 浓度，抑制血小板聚集及活性产物的合成与释放。

　　Ca^{2+} 通道阻滞药不影响静脉血管床，对静脉压及前负荷无影响，很少出现硝酸酯类所产生的反射性调节现象，也不出现耐受性。但血压下降幅度太大可以引起反射性交感神经张力增高。

　　【临床应用】　Ca^{2+} 通道阻滞药对冠状动脉痉挛引起的变异型心绞痛最为有效，对稳定

型心绞痛及心肌梗死等也有效。Ca^{2+}通道阻滞药与β受体阻滞药抗心绞痛作用相比，有如下优点：①有松弛支气管平滑肌作用，故更适合伴有支气管哮喘者；②有强大的扩张冠状动脉作用，对变异型心绞痛最适合；③抑制心肌作用较弱，特别是硝苯地平还具有较强的扩张外周血管、降低外周阻力作用，因血压下降可反射性加强心肌收缩力，因而较少诱发心力衰竭；④扩张外周血管，对伴有外周血管痉挛性疾病适用。

常用于抗心绞痛的Ca^{2+}通道阻滞药包括硝苯地平（nifedipine）、维拉帕米（verapamil）、地尔硫䓬（diltiazem）、哌克昔林（perhexiline）及普尼拉明（prenylamine）等。它们作用部位及作用方式不同，维拉帕米作用于Ca^{2+}通道开放态，地尔硫䓬作用于失活态，硝苯地平作用于静息态；维拉帕米对心肌作用更强，表现出频率依赖性（使用依赖性），而硝苯地平对血管平滑肌作用更强，表现出电压依赖性。扩张冠状动脉的强度顺序为硝苯地平＞维拉帕米＞地尔硫䓬。对变异型心绞痛，硝苯地平疗效最佳；对稳定型心绞痛，三个药均可用；对不稳定型心绞痛，维拉帕米和地尔硫䓬疗效较好，硝苯地平宜与β受体阻滞药合用。

Ca^{2+}通道阻滞药可与β受体阻滞药联合应用以治疗心绞痛，特别是硝苯地平，对降低心肌耗氧量起协同作用，因β受体阻滞药可消除硝苯地平引起的反射性心率加快，硝苯地平可抵消其收缩血管作用，临床证明合用对心绞痛伴高血压及运动时心率显著加快者最适宜。但β受体阻滞药与维拉帕米、地尔硫䓬合用时应注意对心脏的过度抑制，对有心力衰竭和明显房室传导阻滞的心绞痛患者应禁用。

第五节　其他抗心绞痛药物

曲美他嗪（trimetazidine）

曲美他嗪为作用较强的新型的抗心绞痛药之一。其抗心绞痛作用主要是通过促进与脂肪酸有关的糖代谢，改善心肌能量代谢，因此归入代谢类药物。其还能降低血管阻力，增加冠状动脉血流量和周围循环血流量，减轻心脏工作负荷，改善心肌氧的供需平衡；能改善心内膜下区血供。对心率和血压几乎无影响。其抗心绞痛效应与硝酸甘油相似，但见效稍缓，作用持久。主要用于预防心绞痛发作，也用于冠状动脉功能不全，对伴有严重心功能不全者可与洋地黄合用。本品能保护细胞内K^+稳定，可降低强心苷的毒性。

雷诺拉嗪（ranolazine）

雷诺拉嗪为继曲美他嗪之后获批的改善心肌能量代谢的代谢类新型抗心绞痛药物。本品口服后起效快，作用持续时间短，临床常用其缓释制剂。其抗心绞痛作用主要通过抑制心肌细胞动作电位中的晚期Na^+内流，从而使通过钠-钙交换进入胞内的Ca^{2+}减少，减轻缺血导致的心肌细胞内钙超载，从而发挥作用，也部分通过抑制脂肪酸β氧化，间接促进葡萄糖代谢，并增加丙酮酸脱氢酶的活性，改善能量代谢。对心率和血压也几乎无影响。代谢类药物可与常规抗心绞痛药物联合应用，也可单独用于不能耐受常规治疗的心绞痛患者。

尼可地尔（nicorandil）

尼可地尔是含硝酸酯的烟酰胺衍化物，具有K^+通道开放剂和有机硝酸酯类药物的双重特性，是一种新型的血管扩张药。其通过释放 NO 和促进血管平滑肌细胞膜 ATP 敏感性K^+通道开放，从而舒张血管。它对心肌大的输送血管及小的阻力血管，对正常的或已狭窄的血管均有扩张作用，可增加左心室各层侧支血流，解除冠状动脉痉挛；同时降低心肌的电兴奋性，抑制缺血区致心律失常的电活动；并可减轻钙超载对缺血心肌细胞的损害，降低心肌梗死者的梗死面积。适用于各种类型心绞痛的治疗，且不易产生耐受性。

吗多明（molsidomine）

吗多明作用机制与硝酸酯类相似，能舒张血管，降低前后负荷，降低室壁张力，从而降低心肌耗氧量；扩张冠状动脉及侧支血管，改善缺血区的血供。主要适用于稳定型心绞痛。

复习思考题

问答题

1. 临床上 β 受体阻滞药与硝酸酯类合用如何产生协同抗心绞痛的作用？
2. 试述硝苯地平治疗劳累性心绞痛时合用普萘洛尔增效的原理。

第二十六章 抗心力衰竭药

慢性心力衰竭（chronic heart failure，CHF）是在多种病因长期作用下，心脏结构或功能改变导致心室充盈和（或）射血能力受损而引起的一组临床综合征。在早期，交感神经系统和肾素-血管紧张素-醛固酮系统（renin-angiotensin-aldosterone system，RAAS）的激活，以及心肌的增生肥厚等，发挥一定的代偿作用。但上述代偿作用亦导致心脏功能进一步损害，形成恶性循环。随着病情的发展，最终进入心脏泵血功能衰竭、动脉系统供血不足及静脉系统血液淤滞的失代偿阶段。

对 CHF 的治疗，除针对病因外，临床常用的药物主要有增强心肌收缩力药、减轻心脏负荷药和 RAAS 抑制药等。

第一节　增强心肌收缩力药

此类药物的主要作用在于加强心肌收缩力，改善心脏功能。常用的药物主要有强心苷类及非强心苷类正性肌力药。

一、强 心 苷 类

强心苷类（cardiac glycosides）是一类主要作用于心脏，能增强心肌收缩力的苷类药物，主要用于治疗 CHF 及某些心律失常。临床应用的药物有地高辛、去乙酰毛花苷、毒毛花苷 K 及洋地黄毒苷等，其中地高辛和去乙酰毛花苷最为常用。

【体内过程】　常用强心苷的作用性质基本相同，但起效快慢、作用久暂有别，这是因各药结构不同导致的体内过程不同所致。常用强心苷的体内过程比较见表 26-1。其中地高辛在体内代谢较少，主要被还原为二氢地高辛，而后者的生成有赖于肠道内细菌的存在。地高辛和速效强心苷主要以原型经肾脏排出，肾功能不全者清除减慢，易出现中毒，应适当减小剂量。

表 26-1　常用强心苷类的体内过程比较

类别	代表药物	口服吸收率（%）	常用给药途径	起效时间	达峰效应时间	血浆蛋白结合率（%）	肝肠循环率（%）	$t_{1/2}$	消除途径
慢效	洋地黄毒苷（digitoxin）	90～100	口服	2～4h	8～12h	95	25	5～7d	主要经肝代谢（70%）
中效	地高辛（digoxin）	50～90	口服、注射	1～2h	4～12h	25	7	33～36h	主要经肾排出（60%～90%）
速效	去乙酰毛花苷（cedilanid）	差	注射	10min	1～2h	<20	—	36h	全部经肾排出（90%～100%）

【药理作用】

1. 对心脏的作用

（1）加强心肌收缩力（正性肌力作用）：在治疗剂量下，强心苷选择性地作用于心脏，加强心肌的收缩性，表现为以下几点。①提高心肌收缩时的张力；②加快心肌缩短的速率，使心肌收缩动作更为敏捷。这是强心苷对心肌直接作用的结果。缺点是不能促进心肌舒张。

强心苷对正常人和心力衰竭患者的心脏都有正性肌力作用。但对正常心脏并不使心排血量增加，这是由于强心苷可使外周血管收缩，心脏射血阻力增加所致。但对于衰竭心脏，强心苷因可增强心肌收缩力，使每搏排出量增加，心脏泵血功能得到改善；提高心肌收缩的速率，使心动周期的收缩期缩短而舒张期延长，有利于静脉血回心及心室充盈；且由于减轻了动脉系统供血不足的状况，使代偿性升高的交感神经兴奋性降低，外周血管扩张，心脏射血阻力下降，因而心排血量明显增加。

强心苷可使正常心脏的心肌收缩力增强而耗氧量增加。但对衰竭的心脏，因可使心率减慢及心室壁肌张力降低而降低心肌耗氧量，且这一作用的结果超过其正性肌力作用所增加的耗氧量，因而心肌总耗氧量减少。

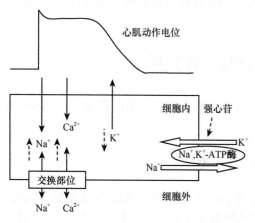

强心苷增强心肌收缩力的机制与使心肌细胞内 Ca^{2+} 量增加有关。强心苷可与心肌细胞膜的 Na^+，K^+-ATP 酶结合，抑制酶的活性，使 Na^+ 向细胞外转运减少，细胞内 Na^+ 增多，通过 Na^+/Ca^{2+} 交换而使细胞内 Ca^{2+} 量增加，从而使心肌收缩力增强（图 26-1）。

（2）减慢窦性频率（负性频率作用）：此作用主要表现在心力衰竭心率加快的患者。心力衰竭时，心排血量减少反射性兴奋交感神经而引起代偿性心率加快。但心率加快超过一定限度，则舒张期过短，心室充盈不足，心排血量将更趋减少。在治疗剂量下，强心苷增强心肌收缩力，使心排血量增加，反射性抑制交感

图 26-1　强心苷的作用机制及对心肌主要离子流和心肌电生理的影响

神经，提高迷走神经兴奋性，从而减慢窦性心率。强心苷的这一作用对衰竭心脏是有利的。因心率减慢，舒张期延长，使静脉血回心增加，既有利于增加心排血量，又减轻了静脉淤血。且因舒张期延长，增加了冠状动脉的血液灌注时间，改善了心肌供血，并使心脏得到充分休息。

（3）对心肌电生理的主要影响：①减慢房室传导（负性传导作用），治疗量强心苷增加心排血量，反射性兴奋迷走神经，从而延长房室结的 ERP，减慢房室结的传导速度。中毒量强心苷则直接抑制房室结，减慢房室传导。②提高浦肯野纤维的自律性，强心苷可使浦肯野纤维的自律性提高，ERP 缩短，并因此而易诱发心律失常。强心苷这一作用发生的机制，与其抑制心肌细胞膜的 Na^+，K^+-ATP 酶，致心肌细胞内缺钾，静息电位负值减小，兴奋性增加而传导减慢有关。强心苷这种对心室和室上心肌电生理的不同影响，是强心苷中毒诱发各种心律失常的基础。

【对心电图的影响】　治疗量强心苷可引起的心电图改变（图 26-2）有 T 波幅度变小、低平甚至倒置，此变化出现的最早（表明心肌细胞膜功能下降，3 期复极速度下降）；S-T 段降低呈鱼钩状(动作电位复极化 2 相缩短)，此为临床上判断是否应用强心苷的依据之一；P-R 间期延长（房室传导减慢）；Q-T 间期缩短（心室 APD 缩短）及 P-P 间期延长（心率减慢）。强心苷中毒时，可出现各种心律失常的心电图变化。

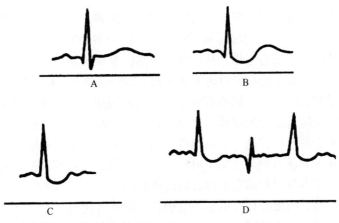

图 26-2　治疗量和中毒量强心苷对心电图的影响

A. 正常心电图。B，C. 使用治疗量强心苷后：B.P-R 间期延长，S-T 段倾斜下降；C.Q-T 间期缩短，S-T 段倾斜下降，T 波呈双向状态。D. 强心苷中毒：心房颤动。S-T 段倾斜下降——强心苷的影响，多源性室性期前收缩——强心苷中毒

强心苷还具有外周和中枢神经系统作用及利尿等药理作用。

【临床应用】

1. CHF　多种原因引起的 CHF 应用强心苷后，可通过增强心肌收缩力，增加心排血量，改善动脉系统供血，并可缓解静脉系统淤血而取得疗效（图 26-3）。强心苷对不同原因所致 CHF 的治疗效果是有差异的。对高血压、心脏瓣膜病、先天性心脏病所致者疗效好，对伴心房颤动且心室率过快者疗效更好；对继发于甲状腺功能亢进、重度贫血等疾病者，由于心肌能量代谢障碍而疗效较差；对肺源性心脏病、活动性心肌炎等有心肌缺氧和损害者，不仅效果差，且易发生强心苷中毒，引起心律失常；对机械因素所致者，如缩窄性心包炎、严重二尖瓣狭窄等，因心室舒张和充盈受限而疗效很差或无效。

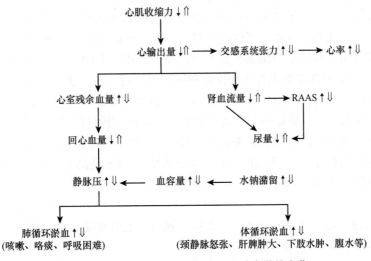

图 26-3　CHF 及应用强心苷后血流动力学的变化

↑和↓表示 CHF 发展的结果；⇓和⇑表示强心苷的作用结果；箭头向上表示增加，向下表示减少

2. 某些心律失常　强心苷常用于治疗心房颤动、心房扑动和阵发性室上性心动过速。

（1）心房颤动和心房扑动：心房颤动时，心房发生大量细弱且不规则的冲动（350～600

次/分）。过多的冲动传入心室，引起过快的心室率，妨碍心室的泵血功能。强心苷的作用不在于中止心房颤动，而在于通过抑制房室传导，使较多的冲动不能穿过房室结下传到心室而隐匿在房室结中，减慢心室率，从而改善心室的泵血功能。

心房扑动时，异位节律较心房颤动少且规则（250～300 次/分），但却更容易传入心室，引起难以控制的过快的心室率。强心苷可缩短心房不应期，使心房扑动转为心房颤动，进而通过治疗心房颤动的机制产生疗效。部分患者停用强心苷后，可恢复窦性节律。

（2）阵发性室上性心动过速：包括房性、房室交界处阵发性心动过速。应用提高迷走神经兴奋性的措施（如压迫颈动脉窦）可使之终止。强心苷具有兴奋迷走神经的作用，因而有效。但由强心苷本身引起的室上性心动过速禁用。

对室性心动过速，因强心苷可引起心室颤动，故不可使用。

【不良反应】 强心苷的安全范围小，一般治疗量已接近中毒量的 60%。由于患者对强心苷的敏感性和耐受性个体差异大，促发强心苷中毒的因素多（低血钾、低血镁、高血钙、心肌缺血缺氧、肾功能不全等），所以中毒的发生率高。

1. 中毒症状

（1）胃肠道反应：是中毒时常见的早期反应，可有厌食、恶心、呕吐、腹泻等，因抑制胃肠道泌碱可能会诱发消化性溃疡。应注意与强心苷用量不足，心力衰竭未被控制，仍有胃肠道静脉淤血所引起的症状相区别。

（2）中枢神经系统反应：可有眩晕、头痛、疲倦、失眠、谵妄等。

（3）视觉障碍：可表现为黄视、绿视及视物模糊，此为强心苷中毒的特征。

（4）心脏反应：是强心苷中毒最严重的反应。临床所见的各种心律失常都有可能出现，如室性期前收缩、室性或室上性心动过速、房室传导阻滞、窦性心动过缓等。其中室性期前收缩最多见且早见；室性心动过速最为严重，应及时救治，以免发展为致命的心室颤动。

2. 预防 首先应注意避免并纠正上述促发和加重强心苷中毒的因素，如使用排钾利尿药，应适当补钾；对肾功能不全者应减小剂量等。要密切观察中毒先兆和心电图变化，如出现一定数目的室性期前收缩、窦性心动过缓（低于 60 次/分）及视觉障碍，应及时停用强心苷及排钾利尿药和糖皮质激素。如能监测血药浓度，有助于中毒的预防和早期发现。

3. 治疗 轻度中毒停用强心苷和排钾利尿药等即可。对于快速型心律失常，如室性期前收缩、室性心动过速，应及时补钾，轻者可口服氯化钾，重者可在心电图及血钾监测下缓慢静脉滴注氯化钾（肾功能不全、高钾血症、严重房室传导阻滞者不宜使用钾盐），并可选用苯妥英钠、利多卡因等抗心律失常药。静脉注射地高辛抗体 Fab 片段，可迅速有效地救治危及生命的强心苷中毒（每 80mg Fab 片段能拮抗 1mg 地高辛）。对于缓慢型心律失常，如房室传导阻滞、窦性心动过缓等，可用阿托品治疗。

【用法】

1. 药物选用 对于 CHF 急性发作者拟用速效强心苷如去乙酰毛花苷，对于病情相对稳定的 CHF 可选用地高辛或洋地黄毒苷。

2. 给药方法

（1）每日给予维持量法：药代动力学研究结果证明，每隔一个 $t_{1/2}$ 给药一次，经过 4～5 个 $t_{1/2}$ 可达稳态血浓度。地高辛的 $t_{1/2}$ 为 36h，每日给予维持量（0.25～0.375mg），经 6～7 日可获治疗效果，此给药法又称地高辛逐日恒量给药法，适用于病情不急的患者。此法的优点是明显降低了传统全效量法的高中毒率（可达 20%）。

（2）全效量法：此为强心苷的传统用法，即先在短期内给予足够的剂量，即全效量（又称负荷量及洋地黄化量），以达到有效血浓度，获得治疗上的全效，而后逐日补充体内消除的药量，即维持量。此法因易导致强心苷中毒反应，临床多不用。

强心苷的用药剂量应个体化，即使对同一患者也应根据病情不同及伴发病调整剂量。

二、非强心苷类正性肌力药

近年来人工合成了一些非强心苷类正性肌力作用药，主要有 β 受体激动药、磷酸二酯酶Ⅲ抑制药及钙增敏药等。但长期用于 CHF，可使致死率升高，故不宜作为治疗 CHF 的常规用药。此类药物参见表 26-2。

表 26-2　非强心苷类正性肌力作用药

类别	药物	药理作用	临床应用	不良反应
β 受体激动药	多巴酚丁胺（dobutamine）	对 β_1 受体有选择性激动作用，对 β_2 和 α 受体作用轻微，正性肌力作用大于正性频率作用，故仅轻度加速心率	适用于不适合使用强心苷的情形	静脉滴注速度过快，剂量过大可引起血压升高、心率加快及室性期前收缩。原有高血压及有严重低血压者均不宜应用
磷酸二酯酶Ⅲ抑制药	米力农（milrinone）氨力农（amrinone）	抑制心肌及血管平滑肌细胞内磷酸二酯酶Ⅲ，使细胞内 cAMP 浓度增高，进而增加心肌细胞内 Ca^{2+} 浓度，降低血管平滑肌细胞内 Ca^{2+} 浓度，产生正性肌力作用及扩血管作用。米力农作用强度大于氨力农	适用于不适合使用强心苷的情形	氨力农不良反应较多且重，现已少用。米力农不良反应较少，主要有胃肠道反应，大剂量可引起心律失常、心绞痛和低血压、血小板减少较氨力农少见。此类药物能增加病死率，不宜常规使用
钙增敏药	匹莫苯（pimobendan）	匹莫苯作用于细肌丝上的肌钙蛋白 C（TnC），增加 Ca^{2+} 与 TnC 的结合。	适用于不适合使用强心苷的情形，国内很少使用	不良反应较多，会降低 CHF 患者的生存率
	左西孟旦（levosimendan）	左西孟旦也作用于 TnC，但能增强钙结合信息的传递，增强肌丝激活的水平		

第二节　减轻心脏负荷药

一、利　尿　药

CHF 患者多有体内水钠潴留。由于血容量增加，加重了心脏的前负荷；由于血管壁平滑肌细胞内 Na^+ 含量增加，通过 Na^+/Ca^{2+} 交换，增加了细胞内 Ca^{2+} 含量，使血管平滑肌张力升高，外周阻力加大，加重了心脏的后负荷。利尿药可促进 Na^+ 和水的排出，从而减轻心脏的负荷，有利于 CHF 患者心功能的改善。

利尿药适合用于 CHF 有容量负荷征象（如水肿、明显充血、淤血）的患者。如无容量负荷征象应用利尿药无意义，反而可能因利尿作用减少血容量激活 RAAS 系统，导致 CHF 恶化。首选的利尿药是噻嗪类，必要时可选用强效髓袢利尿药呋塞米等。保钾利尿药（如螺内酯）因可拮抗醛固酮的作用，又可减少钾的丢失，可与噻嗪类或袢利尿药合用。各利尿药的特点及应用注意见第二十二章利尿药与脱水药。

二、血管扩张药

对于应用正性肌力药和利尿药无效的难治病例，应用血管扩张药，适当减轻心脏的前、后负荷，有助于改善心脏功能。血管扩张药对动脉、静脉的扩张作用有所不同，应根据患者血流动力学变化选用（表 26-3）。由于血管扩张药降低血压，反射性兴奋交感和 RAAS 系统，多数药物单用未能降低病死率，因此常与其他药物合用，是治疗 CHF 的辅助药。血管扩张药的其他内容详见有关章节。

表 26-3　常用于治疗 CHF 的血管扩张药

药物	对血管的扩张作用	在 CHF 治疗中的应用
硝酸甘油（nitroglycerin）	静脉	CHF 伴前负荷加重为主，肺淤血明显者
肼屈嗪（hydralazine）	动脉	CHF 伴后负荷加重为主，心排血量明显减少者。但长期单独应用难以持续生效
硝普钠（nitroprusside sodium）	静脉和动脉	CHF 伴前后负荷均加重者，常用于急性心肌梗死及高血压时的 CHF，仅用于静脉滴注给药
哌唑嗪（prazosin）	静脉和动脉	CHF 伴前后负荷均加重者，但因有快速耐受现象而难以长期有效

第三节　肾素-血管紧张素-醛固酮系统抑制药

由于 RAAS 系统参与了 CHF 的发生发展，最终导致心肌重构，是心脏的泵功能严重下降。在 RAAS 系统的作用中，Ang Ⅱ 占有重要地位，抑制 ACE 活性可以减少 Ang Ⅱ 生存，而阻断 Ang Ⅱ 受体则能抑制 Ang Ⅱ 参与 CHF 的生物学功能。

一、血管紧张素 I 转化酶抑制药

ACE 抑制药通过以下药理作用抗 CHF。

1. 抑制 ACE 活性　ACE 抑制药可抑制循环及局部组织中 Ang I 向 Ang Ⅱ 转化，减少 Ang Ⅱ 的生成和分泌，减少 Ang Ⅱ 所致的引起的醛固酮释放，减轻水钠潴留。ACE 是降解缓激肽的同工酶，ACE 抑制药能提高血中缓激肽含量，从而扩张血管降低外周阻力并抵抗平滑肌增生。

2. 对血流动力学影响　ACE 抑制药能降低全身血管阻力，增加心排血量。也能通过降低左室充盈压和室壁张力改善心脏舒张功能。同时扩张冠状动脉，增加冠状动脉血流量，保护心肌。此外，ACE 抑制药可降低肾血管阻力，增加肾血流量改善肾功能，使尿量增加，有利于减少 CHF 血容量。

3. 抑制心血管重构　ACE 抑制药能有效地阻止和逆转心室重构、肥厚和心肌纤维化，也能逆转已出现血管增厚和纤维化，提高血管顺应性。

4. 抑制交感活性　Ang Ⅱ 通过激动 AT_1 受体能促进 NA 释放，加重心脏负荷及心肌损伤。

ACE 抑制药如卡托普利、依那普利和雷米普利等已作为治疗 CHF 的基础药物，与地高辛及利尿药合用，能有效降低病死率，广泛用于 CHF 的治疗。ACE 抑制药的不良反应参见第二十三章抗高血压药。

二、血管紧张素 II 受体阻滞药

AT$_1$ 抑制药能直接阻断 Ang II 与 AT$_1$ 的结合，阻断多种途径来源的 Ang II 生物学效应，能预防和逆转心血管重构，降低 CHF 病死率。此类药物对缓激肽途径无影响，使用后无 ACE 抑制药的干咳、血管神经性水肿等不良反应。长期使用对心率无明显影响，不产生耐受性。适用于伴肾素活性高、Ang II 增多所致的心肌肥厚及纤维化的 CHF，由于开发较晚，多数学者认为此类药物暂不作为抗 CHF 的常规用药，但可用于 ACE 抑制药无效或不能耐受 ACE 抑制药不良反应的情形。此类药物有氯沙坦（losartan）、缬沙坦（valsartan）、坎地沙坦（candesartan）、厄贝沙坦（irbesartan）、依普沙坦（eprosartan）、替米沙坦（telmisartan）等。具体 AT$_1$ 阻滞药介绍参见第二十三章抗高血压药。

三、醛固酮阻滞药

醛固酮可以引起心血管间质纤维化导致心血管重构；增加血管平滑肌 Ca^{2+} 浓度，促进血管收缩，增加外周阻力；可以促进水钠潴留增加血容量；可激活中枢盐皮质受体引发中枢性高血压。醛固酮阻滞药可以拮抗醛固酮的多种生物效应产生抗 CHF 作用。此类药物也能明显降低 CHF 病死率，但此类药物易升高血钾，使用时要注意血钾变化。常用药物有螺内酯（spironolactone）、依普拉酮（eprazinone）。具体醛固酮阻滞药参见第二十二章利尿药与脱水药。

第四节　其　他　药　物

一、Ca^{2+} 通道阻滞药

Ca^{2+} 通道阻滞药治疗 CHF 的机制：①扩张外周动脉，降低外周阻力，减轻心脏后负荷；②具有降压和扩张冠状动脉作用，可对抗心肌缺血；③改善舒张期功能障碍，缓解 Ca^{2+} 超载。根据临床报道，短效类 Ca^{2+} 通道阻滞药如硝苯地平（nifedipine）、地尔硫草（diltiazem）、维拉帕米（verapamil）等可使 CHF 症状恶化，增加病死率，原因不明。因此短效类 Ca^{2+} 通道阻滞药不宜用于 CHF 治疗，常用长效 Ca^{2+} 通道阻滞药如氨氯地平（amlodipine）和非洛地平（felodipine）。长效类 Ca^{2+} 通道阻滞药因起效慢，作用持久，所以不产生不利的神经激素方面的作用（兴奋交感神经，激活 RAAS 等）。

Ca^{2+} 通道阻滞药的最佳适应证是继发于冠心病、高血压及舒张功能障碍的 CHF。对于 CHF 伴有房室传导阻滞、低血压、左心室功能低下伴后负荷低及有严重收缩功能障碍的患者，不宜使用 Ca^{2+} 通道阻滞药。具体 Ca^{2+} 通道阻滞药参见第二十三章抗高血压药。

二、β 受体阻滞药

β 受体阻滞药通过以下几个途径抗 CHF。

1. 改善远期心功能与血流动力学　β 受体阻滞药对心功能的影响是双向的，短期效应为血压下降、心率减慢、充盈压上升、心排血量下降、心功能恶化。但长期用药后，可通过减慢心率，延长左室充盈时间，增加心肌血流灌注，减少心肌耗氧，明显改善心功能和血流动力学变化。

2. 抑制交感神经过度兴奋、上调 β 受体 交感神经激活是 CHF 时神经内分泌变化的最重要因素。β 受体阻滞药通过阻断 β 受体拮抗交感神经对心脏的毒性作用。β 受体阻滞药的抗 CHF 作用不完全依赖其上调 β 受体的作用。

3. 抑制 RAAS 活性 β 受体阻滞药抑制肾小球旁器的 $β_1$ 受体减少肾素释放，从而减少 Ang Ⅱ 的生成和释放，抑制 RAAS 活性。

4. 抗心律失常与抗心肌缺血作用 β 受体阻滞药具有明显的抗心律失常和抗心肌缺血作用，能减少急性心血管事件的发生，改善 CHF 患者预后。

治疗 CHF 可选用的 β 受体阻滞药有美托洛尔（metoprolol）、比索洛尔（bisoprolol）、奈必洛尔（nebivolol）和卡维地洛（carvedilol）。此类药物长期应用可降低死亡率，改善 CHF 的预后。但是，β 受体阻滞药用于 CHF 的治疗，必须正确选择病种和制订给药方案（自极小剂量开始，然后缓慢增加剂量），在用药过程中，要密切观察药物反应，如心力衰竭加重则应减量或停药。慎用、禁用于严重心动过缓、严重左心室功能衰竭、重度房室传导阻滞、低血压及支气管哮喘患者。值得注意的是，β 受体阻滞药建议在 CHF 早期用，该类药不能用于心功能Ⅳ级的患者，因为可能恶化病情发生意外。

具体 β 受体阻滞药参见第九章抗肾上腺素药和第二十三章抗高血压药。

复习思考题

问答题

1. 简述强心苷的作用机制、药理作用和临床应用。

2. 强心苷在心脏方面的不良反应有哪些？如何防治？

3. 应用利尿药治疗 CHF 时要注意什么？

4. 为什么说 β 受体激动药和阻滞药均可用于 CHF 的治疗？

第二十七章 作用于血液系统药

第一节 抗贫血药

贫血是指循环血液中红细胞数量或血红蛋白含量低于正常。临床常见贫血为缺铁性贫血、巨幼红细胞贫血和再生障碍性贫血，后者是骨髓造血功能降低所致，难于治疗；缺铁性贫血可补充铁剂；巨幼红细胞贫血可用叶酸和维生素 B_{12} 治疗。

铁 剂

食物中的铁均为高价铁或有机铁，胃酸、食物中果糖、半胱氨酸和维生素 C 等可使其还原成二价铁而促进吸收，胃酸缺乏，食物中高磷、高钙、鞣酸等使铁沉淀，四环素与铁络合等均可妨碍铁的吸收。临床常用铁制剂有硫酸亚铁（ferrous sulfate）、柠檬酸铁（ferric ammonium citrate）和右旋糖酐铁（iron dextran）。进入血浆中的铁经氧化后以转铁蛋白（transferrin）为载体，输送到骨髓与幼红细胞膜上与转铁蛋白受体结合，经细胞内陷作用进入细胞。铁是红细胞成熟阶段合成血红素的重要物质。吸收到骨髓的铁，吸附在有核红细胞膜上，进入细胞内线粒体，与原卟啉结合形成血红素，再与珠蛋白结合形成血红蛋白。铁可用于合成血红蛋白等含血红素的蛋白质和参与过氧化氢酶等含铁酶的构成，亦可以铁蛋白等形式构成人体储存铁。

铁剂临床用于预防和治疗缺铁性贫血，尤其对营养不良、生长发育期需求增加和慢性失血者。

口服铁剂（iron preparations）常见不良反应是胃肠道刺激症状，如恶心、呕吐、腹泻、上腹部不适等。此外，也可引起便秘，这是因为铁与肠腔中硫化氢的结合减少了对肠壁的刺激作用所致。注射用铁剂有局部刺激症状、皮肤潮红、头昏等，亦有荨麻疹、发热和关节痛等过敏反应，严重者可发生心悸、胸闷和血压下降。小儿误服铁剂 1g 以上可引起急性中毒，表现为呕吐、腹痛、出血性腹泻、急性循环衰竭和坏死性胃肠炎症状，严重可引起休克、呼吸困难、死亡。急救可用磷酸盐或碳酸盐溶液洗胃，以去铁胺（deferoxamine）注入胃内以结合残存的铁。

叶酸（folic acid）

叶酸属水溶性 B 族维生素，广泛存在于动物、植物性食品中，少量由结肠细菌合成。叶酸吸收极微，故人体必须从食物中获得叶酸。食物中的叶酸进入人体内后，在二氢叶酸还原酶作用下形成具有活性的四氢叶酸，作为甲基（—CH_3）、甲酰基（—CHO）等一碳基团的传递体。这些一碳基团由丝氨酸、组氨酸、甘氨酸和蛋氨酸等产生后，即以叶酸作为载体，参与嘌呤、嘧啶等物质的合成。当叶酸缺乏时，叶酸作为载体介导的一碳基团代谢障碍，影响了核苷酸的合成，其中最为明显的是胸腺嘧啶核苷酸的合成受阻，导致细胞核中 DNA 合成减少，细胞分裂与增殖减少。但由于对 RNA 和蛋白质合成影响较少，使细胞的 DNA/RNA 值降低，出现细胞增大、胞质丰富、细胞核中染色质疏松分散。红细胞系影响最为明显，表现为巨幼红细胞贫血；消化道上皮增殖受阻，表现为舌炎、腹泻等。

临床用于治疗各种原因所致的巨幼红细胞贫血，尤其对营养性巨幼红细胞贫血、妊娠期和婴儿期巨幼红细胞贫血等疗效好。对二氢叶酸还原酶抑制药甲氨蝶呤、乙氨嘧啶引起的巨幼红细胞贫血，应用一般叶酸制剂无效，需直接选用亚叶酸钙（calcium foliate）治疗。对恶性贫血、维生素 B_{12} 缺乏所致的巨幼红细胞贫血，应用叶酸治疗可改善血常规，但不能减轻神经系统症状。

维生素 B_{12}（vitamin B_{12}）

维生素 B_{12} 为含钴复合物，富含于动物的肝、肾、心脏及蛋、乳类等食物。人体所需维素 B_{12} 必须从外界摄取。钴原子有多种配体，如—CN、—OH、—CH 和 5'-脱氧腺苷基，因此维生素 B_{12} 有氰钴胺、羟钴胺、甲钴胺和腺苷钴胺等同类物。药用的维生素 B_{12} 为性质稳定的氰钴胺和羟钴胺。维生素 B_{12} 必须与胃壁细胞分泌的糖蛋白即内因子结合才能免受胃液消化而进入空肠吸收，胃黏膜萎缩所致内因子缺乏可减少维生素 B_{12} 吸收，造成恶性贫血。维生素 B_{12} 从 5-甲基四氢叶酸获得甲基成为甲基维生素 B_{12}，使 5-甲基四氢叶酸成为四氢叶酸，促进四氢叶酸的循环利用。因此，维生素 B_{12} 缺乏会导致叶酸利用障碍。甲基丙二酰辅酶 A 变位酶可促使甲基丙二酰辅酶 A 转化为琥珀酰辅酶 A，5'-脱氧腺苷 B_{12} 为该酶的辅助因子，当维生素 B_{12} 缺乏时，将使甲基丙二酰辅酶 A 积聚，合成异常脂肪酸，从而影响正常神经鞘磷脂合成而出现神经症状。临床主要用于治疗恶性贫血及巨幼红细胞贫血；也可作为神经炎、神经萎缩等神经系统疾病和肝脏疾病的辅助治疗药物。

红细胞生成素（erythropoietin，EPO）

EPO 是由肾脏近曲小管管周间质细胞产生，由 166 个氨基酸组成的糖蛋白激素，分子质量约 34kDa。EPO 与红系干细胞的表面 EPO 受体结合，刺激红系干细胞生成，促成红细胞成熟，使网织细胞从骨髓中释出，增加红细胞和血红蛋白。现临床应用的为重组人红细胞生成素（rhEPO）。主要用于治疗肾性贫血，肾衰竭血液透析所致的贫血，恶性肿瘤、化疗及获得性免疫缺陷综合征（acquire immune deficiency syndrome，AIDS，又称艾滋病）药物治疗等引起的贫血。不良反应有红细胞上升过快和血液黏滞度增高所致的高血压，肾脏透析患者可有血凝增加，某些患者有血栓形成，少数患者可有皮肤反应和关节疼痛。

第二节　升高白细胞药

粒细胞集落刺激因子（granulocyte colony stimulating factor，G-CSF）

G-CSF 是由血管内皮细胞、单核细胞和成纤维细胞合成的糖蛋白。通过受体机制促进粒细胞集落的形成，促使造血干细胞向中性粒细胞增殖、分化，刺激成熟的粒细胞从骨髓释出，增强中性粒细胞趋化及吞噬等功能，对巨噬细胞、巨核细胞影响小。临床应用的为基因重组 G-CSF（rhG-CSF）制剂非格司亭（filgrastim）。本药主要用于肿瘤化疗、放疗和自体骨髓移植所致中性粒细胞缺乏；对艾滋病或先天性中性粒细胞缺乏亦有效；可升高中性粒细胞数量，减少感染发生率。患者耐受良好，可有胃肠道反应、肝功能损害和骨痛等。长期静脉滴注可引起静脉炎。有药物过敏史及肝、肾、心功能严重障碍者慎用。

粒细胞/巨噬细胞集落刺激因子（granulocyte-macrophage colony-stimulating factor，GM-CSF）

GM-CSF 可在 T-淋巴细胞、单核细胞、成纤维细胞和血管内皮细胞等合成。与白介素-3（interleukin-3）共同作用于多相干细胞和多相祖细胞，刺激粒细胞、单核细胞、巨噬细胞和巨核细胞等多种细胞的集落形成和增生，促进成熟细胞的释放，并增加粒细胞的功能。对红细胞增生也有间接影响。临床使用的沙格司亭（sargramostim）为人重组 GM-CSF（rhGM-CSF）。主要用于骨髓移植、恶性肿瘤放疗、化疗、再生障碍性贫血或艾滋病等引起的粒细胞缺乏症。不良反应有发热、骨及肌肉疼痛、皮下注射部位红斑。首次静脉滴注时可出现潮红、呕吐、呼吸急促、低血压等。严重的不良反应为心功能不全、支气管痉挛、室上性心动过速、颅内高压、肺水肿和晕厥等。

第三节　抗凝血药

抗凝血药（anticoagulants）是指能通过干扰机体生理性凝血过程的某些环节而阻止血液凝固的药物，临床主要用于防止血栓的形成和阻止血栓的进一步发展。血液凝固由多种凝血因子参与，已知的以罗马数字编号的 12 个凝血因子多为蛋白质，在肝脏合成，其中凝血因子 Ⅱ、Ⅶ、Ⅸ、Ⅹ 的合成需要维生素 K 的参与，称为维生素 K 依赖凝血因子。

1. 血液凝固过程　可分为以下三个阶段。①凝血酶原激活物的形成：内源或外源凝血途径，通过一系列凝血因子的相继激活，最后使因子 Ⅹ 激活为 Ⅹa，Ⅹa、凝血因子 Ⅴ、Ca^{2+} 和血小板磷脂结合形成凝血酶原激活物。②凝血酶的形成：凝血因子 Ⅱ（凝血酶原）被凝血酶原激活物激活成凝血因子 Ⅱa（凝血酶）。③纤维蛋白的形成：凝血因子 Ⅰ（纤维蛋白原）在凝血因子 Ⅱa 作用下转变成凝血因子 Ⅰa（纤维蛋白），进一步生成难溶的纤维蛋白多聚体而形成血凝块。

2. 抗凝系统　血浆中的抗凝物质包括抗凝血酶Ⅲ（antithrombin Ⅲ，AT-Ⅲ）和蛋白质 C（protein C，又称为抗凝蛋白 C）等。AT-Ⅲ 主要由肝脏细胞合成，肺、脾、肾、心脏、肠、脑和血管内皮细胞也能合成。AT-Ⅲ 是丝氨酸蛋白酶的抑制药（serine protease inhibitor），其结构中含有精氨酸残基，能作用于以丝氨酸为活性中心的凝血因子 Ⅱa、Ⅸa、Ⅹa、Ⅺa 和Ⅻa 等，与这些凝血因子活性中心的丝氨酸残基结合，形成 1∶1 的复合物，从而使上述凝血因子失活，产生抗凝作用。

肝素（heparin）

肝素因首先源于动物肝脏而得名，现药用肝素多自猪肠黏膜或牛肺脏中提取。肝素是一种带负电荷的黏多糖硫酸酯，共价结合的硫酸残基具有酸性。普通肝素的分子质量为 5～30kDa，平均分子质量 12kDa。

【体内过程】　肝素为带大量负电荷的大分子，口服不易吸收。临床多采用静脉给药，静注后抗凝作用立即发生，10min 内血液凝固时间、凝血酶时间和凝血酶原时间明显延长，作用维持 3～4h，80% 与血浆蛋白结合，大部分经单核巨噬细胞系统破坏，极少数以原型经尿排泄。$t_{1/2}$ 随剂量变化，静脉注射 100U/kg、400U/kg、800U/kg，抗凝活性 $t_{1/2}$ 分别为 1h、2.5h、5h。

【药理作用】

1. 抗凝作用　体内、体外均具有抗凝作用。凝血因子 Ⅱa、Ⅸa、Ⅹa、Ⅺa、Ⅻa 的活性中心含丝氨酸残基，都属丝氨酸蛋白酶。生理情况下，AT-Ⅲ分子上的精氨酸残基与这些酶活性中心丝氨酸残基结合，封闭了酶的活性中心使酶失活。带负电荷的肝素可与带正电荷的 AT-Ⅲ的赖氨酸残基形成可逆性复合物，使 AT-Ⅲ发生构型的改变，更充分地暴露出其活性中心，AT-Ⅲ则以精氨酸残基迅速与丝氨酸蛋白酶活性中心的丝氨酸残基结合，从而加速 AT-Ⅲ对凝血因子Ⅱa、Ⅸa、Ⅹa、Ⅺa、Ⅻa 等的灭活。肝素可加速此过程达 1000 倍以上。

2. 其他作用　肝素还具有抗血小板聚集的作用，能抑制由凝血酶诱导的血小板聚集。此外，肝素可通过调血脂、保护动脉内皮和抗血管平滑肌细胞增殖等作用而发挥抗动脉粥样硬化（AS）作用。

【临床应用】

1. 血栓栓塞性疾病　尤其适用于快速抗凝治疗，如静脉血栓、无明显血流动力学改变的肺栓塞和外周动脉血栓形成等。

2. 缺血性心脏病　不稳定型心绞痛一般可有冠状动脉内血栓形成，抗凝血药和抗血小板药有一定疗效。经皮冠状动脉成形术（PTCA）术中给予肝素能防止急性冠状动脉闭塞的发生。

3. 弥散性血管内凝血（disseminated intravascular coagulation，DIC）　早期应用，可防止因纤维蛋白原和其他凝血因子耗竭所致的出血。

4. 体外抗凝　如心血管手术、血液透析和心导管检查时防止血栓形成。

【不良反应】

1. 自发性出血　表现为皮肤瘀点或瘀斑、血肿、咯血、血尿、呕血、便血及颅内出血等，严重出血需缓慢静脉注射硫酸鱼精蛋白（protamine sulfate）解救，1mg 硫酸鱼精蛋白约中和 100U 的肝素。硫酸鱼精蛋白是强碱性蛋白质，带正电荷，与带负电荷的肝素形成稳定的复合物而使肝素失活。每次用量不能超过 50mg，将 1%的鱼精蛋白 50mg 加入 25%葡萄糖溶液 20ml 缓慢静脉注射，2～3 次/日。应用过程中应监测部分凝血活酶时间（PPT），使其维持在正常值的 1.5～2.5 倍（通常在 50～80s）。

2. 过敏反应　皮疹、药物热等。

3. 其他　孕妇使用可引起早产和胎儿死亡，长期应用可引起脱发、骨质疏松等。

【禁忌证】　具有出血素质、严重肝或肾功能不全、胆囊疾病、溃疡病、恶性高血压、内脏肿瘤、脑出血病史、DIC 的纤溶亢进期、血友病、亚急性细菌性心内膜炎、围产期妇女、近期外伤或手术者。

低分子量肝素（low molecular weight heparin，LMWH）

LMWH 是普通肝素经化学分离方法制备的一种短链制剂。平均分子质量为 4～5kDa。与普通肝素相比，具有以下特点（表 27-1）：①抗凝血因子 Xa 选择性强，对其他凝血因子作用弱；②较少引起血小板减少；③抗凝血作用强；④生物利用度高、$t_{1/2}$ 长，LMWH 皮下注射的 $t_{1/2}$ 为 200～300min，是普通肝素的 2～4 倍；⑤引起出血并发症少；⑥治疗过程中应测定凝血因子 Xa 观察凝血机制，不应只测定 PPT。

LMWH 的不良反应有出血、血小板减少、低醛固酮血症伴高钾血症、过敏反应和暂时性氨基转移酶升高等。

目前临床常用的 LMWH 制剂有依诺肝素（enoxaparin）、替地肝素（tedelparin）、弗希肝素（fraxiparin）、洛吉肝素（logiparin）及洛莫肝素（lomoparin）等。

表 27-1　肝素与 LMWH 比较

	肝素	LMWH
来源	猪肠黏膜或猪、牛肺中提取	肝素分离或降解
分子质量	5～30kDa，平均 12kDa	<6.5kDa，平均 4～5kDa
抗凝血活性 $t_{1/2}$	1～5h	12h
凝血因子选择性	对凝血因子Ⅱa、Ⅸa、Ⅹa、Ⅺa、Ⅻa无选择性	对凝血因子Ⅹa作用强，对其他因子作用弱
对血栓的选择性	较低	较高
出血并发症	较多	较少
血小板减少	多见	少见
监测	测定 PPT	测定凝血因子Ⅹa
中毒解救	鱼精蛋白	鱼精蛋白

香豆素类（coumarins）

　　香豆素类是一类含有 4-羟基香豆素（4-hydroxycoumarin）基本结构（图 27-1）的口服抗凝血药，包括华法林（warfarin，苄丙酮香豆素）、双香豆素（dicoumarol）和醋硝香豆素（acenocoumarol，新抗凝）等，其药理作用与应用基本相同。

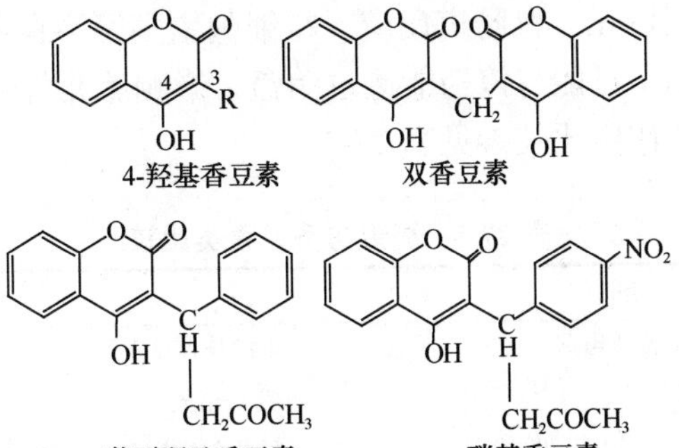

图 27-1　香豆素类的分子结构

　　【体内过程】　华法林和醋硝香豆素口服吸收迅速而完全，双香豆素的吸收易受食物的影响；三药的血浆蛋白结合率高，均经肾脏排泄。$t_{1/2}$ 为 8～60h。能透过胎盘屏障，双香豆素和醋硝香豆素还可见于母乳中，三药的药代动力学参数区别见表 27-2。

表 27-2　香豆素类药物的药代动力学参数

药物	每日量（mg）	$t_{1/2}$（h）	Tpeak（h）	持续时间（日）
华法林	5～15	10～60	24～48	3～5
醋硝香豆素	4～12	8	34～48	2～4
双香豆素	25～150	10～30	36～72	4～7

　　【药理作用】　本类药物是维生素 K 的阻滞药。肝脏合成含谷氨酸残基的凝血因子Ⅱ、凝血因子Ⅶ、凝血因子Ⅸ、凝血因子Ⅹ的前体物质，经以维生素 K 为辅酶的 γ-羧化酶作用下，才能使这些因子的谷氨酸残基 γ-羧化成为凝血因子。经羧化反应，氢醌型维生素 K（hydroquinol vitamin K）转变为环氧型维生素 K（epoxide vitamin K），后者可经维生素 K

环氧还原酶（vitamin K epoxide reductase）作用还原为氢醌型，继续参与羧化反应。本类药抑制维生素 K 环氧还原酶，阻止维生素 K 的环氧型向氢醌型的转变，从而阻碍维生素 K 的再利用，阻止凝血因子 Ⅱ、凝血因子 Ⅶ、凝血因子 Ⅸ、凝血因子 Ⅹ 前体成为凝血因子而抗凝。肝脏存在两种维生素 K 的环氧还原酶，而香豆素类只能抑制其中一种，故给予大剂量维生素 K，可使维生素 K 的转化继续进行，逆转香豆素类药物的作用。此外，本类药物还具有抑制凝血酶诱导的血小板聚集作用。

用上述机制可解释：①体内有效，体外无抗凝作用，因为上述 γ-羧化反应只在肝脏进行；②起效缓慢，作用持久，因为只能抑制凝血因子的合成，对已经形成的凝血因子无抑制作用，需待凝血因子耗竭后才出现疗效，故起效缓慢，用药后 1～3 日作用达高峰，停药后凝血因子恢复正常水平尚需一定时间，故停药后作用可维持数日；③维生素 K 可逆转其作用。

【临床应用】　本类药主要用于防止血栓形成和发展，如静脉血栓栓塞、外周动脉血栓栓塞、心房颤动伴有附壁血栓、肺栓塞、心脏外科手术和冠状动脉闭塞等，还可作为心肌梗死的辅助用药，亦可用于风湿性心脏病、髋关节固定术、人工置换心脏瓣膜手术后防止静脉血栓的发生。

【不良反应】　①过量可发生自发性出血，可给予维生素 K，输注新鲜血、血浆或凝血酶原复合物治疗；调整药物剂量，使凝血酶原时间控制在 25～30s（正常值 12s）可预防出血。②亦有皮肤和软组织坏死、胃肠道反应、粒细胞增多等不良反应。③华法林可能引起肝脏损害，并有致畸作用，可能与该药能透过胎盘，影响胎儿骨骼和血液中蛋白质 γ-羧化有关。香豆素和肝素类的作用比较参见表 27-3。

表 27-3　肝素与香豆素类比较

	肝素	香豆素类
基本结构	黏多糖硫酸酯（带大量负电荷）	4-羟基香豆素
口服	不吸收（常静脉给药）	吸收完全
抗凝机制	促进 AT-Ⅲ 灭活凝血因子 Ⅱa、Ⅸa、Ⅹa、ⅩⅠa、ⅩⅡa	结构似维生素 K，抑制维生素 K 环氧还原酶，阻止凝血因子 Ⅱ、Ⅶ、Ⅸ、Ⅹ 合成
体内抗凝	有效	有效
体外抗凝	有效	无效
起效	快，静脉注射立即起效，10min 内血液凝固时间、凝血酶时间和凝血酶原时间明显延长	慢，口服 12～24h 起效，1～3 日作用达高峰
作用时间	短，3～4h	长，2～5 日
中毒解救	鱼精蛋白（带正电荷）	维生素 K
临床应用	血栓栓塞性疾病、DIC、体外抗凝	血栓栓塞性疾病

水蛭素（hirudin）

水蛭素为水蛭唾液中抗凝成分，含 65 个氨基酸残基，分子质量为 7kDa。现已开发出基因重组水蛭素（r-hirudin）。该剂为凝血酶强效、特异性抑制药，以 1：1 分子直接与凝血酶结合而抑制该酶活性，阻止纤维蛋白形成，亦可抑制凝血酶诱导的血小板聚集。口服不易吸收，静脉注射 $t_{1/2}$ 为 1.7h，大部分以原型经尿排出。可用于预防手术后血栓形成、血管成形术后再狭窄、急性 DIC、血液透析及体外循环。

阿加曲斑（argatroban）

阿加曲斑为精氨酸衍生物，与凝血酶的催化部位结合而抑制凝血酶活性，阻碍纤维蛋白原的裂解和纤维蛋白凝块形成，使某些凝血因子不活化，抑制凝血酶诱导的血小板聚集和分泌作用，从而抑制纤维蛋白的交联，并促进纤维蛋白溶解。该药 $t_{1/2}$ 短、安全范围小、过量无对抗剂，故应监测活化部分凝血活酶时间（APTT），使其在 55～85s 范围内，与阿司匹林合用，使 APTT 平均延长 1.6 倍的剂量并不延长出血时间。本品可局部用于移植物上，防止血栓形成。

第四节　纤维蛋白溶解药

凝血中形成的纤维蛋白（fibrin）在纤溶酶（plasmin）的作用下再次液化溶解称为纤维蛋白溶解。包括以下两个阶段。①纤溶酶原（plasminogen）的激活：人体多种组织和体液中含有纤溶酶原激活因子，某些细菌也能产生激活因子，如链激酶和葡激酶。在激活因子的作用下，纤溶酶原在 Arg_{560}-Val_{561} 之间断裂生成纤溶酶。②纤维蛋白溶解：纤溶酶特异催化纤维蛋白中由精氨酸或赖氨酸残基的羧基构成的肽键水解，生成一系列的纤维蛋白降解产物，使血凝块溶解。

纤维蛋白溶解药（fibrinolytic drugs）可直接或间接激活纤溶酶原成为纤溶酶，促进纤维蛋白溶解，故又称为溶栓药（thrombolytic drugs）。此类药物具有以下特点：①对血浆和血栓中纤溶酶原选择性低，溶解血栓同时可呈现全身纤溶状态而易引起出血。其中组织性纤溶酶原激活剂（tissue-type plasminogen activator，t-PA）、阿尼普酶和葡萄球菌激酶等第二、三代药对血栓中纤溶酶原选择性比链激酶和尿激酶相对较强，但大剂量亦可引起出血。②作用时间短，$t_{1/2}$ 多在 25min 以下，但阿尼普酶因能在体内缓慢脱酰基而生效，故作用时间较长，$t_{1/2}$ 为 90～105min。③临床主要用于血栓栓塞性疾病，如急性心肌梗死、脑栓塞、肺栓塞、深静脉血栓、眼底血栓等。其中尿激酶价格昂贵，仅用于对链激酶过敏或耐受者。④对新形成的血栓疗效好，对陈旧性血栓溶解作用差。

纤维蛋白溶解药按问世先后分为三代：第一代有链激酶（streptokinase，SK）、尿激酶（urokinase，UK），对血栓和血浆中纤溶酶原无选择性，易引起出血；第二代有 t-PA，又称阿替普酶（alteplase）、阿尼普酶（anistreplase）、沙芦普酶（saruplase）等，对血栓中纤溶酶原有一定选择性，较第一代不易引起出血；第三代旨在通过基因工程技术改良天然溶栓药结构，增强溶栓选择性，减少出血、延长 $t_{1/2}$，正在研制的有改造野生性 t-PA、组建嵌合型溶栓剂（chimerical plasminogen activator）、单抗体导向溶栓剂、葡萄球菌激酶（staphylokinase）等。

常用纤维蛋白溶解药见表 27-4。

表 27-4　常用纤维蛋白溶解药物

药物	来源	作用机制	作用特点与不良反应
链激酶	C 组 β-溶血性链球菌培养液分离或基因重组技术制备	与纤溶酶原结合形成 SK-纤溶酶原复合物，促进纤溶酶原转变为纤溶酶	①具有抗原性，可引起发热、寒战、头痛等过敏反应；②对血栓和血浆中纤溶酶原无选择性，可引起出血；③作用时间短，$t_{1/2}$ 为 23min
尿激酶	胚胎肾细胞培养液分离或基因重组技术制备	使纤溶酶原从 Arg_{560}-Val_{561} 处断裂而生成纤溶酶	①不具有抗原性，无过敏反应；②对血栓和血浆中纤溶酶原无选择性，可引起出血；③作用时间短，$t_{1/2}$ 为 15min

续表

药物	来源	作用机制	作用特点与不良反应
组织型纤溶酶原激活剂	人胎盘中提取纯化或基因重组技术制备	使血栓中纤维蛋白发生构型改变，易于与纤溶酶原结合激活纤溶酶原成为纤溶酶	①选择性激活血栓中纤溶酶原；②大剂量可引起出血；③作用时间短，$t_{1/2}$ 为 3～8min
阿尼普酶	为链激酶与乙酰化纤溶酶原的复合物	体内缓慢脱酰化后激活纤溶酶原成为纤溶酶	①选择性激活血栓中纤溶酶原；②大剂量可引起出血；③起效较缓慢，作用时间较长，$t_{1/2}$ 为 90～105min
葡萄球菌激酶	金黄色葡萄球菌培养液分离或基因重组技术制备	与纤溶酶原结合形成葡激酶-纤溶酶原激活物，促进纤溶酶原转变为纤溶酶	①选择性激活血栓中纤溶酶原；②大剂量可引起出血；③抗原作用弱于链激酶；④对富含血小板的血栓和已收缩的血栓溶栓作用强

第五节　抗血小板药

血小板的基本生理功能是黏附、聚集、释放和分泌颗粒内容物（如 ADP、5-HT 等），静息状态的血小板转变为生理功能的状态即为血小板的活化。血小板活化后能促进血液凝固的进行，形成由纤维蛋白包绕血小板组成的血栓。

血小板内游离的花生四烯酸（arachidonic acid，AA）经环氧酶（COX）的作用可生成 PGH_2，PGH_2 在血栓烷 A_2（thromboxane A_2，TXA_2）合成酶作用下进一步生成 TXA_2，TXA_2 是目前已发现的最强的血管收缩剂和血小板聚集剂之一。而在血管内皮细胞等部位 AA 经 COX 和 PGI_2 合成酶的作用生成的 PGI_2，则是血小板功能的抑制药。PGI_2 能激活腺苷酸环化酶，迅速增加血小板内 cAMP 浓度，降低血小板的敏感性。相反，ADP、TXA_2、肾上腺素和凝血酶等可使升高的 cAMP 水平降低而诱导血小板的聚集。

此类药物主要有以下几种。①抑制 COX，减少 TXA_2 生成的药物，如阿司匹林；②抑制 TXA_2 合成酶，减少 TXA_2 生成和阻断 TXA_2 受体的药物，如利多格雷；③抑制磷酸二酯酶，减少 cAMP 降解，增加血小板内 cAMP 含量的药物，如双嘧达莫；④选择性及特异性干扰 ADP 介导的血小板活化，不可逆抑制血小板聚集和黏附的药物，如噻氯匹定；⑤阻断血小板 GP $Ⅱ_b$/$Ⅲ_a$ 受体，抑制血小板聚集的药物，如阿昔单抗；⑥PGI_2 制剂。

阿司匹林（aspirin）

阿司匹林与环氧化酶活性部分丝氨酸残基发生不可逆性乙酰化反应而抑制该酶活性，对血小板和血管内皮中 COX 均有抑制作用。血小板中 COX 抑制使 TXA_2 合成减少，TXA_2 具有收缩血管和促进血小板聚集而有利于血栓形成作用。血管内皮细胞中 COX 抑制可使 PGI_2 生成减少。PGI_2 是 TXA_2 生理对抗剂，具有舒张血管和抑制血小板聚集而阻止血栓形成作用。血小板中 COX 对阿司匹林的敏感性明显高于血管内皮中 COX，小剂量阿司匹林主要抑制血小板中 COX 而使 TXA_2 合成减少，大剂量则抑制 TXA_2 和 PGI_2 合成，因此防治血栓形成应当使用小剂量，每日口服 50～75mg 即可产生最大抗血小板作用。阿司匹林对血小板功能亢进所致的血栓栓塞性疾病疗效肯定，对急性心肌梗死或不稳定型心绞痛患者，可降低梗死率及致死率，也可降低一过性脑缺血的发生率和致死率。

利多格雷（ridogrel）

利多格雷抑制 TXA_2 合成酶，减少 TXA_2 生成，并阻断 TXA_2 受体。与阿司匹林比较，对血小板血栓和冠状动脉血栓作用强，对降低急性心肌梗死再栓塞、反复心绞痛及缺血性脑卒中发生率较强，但对急性心肌梗死的血管梗死率、复灌率及增强链激酶的纤溶作用等与阿司匹林相当。不良反应少，仅有轻度胃肠道反应，易耐受。

同类药物有匹可托安（picotamide），作用较利多格雷弱，但不良反应轻。

双嘧达莫（dipyridamole）

双嘧达莫又称潘生丁（persantin）。对 ADP、胶原与低浓度凝血酶诱导的血小板聚集有抑制作用，体内和体外均有抗血栓作用。其机制主要为抑制磷酸二酯酶，并抑制腺苷摄取而激活腺苷酸环化酶，使血小板内 cAMP 升高，防止血小板聚集和黏附于血管壁损伤部位。有研究表明，其抗血栓机制亦可能与促进血管内皮细胞产生 PGI_2、抑制 COX 减少 TXA_2 生成、激活腺苷酸环化酶（adenyl cyclase，AC）等有关。主要用于血栓栓塞性疾病，与华法林合用防止人工心脏瓣膜置换术后血栓形成，还可阻抑动脉粥样硬化早期病变过程。

噻氯匹定（ticlopidine）

噻氯匹定为噻吩吡啶衍生物。活化血小板具有黏附、聚集、释放和分泌颗粒内容物功能。噻氯匹定选择性及特异性干扰 ADP 介导的血小板活化，不可逆抑制血小板聚集和黏附。血小板中 α-颗粒含有纤维蛋白原、黏联蛋白、有丝分裂因子等物质，噻氯匹定不仅抑制 ADP 诱导的 α-颗粒分泌，还可抑制 ADP 诱导的血小板膜表面的糖蛋白 GPⅡb/Ⅲa 受体与纤维蛋白原结合位点的暴露，干扰 GPⅡb/Ⅲa 受体与其配体纤维蛋白原结合而抑制血小板聚集。因此可认为噻氯匹定是血小板活化、黏附和 α-颗粒分泌的抑制药。该药口服吸收良好，24～48h 出现作用，3～5 日达高峰，$t_{1/2}$ 为 24～33h。主要用于预防脑卒中、心肌梗死及外周动脉血栓性疾病的复发，疗效优于阿司匹林。不良反应有恶心、呕吐、中性粒细胞下降等。同类药物氯吡格雷（clopidogrel）作用与噻氯匹定相似。

阿昔单抗（abciximab c7E3Fab，ReoPro）

阿昔单抗通过阻断血小板膜糖蛋白 GPⅡb/Ⅲa 受体而抑制血小板聚集。ADP、TXA2、凝血酶等血小板诱导剂引起的血小板聚集，最终的共同通路是使血小板膜表面的糖蛋白 GPⅡb/Ⅲa 受体暴露。此受体有纤维蛋白原、血管性血友病因子（von Willebrand factor，vWF）纤维连接蛋白（fibronectin）等配体。当血小板激活时，糖蛋白 GPⅡb/Ⅲa 受体转变为高亲和力状态，并与这些配体结合形成血小板聚集。阿昔单抗为血小板膜糖蛋白 GPⅡb/Ⅲa 受体的单克隆抗体和受体阻断剂，阻断该受体后使上述配体不能与受体结合而抑制血小板聚集。以后相继开发出了非肽类的受体阻断剂，如 lamifiban、tirofiban 及可供口服的 xemilofiban、fradafiban、sibrafiban 等。用于急性心肌梗死、溶栓治疗、不稳定性心绞痛和血管成形术后再梗死等。

第六节 止 血 药

止血药是用于治疗凝血因子缺乏、纤溶功能过强或血小板减少等原因所致出血的一类药物，按其作用机制可分为促进凝血因子活性的药物、凝血因子制剂和抗纤溶药等。

维生素 K（vitamin K）

维生素 K 是一族具有甲萘醌基本结构的物质，其中维生素 K_1（phytomenadione）存在于苜蓿等绿色植物中，维生素 K_2（menaquinone）来自肠道细菌或腐败鱼粉，两者均为脂溶性维生素,需胆汁协助吸收;维生素 K_3(menadione sodium bisulfate,亚硫酸氢钠甲萘醌)、维生素 K_4(menadiol,甲萘氢醌)系人工合成品,为水溶性维生素。

【药理作用】 维生素 K 在肝脏参与凝血因子 Ⅱ、凝血因子 Ⅶ、凝血因子 Ⅸ、凝血因子 Ⅹ 的合成。维生素 K 是 γ-羧化酶的辅酶。在肝脏合成的凝血因子 Ⅱ、凝血因子 Ⅶ、凝血因子 Ⅸ、凝血因子 Ⅹ 的前体物质,在氢醌型维生素 K 存在条件下,γ-羧化酶使这些凝血因子前体物氨基末端谷氨酸残基 γ 羧化,成为凝血因子。同时氢醌型维生素 K 转变为环氧型维生素 K,后者又可经环氧还原酶(vitamin K epoxide reductase)的作用还原为氢醌型维生素 K,继续参与羧化反应。香豆素类可抑制此酶活性。凝血因子中 γ-羧基谷氨酸有强大的负电性,能与 Ca^{2+} 形成盐键。Ca^{2+} 在凝血过程中起到"搭桥"的作用,它的一侧与凝血因子带负电荷的 γ-羧基谷氨酸结合,另一侧与血小板带负电荷的磷脂连接,所形成的多酶复合物是凝血反应的基础。

【临床应用】

1. 维生素 K 缺乏引起的出血 口服抗凝血药、广谱抗生素、梗阻性黄疸、胆瘘、慢性腹泻和广泛肠段切除后因吸收不良所致的低凝血酶原血症,以及新生儿因维生素 K 产生不足所致出血,可口服、肌内注射和静脉注射给药。但对先天性或严重肝病所致的低凝血酶原血症无效。

2. 杀鼠药敌鼠中毒 敌鼠(diphacinone)又名双苯杀鼠酮,化学名为 α-二苯基乙酰基 -1,3 茚满二酮,其结构与作用机制与香豆素类药物相似,人口服中毒后出现恶心、呕吐、腹痛、头晕、乏力,最后死于内脏与颅内出血。除抢救清除毒物外,用维生素 K_1 10~20mg 肌内注射或静脉输入,每日 2~3 次,直到凝血酶原时间恢复正常,重者每日可达 120mg,输入新鲜血或凝血酶原复合物有助止血。

【不良反应】 维生素 K_1 静脉注射速度过快可出现颜面潮红、呼吸困难、胸闷、血压剧降等类似过敏反应的症状,故应避免快速注射,应该缓慢滴注。维生素 K_3 的不良反应较多,口服易出现胃肠道反应,肌内注射引起疼痛,较大剂量维生素 K_3 可引发新生儿、早产儿溶血性贫血和高胆红素血症等。对葡萄糖-6-磷酸脱氢酶缺乏的患者也可诱发溶血。

氨甲环酸(tranexamic acid,AMCHA)和氨甲苯酸(p-aminomethylbenzoic acid,PAMBA)

氨甲环酸和氨甲苯酸,化学结构与赖氨酸相似(图 27-2),低剂量时能竞争性抑制纤溶酶原与纤维蛋白的结合,阻止纤溶酶原的活化;高剂量时则直接抑制纤溶酶的活性,并减少纤维蛋白的降解而产生止血作用。

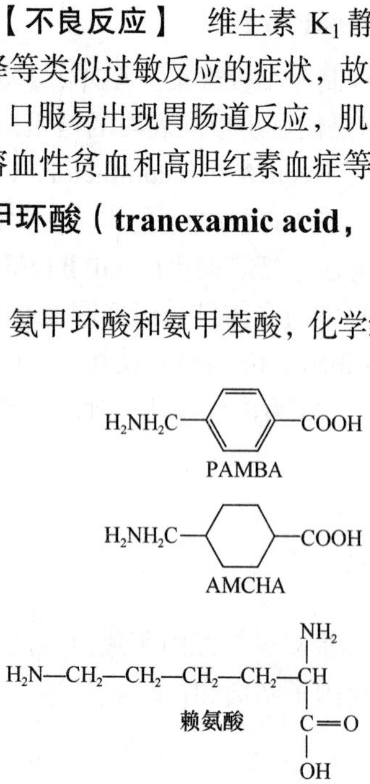

临床主要用于预防和治疗由纤溶亢进而引起的出血,如含有纤溶酶原激活物的器官(肝、肺、前列腺、尿道和肾上腺等)手术或创伤后、应用 t-PA 或纤溶药物过量等。尚可用于血友病患者手术前后的辅助治疗。由于本药主要经尿路排出,还可抑制尿激酶对尿路中血凝块的作用,故前列腺和泌尿系统手术时慎用。

图 27-2 氨甲环酸和氨甲苯酸的分子结构

最常见的不良反应是胃肠道反应、头晕、耳鸣、瘙痒、红斑等。快速静脉给药可引起直立性低血压、多尿、心律失常、惊厥及心脏或肝脏的损伤。本药可致血栓形成。肾功能不全者慎用，DIC 早期和血栓形成者禁用。

凝血因子制剂

凝血因子制剂是从健康人体或动物血液中提取并经分离提纯、冻干而制得的含有各种凝血因子的制剂，主要用作凝血因子缺乏时的替代或补充疗法。

（1）凝血酶（thrombin）：从牛、兔或猪血中提取。局部应用可使纤维蛋白原转化成纤维蛋白，创面血液形成稳定的血凝块，可有效控制小血管或毛细血管的局部渗血。外科治疗常与明胶海绵同用。本药必须直接接触创面才能起止血作用，切忌进入血管内。因其具有抗原性，可产生过敏反应。

（2）抗血友病球蛋白（globulin antihemophilia，Ⅷ因子）：主要成分为凝血因子Ⅷ。Ⅷa 可加速凝血因子Ⅹa 生成，能在血小板磷脂表面参与促使凝血酶原向凝血酶转化的过程。临床主要用于甲型血友病的治疗，也可用于严重肝病、DIC 和系统性红斑狼疮等所致的获得性凝血因子Ⅷ缺乏症。本药滴注过速能引起头痛、眩晕、发热、荨麻疹、发绀和呼吸困难等症状。

（3）凝血酶原复合物（prothrombin complex）：为含有凝血因子Ⅱ、凝血因子Ⅶ、凝血因子Ⅸ、凝血因子Ⅹ的混合制剂。临床可用于补充凝血因子的缺乏，促进血液凝固。主要治疗乙型血友病（先天性凝血因子Ⅸ缺乏）及严重肝脏疾病、口服抗凝血药过量和维生素 K 依赖性凝血因子缺乏而引起的出血，也可用于预防。

（4）抑肽酶（aprotinin，抑胰肽酶，胰蛋白酶抑制药）：是从牛胰腺中提取制得的单链多肽，含有 58 个氨基酸，分子量为 6500，属于天然多肽类抗纤溶药物。抑肽酶的多肽结构中第 15 位是赖氨酸，能与各种丝氨酸蛋白酶包括胰蛋白酶、纤溶酶、激肽释放酶和糜蛋白酶等结合，形成复合物而使之失活。此外，对纤溶酶原激活因子、凝血因子Ⅱa、凝血因子Ⅸa、凝血因子Ⅺa、凝血因子Ⅻa 和凝血酶原向凝血酶的转化具有抑制作用。临床主要用于治疗各种纤溶亢进引起的出血，如创伤或手术、DIC 等所致继发性纤溶亢进症等。不良反应较轻，常见皮疹、支气管痉挛、心动过速等过敏反应，偶见休克。

第七节 血容量扩充剂

本类药物主要用于大量失血或血浆所致的低血容量休克，以扩充血容量，维持器官的血液灌注。其共同特点是具有一定的胶体渗透压、体内消除慢、无毒、无抗原性。临床常用的有右旋糖酐、羟乙基淀粉、白蛋白等。

右旋糖酐（dextran）

右旋糖酐是高分子葡萄糖聚合物，包括右旋糖酐 10、右旋糖酐 40 和右旋糖酐 70，其平均分子量分别为 10 000、40 000、70 000。本药静脉注射后不透过血管，可提高血浆胶体渗透压，扩充血容量，作用强度和维持时间随分子量降低而下降和缩短；还可通过稀释血液等机制降低血液的黏度，减少血小板的黏附和聚集，小分子量作用较中、高分子量强。亦有渗透利尿作用。临床主要用于休克的抢救和预防手术后血栓形成及治疗某些血栓栓塞性疾病。不良反应表现有皮肤过敏，个别可出现过敏性休克；输注量过大，则可由于血液过度稀释、携氧功能降低而导致组织供氧不足、凝血障碍和低蛋白血症。充血性心力衰竭和血容量过多者禁用，严重血小板减少、凝血障碍者慎用。

第六篇 内脏系统药

第二十八章 呼吸系统药

呼吸系统疾病常见有咳嗽、咳痰、喘息等主要症状，三者往往同时并存，互为因果关系。因此临床对症治疗和对因治疗并举，即除了应用镇咳药（antitussives）、祛痰药（expectorants）、平喘药（antiasthmatic drugs）对症治疗外，尚需使用抗菌药或抗过敏药以对因治疗。本章主要介绍对症治疗药物。

第一节 平 喘 药

支气管哮喘是一种由免疫性和非免疫性多种因素参与的气道慢性炎症性疾病，以呼吸道炎症和呼吸道高反应性并存为主要特征。其病理变化包括支气管炎症细胞浸润、黏膜下水肿、血管通透性增加、气管平滑肌增生、气道反应性亢进等，导致支气管平滑肌痉挛、腺体分泌增加、气道狭窄和重塑，出现呼吸困难等症状。

平喘药（antiasthmatic drugs）是用于缓解、消除或预防支气管哮喘的药物。临床常用的平喘药可分为支气管扩张药、抗炎平喘药和抗过敏平喘药。支气管扩张药包括 β_2 受体激动药、茶碱类、抗胆碱药等，可缓解支气管平滑肌痉挛，缓解哮喘症状。糖皮质激素具有抗炎平喘作用，用于防治慢性支气管炎症，最终消除哮喘症状。色甘酸钠等具有抑制过敏介质释放的作用，用于预防哮喘发作。

一、支气管扩张药

（一）β 受体激动药

本类药物通过兴奋支气管平滑肌 β_2 受体，激活腺苷酸环化酶，细胞内 cAMP 合成增加并激活 cAMP 依赖的蛋白激酶，进而引起平滑肌松弛，支气管扩张。本类药物可分为非选择性 β 受体激动药和选择性 β_2 受体激动药两类。非选择性 β 受体激动药有肾上腺素（adrenaline）、异丙肾上腺素（isoprenaline）、麻黄碱（ephedrine）等，由于对 β 受体无选择性，可引起严重的心血管不良反应。选择性 β_2 受体激动药对支气管的选择性作用强，所引起的心脏兴奋作用明显减少。其吸入剂型具吸收快、显效迅速的优势，现已成为临床常用的药物。

选择性 β_2 受体激动药根据作用时间的不同还可分为短效类、中效类和长效类。近年来出现的长效选择性 β_2 受体激动药，因其对受体的选择性高，具有不良反应少、稳定性好、作用时间长、可多途径给药等优点，已成为缓解哮喘急性症状的首选药物。常用药物及特点见表 28-1。β_2 受体激动药常见的不良反应：①β_1 受体激动而引起的心血管不良反应，如心悸、心律失常等；②β₂ 受体激动而引起的骨骼肌震颤；③β₂ 受体脱敏，发生耐受现象。

表 28-1 常用 β₂ 受体激动药及特点

分类	药物	口服		吸入		药理作用特点
		起效（min）	维持（h）	起效（min）	维持（h）	
短效	沙丁胺醇（salbutamol）	30～15	4～6	3～7	3～4	扩张支气管的强度是异丙肾上腺素的 10～20 倍，心血管不良反应仅为 1/10
	克仑特罗（clenbuterol）	20～10	4～6	5～10	3～4	强效，松弛支气管的作用为沙丁胺醇的 100 倍，且能增强纤毛运动，促进排痰。对心血管影响较少
	氯丙那林（clorprenaline）	30～15	4～6	5	3～4	对 β₂ 受体的选择性高于异肾上腺素而低于沙丁胺醇，平喘作用比异丙肾上腺素弱，心血管不良反应是异丙肾上腺素的 1/10～1/3
中效	特布他林（terbutaline）	30	6～8	5～15	4～5	对 β₂ 受体的选择性高，平喘效果好。除松弛支气管平滑肌外，尚有增加纤毛运动，稳定肥大细胞膜等作用。治疗量时对心脏兴奋作用小，但大剂量或静脉给药心血管不良反应比较明显
长效	福莫特罗（formoterol）	—	12	2～5	8～12	支气管扩张作用比同等剂量的沙丁胺醇和特布他林强，抗炎作用与酮替酚相当
	沙美特罗（salmeterol）	—	12	5～15	8～12	对 β₂ 受体的作用强度是其对 β₁ 受体的 5 万倍，心血管作用极少。有一定抗炎作用

（二）茶碱类

常用制剂有氨茶碱（aminophylline）、二羟丙茶碱（diprophylline）、胆茶碱（cholinophylline）、多索茶碱（doxofylline）等。

【体内过程】 本类药物口服吸收快而完全，达峰时间为 2～3h，血浆蛋白结合率约 60%，茶碱的有效血浓度为 10～20mg/L，表观分布容积为 0.45L/kg。成人男性清除率较女性高 1/3，消除 $t_{1/2}$ 为 5～6h，儿童约 3.7h。90% 在肝内代谢，经脱甲基和氧化而失活，10% 以原型由尿排出。

【药理作用】 本类药物作用较广，有平喘、强心、利尿、血管扩张、中枢兴奋等作用，其平喘作用机制主要包括以下几点。

1. 扩张支气管平滑肌 比 β₂ 受体激动药弱，其机制与下述几个因素有关。

（1）抑制磷酸二酯酶，cAMP 降解减少，使支气管平滑肌细胞内 cAMP 水平提高。

（2）短期内可促进内源性肾上腺素释放，间接激动 β₂ 受体导致支气管扩张。

（3）阻断腺苷受体，对抗内源性腺苷诱发的支气管收缩。

（4）降低细胞内 Ca^{2+} 浓度，导致支气管平滑肌松弛。

2. 抗炎作用 长期应用小剂量茶碱类药物，可抑制肥大细胞、巨噬细胞、嗜酸性粒细胞等炎症细胞的功能，减少呼吸道 T 细胞，降低微血管通透性，抑制支气管炎症，降低气管高反应性。

【临床应用】

1. 支气管哮喘 对于 β_2 受体激动药不能控制的急性哮喘发作,氨茶碱静脉注射可收到满意疗效;慢性哮喘患者可口服茶碱制剂防止其发作;对夜间哮喘发作者可用茶碱的缓释制剂。

2. 中枢性睡眠呼吸暂停综合征 由于脑部疾病或原发性呼吸中枢病变导致通气不足。茶碱对此有较好疗效,使通气功能明显增强,改善症状。

3. 其他 缓解慢性阻塞性肺病及心源性哮喘的喘息症状。

【不良反应】 茶碱类的不良反应发生度与其血浓度密切相关,血浓度超过 $20\mu g/ml$ 时,易发生不良反应。严格掌握用药量,及时调整剂量是避免茶碱中毒的主要措施。

1. 胃肠反应 口服可引起恶心、呕吐、食欲减退等。

2. 中枢兴奋 多见不安、失眠、易激动等反应,必要时可用镇静药对抗。

3. 急性毒性 静脉注射过快或浓度过高,可引起心动过速、心律失常、血压骤降、谵妄、惊厥、昏迷等,甚至呼吸停止、心脏停搏而死亡。静脉注射氨茶碱时应充分稀释,并且缓慢注射,防止急性毒性的发生,儿童更应谨慎。

【药物相互作用】 大环内酯类、喹诺酮类、西咪替丁、口服避孕药等可使茶碱的清除率下降。肝药酶诱导药如苯巴比妥、苯妥英钠等可增加茶碱的清除率。异丙肾上腺素、沙丁胺醇、特布他林等也可能增加茶碱的清除率。

(三)M 受体阻滞药

异丙托溴铵(ipratropium bromide)

异丙托溴铵是阿托品的异丙基衍生物,极性较大,口服不易吸收,采用气雾吸入给药。选择性阻断气道 M_3 受体,扩张支气管平滑肌,对呼吸道腺体分泌和心血管系统的无明显影响。本品对伴有迷走神经功能亢进的哮喘和喘息性支气管炎患者也有较好疗效,对其他类型哮喘的疗效不如 β_2 受体激动药。一般用于 β_2 受体激动药疗效不满意时的替代药,或与 β_2 受体激动药联合应用。不良反应少见,少数患者有口干、口苦感。青光眼患者慎用。本类药物还有氧托溴铵(oxitropium bromide)和异丙东莨菪碱(isopropylscopolamine)等。

二、抗炎平喘药

哮喘的主要病理机制是呼吸道炎症。抗炎平喘药通过抑制气道炎症反应,可以达到长期防止哮喘发作的效果,已成为平喘药中的一线药物。

糖皮质激素全身用药抗炎作用强大,平喘效果显著,但不良反应多且严重,因此仅限于哮喘持续状态和慢性哮喘在应用其他平喘药难以控制时使用。大多数哮喘对糖皮质激素有良好的反应,但对糖皮质激素抵抗型(glucosteroid resistant,SR)哮喘疗效差。以吸入方式在呼吸道局部应用该类药物,可发挥强大的局部抗炎平喘作用,而全身性不良反应轻微。但近年来发现长期吸入糖皮质激素能使气道上皮基膜变厚,平滑肌增生,不可逆地增加气道反应性。

倍氯米松(beclomethasone)

【体内过程】 吸入本药后,仅 10%～20%进入肺内产生治疗作用,80%～90%药物沉积在咽部而被吞咽。吞咽后大部分药物在肝脏被代谢，生物利用度<20%，$t_{1/2}$ 约 15h。其代谢产物 70% 经胆汁排泄，10%～25% 经尿排泄。

【药理作用】　倍氯米松为地塞米松的衍生物，其局部抗炎作用比地塞米松强数百倍。吸入给药后，能很好地控制哮喘病情，而全身作用轻微，对下丘脑垂体肾上腺皮质轴无明显抑制作用。糖皮质激素抑制哮喘时炎症的多个发病环节，主要有以下几个方面。

（1）抑制多种参与哮喘发病的炎症细胞及免疫细胞。

（2）抑制细胞因子与炎症介质的产生。

（3）抑制气道高反应性。

（4）增强支气管及血管平滑肌对儿茶酚胺的敏感性。

【临床应用】　用于支气管扩张药不能满意控制病情的慢性哮喘患者，反复应用本药可减少或终止发作，减轻病情严重程度，但不能缓解急性症状。气雾吸入后，一般在 10 日后支气管阻力降低作用达高峰，每日吸入本品 0.4mg 约与口服泼尼松 7.5mg 的疗效相等。需口服较大剂量糖皮质激素的病例，气雾吸入本品后，可减少口服激素用量或逐步替代口服激素。对于哮喘持续状态，因不能吸入足够的气雾量，往往不能发挥作用，故不宜应用。

【不良反应】

1. 局部反应　少数患者可发生口腔霉菌感染（鹅口疮）与声音嘶哑。每次用药后应漱口，减少咽喉部药物残留，可以明显降低其发生率。

2. 全身反应　本药在治疗剂量对下丘脑-垂体-肾上腺皮质功能无明显抑制作用，但吸入大剂量（>0.8mg/d）则有抑制作用。

本类药物还有布地奈德（budesonide，BUD）、曲安奈德（triamcinolone，TAA）、氟替卡松（fluticasone）及氟尼缩松（flunisolide，FNS）。

三、抗过敏平喘药

本类药物主要抑制变态反应时炎症介质的释放，并抑制非特异性刺激引起的支气管痉挛，部分药物还能拮抗组胺受体。临床主要用于预防哮喘发作。

（一）过敏介质阻释药

色甘酸钠（cromolyn sodium）

【体内过程】　本药为二钠盐，极性很高，口服仅 1% 被吸收。静脉注射后迅速从血浆消除，$t_{1/2}$ 为 3～4min。粉雾吸入 20mg 后，5%～10% 由肺吸收，15min 内血浆浓度可达峰浓度，$t_{1/2}$ 约 80min。

【药理作用】　色甘酸钠无直接扩张支气管作用，但可抑制特异性抗原及非特异性刺激引起的支气管痉挛，其作用主要包括以下几方面。

（1）抑制抗原引起的肺肥大细胞释放炎症介质，可抑制抗原激发诱导的速发反应和迟发反应。本品可能在肥大细胞膜外侧的 Ca^{2+} 通道部位与 Ca^{2+} 形成复合物，加速 Ca^{2+} 通道关闭，抑制 Ca^{2+} 内流。从而稳定肥大细胞膜，阻止抗原诱导的脱颗粒。

（2）抑制非特异性支气管痉挛，抑制二氧化硫、冷空气、甲苯二异氰酸盐、运动等非特异性刺激引起的支气管痉挛。现在认为，上述刺激因素诱导感觉神经末梢释放神经多肽（P 物质、神经激肽 A 等），诱发支气管平滑肌痉挛和黏膜充血水肿，增高气管反应性。本品抑制感觉神经肽释放，从而降低气管高反应性。

【临床应用】 本药为预防哮喘发作药物，须在接触哮喘诱因前 7～10 日用药。对发作的哮喘病例无效。对外源性（过敏性）哮喘疗效较好，特别对抗原已明确的年轻患者；亦可预防运动性哮喘；但对内源性（感染性）哮喘疗效较差。常年发作的慢性哮喘（不论外源性或内源性），长期应用本品后，半数以上患者有不同程度的好转；糖皮质激素依赖型哮喘患者，使用本品可以减少激素用量。本药需气雾吸入给药，一般用药 1 个月起效，8 周无效者可放弃。

本药还可用于过敏性鼻炎、溃疡性结肠炎和直肠炎。

【不良反应】 少数患者吸入药物后有咽喉和气管刺激症状，出现胸部紧迫感，甚至诱发哮喘。必要时可同时吸入 β 受体激动药避免该不良反应发生。

酮替芬（ketotifen）

酮替芬为新型过敏介质阻释药，还兼有 H_1 受体阻断作用。对各型哮喘有一定的预防效果，对儿童疗效好，一般需用药 12 周以上。对糖皮质激素依赖型哮喘患者，可减少激素用量。口服给药，部分患者可见镇静、疲倦、头晕、口干等不良反应，连续用药几天可自行减轻。驾驶员、精密机器操纵者慎用。

（二）抗白三烯药

半胱氨酰白三烯（cysteinyl leukotrienes，Cys LT_1）是哮喘的发病中的一种重要的炎症介质。肺组织受抗原攻击时多种炎症细胞（嗜酸性粒细胞、巨噬细胞、肥大细胞等）能释放 Cys LT_1，可引起支气管黏液分泌，降低支气管纤毛功能，增加气道微血管通透性，引起气道水肿和嗜酸性粒细胞在组织浸润，刺激 C 神经纤维末梢释放缓激肽，引起气道炎症反应。

扎鲁司特（zafirlukast）

扎鲁司特是选择性 Cys LT_1 受体竞争性阻滞药，可抑制抗原、运动、冷空气、二氧化硫等诱导的气管痉挛，以及气道炎症和抗原引起的迟发性气管收缩反应，与糖皮质激素合用可获得协同抗炎作用，并减少糖皮质激素的用量。对有些吸入糖皮质激素不能控制的哮喘患者有效。

第二节 镇 咳 药

咳嗽是呼吸系统的一种保护性反射，能促进呼吸道的痰液和异物排出，轻度咳嗽有利于排痰，但剧烈而频繁的咳嗽，可影响患者休息和睡眠，甚至引发并发症如腹直肌撕裂、纵隔积气等，合理应用镇咳药可缓解和改善呼吸道疾病的症状。

镇咳药是一类作用于咳嗽中枢和外周，从而抑制咳嗽反射的药物。按其作用部位分为两类。①中枢性镇咳药：可选择性地直接抑制延脑咳嗽中枢而镇咳，如可待因（codeine，甲基吗啡）、喷托维林（pentoxyverine，咳必清）、右美沙芬（dextromethorphan，右甲吗喃）等。②外周性镇咳药：可抑制咳嗽反射弧中的末梢感受器、传入神经、传出神经或效应器中任何一环节而发挥镇咳作用，如苯佐那酯（benzonatate，退嗽）、苯丙哌林（benproperine，咳快好）等。喷托维林兼具中枢性及外周性镇咳作用。常用镇咳药的作用、临床应用和不良反应见表 28-2。

表 28-2　常用镇咳药

药物	作用特点和临床应用	不良反应
可待因	对延脑咳嗽中枢有高度选择性。是目前最有效的镇咳药,用于其他镇咳药无效的剧烈干咳,偶也用于中度疼痛。作用持续 4~6h	大剂量易致中枢兴奋,久用易耐受与成瘾应控制使用。致恶心、呕吐、便秘。痰多者禁用
喷托维林	为人工合成的非成瘾性镇咳药,抑制咳嗽中枢而镇咳。为可待因的 1/3,有镇咳、麻醉及轻度阿托品样作用。用于呼吸道炎症引起的咳嗽,尤适用于小儿百日咳	偶见轻度头晕、口干、恶心、便秘。青光眼患者禁用
右美沙芬	镇咳作用与可待因相当。主要用于干咳,常与抗组胺药合用	长期应用无成瘾性,不良反应少见
苯丙哌林	有镇咳、祛痰及平滑肌解痉作用,用于刺激性干咳	可致口干、困倦、头晕、厌食等
氯哌斯汀	主要抑制咳嗽中枢,兼具组胺 H_1 受体阻断作用。镇咳作用弱于可待因,用于急性上呼吸道炎症,气道痉挛等	可致轻度口干、嗜睡,无耐受性
苯佐那酯	有较强的局麻作用,抑制牵张感受器及感觉神经末梢。用于干咳、阵咳,也用于支气管镜等	可致轻度嗜睡、头痛;服时勿嚼碎,以免引起口腔麻木

第三节　祛　痰　药

祛痰药(expectorants)是指能稀释痰液或降低痰液黏稠度,而使之易于咳出的药物。痰是呼吸道炎症的产物,可刺激呼吸道黏膜引起咳嗽,加重感染和喘息。合理应用祛痰药有利于改善咳嗽和哮喘症状,也有利于防止继发感染。按作用机制不同,祛痰药可分为两类:①痰液稀释药,如氯化铵(ammonium chloride)、愈创甘油醚(guaiphenesin)等;②黏痰溶解药,如乙酰半胱氨酸(acetylcysteine,痰易净)、溴己新(bromhexine,必消痰)等。另外,酶制剂如糜蛋白酶(chymotrypsin),可溶解纤维蛋白与坏死组织而降低痰液黏稠度;表面活性剂如泰洛沙泊(tyloxapol),通过雾化吸入可降低痰液的表面张力而使痰液下降。痰液稀释药和黏痰溶解药的作用机制、作用与应用、不良反应见表 28-3。

表 28-3　常用祛痰药

药物	作用机制	作用与应用	不良反应
乙酰半胱氨酸	结构中的巯基(—SH)能断裂糖蛋白多肽链中的二硫键(—S—S—),降低痰液黏度	溶解白色痰液和浓性黏痰;用于痰液黏稠、咳痰困难和痰液阻塞气道等患者。雾化吸入,注意排痰	有特殊臭味,易引起恶心、呕吐、咳呛及支气管痉挛,哮喘者禁用。不宜与抗生素合用
溴己新	裂解黏痰中的黏多糖,并抑制其合成,使痰液变稀	祛痰作用较强,尚有镇咳作用;用于慢性支气管炎、哮喘及支气管扩张症痰液黏稠不易咳出者	偶见血清 ALT 升高。消化性溃疡及肝功能不良者慎用
氯化铵	口服刺激胃黏膜,反射性促进呼吸道分泌使痰液变稀	祛痰作用较弱,主要作为祛痰合剂的组成成分,用于急性呼吸道炎症痰黏稠不易咳出者	剂量过大可致恶心、呕吐;溃疡病及肝肾功能不良者慎用
愈创甘油醚	恶心性祛痰药,刺激胃黏膜,反射性促进呼吸道分泌	祛痰作用较强,兼有抗菌作用。用于急性支气管炎、支气管扩张	偶见胃肠道反应及嗜睡

复习思考题

问答题

1. 平喘药可分为哪几大类? 每类列举一个代表药。
2. 镇咳药有哪些类型? 每类列举 1~2 个代表药。其作用及应用特点分别是什么?

第二十九章 消化系统药

消化系统疾病发病率高，可用于治疗消化系统疾病的药物有治疗胃和十二指肠溃疡的抗酸药、胃酸分泌抑制药、胃黏膜保护药和抗幽门螺杆菌药；调节消化功能的助消化药、止吐药、胃肠动力药、泻药、止泻药和利胆药。

第一节 助消化药

助消化药（digestants）多为含消化液的成分或促进消化液分泌的药物，能促进食物的消化，用于消化道分泌功能减弱及消化不良。有些药物能阻止肠道的异常发酵，也用于消化不良的治疗。常见的助消化药见表 29-1。

表 29-1 常见助消化药物

药物	来源	作用	应用	注意事项
稀盐酸	10%盐酸溶液	服后使胃内酸度增加，胃蛋白酶活性增强	慢性胃炎、胃癌、发酵性消化不良等	与胃蛋白酶同服
胃蛋白酶	牛、猪等胃黏膜		胃蛋白酶缺乏症、食蛋白性食物过多致消化不良、病后恢复期消化功能减退	与稀盐酸同服
胰酶	牛、猪、羊等动物的胰腺	含胰蛋白酶、胰淀粉酶及胰脂肪酶；消化脂肪、蛋白质和淀粉	消化不良、食欲缺乏、胰液分泌不足等	在酸性溶液中易被破坏，制成肠衣片吞服；与碳酸氢钠同服
乳酶生	干燥活乳酸杆菌	分解糖类产生乳酸，使肠内酸性增高，抑制肠内腐败菌的繁殖，减少发酵和产气	消化不良、肠发酵、腹胀及小儿消化不良性腹泻	不宜与抗菌药或吸附剂同时服用
干酵母	干燥活酵母菌	含少量 B 族维生素，尚含转化酶和麦芽糖酶	消化不良、食欲缺乏、维生素 B 缺乏症的辅助用药	嚼碎服，用量过大可发生腹泻、腹痛
卡尼汀	一种氨基酸衍生物	调节胃肠功能，增进食欲，促唾液、胃液、胰液、胆液和肠液分泌	消化不良、食欲缺乏、慢性胃炎、高脂血症	

第二节 抗消化性溃疡药

消化性溃疡主要是指胃和十二指肠的慢性溃疡，是一种常见病，发病率 10%～12%。具有自然缓解和反复发作的特点。主要临床症状是反酸、嗳气及周期性上腹部疼痛。发病机制尚未完全阐明，现认为，可能是损伤胃肠黏膜的攻击因子（胃酸、胃蛋白酶、幽门螺杆菌感染等）的作用增强，"防御因子"（黏液屏障、胃黏膜血流等）受损所致。抗消化溃疡药的主要作用是如下几点。①降低胃黏膜酸度减少胃蛋白酶活性，减少"攻击因子"的作用；②保护胃黏膜功能及修复或增强胃的"防御因子"。常用的抗消化性溃疡药有抗酸药、抑制胃酸分泌药、黏膜保护药和抗幽门螺杆菌药。

一、抗 酸 药

抗酸药（antacids）是一类无机弱碱性物质，口服后能直接中和胃酸，抑制胃蛋白酶活性，降低胃内容物的酸度，缓解胃酸、胃蛋白酶对胃、十二指肠黏膜的侵蚀和对胃黏膜面的刺激，缓解疼痛和促进溃疡面愈合的作用。饭后服药可延长药物作用时间，合理用药应在餐后1～3h及临睡前各服1次，每日7次。抗酸药作用迅速而持久，不吸收、不产气、不引起腹泻或便秘，对黏膜及溃疡面有保护收敛作用。单一药物很难达到这些要求，故常用复方制剂，如复方氢氧化铝片、胃得乐等。

常用药物有氢氧化镁（magnesium hydroxide）、三硅酸镁（magnesium trisilicate）、氧化镁（magnesium oxide）、氢氧化铝（aluminum hydroxide）等。其特点参见表29-2。由于H_2受体阻滞药等新药不断开发，本类药物应用明显减少。但因其价格低廉，不良反应少，与H_2受体阻滞药合用有增效作用，作为辅助治疗仍有一定价值。

表 29-2 抗酸药作用特点

药物	抗酸强度	显效时间	持续时间	收敛作用	产生 CO_2	碱血症	保护溃疡	影响排便
氢氧化镁	强	较快			−	−		轻泻
三硅酸镁	较弱	慢	持久		−	−	+	轻泻
氧化镁	强	慢	持久	−	−	−		轻泻
氢氧化铝	较强	慢	持久	+	−	−	+	便秘
碳酸钙	较强	较快	持久	+	+	−		便秘
碳酸氢钠	强	快	短	−	+	+	−	−

二、抑制胃酸分泌药

胃酸的分泌受组胺、胃泌素和ACh的控制，能兴奋壁细胞（又称泌酸细胞）膜上的H_2受体、胃泌素受体和M受体，通过第二信使激活H^+，K^+-ATP酶（质子泵，proton pump）。H^+，K^+-ATP酶位于壁细胞的管状囊泡和分泌管上，能将H^+从壁细胞内转运到胃腔，K^+从胃腔转运到壁细胞内，进行H^+-K^+交换分泌胃酸。M受体阻滞药、H_2受体阻滞药、胃泌素受体阻滞药和H^+泵抑制药均能抑制胃酸分泌。另外，前列腺素类也能抑制胃酸分泌。

（一）质子泵抑制药

现用的质子泵抑制药（proton pump inhibitor）奥美拉唑（omeprazole）、兰索拉唑（lansoprazole）、泮托拉唑（pantoprazole）和雷贝拉唑（rabeprazole）本身无抑制胃酸分泌作用，但当它们进入壁细胞分泌小管并在酸性（pH<4）环境中生成活性体次磺胺或环次磺胺，活性体的硫原子与H^+，K^+-ATP酶上的巯基不可逆的结合，使质子泵失活，产生明显抑制胃酸分泌作用。奥美拉唑为首创质子泵抑制药现已广泛应用（表29-3）。

表 29-3 常用的质子泵抑制药

药物	口服生物利用度（%）	达峰值时间（h）	$t_{1/2}$（h）	有效抑酸时间（h）	抑制药酶	升高血清胃泌素	不良反应
奥美拉唑	30～40	1.5	0.5～1.5	12～24	+	+	头晕、头痛、恶心腹胀、口干等
兰索拉唑	初次给药35；重复给药60～70	1.5	1.3～1.7	24	+	+	头痛、腹泻、便秘、恶心、呕吐等
泮托拉唑	70～80	1.0	1.3	24	—	+	少见

奥美拉唑（omeprazole）

奥美拉唑又名洛赛克（losec）。1982 年试用于临床治疗消化性溃疡效果明显，是第一个质子泵抑制药。

【体内过程】 口服后吸收迅速，生物利用度为 35%。重复给药时，使生物利用度增加 60%～70%，1～3h 达血药浓度高峰，95% 与血浆蛋白结合。在肝脏代谢，85% 代谢物由尿排出，其余随粪排出。

【药理作用】 本品特异性地作用于胃黏膜细胞，可逆性地抑制胃壁细胞 H^+，K^+-ATP 酶的功能，对组胺、五肽促胃液素、刺激迷走神经引起或由二丁基环腺苷酸引起的胃酸分泌有强大而持久的抑制作用。每日 20mg，连续用 7 日，使每日胃酸分泌降低 95% 以上。迅速缓解疼痛，服药 1～3 日即见效。经 4～6 周，胃镜观察溃疡愈合率达 97%。减少胃液的总量和胃蛋白酶的分泌量，增强胃血流量有利于溃疡愈合。

【临床应用】 用于胃、十二指肠溃疡，反流性食管炎、佐林格-埃利森综合征（Zollinger–Ellison syndrome，又称卓-艾综合征，为胃泌素瘤所致的消化性溃疡）等，对其他药无效的消化性溃疡患者也具有良好效果。对幽门螺杆菌阳性患者，合用抗菌药物，转阴率达 90% 以上，明显降低复发率。

【不良反应】 主要有头痛、头昏、口干、恶心、腹胀和失眠。偶有皮疹、外周神经炎、血清氨基转移酶升高、男性乳房女性化等。长期使用可持续抑制胃酸分泌，可使胃内细菌过度增长。

兰索拉唑（lansoprazole）

兰索拉唑为第二质子泵抑制药，能抑制胃酸分泌、对胃黏膜有保护作用，抗幽门螺杆菌作用与奥美拉唑相似，但对抑制胃酸分泌作用及抗幽门螺杆菌作用较奥美拉唑强。

（二）H_2 受体阻滞药

本类药物通过阻断胃壁细胞 H_2 受体，抑制胃酸分泌作用较 M 受体阻滞药强而持久，治疗消化性溃疡疗程短，溃疡愈合率较高，不良反应较少。常用药物有西咪替丁（cimetidine）、雷尼替丁（ranitidine）、法莫替丁（famotidine）、尼扎替丁（nizatidine）和罗沙替丁（roxatidine）等。

西咪替丁（cimetidine）

西咪替丁（又名甲氰咪胍）是 1976 年上市的第一个用于临床的 H_2 受体阻滞药，这使消化性溃疡的药物治疗进入新时代。

【体内过程】 口服易吸收，约 1.5h 达高峰，生物利用度为 60%～75%，血浆 $t_{1/2}$ 为 2h，作用维持 4h。15% 经肝脏代谢，抑制肝药酶，影响华法林、苯妥英钠、普萘洛尔、Ca^{2+} 通道阻滞药、三环类抗抑郁药等药物的代谢。主要经肾排泄，部分从乳汁排泄。可透过血脑屏障，还可透过胎盘进入胎儿循环。

【药理作用】

1. 抑制胃腺分泌 阻滞胃壁细胞 H_2 受体，拮抗组胺引起胃酸的分泌。不仅能抑制基础胃酸的分泌，对促胃液素、咖啡因、进食和刺激迷走神经等引起的胃酸分泌均有抑制作用。

2. 增强免疫 西咪替丁阻滞 T 细胞上的 H_2 受体，减少组胺诱生的抑制因子（histamine induced suppresser factor，HSF）生成，从而使淋巴细胞增殖，促进淋巴因子如白介素-2、γ-干扰素和抗体产生。

【临床应用】

1. 消化性溃疡 对十二指肠溃疡的疗效优于胃溃疡，减轻疼痛，促进愈合。西咪替丁对于胃肠道出血，特别是胃肠黏膜糜烂引起的出血有效，多采用静脉滴注给药。

2. 其他 卓-艾综合征、其他胃酸分泌过多症、反流性食管炎。

【不良反应】 不良反应少。

1. 中枢神经系统 头痛、眩晕、语言不清和幻觉等，肾功能不全的老年患者应用较大剂量时，可出现精神紊乱，甚至昏迷。

2. 消化系统 恶心、呕吐、腹泻和便秘等。

3. 造血系统 少数患者有粒细胞缺乏和再生障碍性贫血。

4. 其他 抗雄性激素作用，使男性有乳腺增生，女性患者可发生溢乳症。

雷尼替丁（ranitidine）

雷尼替丁能选择性抑制 H_2 受体，能竞争性阻滞组胺与 H_2 受体结合。明显抑制组胺、五肽胃泌素和卡巴胆碱刺激后引起的胃酸分泌。降低胃酸和胃蛋白酶的活性，但对促胃液素及性激素的分泌无影响。抑制胃酸分泌，对胃黏膜有保护作用。用于治疗十二指肠溃疡、良性溃疡病、反流性食管炎、手术后溃疡。

法莫替丁（famotidine）

法莫替丁为 H_2 受体阻滞药，抑制各种刺激所引起的胃酸和胃蛋白酶分泌，具有止血作用。用于胃及十二指肠溃疡、反流性食管炎、出血性胃炎等。

（三）M_1 受体阻滞药

抗胆碱药中 M_1 受体阻滞药哌仑西平（pirenzepine）、替仑西平（telenzepine）等具有治疗消化性溃疡的作用，替仑西平的作用强于哌仑西平。哌仑西平对引起胃酸分泌的 M_1 受体亲和力较高，对唾液腺、平滑肌、心房的 M 受体亲和力低，治疗剂量仅抑制胃酸分泌，对心脏、唾液腺、瞳孔等不良反应少。不易通过血脑屏障，无中枢作用。主要治疗消化性溃疡，愈合率为 70%～94%。阿托品一般治疗剂量对胃酸分泌抑制作用较弱，增大剂量则不良反应较多，现已不用于消化性溃疡。

（四）胃泌素受体阻滞药

丙谷胺（proglumide）

丙谷胺的化学结构与胃泌素相似。可竞争性阻断促胃液素受体，减少胃酸分泌，还对胃黏膜有保护和促进溃疡愈合作用。临床主要用于消化性溃疡和胃炎的治疗，疗效比 H_2 受体阻滞药差，现少用于溃疡病。

三、胃黏膜保护药

胃黏膜屏障包括细胞屏障和黏液-HCO_3^-盐屏障。细胞屏障由胃黏膜细胞顶部的细胞膜和细胞间隙紧密连接组成，有抵抗胃酸、胃蛋白酶的作用。在胃黏膜表面形成具有保护作用的黏液不动层，防止胃酸、胃蛋白酶损伤胃黏膜。当胃黏膜屏障功能受损时，可导致溃疡发作。黏膜保护药能增强胃黏膜屏障功能，主要用于消化性溃疡的治疗。常用前列腺素衍生物、前列腺素 E（PGE）和 PGI_2，均能抑制胃酸分泌，增强胃黏膜的保护屏障，防止有些有害因素损害胃黏膜，本类药目前已用于消化性溃疡的防治。

前列腺素衍生物：前列腺素 E（PGE）和 PGI_2，均能抑制胃酸分泌，增强胃黏膜的保护屏障，防止有害因子损伤胃黏膜。实验研究证明前列腺素 E（PGE）具有保护胃黏膜细胞的作用并能抑制胃酸分泌。能预防化学刺激引起的胃黏膜出血、糜烂与坏死。天然的前列腺素 E 体内代谢快，作用广泛，不良反应多。而前列腺素 E 衍生物如米索前列醇、恩前列醇等性质稳定，保护黏膜作用强，目前已用于消化性溃疡的防治。前列腺素衍生物药物的特点见表 29-4。

表 29-4 前列腺素衍生物药物的特点

药物	作用	不良反应
米索前列醇（misoprostol）	PGE_1 衍生物，抑制胃酸分泌；保护黏膜	腹痛、腹泻、恶心、头痛等。孕妇禁用
恩前列醇（enprostil）	PGE_2 衍生物，抑制胃酸分泌和胃泌素释放；保护黏膜作用	稀便、腹泻。孕妇禁用
利奥前列素（rioprostil）	PGE_1 衍生物，抑制胃酸分泌；保护黏膜	稀便、腹泻、腹痛
阿巴前列素（arbaprostil）	PGE_2 衍生物，抑制胃酸分泌；保护黏膜	稀便、腹泻
曲莫前列素（trimoprostil）	PGE_2 衍生物，抑制胃酸分泌；保护黏膜	腹痛、恶心、呕吐
罗沙前列醇（rosaprostol）	抑制胃酸分泌；保护黏膜	哮喘患者禁用
依尼前列素（enisoprost）	PGE_1 衍生物，抑制胃酸作用强而持久	
美昔前列素（mexiprostil）	PGE_1 衍生物，抑制胃酸分泌；保护黏膜	不明显
诺氯前列素（nocloprost）	PGE_2 衍生物，抑制胃酸作用弱	

米索前列醇（misoprostol）

【体内过程】 米索前列醇又名喜克溃。口服吸收良好，吸收率为 70%～80%，$t_{1/2}$ 为 1.6～1.8h。口服后 24h 内约 75%由尿中排出、15%由粪便中排出。

【药理作用】 本品为 PGE_1 衍生物，能抑制各种刺激因素所致的胃酸分泌，可以使基础分泌和夜间分泌均减少，还可以刺激胃黏液的分泌，使黏液层增厚和十二指肠碱性肠液的分泌增加。

【临床应用】　适应于消化道溃疡、胃和十二指肠溃疡及急性胃炎出血。

【不良反应】　不良反应较轻，偶有消化道反应，表现为稀便或腹泻。

1. 收缩子宫，孕妇禁用。

2. 对前列腺素过敏者禁用。

3. 有脑血管或冠状动脉疾病者慎用。

四、抗幽门螺杆菌药

幽门螺杆菌（helicobacter pylori，HP）1983 年从慢性胃病患者的胃黏膜中成功分离出幽门螺杆菌，为革兰氏阴性厌氧菌，能产生有害物质，如酶和细胞毒素，能损伤黏液层、上皮细胞，引起组织炎症。常用的抗幽门螺杆菌药分为两类：一类为抗溃疡类药，如含铋制剂、H^+，K^+-ATP 酶抑制药、硫糖铝等，抗幽门螺杆菌作用较弱，单用疗效差；另一类为抗生素药，如阿莫西林、甲硝唑、四环素、呋喃唑酮、庆大霉素等。

第三节　止　吐　药

呕吐是临床常见症状，很多疾病如胃肠道疾病、内耳眩晕症、外科手术后、妊娠、放射病及某些药物均可引起恶心、呕吐。呕吐不仅使患者感到痛苦，反复剧烈的呕吐可引起脱水、电解质紊乱。治疗时，主要是对因治疗，必要时使用止吐药。

止吐药可分为以下几种。

（1）抗胆碱药：东莨菪碱防治晕动病和内耳眩晕症。

（2）抗组胺药：如苯海拉明、茶苯海明、异丙嗪等，常用于晕动病呕吐，对内耳眩晕症、手术、妊娠呕吐也有效。

（3）吩噻嗪类药物：如氯丙嗪、丙氯拉嗪等，对各种原因的呕吐都有止吐作用，但对晕动病患者无效。

（4）胃肠促动力药：甲氧氯普胺、多潘立酮、西沙必利等。

（5）$5-HT_3$ 受体阻滞药：昂丹司琼、格拉司琼、托烷司琼等。

常用止吐药的特点见表 29-5。

表 29-5　常用止吐药的特点

药物	作用	应用	不良反应
甲氧氯普胺（metoclopramide，胃复安）	阻断 CTZ 的 D_2 受体而止吐；阻断胃肠多巴胺受体，促进胃肠蠕动	肿瘤化疗、放疗引起的恶心、呕吐；慢性功能性消化不良；胃轻瘫；胃食管反流病	头晕、困倦；锥体外系反应如肌震颤、帕金森病等；高催乳素血症、男子乳房发育、溢乳等
多潘立酮（domperidone，吗丁啉）	镇吐和胃肠促动。阻断中枢 D_2 受体而止吐；阻断胃肠肌 D 受体而加强胃肠蠕动	偏头痛、颅外伤、放疗引起的恶心、呕吐；胃肠运动障碍；胃食管反流病	较轻，偶有轻度腹部痉挛；不易透过血脑屏障，少发生锥体外系反应，但可升高催乳素
西沙必利（cisapride）	激动胃肠道平滑肌 $5-HT_4$ 受体，促进 ACh 释放，促进全胃肠运动	胃食管反流病，慢性功能性、非溃疡性消化不良、便秘	发生率约 3%，常见胃、食管及腹部痉挛、肠鸣、腹泻、腹痛等。无锥体外系反应

续表

药物	作用	应用	不良反应
昂丹司琼（ondansetron，枢复宁）	选择性阻断中枢及迷走神经传入纤维的 $5-HT_3$ 受体，止吐作用强大	预防和治疗肿瘤化疗、放疗引起的恶心、呕吐	较轻，可有头痛、疲劳或便秘、腹泻，无锥体外系反应
格拉司琼（grani setron，康泉）	同昂丹司琼，拮抗 $5-HT_3$ 受体较昂丹司琼强	同昂丹司琼	较少，有便秘、眩晕、头痛、乏力等
托烷司琼（tropisetron，呕必停）	同昂丹司琼，较强	同昂丹司琼	常见头痛、便秘、眩晕、疲乏等；大剂量出现幻视
硫乙拉嗪（thiethylperazine，吐来抗）	作用机制同氯丙嗪，镇吐作用强；有较弱镇静作用	全身麻醉药、吗啡、毒素、化疗、放疗及眩晕所致的恶心、呕吐	常见嗜睡、乏力和锥体外系反应如肌震颤、帕金森病等

第四节 泻 药

泻药（laxatives，catharitics）是能增加肠内水分，促进蠕动，软化粪便或润滑肠道促进排便的药物。临床主要用于功能性便秘。按作用机制分为容积性泻药、接触性泻药和润滑性泻药三类。

一、容积性泻药

硫酸镁（magnesium sulfate）

【药理作用】 硫酸镁，又称为盐类泻药。口服难吸收、在肠内形成高渗压，抑制肠内水分的吸收，使肠内容物水分增多，容积增大，刺激肠壁，促进肠道蠕动而致泻。此外，硫酸镁口服有以下作用。①泻下利胆作用。②降压作用，抗惊厥作用（第十三章抗癫痫药与抗惊厥药），Mg^{2+} 对 Ca^{2+} 有拮抗作用。③平喘作用：消除黏膜水肿和支气管痉挛。④心血管系统：生理性钙拮抗性，血管扩张作用，抗心律失常、抗动脉粥样硬化作用，抗血小板作用。

【临床应用】 用于术前或结肠镜检查前排除肠内物、虫体或肠内毒物。

【不良反应】 大量口服可被肠道吸收大量水分而导致脱水。反射性盆腔充血，故妊娠期、月经期妇女及老人慎用。

乳果糖（lactulose）

乳果糖口服肠内不吸收，提高肠内渗透压，引起粪便容积增加，促进肠蠕动而导泻。乳酸可抑制结肠对氨的吸收，降低血氨。用于血氨增高的肝昏迷。

二、接触性泻药

刺激结肠推进性蠕动产生泻下作用，常用药有如下几种。

酚酞（phenolphthalein）

【药理作用】 酚酞口服后在肠道与胆汁及碱性肠液形成可溶性钠盐，刺激结肠黏膜，促进结肠壁蠕动，抑制肠内水分吸收。服药后 6～8h 排出软便，作用温和、持久。

【临床应用】 用于慢性便秘，习惯性顽固性便秘。

【不良反应】 连用引起皮疹、过敏反应，肠炎、皮炎及出血等。常用引起电解质紊乱，现少用。

比沙可啶（bisacodyl）

比沙可啶口服或直肠给药后，转换成有活性的代谢物，在结肠产生较强刺激作用。口服 6h 内，直肠给药 15～60min 起效，使肠内容物增加，排除软便。本药对肠道刺激性大，可引起肠痉挛、腹痛、直肠炎等。

三、润滑性泻药

本类药是通过局部润滑并软化粪便而发挥作用，适用于老年人及痔疮、肛门手术患者。

液状石蜡（liquid paraffin）

液状石蜡为矿物油，不被肠道吸收，润滑肠壁和软化粪便，使粪便容易排出。适用于老年人及痔疮、肛门手术患者。

第五节 止 泻 药

腹泻是多种疾病的常见症状，治疗时应以对因治疗为主，如肠道细菌感染引起的腹泻，应首先选用抗菌药物。但剧烈而持久的腹泻，会引起脱水和电解质紊乱，应在对因治疗的同时，适当给予止泻药控制症状。常用药物见表 29-6。

表 29-6 常用止泻药的特点

药物	作用	应用	不良反应
阿片制剂 （opium tincture）	激动阿片受体	较严重的非细菌感染性腹泻	
地芬诺酯 （diphenoxylate，苯乙派啶）	哌替啶同类物，对肠道运动的作用类似阿片类	急慢性功能性腹泻	轻，少见；常用量很少成瘾，大剂量长期服用引起欣快感
洛哌丁胺 （loperamide，苯丁哌胺）	直接抑制肠道蠕动外，减少肠壁神经末梢释放 ACh，减少蠕动，止泻作用强而迅速	急、慢性腹泻	轻微，少数患者发生口干和偶见便秘、恶心、眩晕及皮疹等
鞣酸蛋白 （tannalbin）	在肠中释出鞣酸能与肠黏膜表面的蛋白质形成沉淀，附着在肠黏膜上，减轻刺激，减少炎性渗出物，起收敛止泻作用	胃肠炎、非细菌感染性腹泻	
碱式碳酸铋 （bismuth subcarbonate）	同鞣酸蛋白	胃肠炎、非细菌感染性腹泻	
药用炭	不溶性粉末，因其颗粒小，总面积大，能吸附肠内细菌、气体、毒物，起保护、止泻和阻止毒物吸收作用	胃肠炎、非细菌感染性腹泻	

第六节 利胆药及胆石溶解药

利胆药具有促进胆汁分泌，增加排出量，促进胆囊排空的作用。胆石溶解药能促使结石溶解。常用药物有鹅去氧胆酸和熊去氧胆酸，前者不良反应多，现少用。

去氢胆酸（dehydrocholic acid）

去氢胆酸可增加胆汁的分泌，使胆汁变稀，对脂肪消化吸收也有促进作用。临床上用于胆囊及胆管功能失调、胆石症、慢性胆管感染、慢性肝炎等。对胆管完全梗阻或肝肾功能减退者禁用。

熊去氧胆酸（ursodeoxycholic acid）

熊去氧胆酸可减少胆酸和胆固醇的吸收，抑制胆固醇的合成和分泌，而降低胆汁中胆固醇含量，降低胆固醇在胆汁中相对浓度，阻止胆石形成或使结石溶解。临床上用于胆固醇性胆石症、胆囊炎、胆道炎等。预防药物性结石形成，亦用于治疗脂肪痢。不良反应有腹泻等。

第七节　治疗肝昏迷药

肝昏迷（肝性脑病）的发病机制到目前尚未阐明。一般认为与血氨升高、脑内抑制性化学递质增多有关。临床上治疗多采用综合措施。

谷氨酸（glutamic acid）

谷氨酸能与血中过多氨结合成无毒的谷酰胺，在肾脏经谷酰胺酶作用将氨解离由尿排除，可减轻肝昏迷症状。临床主要用于预防肝昏迷、严重肝功能不全。大剂量口服可产生恶心、呕吐、腹泻等。滴注过快引起流涎、皮肤潮红等。

精氨酸（arginine）

精氨酸能与体内的鸟氨酸循环，促进体内尿素生成而加速自尿排除而降低血氨。对肝功能不全者降血氨不明显。临床治疗肝昏迷时，用本品 15～20g 稀释于 5%的葡萄糖 500～1000ml 中缓慢滴注。不良反应为易引起高氯酸血症，肾功能不全者禁用。

乳果糖（lactulose）

乳果糖用药后在结肠被细菌分解为乳酸和少量乙酸，使结肠内 pH 下降呈酸性，H^+ 与 NH_3 结合成难吸收的铵盐（NH_4^+）随粪便排出而降低血氨。临床上适用于血氨增高的肝昏迷辅助药物。

复习思考题

问答题

1. 治疗消化性溃疡的药物分几类？各类的代表药物有哪些？简述其作用机制。
2. 简述止吐药的分类和作用机制。
3. 泻药分哪几类？各类的代表药物有哪些？简述各类药的作用机制。

第三十章 子宫平滑肌调节药

作用于子宫平滑肌的药物有雌激素、孕激素和雄激素，雌激素可增加子宫平滑肌的兴奋性，孕激素可抑制子宫平滑肌的兴奋性，因此子宫平滑肌的功能状态受体内激素水平的调控。按其对子宫平滑肌的影响可分为两类：①子宫平滑肌兴奋药，如缩宫素、麦角生物碱和前列腺素；②子宫平滑肌松弛药，如兴奋 β_2 受体药利托君和 Ca^{2+} 通道阻滞药硝苯地平。前者主要用于催产、引产及产后止血，而后者则用于预防早产。

第一节 子宫平滑肌兴奋药

子宫平滑肌兴奋药（oxytocics）是一类能选择性兴奋子宫平滑肌的药物。其作用可因子宫平滑肌的生理状态及药物剂量的不同，产生子宫平滑肌节律性收缩或强直性收缩。前者用于催产和引产，后者适用于产后止血或子宫复原。本类药物若用药不当或剂量过大，可造成子宫破裂与胎儿窒息，因此必须严格掌握剂量及适应证。

缩宫素（oxytocin，OXT）

缩宫素是垂体后叶素的主要成分之一。由下丘脑室旁核和视上核神经元合成大分子垂体后叶素前激素，在视丘下部神经内分泌细胞合成缩宫素，沿下丘脑-垂体束转运至神经垂体，并储存于神经末梢。在转运过程中，垂体后叶素前激素被转化为缩宫素或加压素。缩宫素属多肽类物质，可从动物牛、猪的脑垂体提取，现已人工合成，临床应用多数为人工合成品。效价以单位（U）计算，1 个单位的缩宫素相当于 2μg 缩宫素。

【体内过程】 该药在消化道易被酶破坏，故口服无效，一般肌内注射或静脉静滴给药，肌内注射维持 20～30min。大部分经肝、肾破坏。$t_{1/2}$ 为 5～12min。妊娠期间机体存在缩宫素酶，可降低缩宫素活性。

【药理作用】 缩宫素能选择性直接兴奋子宫平滑肌，增加其收缩幅度、张力和频率，作用快而短暂，作用强度取决于剂量和体内雌性激素水平的影响。①剂量：小剂量（2～5U）可使子宫体产生节律性收缩，而子宫颈松弛，其收缩性质与正常分娩相似，有利于胎儿娩出。大剂量（5～10U）可使子宫肌张力持续升高，直至强直性收缩，易导致胎儿窒息和子宫破裂。②体内雌性激素水平：子宫的生理状态受体内激素水平的调控。妊娠早期，孕激素水平高，子宫对缩宫素不敏感，有利于安胎；妊娠后期，雌激素水平逐渐升高，子宫对缩宫素的敏感性增高，临产时最敏感，有利于胎儿娩出。

人体子宫平滑肌胞质膜存在缩宫素受体，不同妊娠期其受体密度不同。缩宫素受体与 G 蛋白相偶联。活化时后者介导激活磷脂酶 C（PLC），促进磷酸肌醇的生成，增加胞质中 Ca^{2+} 浓度，从而增强子宫平滑肌收缩。此外，有人认为缩宫素可作用于蜕膜受体，促进前列腺素的合成与释放，加强子宫收缩效应。

【临床应用】

1. 催产和引产 适用于产道无异常，胎位正常而宫缩无力的难产者，过期妊娠、死胎和严重疾患须终止妊娠者。因小剂量的缩宫素（2～5U）可增强子宫节律性收缩，促进胎儿娩出，故用于催产和引产。

2. 产后止血 如产后 24h 内阴道出血超过 400ml 时，可肌内注射较大剂量缩宫素（5～10U），使子宫产生强直性收缩，压迫子宫肌层内血管而止血。因作用短暂，常加用麦角制剂或益母草浸膏以维持子宫收缩状态。

【不良反应】 缩宫素剂量过大可使子宫强直性收缩，导致胎儿宫内窒息或子宫破裂。因此必须严格掌握剂量及适应证。

【禁忌证】 禁用于产道异常、胎位不正、头盆不称、前置胎盘及有剖宫产史等的患者。

垂体后叶素（pituitrin）

垂体后叶素是从动物牛、猪的垂体后叶中提取的粗制品，内含等量的缩宫素及加压素（vasopressin）两种成分，故对子宫平滑肌的选择性不高，加之加压素有升高血压的不良反应，作为妇科用药已逐渐被缩宫素所代替。加压素的收缩血管作用，可用于肺出血。并能作用于肾脏的 V_2 受体，提高 cAMP 浓度，增加远曲小管和集合管对水分的重吸收，使尿量明显减少，可用于治疗尿崩症。

麦角生物碱

麦角（ergot）是寄生在黑麦等植物上的一种麦角菌的干燥菌核，现已用人工培养方法生产。麦角中含有多种生物碱，主要有麦角碱类，是麦角酸的衍生物。按化学结构分为两类：①氨基麦角碱类，如麦角新碱（ergometrine）；②氨基酸麦角碱类，如麦角胺（ergotamine）和麦角毒（ergotoxine）。

【药理作用与临床应用】 氨基麦角碱类对子宫有选择性兴奋作用，以麦角新碱兴奋作用最强。妊娠子宫尤其是妊娠末期子宫对其更敏感，与缩宫素比较，宫缩作用强而持久，剂量稍大即产生子宫强直性收缩，对子宫体和子宫颈的兴奋作用无明显差别，因此仅用于产后子宫止血及子宫复原，禁用于催产和引产。

氨基酸麦角碱类，以麦角胺为代表，能直接作用于动静脉血管使其收缩，减少动脉搏动幅度。用于治疗偏头痛，合用咖啡因有增效作用。麦角毒尚有抑制中枢作用，与氯丙嗪和哌替啶组成冬眠合剂可用于人工冬眠。还有阻断 α 受体，扩张血管及降低血压作用，但不良反应大，无应用价值。

【不良反应】 麦角新碱注射可致呕吐、血压升高，偶见过敏反应。麦角胺和麦角毒久用可损害血管内皮细胞，导致血栓和肢端性坏疽。禁用于催产和引产、高血压及冠心病等患者。本类药物的作用及应用比较见表 30-1。

表 30-1 麦角生物碱的作用和应用比较

麦角生物碱	宫缩作用	缩血管作用	阻断 α 受体作用	临床应用
麦角新碱	口服吸收好、快、强、短	±	±	子宫出血、产后子宫复原
麦角胺	口服吸收不完全，缓慢持久	+++	+	偏头痛
麦角毒	同上	+	+++	组成冬眠合剂，改善记忆

前列腺素（prostaglandins，PGs）

前列腺素是一类广泛存在于人体组织的 20 碳不饱和脂肪酸，可调节机体多种功能。对心血管、呼吸、消化及生殖系统有重要作用。能兴奋子宫平滑肌的药物有地诺前列酮（dinoprostone，PGE_2，前列腺素 E_2）、地诺前列素（dinoprost，PGF_{2a}，前列腺素 F_{2a}）、硫前列酮（sulprostone）和 15-甲基前列腺素 F_{2a}（carboprost，卡前列素）等。

本类药兴奋子宫作用与缩宫素比较，有以下几点不同：①对各期妊娠子宫均有兴奋作用，分娩前的子宫更为敏感；②能产生与正常分娩时相似的宫缩，使子宫体节律性收缩，子宫颈松弛，有利于胎儿娩出；③用于妊娠早期及中期的引产或足月引产和产后止血。给药方法有静脉滴注，阴道内、宫腔内或羊膜腔内给药。

常用子宫兴奋药的作用和应用比较见表 30-2。

表 30-2 常用子宫兴奋药的作用和应用比较

药物	给药途径	宫缩作用	临床应用	不良反应
缩宫素	肌内或静脉注射	++	催产和引产，产后止血	过量引起子宫强直收缩，可致胎儿窒息或子宫破裂
地诺前列酮	静脉注射、阴道内、宫腔内或羊膜腔内	+++	催产和引产	恶心、呕吐、腹痛。可升高眼压，青光眼禁用
麦角新碱	口服	+++	产后止血	呕吐、血压升高，偶致过敏

第二节 子宫平滑肌松弛药

子宫平滑肌松弛药（inhibitors of uterus）又称抗分娩药，是一类能抑制子宫平滑肌收缩，减弱子宫收缩力和频率，主要用于防治早产和痛经的药物。现认为有治疗价值的药物有 β_2 受体激动药利托君、Ca^{2+} 通道阻滞药硝苯地平和硫酸镁等。

β_2 受体激动药如利托君（ritodrine）、沙丁胺醇（salbutamol）、克伦特罗（clenbuterol）等都具有松弛子宫平滑肌药作用，其中利托君作用最强。利托君化学结构与异丙肾上腺素相似，对妊娠子宫和非妊娠子宫都有抑制作用，用于预防早产。不良反应较严重，可致血压升高，心率加快，血红蛋白降低等。

Ca^{2+} 通道阻滞药硝苯地平能明显拮抗缩宫素所致的子宫平滑肌兴奋作用，用于预防早产。

硫酸镁（magnesium sulfate）可降低子宫对缩宫素的敏感性，明显抑制子宫平滑肌收缩。可用于防治妊娠早产、妊娠高血压综合征和子痫发作。

复习思考题

问答题

1. 试述缩宫素的药理作用、不良反应及用药注意事项。
2. 比较缩宫素和麦角新碱对子宫平滑肌作用有何不同。
3. 简述利托君的临床用途。

第七篇 内分泌系统药及代谢调节药

第三十一章 甲状腺激素与抗甲状腺药

甲状腺激素由甲状腺滤泡上皮细胞合成和分泌，包括甲状腺素（thyroxin，T_4）和三碘甲状腺原氨酸（triiodothyronine，T_3），是维持机体正常生长发育、促进新陈代谢所必需的激素。甲状腺功能减退或亢进均可引起疾病。甲状腺功能低下时，甲状腺激素合成和分泌减少，可致呆小病或黏液性水肿，需要用甲状腺激素类药物治疗；而甲状腺功能亢进时，可致慢性弥漫性甲状腺肿或毒性结节甲状腺肿，需要用抗甲状腺药治疗。

第一节 甲状腺激素

甲状腺是体内最大内分泌腺体，其功能障碍将产生临床疾病。正常甲状腺分泌足量的甲状腺激素：T_3 和 T_4 以维持机体正常生长发育、正常体温及正常能量水平，它们作用相同，但作用强度与持续时间不同。

甲状腺激素的生物合成、分泌与调节如下所示。

1. 碘的摄取 血中的碘化物被甲状腺细胞的碘泵主动摄取。此过程可被 SCN^- 等酸根抑制。正常时甲状腺腺泡细胞中碘化物的浓度为血浆浓度的 25 倍，甲状腺功能亢进时可达 250 倍。故摄碘率是甲状腺功能指标之一。

2. 合成 碘（I^-）被过氧化酶氧化为活性碘（I^0），活性碘与甲状腺球蛋白（TG）上的酪氨酸残基结合，生成一碘酪氨酸（MIT）和二碘酪氨酸（DIT），此过程称为碘的有机化。甲状腺过氧化物酶可被甲状腺内高浓度的碘和硫脲类药物抑制。在过氧化酶作用下，两个 DIT 偶联成 T_4，1 个 MIT 与 1 个 DIT 偶联成 T_3。

3. 分解与释放 甲状腺激素在甲状腺腺泡上皮顶部胶质处以胞吐及蛋白水解的方式释放出 T_3、T_4。MIT 和 DIT 在甲状腺内脱碘，碘在甲状腺细胞内被重新利用。此过程可被甲状腺内高浓度的碘阻断。甲状腺球蛋白内 T_3 与 T_4 之比约为 $1:5$，血循环中的大部分的 T_3 来自甲状腺素的外周代谢。当缺碘时，T_3 比例增大，碘得以更有效地利用，使甲状腺激素活性维持平衡（图 31-1）。

4. 调节

（1）甲状腺-垂体关系轴：下丘脑分泌促甲状腺激素释放激素（TRH）可促进腺垂体合成和释放促甲状腺激素（TSH），TSH 促进甲状腺合成和释放 T_3、T_4，血液中 T_3、T_4 浓度升高。但血液中过高的 T_3、T_4 又对 TSH 的释放起负反馈调节作用（图 31-2）。应激状态或某些疾病均通过 TRH 影响甲状腺功能。

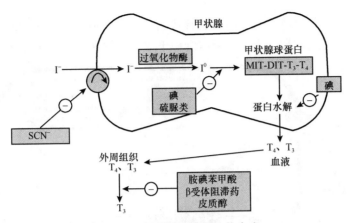

图 31-1　甲状腺激素的生物合成

（2）甲状腺自身调节：甲状腺通过其自身机制调节碘的摄取与甲状腺素的合成。这一机制不依赖 TSH，它主要与血中的碘浓度有关。大剂量碘抑制碘有机化。在一般病理状态下（如桥本甲状腺炎——引起甲状腺功能低下的最主要原因，是遗传易感人群中的一种免疫失调），这一机制可导致甲状腺激素的合成障碍与甲状腺功能低下。

（3）异常甲状腺刺激素：在毒性弥漫性甲状腺肿（简称 Graves 病）中，淋巴细胞分泌 TSH 受体刺激性免疫球蛋白（TSH-R-Ab），也称甲状腺刺激性免疫球蛋白（TSI），此免疫球蛋白与 TSH 受体位点结合呈现与 TSH 相同的生物效应，然而其远期效果长于 TSH。

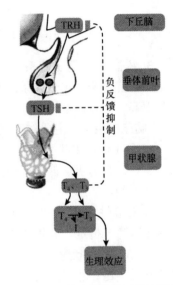

图 31-2　甲状腺激素的反馈性调节

【体内过程】　T_4、T_3 口服易吸收，生物利用度分别为 50%～75% 和 90%～95%。T_4、T_3 与血浆蛋白的结合率均在 99% 以上。T_3 对蛋白质的亲和力低于 T_4，T_3 的游离量（0.5%）约为 T_4（0.05%）的 10 倍，加之部分 T_4（约 35%）在效应器组织内脱碘成 T_3 后才产生效应，故 T_3 作用快、强而短，T_4 反之。T_3、T_4 主要在肝、肾线粒体内脱碘，并和葡萄糖醛酸或硫酸结合经肾排泄。T_4、T_3 亦可通过胎盘和进入乳汁，在妊娠和哺乳期间慎用。

【药理作用】　甲状腺激素的作用主要是通过甲状腺激素受体介导的。进入到细胞核内 T_3 与核受体（称 T_3 受体，因该受体对 T_3 的亲和力比 T_4 大 10 倍）相结合，启动基因转录，促进 mRNA 形成，加速新蛋白质和各种酶的生成从而产生生理效应（图 31-3）。此外，甲状腺激素还通过"非基因作用"，与线粒体和细胞膜上的受体结合，增加葡萄糖、氨基酸等摄入细胞内，结果多种酶和细胞活性加强。

1. 维持生长发育　甲状腺激素主要促进蛋白质合成及骨骼、脑的生长发育。婴幼儿先天性甲状腺功能低下时，可出现身体矮小、肢体粗短、智力迟钝，即呆小病（克汀病）。

2. 促进代谢　促进糖原分解和糖的氧化，增加耗氧量，提高基础代谢。甲状腺功能低下时，产热减少，患者怕冷，其他代谢活动也低，其基础代谢率（BMR）可降到 -20%～-40%。而甲状腺功能亢进时则 BMR 增高，可达 20%～80%，有怕热、多汗等症状。促进脂肪、蛋白质、碳水化合物、水、电解质等代谢。幼年及成人甲状腺功能严重减退者有钠和氯的潴留，细胞间液增大，大量黏蛋白沉积于皮下组织而引起皮下黏液性水肿。

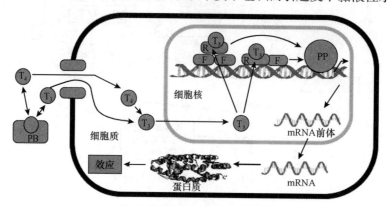

图 31-3　甲状腺激素转录作用的调节

PB. 血浆结合蛋白；F. 转运因子；R. 受体；PP. 结合在近侧促进因子上的蛋白质聚合体

3. 提高交感-肾上腺系统的敏感性　甲状腺素能使机体对儿茶酚胺类的反应提高，故甲状腺功能亢进患者出现儿茶酚胺功能亢进，其显著影响主要在心血管系统，如心率加快、血压升高、心排血量增加等。

【临床应用】　主要作补充疗法用于甲状腺功能低下症。

1. 呆小病　甲状腺功能低下始于胎儿或新生儿，治疗越早越好。若治疗过晚，躯体虽可正常，但智力仍然低下。治疗应从小剂量开始，逐渐增加剂量，有效者应终身治疗，并随时调整剂量。

2. 黏液性水肿　一般可从小量开始，渐增至足量，2～3 周后如基础代谢率恢复正常，可逐渐减为维持量。老年及心血管疾病患者增量宜缓慢，以防过量诱发或加重心脏病变。

3. 单纯性甲状腺肿　缺碘所致者应补碘，原因不明者给予适量甲状腺激素，补充内源性激素的不足，并可抑制 TSH 过多分泌，以缓解腺体代偿性增生肥大。结节常不能消失，须进行手术。

【不良反应】　过量可引起甲状腺功能亢进的临床症状。轻者体温及基础代谢率均高于正常，表现出多汗、体重减轻、神经过敏、失眠、心悸等；重者则出现呕吐、腹泻、发热，脉搏快而不规则，在老年人和心脏病患者中，可发生心绞痛和心肌梗死，宜用 β 受体阻滞药对抗。毒性反应一旦发生，立即停用甲状腺素，待症状消失后再从小剂量开始服用。

第二节　抗甲状腺药

抗甲状腺药是指能阻碍甲状腺激素合成或改变组织对甲状腺激素反应性的药物。常用药物有硫脲类、碘和碘化物、放射性碘、β 受体阻滞药。

一、过氧化物酶抑制药

抗甲状腺的过氧化物酶抑制药为硫脲类，根据化学结构可分为两类：①硫氧嘧啶类，包括甲硫氧嘧啶（methylthiouracil）、丙硫氧嘧啶（propylthiouracil）；②咪唑类，包括甲巯咪唑（thiamazole，他巴唑）、卡比马唑（carbimazole，甲亢平）。甲硫氧嘧啶、丙硫氧嘧啶是治疗甲状腺毒症的主要药物。甲巯咪唑的活性约是丙硫氧嘧啶的 10 倍。

【药理作用】　硫脲类能抑制在过氧化物酶作用下的酪氨酸碘化及偶联，从而抑制甲状腺激素的生物合成。硫脲类并不抑制甲状腺激素的释放，也不能拮抗甲状腺激素的作用。故须待甲状腺内储存的激素消耗到一定程度才能呈现疗效。另外，丙硫氧嘧啶能抑制周围组织内 T_4 脱碘生成 T_3，迅速控制血清中生物活性较强的 T_3 水平，作用较其他药物稍快，更适用于甲状腺危象的辅助治疗，故在重症甲状腺功能亢进、甲状腺危象时列为首选。

【体内过程】　本类药物口服吸收迅速，生物利用度约 80%，2h 血药浓度可达峰值，血浆蛋白结合率约 75%，分布于全身各组织，但以甲状腺中浓度较高。药物在体内约 60%被代谢，也可与葡萄糖醛酸结合而排泄，代谢较快。丙硫氧嘧啶 $t_{1/2}$ 约 2h，甲巯咪唑 $t_{1/2}$ 为 6～13h，卡比马唑在体内转化成甲巯咪唑后才发挥作用。

【临床应用】

1. 甲状腺功能亢进症　适用于不需手术治疗的轻症，或不适宜手术和放射性碘治疗的中、重度患者，如儿童、青少年、术后复发患者，年老体弱或兼有心脏、肝、肾、出血性疾患等患者，以及中、重度患者。也可作为放射性碘治疗之辅助药物。

2. 甲状腺手术前准备　对需作甲状腺部分切除手术的患者，宜先用硫脲类将甲状腺功能控制到正常或接近正常，以减少发生麻醉意外或手术合并症及甲状腺危象的机会。但由于用硫脲类后 TSH 分泌增多，使腺体增生，组织脆而充血，甲状腺增生充血，不利于手术进行，需在手术前两周左右加服碘剂。

3. 甲状腺危象时作辅助治疗　甲状腺危象时，通常应立即给大量碘剂，以阻止甲状腺激素释放，并用其他综合措施消除诱因、控制症状，也应用大量硫脲类药物（较一般用量增大 1 倍）作辅助。此时更常选用丙硫氧嘧啶，大剂量应用一般不超过 1 周。

【不良反应】

1. 过敏反应　最常见的有皮疹、发热、荨麻疹等轻度过敏反应，大部分早期发生，停药后可自行消退，少数可发生剥脱性皮炎等严重反应，常需用糖皮质激素处理。应密切观察，一般不需停药也可消失。

2. 消化道反应　出现厌食、呕吐、腹痛、腹泻等消化道反应，也曾发现黄疸和肝炎，罕见黄疸型肝炎。

3. 粒细胞缺乏症　为最严重的不良反应。一般发生在治疗后的 2～3 个月内，发生频率为 0.3%～0.6%，发生率虽然低，但具有潜在致死性，故应定期检查血常规。

4. 甲状腺肿及甲状腺功能减退　长期用药后可使血清甲状腺激素水平呈显著下降。反馈性增加 TSH 分泌而引起腺体代偿性增生、腺体增大、充血，甲状腺功能减退。

二、蛋白水解酶抑制药——大剂量碘

抗甲状腺蛋白水解酶的药物主要是碘及碘化物，但须使用大剂量。

【药理作用及临床应用】　不同剂量的碘化物对甲状腺功能可产生不同的作用。小剂量的碘用于治疗单纯性甲状腺肿，早期患者疗效显著。大剂量碘（>6mg/d）主要是阻滞甲状腺激素的释放及阻止甲状腺蛋白水解。此外，大剂量碘还能抑制甲状腺过氧化物酶，影响酪氨酸碘化和碘化酪氨酸偶联，从而抑制甲状腺激素的合成。大剂量碘的抗甲状腺作用快而强。因此，大剂量碘主要用于甲状腺危象。用药 1～2 日起效，10～15 日达最大效应。此时若继续用药，将抑制碘的摄取，使胞内碘离子浓度下降，失去抑制激素合成的效应，甲状腺功能亢进的症状又可复发，故需同时配合服用硫脲类药物治疗。此外，还可用于术前准备以降低腺体增生，使甲状腺组织退化、血管减少，腺体缩小变韧、利于手术进行及减少出血。

【不良反应】 碘剂的不良反应不常见，且多数能随停药而恢复。

1. 急性反应 可见于用药后立即或几小时后发生过敏反应，主要表现为血管神经性水肿、上呼吸道水肿及严重喉头水肿，可致窒息。一般停药可消退，加服 NaCl 和增加饮水量可促进碘排泄。必要时采取抗过敏措施。

2. 慢性碘中毒 表现为口腔及咽喉烧灼感、唾液分泌增多，眼刺激症状等。

3. 诱发甲状腺功能紊乱 长期服用碘化物可诱发甲状腺功能亢进。碘还可进入乳汁并通过胎盘，引起新生儿和婴儿甲状腺功能异常或甲状腺肿，严重者可压迫气管而致命，故孕妇及乳母应慎用。

三、放 射 性 碘

临床上用的放射性碘为 ^{131}I，$t_{1/2}$ 为 8 日，用药后 1 个月放射能即可消除 90%，在 56 日内其放射能消失 99% 以上。

【药理作用】 ^{131}I 被甲状腺摄取后，参与甲状腺激素的合成，并储存在滤泡的胶质中，放出 β 射线（99%）、γ 射线（1%）。β 射线射程为 0.5～2mm，辐射损伤只限于甲状腺实质，又因增生细胞较周围组织对辐射更敏感，损伤很少波及其他组织，故 ^{131}I 起到类似手术切除部分甲状腺的作用，具有简便、安全、疗效明显等优点。γ 射线可在体外测得，因而可作甲状腺摄碘功能测定。

【临床应用】

1. 甲状腺摄碘功能测定 患者口服 ^{131}I 后 1h、3h 及 24h 各测定 1 次甲状腺的放射性，计算摄碘率，并画出摄碘曲线。与正常曲线相比，甲状腺功能亢进患者摄碘率较高，甲状腺功能亢进时 3h 摄碘率为 30%～50%，24h 为 45%～50%，且摄碘高峰前移，甲状腺功能减退患者与此相反。

2. 甲状腺功能亢进治疗 只适用于甲状腺功能亢进因各种原因不能手术或药物治疗无效及术后复发的病例，如硫脲类无效或过敏者。由于儿童甲状腺组织处于生长期，对辐射效应较敏感；卵巢也是碘浓集之处，放射性碘可能对遗传产生影响。《中国药典》规定，20 岁以下患者，妊娠或哺乳妇女及肾功能不良者均不宜使用。

【不良反应】 剂量过大时易致甲状腺功能减退。国外报道，10 年后产生甲状腺功能减退者达 30%～70%，故应严格掌握剂量，密切观察有无不良反应，一旦发现功能低下症状，可补充甲状腺激素对抗。我国资料表明发病较此为少，这大概与 ^{131}I 用量较小有关。^{131}I 是否有致癌和诱发白血病作用尚待确定。

四、β 受体阻滞药

β 受体阻滞药也是甲状腺功能亢进及甲状腺危象时有价值的辅助治疗药，适用于不宜用抗甲状腺药，不宜手术及 ^{131}I 治疗的患者。主要通过其阻断 β 受体的作用而改善甲状腺功能亢进的症状。此外还能抑制外周 T_4 脱碘成为 T_3，因 T_3 是主要的外周激素，故这一作用有助于控制甲状腺功能亢进。普萘洛尔与氧烯洛尔还能抑制 5′-脱碘酶，减少 T_3 生成；而阿替洛尔与美多洛尔则同时抑制 5′-脱碘酶和 5-脱碘酶，故 T_3 和反式三碘甲状腺原氨酸（rT_3）生成都减少。通常选用无内在拟交感活性的药物。β 受体阻滞药对常用的甲状腺功能测定试验影响较小，又不干扰硫脲类药物对甲状腺的作用，且作用迅速，对甲状腺功能亢进所致的心率加快、心收缩力增强等交感神经活动增强的表现很有效，也能适当减少甲状腺激素的分泌。但单用时其控制症状的作用有限。若与硫脲类药物合用则疗效迅速而显著。甲状腺危象时，静脉注射能帮助患者度过危险期。应用大量的 β 受体阻滞药作甲状腺术前准备，不会导致腺体增大变脆，2 周后可进行手术，临床广泛应用本类药物与硫脲类联合作术前准备。

复习思考题

问答题

1. 硫脲类药物在治疗甲状腺功能亢进 2 个月左右为何甲状腺更加肿大？如何处理？
2. 硫脲类最严重的不良反应是什么？如何预防？
3. 不同剂量的碘对甲状腺的作用有何不同？临床如何应用？
4. 甲状腺功能亢进术前选用哪些药物作术前准备？为何要用这些药物？

第三十二章 肾上腺皮质激素类药

肾上腺皮质激素（adrenocortical hormones）是肾上腺皮质分泌的各种类固醇（corticosteroids）的总称。按其生理作用可分为三类：①盐皮质激素（mineralocorticoid），由球状带分泌。②糖皮质激素（glucocorticoid），由束状带分泌。③性激素，由网状带所分泌，如脱氢表雄酮（DHEA）和雌二醇等。通常所指的肾上腺皮质激素，不包括性激素。

第一节 糖皮质激素类药

体内糖皮质激素主要是可的松（cortisone）和氢化可的松（hydrocortisone）。其结构特征属于甾体类化合物，为环戊烷多氢菲（甾核）的衍生物，通过对其甾核化学结构进行改造，人工合成了一系列糖皮质激素类衍生物，按其在体内作用持续时间长短可分为短效、中效和长效三类。分类及作用见表 32-1。

表 32-1　常用糖皮质激素类药物作用比较

分类及药物	水盐代谢 （比值）	糖代谢 （比值）	抗炎作用 （比值）	等效剂量 （mg）	血浆 $t_{1/2}$ （min）
短效					
氢化可的松	1.0	1.0	1.0	20	90
可的松	0.8	0.8	0.8	25	90
中效					
泼尼松	0.6	3.5	3.5	5	>200
泼尼松龙	0.6	4.0	4.0	5	>200
甲泼尼龙	0.5	5.0	5.0	4	>200
曲安西龙	0	5.0	5.0	4	>200
长效					
地塞米松	0	30	30	0.75	>300
倍他米松	0	30～35	25～35	0.60	>300
外用					
氟氢可的松	125		12		
氟轻松			40		
倍氯米松			200		

【体内过程】

1. 吸收　口服、注射均可吸收。可的松和氢化可的松口服吸收快而完全，1～2h 血药浓度达高峰，一次给药作用持续 8～12h。

2. 分布　氢化可的松在血浆中 80%与皮质激素转运蛋白（corticosteroid binding globulin，CBG）结合，10%与白蛋白结合，游离型约占 10%。肝肾疾病时皮质激素转运蛋白减少，游离型激素增多。人工合成的糖皮质激素类药物与皮质激素转运蛋白结合率稍低（约 70%），故作用较氢化可的松强。

3. 代谢与排泄　主要在肝中代谢，大部分从肾脏迅速排出。故肝肾功能不全时，糖皮质激素的血浆 $t_{1/2}$ 可以延长。可的松和泼尼松在肝内分别转化为氢化可的松和泼尼松龙才有活性，故严重肝功能不全的患者应选用氢化可的松或泼尼松龙。

【**药理作用**】　糖皮质激素类药物作用广泛而复杂，且随剂量不同而异。生理情况下分泌的糖皮质激素主要影响物质代谢过程；药理剂量时，除影响物质代谢外，还有抗炎、免疫抑制、抗毒素、抗休克作用及对血液系统等的影响。

1. 对物质代谢的影响

（1）糖代谢：促进糖异生，减慢葡萄糖分解的氧化过程，降低外周组织对葡萄糖的利用，使血糖的来源增加去路减少而升高血糖水平。

（2）蛋白质代谢：促进组织蛋白质分解，抑制蛋白质合成。久用可致生长减慢、肌肉消瘦、骨质疏松、皮肤变薄、淋巴组织萎缩及伤口愈合延缓等。

（3）脂肪代谢：促进脂肪分解，抑制其合成。长期大量使用可使血胆固醇含量增高，激活四肢皮下的脂酶，使皮下脂肪分解重新分布于面部、上胸部、颈背部及臀部，形成向心性肥胖，表现为"满月脸"和"水牛背"。

（4）水、盐代谢：有较弱的盐皮质激素样作用，能保钠排钾。还能增加肾小球滤过率和拮抗抗利尿激素的作用，减少肾小管对水的重吸收，故有利尿作用。还可减少小肠对钙的吸收，促进尿钙排泄，可引起低血钙，长期应用可致骨质脱钙。

2. 抗炎　糖皮质激素的抗炎具有以下几个特点。

（1）强大的非特异性抗炎作用。对各种原因（如物理、化学、生物、免疫等）引起的炎症都有抑制作用。

（2）抑制炎症的各阶段。在急性炎症早期，能抑制毛细血管扩张、充血，降低血管通透性，减轻渗出及白细胞浸润，减少各种炎症因子的释放等，从而缓解红、肿、热、痛等局部症状；在急性炎症后期或慢性炎症时，能抑制成纤维细胞增生，抑制胶原蛋白的合成和肉芽组织的形成，防止粘连和瘢痕形成，减轻后遗症。

（3）降低机体的防御功能。炎症反应是机体的一种防御功能，炎症后期的反应是组织修复的重要过程。糖皮质激素在抗炎的同时也会降低机体的防御功能，可能导致感染扩散和伤口愈合延迟。

抗炎作用可能与下列因素有关。①抑制炎症介质的产生与释放。糖皮质激素通过诱导脂皮素（lipocortin-1）的生成，继之抑制磷脂酶 A_2，从而抑制前列腺素（PG）、白三烯（LT）、血小板活化因子（PAF）等炎症介质的合成和作用，降低炎症引起的血管反应和细胞反应。②抑制细胞因子的产生。抑制白介素-1（IL-1）～白介素-8（IL-8）、肿瘤坏死因子（TNF）、γ-干扰素（IFN-γ）等多种细胞因子致炎作用。③抑制一氧化氮（NO）生成。NO 能扩张血管，增加血管的通透性而增加炎症部位的血浆渗出，水肿形成及组织损伤，加重炎症症状。糖皮质激素抑制一氧化氮合酶（NOS）的基因表达，减少 NO 的生成而抗炎。④降低炎症的血管反应。糖皮质激素增高血管对儿茶酚胺的敏感性，增加血管张力，降低血管通透性。⑤大剂量可稳定溶酶体膜，减少溶酶体内各种溶酶体酶的释放，防止或减轻组织破坏。

3. 免疫抑制　大剂量糖皮质激素对免疫应答的许多环节都有抑制作用。可缓解过敏反应、抑制自身免疫反应及对抗异体移植的排斥反应。其作用机制有如下几点。①抑制巨噬细胞对抗原的吞噬和处理。干扰淋巴细胞的识别及抑制淋巴细胞的增殖与分化。②诱导淋巴细胞 DNA 降解，促使致敏淋巴细胞的溶解和向血管外组织的移行，使血中淋巴细胞减少；影响淋巴细胞的物质代谢和抑制核转录因子，使淋巴因子和抗体的生成减少；诱导淋巴细胞凋亡。③干扰体液免疫，使抗体生成减少。④消除免疫反应所致的炎症反应。抑制组胺、5-HT、慢反应物质、缓激肽等过敏介质的生成和释放。

4. 抗内毒素 能提高机体对细菌内毒素的耐受力，减轻内毒素对机体造成的损伤，迅速缓解毒血症症状。对严重感染和癌症晚期的发热具有迅速而良好的退热作用。其机制可能与糖皮质激素稳定溶酶体膜，减少内热原的释放，以及降低下丘脑体温调节中枢对内热原的敏感性有关。但糖皮质激素既不能杀灭细菌，又不能中和及破坏内毒素，对细菌外毒素无效。

5. 抗休克 大剂量糖皮质激素具有抗休克作用，特别是感染中毒性休克。其机制除抗炎、免疫抑制及抗内毒素作用外，还与下列因素有关：①稳定溶酶体膜，减少心肌抑制因子（myocardial depressant factor，MDF）的形成，防止由 MDF 所致的心肌收缩无力与内脏血管收缩。②降低血管对某些缩血管物质的敏感性，解除小血管痉挛，改善微循环。③扩张血管，加强心肌收缩力，使心排血量增多。

6. 其他作用

（1）影响血液与造血系统：能刺激骨髓造血功能，表现在以下几点。①血液中红细胞数量和血红蛋白含量增加；②血小板增多；③纤维蛋白原浓度提高，凝血时间缩短；④促使中性粒细胞增多，却降低其游走、吞噬和消化等功能；⑤血液中淋巴细胞、单核细胞、嗜酸性粒细胞减少。

（2）影响中枢神经系统：提高中枢神经系统的兴奋性，用药后可出现欣快、激动、失眠等，偶可诱发精神失常。大剂量可致儿童惊厥。

（3）影响消化系统：刺激胃酸和胃蛋白酶分泌增多，提高食欲，促进消化，同时使胃黏膜的自我保护减弱，故长期大剂量应用可诱发或加重溃疡。

（4）影响骨骼：长期用药可抑制成骨细胞的活力，减少骨骼中胶原的合成，促进胶原及骨基质分解，引起骨质疏松。特别是脊椎骨，可出现腰背痛，甚至发生压缩性骨折等。

糖皮质激素的作用机制主要是基因效应。目前认为糖皮质激素主要是通过与胞质中的糖皮质激素受体（glucocorticoid receptor，GR）结合后，经过信号转导，增加或减少靶基因的表达而实现的。糖皮质激素进入细胞后首先与胞质中的 GR 结合，原与 GR 结合在一起的热休克蛋白（heat shock proteins，HSPs）与受体分离，活化的激素-受体复合体进入细胞核，在细胞核内与靶基因的启动子序列的糖皮质激素反应成分（glucocorticoid response element，GRE）或负性糖皮质激素反应成分（negative glucocorticoid response element，nGRE）结合，DNA 的转录过程相应的增加或减少，通过 mRNA 影响蛋白质合成，引起相应的生物效应。另外，诱导炎症细胞凋亡，快速效应（非基因效应），即通过影响能量代谢、激活信号通路等效应也是糖皮质激素的另一作用机制。

【临床应用】

1. 替代疗法 用于急、慢性肾上腺皮质功能减退症（包括肾上腺危象和阿狄森病）、腺垂体功能减退症及肾上腺次全切除术后的补充治疗。

2. 自身免疫性疾病、过敏性疾病和器官移植排斥反应

（1）自身免疫性疾病：对严重风湿热、风湿及类风湿关节炎、风湿性心肌病、自身免疫性溶血性贫血、系统性红斑狼疮和肾病综合征等自身免疫性疾病，可缓解症状。一般采用综合疗法，不宜单用。对多发性皮肌炎，作为首选药。

（2）过敏性疾病：荨麻疹、血清病、血管神经性水肿、过敏性鼻炎、支气管哮喘和过敏性休克等过敏性疾病，病情严重或拟肾上腺素药和抗组胺药无效时，也可应用糖皮质激素辅助治疗，通过其抗炎、免疫抑制作用而缓解症状。

（3）器官移植排斥反应：肾移植、肝移植、骨髓移植及异体植皮、异体器官移植手术后所产生的排斥反应也可应用糖皮质激素，与其他免疫抑制药合用疗效更好。

3. 血液病　对儿童急性淋巴细胞性白血病，疗效较好。对血小板减少症、粒细胞减少症、过敏性紫癜及再生障碍性贫血等也有效，但停药后易复发。

4. 严重感染或炎症

（1）严重感染：主要用于中毒性菌痢、暴发型流脑、中毒性肺炎、急性粟粒性肺结核、重症伤寒、猩红热及败血症等中毒性感染或伴有休克者，通过抗炎、抗毒素，抗休克等作用迅速缓解症状，帮助患者度过危险期，为病因治疗争取时间。但必须同时合用足量有效的抗菌药物，由于糖皮质激素并无抗菌或抗病毒作用，而且在抗炎、抗免疫的同时降低了机体的防御功能，可能导致感染加重或扩散。病毒感染（带状疱疹、水痘等）一般不用糖皮质激素。因目前尚无有效的抗病毒药物，但对某些严重的病毒感染，如严重传染性肝炎、流行性乙型脑炎、流行性腮腺炎、严重急性呼吸综合征（severe acute respiratory syndrome，SARS）和麻疹等，为了迅速控制症状，防止并发症产生，可采用大剂量突击疗法缓解症状，病情好转即停药。

（2）治疗炎症及防止某些炎症后遗症：某些重要部位的炎症，如结核性脑膜炎、脑炎、心包炎、风湿性心瓣膜炎、损伤性关节炎、睾丸炎等，早期应用糖皮质激素可防止或减轻炎症损害，避免粘连、瘢痕等后遗症的发生。对虹膜炎、角膜炎、视网膜炎和视神经炎等非特异性眼炎，应用后也可迅速消炎止痛，防止角膜混浊、粘连和瘢痕的形成。有角膜溃疡者禁用。

5. 休克　适用于各种类型的休克

（1）感染性休克：在与足量有效的抗菌药物合用的前提下，可及早、短时间突击使用大剂量糖皮质激素以维持血压和减轻毒血症状。

（2）过敏性休克：首选肾上腺素，严重者可合用糖皮质激素。

（3）低血容量性休克：应以扩容为主，效果不佳时可加用大剂量糖皮质激素。对心源性休克应结合病因治疗。

6. 局部应用　对接触性皮炎、湿疹、肛门瘙痒、牛皮癣等，多局部用药，宜采用氢化可的松、泼尼松龙或氟轻松等药物的外用制剂，但对天疱疮及剥脱性皮炎等严重病例仍需全身用药；也可局部用于眼前部炎症；雾化吸入倍氯米松治疗哮喘持续状态疗效好，较常用。

【不良反应】

1. 长期大剂量应用引起的不良反应

（1）类肾上腺皮质功能亢进综合征（库欣综合征）：由于糖皮质激素引起机体糖、脂肪、蛋白质和水盐代谢紊乱，表现为满月脸、水牛背、向心性肥胖、皮肤变薄、肌肉萎缩、痤疮、多毛、水肿、低血钾、高血压、糖尿病等。一般停药后可自行消退，用药期间可采用低糖、高蛋白、低盐饮食，必要时应用抗高血压药、降血糖药和氯化钾等对症治疗。

（2）诱发或加重感染：糖皮质激素可降低机体防御功能，长期应用常诱发感染或使体内潜在病灶扩散，特别是在原有疾病已使抵抗力降低的患者中更易产生，如白血病、再生障碍性贫血、肾病综合征等。常见的有真菌及病毒感染和结核病灶的扩散。故在决定采用长期治疗前，应排除潜在感染，必要时应与有效抗菌药物合用。

（3）诱发或加重溃疡病：由于糖皮质激素能刺激胃酸、胃蛋白酶分泌，抑制胃黏液分泌、减少 PGE 的合成而降低胃肠黏膜的保护功能，故可诱发或加重胃、十二指肠溃疡，甚至造成消化道出血或穿孔，称甾体激素溃疡。长期大剂量应用可考虑合用抗酸药。

（4）心血管系统并发症：诱发高血压和动脉硬化，与长期用药后水钠潴留、血脂升高有关。

（5）骨质疏松、肌肉萎缩、伤口愈合迟缓：糖皮质激素抑制蛋白质合成，促进蛋白质分解及增加钙、磷排泄，可引起骨质疏松、肌肉萎缩、伤口愈合迟缓等。骨质疏松多见于儿童、老人和绝经妇女，严重者可有自发性骨折、股骨头坏死。

（6）其他：①诱发糖尿病，与其对糖代谢的影响有关；②诱发精神失常或癫痫发作，与其中枢兴奋作用有关；③影响生长发育，因抑制生长激素分泌和造成负氮平衡所致；④青光眼，与前房角小梁网结构胶原束肿胀有关。

2. 停药反应

（1）医源性肾上腺皮质功能不全：长期大量应用糖皮质激素类药物可反馈性抑制腺垂体 ACTH 的分泌，引起内源性肾上腺皮质激素分泌功能减退甚至肾上腺皮质萎缩。当突然停药或减量过快时，可出现肾上腺皮质功能不全症状，表现为恶心、呕吐、肌无力、低血糖、低血压等。在合并感染、创伤、手术等应激情况时更易出现，严重时可发生肾上腺危象。防治方法：①逐渐减量，缓慢停药；②停用糖皮质激素后连续应用 ACTH 7 日左右；③停药后一年内如遇应激情况应给予糖皮质激素；④尽量采用隔日疗法。

（2）反跳现象及停药反应：糖皮质激素突然停药或减量过快时，患者出现原有症状的复发或加重称反跳现象。与患者对激素产生了依赖性或病情尚未完全控制有关，需加大剂量再行治疗，待症状缓解后再逐渐减量、停药。若出现原有疾病所没有的新症状，如肌肉痛、关节痛、肌肉僵直、乏力等称停药反应。

【禁忌证】 抗菌药不能控制的感染；肾上腺皮质功能亢进综合征；活动性消化性溃疡病；新近胃肠吻合术；严重高血压；充血性心力衰竭；糖尿病；有严重的精神病或癫痫病史者；骨折或创伤修复期；角膜溃疡；孕妇等禁用。

【用法与疗程】

1. 小剂量替代疗法 适用于腺垂体功能减退、慢性肾上腺皮质功能不全及肾上腺皮质次全切除术后。药物选择及用法：一般宜选择天然激素，如可的松和氢化可的松，因这类制剂兼有糖皮质激素与盐皮质激素两种作用，有的患者可免用或少用盐皮质激素类药。一般维持量，可的松每日 12.5～25mg，或氢化可的松每日 10～20mg。

2. 一般剂量长程疗法 适用于慢性疾病，如结缔组织病、肾病综合征、顽固性支气管哮喘、中心性视网膜炎、各种恶性淋巴瘤、淋巴细胞性白血病等。药物选择及用法：常选用中效的糖皮质激素类制剂，如泼尼松、泼尼松龙。开始时用泼尼松口服 10～20mg 或其他皮质激素制剂的等效量，一日 3 次，产生临床疗效后，逐渐减量，每 5～7 日减量 5～10mg，至最小有效量维持，持续数月。

隔日疗法：肾上腺糖皮质激素的分泌具有昼夜节律性，每日上午 8：00～10：00 为分泌高峰，随后逐渐下降，午夜 12：00 分泌最低。这是由 ACTH 分泌的昼夜节律所引起。而在血浆中皮质激素的自然峰值时，垂体对血中皮质激素的敏感性远较其他时期为低。临床可根据糖皮质激素分泌的昼夜节律性给药，在体内内源性糖皮质激素分泌高峰时给药，引起的肾上腺皮质功能抑制比其他时间相对较小，可减轻长期用药引起的不良反应。对需长期用糖皮质激素治疗的患者，目前维持量用法有以下两种。①每晨给药法：即每晨 7：00～8：00 给药 1 次，用短时作用的可的松、氢化可的松等。②隔晨给药法：即隔日疗法，将两日的总药量在隔日的清晨 7：00～8：00 时一次给予，常用中效的泼尼松、泼尼松龙。

3. 大剂量冲击疗法 适用于严重感染及各种休克。药物选择及用法：常选用氢化可的松，首次剂量可静脉滴注 200～300mg，一日量可达 1g 以上，疗程一般不超过 3～5 日。治疗休克可用超大剂量，每次静脉注射 1g，每日 4～6 次。在达到治疗目的后可立即停药。

4. 局部用药 适用于眼科、皮肤科等疾病。除全身应用糖皮质激素类药外，可采用局部用药。某些内科疾病也可局部使用糖皮质激素类药治疗。例如，支气管哮喘可雾化吸入糖皮质激素；溃疡性结肠炎可用糖皮质激素类药保留灌肠；局限于一个或两个关节的骨关节炎有时可用糖皮质激素类药关节内注射等。

第二节 盐皮质激素类药

天然盐皮质激素主要包括两种：醛固酮（aldosterone）、去氧皮质酮（desoxycortone）。

盐皮质激素可促进肾远曲小管和集合管对 Na^+、Cl^- 的重吸收和 K^+ 的排出，而保钠排钾。其糖皮质激素样作用较弱，仅为可的松的 1/3。可用于原发性肾上腺皮质功能减退症，常与糖皮质激素类药物可的松合用作为替代治疗，补充机体盐皮质激素分泌的不足，恢复水和电解质平衡。

氟氢可的松（fludrocortisone）

氟氢可的松为合成的皮质激素类药。其抗炎作用和对糖代谢的影响为氢化可的松的 10 倍，对水盐代谢的作用为氢化可的松的 100～125 倍。故全身用药只作为盐皮质激素类药，可与糖皮质激素一起用于原发性肾上腺皮质功能减退症的替代治疗。由于具有抗炎作用，可外用于治疗接触性皮炎、神经性皮炎、湿疹等多种皮肤病。

第三节 促肾上腺皮质激素及皮质激素抑制药

一、促肾上腺皮质激素

ACTH，又称促皮质素，是由腺垂体在下丘脑促肾上腺皮质激素释放激素的作用下合成和分泌的一种激素，是维持机体肾上腺正常形态和功能的重要激素。口服易被消化酶破坏，故需注射给药。

ACTH 能促进肾上腺皮质合成和分泌糖皮质激素，而糖皮质激素对下丘脑和腺垂体产生负反馈调节作用。一般在给药后 2h，皮质才开始分泌氢化可的松。目前临床可用于测定肾上腺皮质功能（ACTH 兴奋试验）及防止长期应用糖皮质激素患者发生皮质萎缩和功能不全。但易致过敏，应予注意。

二、皮质激素抑制药

皮质激素抑制药可代替外科的肾上腺皮质切除术，临床常用米托坦和美替拉酮。

米托坦（mitotan）

米托坦能选择性作用于肾上腺皮质束状带和网状带细胞，使其萎缩、坏死，但对球状带细胞没有作用，故不影响醛固酮的分泌。临床用于不能切除的肾上腺皮质癌、切除后复发及皮质癌术后辅助治疗。主要不良反应有胃肠反应、中枢抑制和运动失调等。

美替拉酮（metyrapone）

美替拉酮为 11β-羟化酶抑制药，能抑制皮质醇的生物合成，导致体内内源性糖皮质激素减少，并能反馈性促进 ACTH 分泌。主要用于治疗皮质癌、皮质腺瘤所致的肾上腺皮质功能亢进症及测定腺垂体释放 ACTH 功能试验。不良反应较少，可有眩晕、胃肠反应等。

复习思考题

问答题

1. 应用糖皮质激素治疗严重感染或感染性休克时应注意哪些问题？为什么？
2. 糖皮质激素临床上可用于治疗哪几种休克？应注意什么？
3. 糖皮质激素长期大剂量应用的不良反应包括哪些？突然停药会出现什么问题？
4. 糖皮质激素一般剂量长期给药的患者可采用何种给药法？为什么？

第三十三章 性激素类药

性激素的分泌受下丘脑-垂体前叶的调节。下丘脑分泌促性腺激素释放激素（gonadotrop-in-releasing hormone，GnRH），促进垂体前叶分泌促卵泡素（follitropin，FSH）和黄体生成素（luteinizing hormone，LH）。FSH 刺激卵巢滤泡的发育与成熟，使其分泌雌激素。LH 促进卵巢黄体生成，使其分泌孕激素，对男性可促进睾丸间质细胞分泌雄激素。

性激素对下丘脑及垂体前叶的分泌有反馈作用，可通过以下三种途径实现。①长反馈，为性激素对下丘脑及垂体前叶的反馈作用，如在排卵前，雌激素水平较高可直接或通过下丘脑促进垂体分泌 LH，导致排卵（这一反馈过程也是正反馈调节）。在月经周期的黄体期，由于血中雌激素、孕激素都高，从而减少 GnRH 的分泌，抑制排卵（这一反馈过程也是负反馈调节）。②短反馈，是指垂体分泌 FSH、LH 通过负反馈作用减少下丘脑 GnRH 的释放。③超短反馈，为下丘脑分泌的 GnRH 反作用于下丘脑，实现自行调节（图 33-1）。

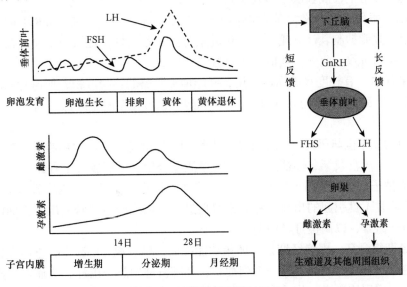

图 33-1 性激素的分泌与调节

【作用机制】 性激素属甾体类激素，受体都位于细胞内，分子量较小，脂溶性强。例如，雌激素受体位于靶细胞的胞质液中，雌激素进入细胞后，首先与受体结合成复合物，然后复合物进入细胞核，从而诱导功能不同的蛋白质的合成，产生不同效应，如雌激素诱导的蛋白质合成可使子宫肥大，代谢增加。

第一节 雌激素类药物及雌激素阻滞药

一、雌激素类药

卵巢分泌的天然雌激素（estrogens）主要有雌二醇（estradiol）。从孕妇尿中提出的雌酮（estrone）和雌三醇（estriol）及其他激素，多为雌激素的肝脏代谢产物。合成雌激素是以雌二醇为母体，经过结构改变后获得了许多高效的衍生物，如炔雌醇（ethinylestradiol）、炔雌醚（quinestrol）。此外也合成了一些有雌激素活性的非甾体化合物，如己烯雌酚（diethylstilbestrol），它虽不属甾体类，但其立体构型可以看成是天然雌激素已断裂的多环状结构。

【体内过程】 口服天然雌激素如雌二醇可经消化道吸收，但易在肝被破坏，生物利用率低，故需注射给药。人工合成的炔雌醇、炔雌醚或己烯雌酚等在肝内破坏较慢，口服效果好，作用较持久。油溶液制剂或与脂肪酸化合成酯，肌内注射，可延缓吸收，延长其作用时间。炔雌醚在体内可储存于脂肪组织中，一次口服作用可维持 7~10 日。在血液中大部分与性激素结合球蛋白特异性结合，也可与白蛋白非特异性地结合。部分以葡萄糖醛酸及硫酸结合的形式从肾脏排出，也有部分从胆道排泄并形成肝肠循环。

【药理作用】

1. 促进女性性征和性器官发育 ①对未成年女性，可使子宫发育、乳腺腺管增生及脂肪分布变化等。保持女性性征、参与月经周期。②对成年女性，它使子宫内膜增殖变厚（增殖期），并与黄体酮一起，使子宫内膜转变为分泌期，提高子宫平滑肌对缩宫素的敏感性。同时使阴道上皮增生，浅表层细胞发生角化。

2. 抑制排卵和泌乳 较大剂量可作用于下丘脑-垂体系统，抑制 GnRH 的分泌，发挥抗排卵作用。并能抑制乳汁分泌，但对催乳素分泌并不减少，现认为主要是在乳腺水平干扰催乳素的作用所致。此外，还能对抗雄激素的作用。

3. 影响代谢 有轻度水钠潴留作用，并能增加骨骼的钙盐沉积，加速骨骺闭合。大剂量能升高血清三酰甘油和磷脂，降低血清胆固醇，也可使糖耐量降低。尚有促凝血作用。

【临床应用】

1. 卵巢功能不全与闭经 原发性或继发性卵巢功能低下，可用雌激素作替代治疗，以促进外生殖器、子宫及第二性征的发育。与孕激素合用，可形成人工月经。

2. 功能性子宫出血 用于因雌激素水平波动引起的不规则出血或雌激素水平低下，子宫内膜创面修复不良引起的出血。雌激素可促进子宫内膜增生，修复出血创面而止血，也可适当配伍孕激素，以调整月经周期。

3. 绝经期综合征 因绝经期妇女卵巢功能降低，雌激素分泌减少，垂体促性腺激素分泌增多，内分泌平衡失调而出现一系列症状，如阵发性发热、出汗、头痛、恶心、失眠、情绪不安等。应用雌激素替代治疗可抑制垂体促性腺激素的分泌。绝经期和老年性骨质疏松症，可使用雌激素与雄激素联合治疗，减少骨质疏松。此外，老年性阴道炎及女阴干枯症等，局部用药有效。

4. 乳房胀痛及退乳 部分妇女停止哺乳后可发生乳房胀痛，大剂量雌激素可反馈性抑制垂体催乳素的分泌，使乳汁分泌减少而退乳消痛。

5. 晚期乳腺癌 绝经5年以上的乳腺癌可用雌激素治疗，雌激素能缓解晚期乳腺癌不宜手术患者的症状。但绝经期以前的患者禁用，因为可能促进肿瘤的生长。

6. 前列腺癌 大剂量雌激素类可抑制垂体促性腺激素分泌，使睾丸萎缩及雄激素分泌减少，同时又能拮抗雄激素。故具有治疗作用。

7. 痤疮 雌激素抑制雄激素分泌以治疗青春期痤疮。

8. 避孕 见本章第四节。

【不良反应】

（1）常见恶心、呕吐、食欲缺乏、头晕等，早晨较多见。小剂量开始并逐渐增加剂量或反应发生后减少剂量均可减轻反应。

（2）长期大量应用可致子宫内膜过度增生而引起出血，故有子宫出血倾向者及子宫内膜炎患者慎用。

二、雌激素阻滞药

本类药物竞争性拮抗雌激素受体，而抑制或减弱雌激素的作用。临床应用主要有氯米芬、他莫昔芬（tamoxifen）、雷洛昔芬（raloxifene）等，也可称为选择性雌激素受体调节剂（selective estrogen-receptor modulators，SERM）。此外本类药对机体的器官具有二重作用，既对生殖系统表现为雌激素拮抗作用，又对骨骼系统及心血管系统则发挥拟雌激素样作用，这对雌激素的替代治疗具有重要意义。

氯米芬（clomiphene，克罗米酚）

氯米芬的化学结构与己烯雌酚相似，为三苯乙烯衍生物。本药有较弱的雌激素活性和中等程度的抗激素作用。它能促进人的垂体前叶分泌促性腺激素，从而诱使排卵。这可能是因其阻断下丘脑的雌激素受体，从而消除雌二醇的负反馈性抑制。临床用于月经紊乱及长期服用避孕药后发生的闭经，对无排卵（女）型不孕及精子缺（男）型不育，以及乳房纤维囊性疾病和晚期乳腺癌亦有一定疗效。长期大剂量连续服用可引起卵巢增生，故卵巢囊肿患者禁用。

第二节　孕激素类药

天然孕激素（progestogens）主要由卵巢黄体分泌，妊娠 3～4 个月后黄体逐渐萎缩而由胎盘分泌，直至分娩。在近排卵期的卵巢及肾上腺皮质中也有一定量的孕激素产生。临床应用的孕激素均系人工合成品及其衍生物。常用的有黄体酮（progesterone），$17a$-羟孕酮类如甲地孕酮（megestrol）、氯地孕酮（chlormadinone）和 19-去甲睾酮类如炔诺酮（norethisterone），炔诺孕酮（norgestrel），双炔失碳酯（anordrin）等。

【体内过程】　黄体酮口服后在胃肠道及肝脏迅速破坏，效果差，故采用注射给药。血浆中的黄体酮大部分与蛋白结合，游离的仅占 3%。其代谢产物主要与葡萄糖醛酸结合，从肾排出，人工合成的炔诺酮、甲地孕酮等也可以口服，在肝破坏较慢。油溶液肌内注射可发挥长效作用。

【药理作用】

1. 生殖系统　①在月经后期，黄体酮在雌激素作用的基础上，使子宫内膜继续增厚、充血，腺体增生并分支，由增殖期转为分泌期，有利于孕卵着床和胚胎发育。②与缩宫素竞争受体，降低子宫对缩宫素的敏感性，有利于胎儿安全生长。其机制是黄体酮选择性地结合于缩宫素受体，抑制其介导的磷酸肌醇的生成与钙活动。③抑制排卵，一定剂量的孕激素可抑制垂体前叶 LH 分泌，起负反馈作用。④促使乳腺腺泡发育，为哺乳作准备。

2. 利尿　竞争性地对抗醛固酮，从而促进 Na^+ 和 Cl^- 的排泄并利尿。

3. 升温　有轻度升高体温作用，使月经周期的黄体相基础体温较高。

【临床应用】

1. 功能性子宫出血　对黄体功能不足所致子宫内膜不规则的成熟与脱落而引起子宫出血时，应用孕激素可使子宫内膜协调一致地转为分泌期，可维持正常的月经。

2. 流产　对先兆性流产和习惯性流产均有效，孕激素对黄体功能不足所致的先兆性流产和习惯性流产有一定的安胎作用，但19-去甲睾酮类具有雄激素样作用，可引起女性胎儿男性化，故不宜采用，黄体酮有时也可能引起生殖性畸形。

3. 痛经及子宫内膜异位症　孕激素可通过抑制排卵并减轻子宫痉挛性收缩而止痛，也可使异位的子宫内膜退化。与雌激素合用，效果更好。

4. 子宫内膜腺癌、前列腺增生或癌症　大剂量孕激素可使子宫内膜癌细胞分泌耗竭而致退化，可反馈地抑制垂体前叶分泌间质细胞刺激激素，减少睾酮分泌，促进前列腺细胞萎缩退化。

【不良反应】　较少。偶见头晕、恶心、乳房胀痛等。长期应用可引起子宫内膜萎缩，月经量减少，并易发阴道真菌感染。19-去甲睾酮类大剂量时可致肝功能障碍。

第三节　雄激素类药和同化激素类

一、雄激素类药

天然雄激素（androgens）主要由睾丸间质细胞分泌，肾上腺皮质、卵巢和胎盘也有少量分泌。睾酮（testosterone）是其主要成分。临床常用的为甲睾酮（android；甲基睾丸素，methyltestosterone）、丙酸睾酮（andronate，丙酸睾丸素，testosterone propionate）和苯乙酸睾酮（testosterone phenylacetate，苯乙酸睾丸素），均系人工合成品及其衍生物。

【体内过程】　睾酮口服首过效应强，一般用其油溶液肌内注射或植入皮下。其酯类化合物极性低，溶于油液中注射后，不易进入水性体液，因而吸收缓慢。如丙酸睾酮肌内注射1次，延效2~4日。睾酮做成小片植入皮下吸收极慢，作用时间可长达6星期。代谢产物与葡萄糖醛酸结合，随尿排出。甲睾酮口服后吸收迅速且完全，又不易被肝脏破坏，故口服效果较好，也可舌下给药。

【药理作用】

1. 生殖系统　促进男性性器官及副性器官发育并保持其成熟状态，促进男性第二性征形成，促进精子的生成及成熟。大剂量反馈抑制垂体前叶分泌促性腺激素。对女性可使雌激素分泌减少。尚有抗雌激素作用。

2. 同化作用　雄激素能明显地促进蛋白质的合成，减少氨基酸分解，造成正氮平衡，使肌肉增长，体重增加，减少尿氮排泄，同时有水、钠、钙、磷潴留现象。雄激素尚能促进免疫球蛋白的合成，增强机体的免疫功能和抗感染能力。

3. 骨髓造血功能　在骨髓功能低下时，大剂量雄激素可促进肾脏分泌促红细胞生成素，也可直接刺激骨髓造血功能，使红细胞生成增加。

4. 其他　雄激素尚有类似糖皮质激素的抗炎作用，还有增加肾脏远曲小管重吸收水钠和保钙作用，故易出现水、钠、钙、磷潴留现象。

【临床应用】

1. 睾丸功能不全　无睾症或类无睾症（睾丸功能不全）时，作替代疗法。

2. 功能性子宫出血 通过对抗雌激素作用使子宫平滑肌及其血管收缩，内膜萎缩而止血，更年期患者较适用。对严重出血病例，可注射己烯雌酚、黄体酮和丙酸睾酮三种混合物，以收止血之效，但停药后可出现撤退性出血。

3. 晚期乳腺癌 对晚期乳腺癌或乳腺癌转移者，采用雄激素治疗可使部分病例的病情得到缓解。这可能与其抗雌激素作用有关，也可能通过抑制垂体促性腺激素的分泌，减少卵巢分泌雌激素。此外，雄激素尚有对抗催乳素对乳腺癌的刺激作用。其治疗效果与癌细胞中雌激素受体含量有关，受体浓度高者，疗效较好。

4. 贫血 用丙酸睾酮或甲睾酮可使骨髓功能改善，因而可以用于再生障碍性贫血及其他贫血。

【不良反应】 ①女性患者长期应用本类药物，可引起男性化体征，如痤疮、多毛、声音变粗、闭经、乳腺退化、性欲改变等。男性患者可发生性欲亢进，也可出现女性化。长期用药后睾丸萎缩，精子生成抑制。②$17\alpha$ 位由烷基取代的睾酮类药物干扰肝内毛细胆管的排泄功能，引起胆汁淤积性黄疸。应用时若发现黄疸或肝功能障碍时，则应停药。

【禁忌证】 孕妇及前列腺癌患者禁用。因有水、钠潴留作用，对肾炎、肾病综合征、肝功能不良、高血压及心力衰竭患者也应慎用。

二、同化激素类药

雄激素有较强的同化作用，但用于女性或非性腺功能不全的男性，常可出现女性男性化现象，临床上不便于应用。同化激素（anabolic hormone）则是以同化为主，男性化作用较弱的睾酮的衍生物有苯丙酸诺龙，司坦唑醇（康力龙）等。

同化激素能促进蛋白质合成，减少蛋白质分解，使肌肉增长，体重增加，还有使钠、钾、磷和水潴留的作用，但男性化的作用很弱。临床上主要用于蛋白质合成不足和分解增多的病例，如营养不良、严重烧伤、肿瘤恶病质、手术后恢复期、骨折不易愈合、老年性骨质疏松、肾衰竭、再生障碍性贫血及慢性消耗性疾病等。服用时应同时增加食物中的蛋白质含量。本类药物属体育竞赛的一类违禁药。

长期使用可引起水钠潴留、血钙过高，女性患者可发生月经紊乱及轻度男性化，有时引起肝内毛细胆管胆汁淤积而发生黄疸。肾炎、心力衰竭和肝功能不良者慎用，孕妇、高血压患者及前列腺癌患者禁用。

第四节 避 孕 药

生殖过程包括精子和卵子的形成与成熟、排卵、受精、着床及胚胎发育等许多环节。阻断其中任何一个环节，都能达到避孕和终止妊娠的目的。避孕药是一种安全、方便、理想的避孕方法。避孕药有几个特点：①应用广；②服药时间长；③安全度高；④疗效高。现有的避孕药大多为女性避孕药，男用药较少。

一、主要抑制排卵的避孕药

【药理作用】 外源性雌激素通过负反馈机制抑制下丘脑释放促性腺激素释放激素GnRH，并可能抑制垂体对 GnRH 刺激的反应或影响垂体促性腺激素分泌细胞功能，综合结果是垂体促性腺激素分泌、合成受到抑制，使卵泡发育和成熟过程受阻；孕激素抑制黄体生成激素 LH 释放，两者协同作用抑制排卵。动物试验发现，外源性促性腺激素可防止甾体避孕药的抗排卵作用，故支持上述看法。此外，本类药还可干扰生殖过程的其他环节，如抑制子宫内膜的正常增殖，使其萎缩退化，不利于受精卵着床，改变受精卵在输卵管中的运行速度，阻碍受精卵适时地到达子宫；此外，可使宫颈黏液增稠，不利于精子进入宫腔。本类药物均由不同类型的雌激素和孕激素组成，主要通过抑制排卵而发挥避孕作用。

【分类和用途】

1. 短效口服避孕药　常用药有复方炔诺酮片、复方甲地孕酮片、口服避孕片 0 号、复方炔诺孕酮、复方左炔诺孕酮。从月经周期第 5 日起，每晚服药 1 片，连服 22 日，不能间断。一般于停药后 2～4 日就可以发生撤退性出血，形成人工月经周期。下次服药仍从月经来潮第 5 日起。如停药 7 日仍未来月经，则应立即开始服下一周期的药物。偶尔漏服时，应于 24h 内补服 1 片。

2. 长效口服避孕药　是以长效雌激素类药炔雌醚与孕激素类药炔诺孕酮或氯地孕酮配伍组成的复方片剂。服法是从月经来潮当日算起，第 5 日服 1 片，最初两次间隔 20 日，以后每月服 1 次，每次服 1 片。

3. 长效注射避孕药　有复方己酸黄体酮注射液（避孕针 1 号）和复方甲地孕酮注射液等。首次于月经周期第 5 日深部肌内注射 2 支，以后每隔 28 日或于每次月经周期第 11～12 日注射 1 次。

4. 多相片剂　为了使服用者的激素水平近似月经水平，并减少月经期间出血的发生率，可将避孕药制成多相片，如炔诺酮双相片、三相片。双相片是开始 10 日每日服一片含炔诺酮 0.5mg 和炔雌醇 0.035mg 的片剂，后 11 日每日服一片含炔诺酮 1mg 和炔雌醇 0.035mg 的片剂，这种服用法很少发生突破性出血，是其优点。三相片则分为开始 7 日每日服 1 片含炔诺酮 0.5mg 和炔雌醇 0.035mg 的片剂，中期 7 日，每日服用一片含炔诺酮 0.75mg 和炔雌醇 0.035mg 的片剂，最后 7 日每日服用一片含炔诺酮 1mg 和炔雌醇 0.035mg 的片剂，其效果较双相片更佳。

【不良反应】

1. 类早孕反应　5%～15%的用药妇女，于服药初期可出现恶心、呕吐、头晕、乏力、困倦、食欲缺乏等类似早期妊娠的反应，这种反应多为雌激素刺激胃黏膜引起，轻者一般不需处理，坚持服药数月后，经过一段时间的适应后，药物反应可自然消失或减轻。个别不能耐受的不良反应者可按如下处理：①每晚加服维生素 B6 20mg，维生素 C 100mg，山莨菪碱 10mg，连用 1 星期，服后仍有症状者，可按上述剂量，每日 2～3 次，连用 7 日；②加服抗不良反应片 1 片，每日晚上 1 片，或早晚各一片；③睡前服用避孕药片可减轻不良反应。

2. 阴道出血　又称为突破性出血，常见于用药后最初几个周期，可加服炔雌醇。

3. 月经变化　服药妇女约有一半以上月经量无变化，部分有月经减少的倾向，少数月经量增加。有 1%～2%的妇女发生闭经，原月经史不正常者较易发生。如连续 2 个月闭经，应予停药。

4. 乳汁减少　见于少数哺乳期妇女。

5. 凝血功能亢进　国外报告甾体避孕药可引起血栓性静脉炎和血栓栓塞，如肺血栓和脑血栓等，可能与其中雌激素成分有关。

6. 轻度损害肝功能　与肝肿瘤的发生有一定关系，故服药者应定期检查肝脏，有肝大者宜停药。

7. 色素沉着　少数妇女服用避孕药一段时间后，面部出现褐色色素沉着，如同妊娠期色素沉着一样，停药后多数妇女可减轻或恢复正常。

8. 白带增多　部分妇女服药 2~3 周后出现白带增多，是由于长效口服避孕药是以雌激素为主的避孕药，在雌激素的影响下，子宫颈管腺体分泌旺盛，产生一些稀薄透明如蛋清样的白带，在月经来潮后更为明显。

9. 过敏反应　使用长效避孕针避孕时，极少数妇女由于体质原因出现过敏反应，如皮疹、瘙痒等，极个别者出现过敏性休克。

【禁忌证】　充血性心力衰竭或有其他水肿倾向者慎用。高血压患者慎用。急慢性肝病及糖尿病需用胰岛素治疗者不宜使用。如长期用药过程中出现乳房肿块，应立即停药。宫颈癌患者禁用。

二、抗着床避孕药

该类药物可使子宫内膜发生各种功能与形态变化，阻碍孕卵着床，故亦称探亲避孕药。我国多用大剂量炔诺酮（5mg/次）、甲地孕酮（2mg/次）及双炔失碳酯。本类药物的应用时间不受月经周期的限制。用法为同居当晚或事后服用。同居 14 日以内，每晚服 1 片，必须连服 14 片。如超过 14 日，应接服复方炔诺酮片或复方甲地孕酮片。

三、男性避孕药

棉酚（gossypol）是棉花根、茎和种子中含有的一种黄色酚类物质。动物实验证明，棉酚可破坏睾丸曲细精管的生精上皮，抑制生精过程，使精子数量逐渐减少，直至无精子。如每日服用 20mg，连服 2 个月，节育有效率可高达 99%以上。停药后生精能力可逐渐恢复。不良反应有胃肠道刺激症状、心悸及肝功能改变等，部分服药者在服药期间可发生低钾血症。

第五节　男科用药

男性学（andrology）是由希腊文雄性 andros 派生而来。男性学研究的范围主要涉及男性生殖泌尿系统的细胞学、分子生物学、生殖生理学、生物化学、药理学、免疫学、遗传学、临床科学等。本章所涉及的男科用药仅包括治疗前列腺增生及性功能障碍的药物。

一、治疗前列腺增生的药物

前列腺增生是老年男性常见病之一。男性自 35 岁始前列腺即有程度不等的增生，60 岁以上的老年人中约有 75%存在前列腺增生。其发病原因尚不完全清楚，但一般认为年龄与体内性激素失调是发病的基础。目前治疗前列腺增生可以采用药物治疗、手术治疗及非药物治疗。常用治疗药物按照其作用环节可以分为以下七类。①雌激素类：溴乙酰己烷雌酚、己烯雌酚等。②抗雄性激素类：环丙孕酮、黄体酮己酸酯等。③α 受体阻滞药：酚苄明、特拉唑嗪等。④5α-还原酶抑制药：爱普列特等，或抗真菌抗生素，如克念菌素酮康唑等。⑤花粉制剂：前列康等。⑥复方氨基酸制剂：如安尿通。⑦中药复方制剂：如前列通片等。

二、治疗男性性功能障碍药物

男性性功能障碍包括性欲异常、阳痿、早泄、不射精及遗精。本节仅阐述治疗阳痿的药物。阳痿是男学学与泌尿系的常见疾患，其发病率在成年已婚男性中约为 10%。根据病因的不同，阳痿可分为功能性（精神性或心理性）和器质性（包括血管障碍性、神经障碍性及内分泌障碍性）两类。85%患者属功能性阳痿，治疗此类患者需要采用综合治疗措施；首先强调精神心理治疗，药物治疗是重要的辅助治疗，必要时可采用手术或其他治疗手段。目前治疗阳痿的药物按照作用环节可分为以下几种类别。

1. 中枢安定剂　小剂量的苯二氮䓬类药物、维生素 B 类。

2. α₂ 受体阻滞药　如育亨宾等。

3. 特异性 5 型磷酸二酯酶抑制药（PDE5）　西地那非。

4. 性欲中枢兴奋剂　一定剂量的乙醇、某些镇痛药。

5. 雄激素类　如甲睾酮、丙酸睾酮、庚酸睾酮等。

6. 中药　淫羊藿、鹿茸精等。

西地那非（sildenafil）

西地那非，自 20 世纪 90 年代初期意外发现其具有增强阴茎勃起功能的作用后，已进行了大量的研究和观察。目前该药已在我国临床使用。

【体内过程】　本药口服吸收迅速，绝对生物利用度约为 40%，服后约 60min 达血药峰值，消除 $t_{1/2}$ 约为 4h。血浆蛋白结合率约为 96%，在体内广泛分布。主要在肝脏代谢。约 80%的药物以代谢产物形式在粪便中排泄，少部分通过肾脏排泄。

【药理作用】　西地那非是特异性 5 型磷酸二酯酶抑制药。在阴茎勃起及性刺激过程中，阴茎海绵体内 NO 释放，NO 激活鸟苷酸环化酶，导致 cGMP 水平升高，使得海绵体内平滑肌松弛，血液流入。西地那非对海绵体无直接松弛作用。在血小板、血管、内脏平滑肌及骨骼肌内亦存在低浓度的特异性 5 型磷酸酯酶抑制药。故本药具有一定抗血小板聚集、抗血栓形成、扩张外周动静脉、引起血压下降等效应。

【临床应用】　本药适用于治疗勃起功能障碍（ED）。

【不良反应】　常见不良反应有头痛、面部潮红、消化不良等。尚可见鼻塞、视觉色彩改变、尿路感染、腹泻、眩晕、皮疹等。

【注意事项】　65 岁以上老年人及肝肾功能不良者应慎用。本药不得与硝酸甘油、硝酸异山梨醇合用，不得与其他治疗 ED 方法同时应用。

复习思考题

问答题

1. 简述雌激素的临床应用及不良反应。

2. 简述孕激素的临床应用及不良反应。

第三十四章　抗糖尿病药

糖尿病（diabetes mellitus）是由于胰岛素绝对或相对的不足或是拮抗胰岛素的升血糖激素过多所致的代谢紊乱性疾病。其发病率持续上升，已成为全世界发病率和死亡率最高的五种疾病之一。

临床上糖尿病可分为以下几种。①Ⅰ型糖尿病（insulin-dependent diabetis mellitus，IDDM，胰岛素依赖型），多为胰岛 B 细胞发生细胞介导的自身免疫性损伤而引起。胰岛 B 细胞破坏，引起胰岛素绝对缺乏。多见于青少年，大多发病较快，病情较重，症状明显且严重，呈酮症酸中毒倾向；②Ⅱ型糖尿病（noninsulin dependent diabetis mellitus，NIDDM，非胰岛素依赖型），病因复杂，与遗传因素有关。患者有胰岛素抵抗和胰岛素分泌缺陷，血浆胰岛素水平可正常或升高。多见于成年肥胖者，发病缓慢，病情相对较轻。在数量急剧增加的糖尿病患者中，Ⅱ型糖尿病至少占患者总数的 90% 以上。

糖尿病的治疗原则为综合治疗，即在饮食治疗、体育锻炼基础上应用降血糖药物控制高血糖、纠正代谢紊乱及防止并发症的发生。Ⅰ型糖尿病必须用胰岛素治疗；Ⅱ型糖尿病不需要依赖胰岛素治疗，多数经严格控制饮食或用口服降血糖药后可控制病情，少数无效者才用胰岛素治疗。

第一节　胰　岛　素

胰岛素（insulin）是由胰岛 B 细胞分泌的一种由两条多肽链组成的酸性蛋白质，A 链含 21 个氨基酸残基，B 链含 30 个氨基酸残基，A、B 两链通过两个二硫键共价相连。人胰岛素分子量为 5808，药用胰岛素多由猪、牛等胰腺提取制备而成。目前可通过 DNA 重组技术人工合成胰岛素，如重组 DNA（rDNA）经大肠埃希菌合成人胰岛素，还可将猪胰岛素 B 链第 30 位的丙氨酸用苏氨酸代替而获得人胰岛素，为临床用药开辟了广阔的来源。

【体内过程】　胰岛素作为一种蛋白质，普通制剂易被肠道消化酶破坏，故口服无效，必须注射给药。皮下注射迅速吸收，代谢快，血浆 $t_{1/2}$ 为 9～10min，但作用可持续数小时。因其分布于组织后，与组织结合而在其中发挥作用。胰岛素主要在肝、肾灭活，其灭活方式：一是由谷胱甘肽转氨酶（CIT）还原二硫键，A、B 两键拆离；二是通过肾脏中特异的胰岛素酶直接水解，10% 以原型自尿液排出。因此，严重肝肾功能不良能影响其灭活。为延长胰岛素的作用时间，可制成中效及长效制剂。用碱性蛋白质与之结合，使等电点提高到 7.3，接近体液 pH，再加入微量锌使之稳定，这类制剂经皮下及肌内注射后，在注射部位发生沉淀，再缓慢释放、吸收。所有中、长效制剂均为混悬剂，不可静脉注射。胰岛素制剂分类见表 34-1。

表 34-1　几种胰岛素制剂的特点

类型	制剂名称	pH	给药途径	作用时间（h）			给药时间和次数
				开始	最强	持续	
短效类	胰岛素（insulin）	2.5～3.5	静脉、皮下	立即	1/2	2	急救时、餐前 15～30min，3～4 次/日
	结晶锌胰岛素（crystaline zinc insulin，CZI）	2.5～3.5	静脉	1/2	2		急救时、餐前 15～30min，3～4 次/日
中效类	无定形胰岛素锌悬液［insulin zinc suspensionamorphous，IZS（A）］	7.1～7.4	皮下	2	4～6	12～16	餐前 15～30min，3～4 次/日
	低精蛋白锌胰岛素（neutral protamine hagedom，NPH）	7.1～7.4	皮下	2～4	8～12	18～24	早或晚餐前 30～60 min，1～2 次/日
	珠蛋白锌胰岛素（globin zinc insulin）	7.1～7.4	皮下	2～4	6～10	12～18	早或晚餐前 30～60 min，1～2 次/日
长效类	精蛋白锌胰岛素（protamine zinc insulin，PAI）	7.1～7.4	皮下	3～6	14～20	24～36	早餐前 30～60 min，1 次/日
	结晶胰岛素锌悬液［insulin zinc suspension，crystalline；IZS（C）］	7.1～7.4	皮下	4～6	16～18	30～36	早餐前 30～60 min，1 次/日

【药理作用】　胰岛素是调节糖代谢，使血糖维持于正常水平的重要激素，且对脂肪和蛋白质代谢也有一定的影响。

1. 对糖代谢的影响　通过影响葡萄糖的储存、释放和利用过程而有助于糖类的代谢。

（1）加速葡萄糖的利用：胰岛素可增加葡萄糖的转运，加速葡萄糖的氧化和酵解，促进糖原的合成和储存而降低血糖。

（2）抑制葡萄糖的生成：抑制糖原分解和异生。

2. 对脂肪代谢的影响　促进脂肪合成并抑制其分解，减少游离脂肪酸和酮体的生成，增加脂肪酸的转运，使其利用增加。

3. 对蛋白质代谢的影响　增加氨基酸的转运和蛋白质的合成，抑制其分解。

4. K^+转运　激活细胞膜 Na^+，K^+-ATP 酶，促进 K^+向细胞内转运，有利于纠正细胞缺钾症状。

【作用机制】　胰岛素受体是由两个 13k Da 的 α-亚单位及两个 90k Da 的 β-亚单位组成的大分子蛋白复合物。α-亚单位在胞外，含胰岛素结合部位；β-亚单位为跨膜蛋白，其胞内部分含酪氨酸蛋白激酶（tyrosine protein kinase，TPK）。胰岛素需与靶细胞膜受体结合后才能产生一系列的生物效应，产生效应的主要机制目前认为：①胰岛素与 α-亚单位结合后迅速引起 β-亚单位的自身磷酸化，进而激活 TPK，由此导致受体蛋白自身及胞内其他蛋白的酪氨酸残基磷酸化，因而启动了磷酸化的连锁反应；②胰岛素可使葡萄糖载体蛋白和其他蛋白质从胞内重新分布到胞膜，从而加速葡萄糖的转运。

【临床应用】

1. 糖尿病　胰岛素仍是治疗 IDDM 的唯一药物，对胰岛素缺乏的各型糖尿病均有效。主要用于下列情况：①重症糖尿病（IDDM，1 型）；②NIDDM 经饮食控制或用口服降血糖药未能控制者及口服降糖药有禁忌而不能耐受的 2 型糖尿病，最终需用胰岛素作为联合治疗或替代治疗；③合并重度感染、消耗性疾病、高热、妊娠、创伤及手术的各型糖尿病。

给药后应随时根据血糖、尿糖的变化调整用量。

2. 糖尿病急性并发症　如糖尿病酮症酸中毒或非酮症性高渗昏迷。酮症酸中毒应立即给予足够的胰岛素，纠正失水、电解质紊乱等异常。对昏迷患者的治疗原则是立即静脉滴注足量短效胰岛素，以纠正高血糖、高渗状态及酸中毒，适当补钾。

3. 其他　胰岛素与葡萄糖同时使用可促使钾内流；胰岛素与 ATP 及辅酶 A 组成能量合剂用于 2 型糖尿病合并肺结核、肿瘤、肝硬化、心力衰竭等消耗性疾病患者的辅助治疗，以增加食欲、恢复体力；妊娠糖尿病和糖尿病妊娠期间为防止代谢紊乱，保证胎儿正常发育，须使用胰岛素治疗；临床上类似糖尿病但血液中胰岛细胞抗体或抗谷氨酸脱羧酶抗体阳性，如迟发型自身免疫型糖尿病，主张用胰岛素治疗；继发性糖尿病如胰源性糖尿病、垂体 GH 瘤、库欣综合征或类固醇糖尿病等宜用胰岛素治疗；2 型糖尿病患者有重度外阴瘙痒，宜暂用胰岛素治疗。

【不良反应】

1. 低血糖反应　大多由于胰岛素过量、未按时按量进食或运动过多等诱因引起。早期表现为饥饿感、脉频、出汗、心悸、烦躁等症状；严重者可出现共济失调、震颤、昏迷或惊厥、休克，甚至死亡。注意及早发现和摄食，或饮用糖水等。严重者应立即静脉注射 50% 葡萄糖。必须鉴别低血糖昏迷和酮症酸中毒性昏迷及非酮症性糖尿病昏迷。

2. 过敏反应　轻者出现注射部位瘙痒、肿胀、红斑，少数出现荨麻疹，血管神经性水肿，偶见过敏性休克。

3. 胰岛素耐受性

（1）急性型：在并发感染、创伤、手术、情绪激动等应激状态时，血中抗胰岛素物质增多。酮症酸中毒时，妨碍葡萄糖的摄取和利用，使胰岛素作用锐减。pH 降低时，可减少胰岛素与受体结合。

（2）慢性型：此型系指每日需用胰岛素 200U 以上且无并发症者。原因主要有以下几点。①受体前异常，胰岛素抗体妨碍了胰岛素与受体结合。②受体水平变化，高胰岛素血症、老年、肥胖、肢端肥大症及尿毒症时，胰岛素受体数目减少。③受体后失常，葡萄糖转运系统失常等妨碍胰岛素的正常作用。防治原则是选用抗原性小的胰岛素制剂；尽量避免间断使用胰岛素，注意减肥，及时诊断和处理有关慢性病。

4. 反应性高血糖　当胰岛素用量略超需要而发生轻度低血糖时，可不出现明显症状，却能引起调节机制的代偿反应。引起生长激素、肾上腺素、高血糖素和糖皮质激素分泌增加而形成高血糖，也可出现糖尿甚至酮尿，容易误认为胰岛素用量不足而得不到正确处理。

5. 局部反应　皮下注射时，会发生表面发红，久用皮下脂肪萎缩、硬结。

第二节　促胰岛素分泌药

一、K$_{ATP}$ 抑制药

本类药物均具有磺酰脲结构，其作用及不良反应相似，但起效时间、作用强度及持续时间不同。目前磺酰脲类降糖药已有三代产品，第一代有甲苯磺丁脲（tolbutamide，甲糖平）、氯磺丙脲（chlorpropamide）等；第二代主要有格列本脲（glibenclamide，优降糖）、格列吡嗪（glipizide，美吡达）、格列喹酮（gliquidone）等；第三代有格列齐特

（gliclazide，达美康）。

【体内过程】　口服吸收迅速而完全，血浆蛋白结合率高（90%以上）。多数药物在肝内代谢，经肾排出。甲苯磺丁脲作用最弱、维持时间最短，每日需给药 3 次。第二代磺酰脲类作用强度约为第一代的 100 倍，维持时间较长，每日只需给药 1～2 次。常用磺酰脲类药物的药代动力学特点见表 34-2。

表 34-2　磺酰脲类药物的药代动力学特点

药物	血药达峰时间（h）	$t_{1/2}$（h）	作用持续时间（h）	每日服药次数
甲苯磺丁脲	2～4	5	6～12	2～3
氯磺丙脲	10	32	30～60	1
格列本脲	2～6	10～16	16～24	1～2
格列吡嗪	1～2	2～4	6～10	1～2
格列喹酮	2～3	1～2	8	1～2
格列齐特	2～6	10～12	12～24	1～2

【药理作用】

1. 降低血糖　对正常人和胰岛功能尚存的糖尿病患者均有降血糖作用，但对胰岛功能完全丧失的 1 型糖尿病患者无效，作用机制如下所示。①刺激胰岛 B 细胞释放胰岛素。该类药物与胰岛 B 细胞膜上磺酰脲受体结合后，可使 ATP 敏感的 K^+ 通道受阻滞，引起去极化，使电压敏感 Ca^{2+} 通道开放，促进 Ca^{2+} 内流，引起胰岛素释放。②通过提高靶细胞对胰岛素的敏感性、增加靶细胞膜上胰岛素受体的数目和亲和力等增强胰岛素的作用。③抑制高血糖素的分泌。④减少胰岛素与血浆蛋白结合，减慢肝对胰岛素的消除。

2. 抗利尿　氯磺丙脲能促进抗利尿激素的分泌并增强其作用。

3. 影响凝血功能　这是第三代磺酰脲类降糖药的特点。能使血小板黏附力减弱，降低血小板聚集；还可刺激纤溶酶原的合成，恢复纤溶系统活性。对预防或减轻糖尿病患者的微血管并发症有一定作用。

【临床应用】

1. 糖尿病　用于胰岛功能尚存而单用饮食控制无效的轻、中度 2 型糖尿病。对胰岛素产生耐受的患者，用后可刺激内源性胰岛素的分泌，减少胰岛素的用量。

2. 尿崩症　应用氯磺丙脲，可使尿崩症患者的尿量明显减少。

【不良反应】

1. 胃肠反应　较常见，表现为上腹部不适、恶心、腹痛、腹泻等。餐后服用可以减轻。

2. 低血糖　较严重的不良反应，用量过大可导致持久性的低血糖症，老年及肝、肾功能不全者较易发生。

3. 其他　少数患者可出现黄疸及肝损害，以氯磺丙脲多见。也可出现粒细胞减少、血小板减少、再生障碍性贫血和溶血性贫血等，故长期应用需定期检查血常规和肝功能。大剂量氯磺丙脲可引起精神错乱、嗜睡、眩晕、共济失调等。

二、其他促胰岛素分泌药

瑞格列奈（repaglinide）和那格列奈（nateglinide）为新型促胰岛素分泌药物。该类药物具有起效快、作用时间短等特点，又被称为餐食血糖调节药。

【药理作用】 通过刺激胰岛 B 细胞释放胰岛素使血糖快速降低。其作用机制是与胰岛 B 细胞膜上的特异性受体结合后，关闭 K^+ 通道，开放 Ca^{2+} 通道，使 Ca^{2+} 内流增加，从而促进储存的胰岛素分泌。

【临床应用】 适用于 2 型糖尿病患者、老年糖尿病患者、糖尿病肾病患者、对磺酰脲类药物过敏者。尤其适合降低餐后高血糖。通常餐前 15min 内服用。

【不良反应】 主要为低血糖，还可出现腹痛、腹泻、恶心等胃肠道反应及过敏反应。

第三节 胰岛素增敏剂

胰岛素抵抗和胰岛 B 细胞功能缺陷是引起 2 型糖尿病的主要病理生理机制，胰岛素增敏剂对改善胰岛素抵抗具有重要意义。常用的胰岛素增敏剂为噻唑烷二酮类化合物，主要包括罗格列酮（rosiglitazone）、吡格列酮（pioglitazone）、曲格列酮（troglitazone）、环格列酮（ciglitazone）、恩格列酮（englitazone）等。

【体内过程】 口服 2h 内吸收，用药后 6～12 周才能出现最大效应。本药主要在肝脏代谢，肾功能不全患者可使用。

【药理作用】

1. 改善胰岛素抵抗，降低血糖 本类药物通过增加肌肉及脂肪组织对胰岛素的敏感性，提高细胞对葡萄糖的利用而降低血糖，从而改善胰岛素功能。

2. 纠正脂代谢紊乱 能显著降低胰岛素抵抗患者血浆中游离脂肪酸和三酰甘油水平，升高高密度脂蛋白水平。

3. 防治 2 型糖尿病的血管并发症 抑制血小板聚集、炎症反应及内皮细胞的增殖，对抗动脉粥样硬化，减轻肾小球的病理改变，延缓蛋白尿的发生。

本类药物高度选择性激动过氧化物酶增殖体受体 γ（peroxisomal proliferated receptor γ，PPARγ），调控与胰岛素效应相关的多种基因的转录，增加外周组织葡萄糖转运体 1 和 4 等的转录和蛋白质合成，增强骨骼肌、脂肪组织对葡萄糖的摄取，并降低它们对胰岛素的抵抗。

【临床应用】 主要用于 2 型糖尿病，尤其是产生胰岛素抵抗的糖尿病患者。可单独使用，也可与磺酰脲类、双胍类等联合使用，降低患者空腹血糖、餐后血糖及糖化血红蛋白含量，与胰岛素合用可降低胰岛素用量，减少低血糖的发生。

【不良反应】 主要有嗜睡、水肿、头痛及消化系统症状等。曲格列酮近年发现有肝毒性，已限制使用。罗格列酮因可能增加心血管疾病的风险，现已撤出欧洲市场，在美国也被限制使用。

第四节 双胍类药物

国内常用的药物有苯乙双胍（phenformin，苯乙福明，降糖灵，DBI）和二甲双胍（metformin，甲福明，降糖片，DMBG）。

【体内过程】 口服易吸收。苯乙双胍给药后 2～3h 血中浓度达高峰，大部分代谢失效，约 1/3 以原型排出，$t_{1/2}$ 约 3h，作用持续 4～6h；缓释胶囊剂可延长到 8～14h。二甲双胍大部分以原型经尿排出，$t_{1/2}$ 约 1.5h。

【药理作用】 双胍类的降血糖作用与磺酰脲类完全不同，它不刺激胰岛素 B 细胞释放胰岛素，对正常人血糖无影响，但对糖尿病患者则可使血糖明显降低。其机制：①增加肌肉组织的无氧糖酵解，促进组织对葡萄糖的摄取和利用；②减少肝细胞糖异生，降低葡萄糖在肠道的吸收；③增加胰岛素与其受体结合；④降低血中高血糖素水平。

【临床应用】 轻、中型糖尿病。主要对单用饮食控制无效的轻、中型糖尿病患者，尤其肥胖病例。常与磺酰脲类或胰岛素合用。如单用磺酰脲类无效者，加用本类药物常可有效。

【不良反应】 较磺酰脲类多见。二甲双胍比苯乙双胍不良反应少。

1. 一般反应 常见有厌食、口苦、口腔金属味、胃肠刺激等，减量或停药后消失。

2. 低血糖症 初期用药时可出现低血糖反应，因此宜从小剂量开始逐渐加大剂量。

3. 乳酸血症及酮症 由于双胍类增加糖的无氧酵解，抑制糖异生，少数患者可引起酮症、乳酸血症，尤以苯乙双胍的发生率高。

【禁忌证】 有慢性心、肝、肾疾病患者及孕妇禁用。本类药物毒性较大，现已少用。有报道甲苯磺丁脲、苯乙双胍使成年型糖尿病者的心血管发病率和死亡率增高。

第五节　α-葡萄糖苷酶抑制药

α-葡萄糖苷酶抑制药是一类以延缓肠道碳水化合物消化吸收而起到降血糖作用的口服降糖药，主要有阿卡波糖（acarbose）、伏格列波糖（voglibose）、米格列醇（miglitol）等。

【药理作用】 多糖类物质必须降解为单糖才能被小肠吸收。该类药物在小肠上皮细胞的刷状缘与碳水化合物竞争水解糖类的 α-葡萄糖苷酶，减慢碳水化合物水解产生葡萄糖的速度，延缓葡萄糖的吸收，降低餐后高血糖。长期应用可降低空腹血糖及糖化血红蛋白水平，增加胰岛素的敏感性，改善胰岛素抵抗，降低心血管并发症。

【临床应用】 主要用于轻、中度 2 型糖尿病患者，尤其适用于空腹血糖正常而餐后血糖明显升高者。可单独应用，也可与其他降糖药合用，与胰岛素合用可有效治疗 1 型糖尿病。服药期间应增加饮食中糖类的比例，并限制单糖的摄入量，以提高药物的疗效。

【不良反应】 常见不良反应为胃肠反应，如腹胀、腹泻、肠鸣音亢进等。孕妇及哺乳期妇女禁用。

复习思考题

问答题

1. 简述胰岛素的药理作用、作用机制、临床应用及不良反应。

2. 口服降血糖药包括哪几类？代表药物有哪些？

3. 磺酰胺类和双胍类降血糖药物在作用机制和临床应用上有何区别？

第三十五章　降血脂药

动脉粥样硬化（atherosclerosis，简称 AS）可导致冠心病、脑血管病和周围血管病的发生，其产生原因与脂质代谢紊乱和血脂过高有关。

第一节　概　述

血脂包括游离胆固醇（free cholesterol，FC）、胆固醇酯（cholesterol ester，CE）、三酰甘油（triglyceride，TC）和磷脂（phospholipid，PL）等。血脂在血浆中与载脂蛋白（apoprotein，apo）结合，形成易于转运和代谢的血浆脂蛋白。采用密度梯度超速离心技术，可将血浆脂蛋白分为乳糜微粒（chylomicron，CM）、极低密度脂蛋白（very low density lipoprotein，VLDL）、中密度脂蛋白（intermediate density lipoprotein，IDL）、低密度脂蛋白（low density lipoprotein，LDL）、高密度脂蛋白（high density lipoprotein，HDL）和脂蛋白（a）[lipoprotein（a），LP（a）]。

1970 年 WHO 按 Freddrikson 等提出将高脂蛋白血症分为 5 型 6 类（表 35-1）。抗动脉粥样硬化药（antiatherosclerotic drugs）通过调节血脂，改变脂蛋白组成而发挥作用，凡能使 LDL、VLDL、TC、TG、apoB、LP（a）降低，或使 HDL、apoA 升高的药物，均有抗 AS 作用。由于并非所有血脂升高均促进 AS 形成，故降血脂药应称为调血脂药（blood lipid modulators）更合理。

表 35-1　高脂蛋白分型

分类	高脂血症类型	脂蛋白变化	发生率	血脂变化		冠心病易发性
				TC 升高	TG 升高	
Ⅰ 型	高三酰甘油血症（外源性）	CM↑	罕见	±	+++	不易发
Ⅱa 型	自发性家族高胆固醇血症	LDL↑	常见	+++	—	很易发
Ⅱb 型	自发性家族高胆固醇血症	LDL↑ LDL↑	常见	+++	+	很易发
Ⅲ 型	高胆固醇血症及高三酰甘油血症	LDL↑	少见	++	+	易发
Ⅳ 型	高三酰甘油血症（内源性）	VLDL↑	常见	+	++	易发
Ⅴ 型	高三酰甘油血症（外源和内源性）	VLDL↑ CM↑	少见	+	++	可能易发

第二节　常见的降血脂药

一、HMG-CoA 还原酶抑制药

3-羟基-3-甲基戊二酰辅酶 A（3-hydroxy-3-methylglutaryl-coenzyme A，HMG–CoA）还原酶抑制药，又称为他汀类（statins）药，最早从霉菌培养液中提取。用于临床的有洛伐他

汀（lovastatin）、普伐他汀（pravastatin）、辛伐他汀（simvastatin）及人工合成的氟伐他汀（fluvastatin）、阿伐他汀（atorvastatin）。

【体内过程】 氟伐他汀口服吸收完全而迅速，不受食物的影响，其他药口服吸收不完全，且易受食物的影响。普伐他汀血浆蛋白结合率较其他药物低。普伐他汀和氟伐他汀本身为具有药理活性的开环羟酸结构，而洛伐他汀和辛伐他汀本身为相应开环羟酸的内酯，无药理活性，经肝代谢使内酯环开环，生成具有活性的开环羟酸。洛伐他汀主要经胆汁排泄，其他药物大部分经肝代谢灭活，小部分经肾原型排泄（表 35-2）。

表 35-2　HMG-CoA 还原酶抑制药的药代动力学比较

	洛伐他汀	辛伐他汀	普伐他汀	氟伐他汀	阿伐他汀
原药	无活性	无活性	有活性	有活性	有活性
代谢物	有活性	有活性	无活性	无活性	无活性
剂量（mg/d）	10~80	5~40	10~40	20~40	10~80
口服吸收（%）	30	60~85	35	>98	
达峰时间（h）	2~4	1~2	1~1.5	0.6	1~2
血浆蛋白结合率(%)	≥95	>95	50	≥98	≥98
$t_{1/2}$（h）	3	2	1.5~2	1.2	14

【药理作用】 机体内胆固醇生物合成主要在肝脏进行，首先由二分子乙酰辅酶 A 缩合成乙酰乙酰辅酶 A，再经胞液中羟甲戊二酰单酰合成酶作用，与一分子乙酰 CoA 缩合为 HMG-CoA，后者在肝脏中 HMG-CoA 还原酶（HMG-CoA reductase）作用下还原为甲羟戊酸（mevalonic acid，MVA），进一步生成鲨烯，合成胆固醇。HMG-CoA 还原酶为合成胆固醇的限速酶。他汀类结构与 HMG-CoA 相似，对酶的亲和力比 HMG-CoA 高 10 000 倍，故能在肝脏竞争抑制 HMG-CoA 还原酶，从而阻碍内源性胆固醇的合成，降低血浆 TC 水平（图 35-1）。TC 的合成减少一方面使肝脏合成 apoB-100 减少，从而使 VLDL 的合成减少；另一方面通过自身调节机制，还可代偿性增加肝细胞膜上 LDL 受体的数量和活性及 LDL 与其受体的亲和力，使血浆中大量的 LDL 被摄取，经 LDL 受体途径代谢为胆汁酸而排出体外，使血浆中 LDL-C、VLDL-C 和 TC 进一步下降，故在治疗剂量下，对 LDL-C 降低作用明显，TC 次之，降 TG 作用弱，HDL-C 略有升高，其作用呈剂量依赖性，用药 2 周显效，4~6 周达高峰。

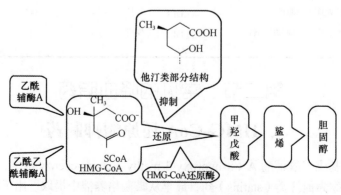

图 35-1　他汀类药物降血脂作用机制

此外，他汀类药物还具有提高血管平滑肌对扩张血管物质的反应性、抑制血管平滑肌细胞（VSMCs）增殖、迁移和促进其凋亡、减少动脉壁泡沫细胞的形成、抑制巨噬细胞和单核细胞的黏附和分泌功能、抑制血小板聚集等作用，这些作用亦有助于抗 AS。

【临床应用】 对原发性高胆固醇血症、杂合子家族性高胆固醇血症、Ⅲ型高脂蛋白血症及糖尿病和肾性高脂血症为首选药。对纯合子家族性高胆固醇血症可使 VLDL 下降，但无降低 LDL-C 作用。

【不良反应】 本类药物不良反应轻，少数患者可有：①轻度胃肠道反应、头痛和皮疹；②血清氨基转移酶升高，肝病患者慎用或禁用；③无力、肌痛、肌酸磷酸激酶（CPK）升高等骨骼肌溶解症状（rhabdomyolysis），普伐他汀不易进入骨骼肌细胞，此反应轻，与苯氧酸类、烟酸类、红霉素、环孢素合用此症状加重。

二、胆汁酸结合树脂

胆汁酸结合树脂（bile acid binding resins）为碱性阴离子交换树脂，不溶于水，不易被消化酶破坏，常用药物有考来烯胺（colestyramine，消胆胺）和考来替泊（colestipol，降胆宁）。

胆固醇在肝脏经 7α-羟化酶转化为胆汁酸排入肠道，95%被肠道重吸收形成肝肠循环，胆汁酸可反馈抑制 7α-羟化酶而减少胆汁酸的合成，肠道胆汁酸有利于胆固醇的吸收。此类药物与胆汁酸结合而妨碍胆固醇的吸收，达到降血脂的目的。主要用于治疗以 TC 和 LDL-C 升高为主的高胆固醇血症。纯合子家族性高脂血症患者因肝细胞膜上缺乏 LDL 受体，故此类药物无效。常见不良反应为恶心、腹胀、便秘等；长期使用可引起水溶性维生素缺乏；本品以氯化物形式出现，可引起高氯性酸中毒；可妨碍噻嗪类、香豆素类、洋地黄类药物吸收。

三、烟 酸

烟酸（nicotinic acid）为广谱调血脂药，用药 1～4 日可使 VLDL 和 TG 下降，用药 5～7 日后 LDL-C 下降，而 HDL-C 升高，与考来烯胺合用，降 LDL-C 作用增强。其调血脂作用可能与抑制脂肪酶活性，使血中游离脂肪酸（free fatty acid，FFA）降低，肝脏合成 TG 的原料减少而使 VLDL 合成减少，继而引起 LDL 生成较少有关。可用于Ⅱ型、Ⅲ型、Ⅳ型、Ⅴ型高脂血症和心肌梗死的治疗。可引起皮肤潮红、瘙痒等，服药前 30min 服用阿司匹林可缓解；亦可引起恶心、呕吐、腹泻等胃肠刺激症状；大剂量可引起高血糖和高尿酸血症及肝功能异常。

四、蛋白脂肪酶激活剂

本类为苯氧酸类（fibric acid），常用药物有吉非贝齐（吉非罗齐，gemfibrozil）、苯扎贝特（benzafibrate）、非诺贝特（fenofibrate）、环丙贝特（ciprofibrate）等。此类药物可激活肝脏的蛋白脂肪酶，增强 VLDL 的分解代谢，加速三酰甘油降解，从而降低三酰甘油。能明显降低血浆 TG、VLDL，中度降低 TC 和 LDL-C，升高 HDL。此类药物还具有抑制血小板聚集、抗凝血、降低血浆黏度、增加纤溶酶活性作用。本类药物主要用于Ⅱb 型、Ⅲ

型、Ⅳ型高脂血症，对家族性Ⅲ型高脂血症疗效更好；亦可用于消除黄色瘤；对 HDL-C 下降的轻度高胆固醇血症亦有效。不良反应有恶心、腹痛和腹泻等，偶见皮疹、脱发、视物模糊、血常规和肝功能异常等。

五、多烯不饱和脂肪酸类

多烯不饱和脂肪酸类（polyunsaturated fatty acids，PUFAs），根据其不饱和键在脂肪酸链中开始出现的位置不同分为 n-6 和 n-3 两类，n-6 类主要存在于玉米、葵花子等植物油中，n-3 类主要有二十碳五烯酸（eicosapentaenoic acid，EPA）和二十二碳六烯酸（docosahexaenoic acid，DHA），含于海洋生物藻、鱼及贝壳类。

此类药物使血浆 TC 和 LDL-C 下降，TG、VLDL 明显下降，HDL-C 升高；亦有抑制血小板聚集、使全血黏度下降、红细胞可变性增加、抑制血管平滑肌向内膜增殖和舒张血管等作用。上述作用均有利于防治 AS。本类药物能竞争性地抑制花生四烯酸利用环氧酶，减少 TXA_2 的生成，其抗血小板作用可能与此有关。临床除用于降血脂外，亦可用于预防血管再造术后再梗阻。

六、酰基辅酶 A 胆固醇酰基转移酶抑制药

甲基油酰胺（melinamide）通过抑制酰基辅酶 A 胆固醇酰基转移酶（acyl-coenzyme A cholesterol acyltransferase，ACAT）而发挥抗 AS 作用。

甲基油酰胺口服易吸收，体内分布广，约 7% 经胆汁排泄，适用于治疗Ⅱ型高脂蛋白血症，不良反应轻，有食欲减退和腹泻等。

七、降低 LP（a）的药物

LP（a）与纤溶酶原有高度的相似性，竞争抑制纤溶酶原活化，促进血栓形成；也可促进单核细胞向内皮黏附，参与泡沫细胞形成。血浆 LP（a）升高是形成 AS 的独立危险因素，也是经皮穿刺腔内冠状动脉成形术（percutaneous transluminal coronary angioplasty，PTCA）后再狭窄的危险因素。烟酸、烟酸戊四醇酯、烟酸维生素 E 酯、阿昔莫司、新霉素及多沙唑嗪等具有降低 LP（a）作用。

八、抗 氧 化 剂

氧自由基（oxygen free radical）可对 LDL 进行氧化修饰，形成氧化修饰的 LDL（oxydized LDL，Ox-LDL）。Ox-LDL 有较强的细胞毒性，通过以下途径促进 AS 形成：①抑制 LDL 与其受体结合和巨噬细胞游走，使 LDL 不能被清除而沉积在动脉内壁下；②可损伤血管内皮；③促进血小板、白细胞与内皮细胞黏附；④分泌生长因子，造成血管平滑肌过度生长。

普罗布考（probucol，丙丁酚）

普罗布考口服吸收率低于 10%，且不规则，餐后服用吸收增加。降血脂作用弱，抗氧化作用强。单用使 TC、LDL-C 和 HLD-C 下降，对 VLDL 和 TG 影响小。临床上主要与其他调血脂药合用治疗高胆固醇血症，可使家族性高胆固醇血症患者皮肤和肌腱的黄色瘤明显缩小。用药后少数患者有消化道反应和肝功能异常；偶见嗜酸性粒细胞增加、感觉异常、

血管神经性水肿；个别患者心电图 Q-T 间期延长。禁用于 Q-T 间期延长、心肌损伤、心室应激增强患者，勿与奎尼丁等 Q-T 间期延长药物同用。

维生素 E（vitamin E）

维生素 E 苯环的羟基失去电子或 H^+，以清除氧自由基和过氧化物，也可抑制磷脂酶 A_2 和脂氧酶，减少氧自由基的生成，中断过氧化物和丙二醛（malondialdehyde，MDA）生成。本身生成的维生素 E 又可被维生素 C 或氧化还原系统复原而继续发挥作用。能防止脂蛋白氧化修饰生成 Ox-LDL 及其所引起的上述多种病变。

九、保护动脉内皮药

硫酸软骨素 A（chondroitin sulfate A）、肝素（heparin）、硫酸葡聚糖（dextran sulfate）等硫酸多糖类（polysaccharide sulfate）药物，含有大量负电荷，结合在血管内皮表面，防止白细胞、血小板及有害因子的黏附，产生保护血管内皮作用，对血管平滑肌细胞增生亦有抑制作用，对血管再造术后再狭窄也有预防作用。

第三十六章 抗 痛 风 药

痛风是一种以高尿酸血症和关节炎为特征的疾病。尿酸是嘌呤代谢的终产物，产生过多或排泄减少，可导致高尿酸血症。机体的尿酸约 2/3 来自内源性嘌呤代谢，1/3 来自外源性（食物）的嘌呤代谢。生理条件下，2/3 以上的尿酸通过肾脏排出体外，不到 1/3 通过肠道排出体外。尿酸属于难溶于水的高极性化合物，容易沉积于关节、结缔组织和肾脏，引起炎症反应。因此高尿酸血症是痛风的基础，临床有 10% 的高尿酸血症患者发展为痛风。尿酸的溶解度受温度影响大，因此急性痛风常发作于外周末端关节（常为大拇指关节）出现红、肿、热和剧烈疼痛；慢性痛风则由痛风反复间歇发作造成，表现为尿酸盐在手指、耳轮等软组织中沉积形成痛风石，反复发作的关节炎使关节畸形和功能障碍，尿酸盐在肾脏形成结石，并导致肾脏慢性损害。

抗痛风药通过抑制尿酸的生成或促进尿酸的排泄，降低血中的尿酸水平，减少反复间歇发作，防止关节和肾脏损害。治疗急性痛风和慢性痛风的用药有所不同。

1. 用于治疗急性痛风的药物 有秋水仙类、非甾体抗炎药等。秋水仙碱是治疗急性痛风的经典药物，其作用机制为抑制急性发作时的粒细胞浸润，能迅速控制急性痛风性关节炎，但不良反应发生率高。由于不能明显降低血尿酸，因此属于症状控制药，对病程和预后无明显改善。非甾体抗炎药因其不良反应相对较少，更为常用，如吲哚美辛、布洛芬、萘普生等，对急性痛风和痛风反复间歇发作的炎症和疼痛均有较好疗效，其中有些药物如保泰松等还有促尿酸排泄的作用。甾体抗炎药只用于上述抗痛风药不能耐受或顽固的病例，不能作为常规用药。

2. 用于治疗慢性痛风的药物 主要通过抑制尿酸生成或促进尿酸排泄，降低血浆尿酸浓度，从而控制慢性痛风或因血浆尿酸浓度突然变化引起复发性发作。主要的药物有以下四类。①抑制尿酸生成药：别嘌醇、奥昔嘌醇、巯异嘌呤等，其中以别嘌醇最为常用，这些药物用于肾功能损害的患者比促尿酸排泄药更为合适。②促尿酸排泄药：丙磺舒、乙磺舒、苯溴马隆等，能抑制尿酸在肾小管吸收，促进尿酸排泄，迅速降低血浆尿酸浓度。在慢性痛风发作间歇，积极、持续、合理选用促尿酸排泄药可有效地减少复发。抑制尿酸生成药与促尿酸排泄药适当联合应用，可提高疗效，降低血浆尿酸浓度。青霉素可竞争性抑制尿酸的排泄，高尿酸血症者，应避免使用青霉素。③促尿酸溶解药：用碳酸氢钠、氨丁三醇盐口服或静脉注射，碱化血液和尿液即可促进尿酸排泄。④尿酸吸附剂：蒙脱石等制口服后通过吸附肠道中的尿酸，组织吸收而产生降尿酸作用。

常用抗痛风药的药理作用、临床应用与不良反应见表 36-1。

表 36-1 常用抗痛风药

药物	药理作用	临床应用	不良反应	备注
秋水仙碱（colchicine）	抑制急性发作时粒细胞浸润、代谢及吞噬功能	对急性痛风性关节炎有选择性抗炎作用，疗效极佳	常见胃肠道反应。中毒时出现水样便、血便、骨髓抑制等	细胞有丝分裂抑制药。对非痛风性疼痛及其他类型关节炎无效。静脉注射效果比口服好，胃肠反应减少

续表

药物	药理作用	临床应用	不良反应	备注
地美可辛 （demecolcine，秋 水仙胺）	与秋水仙碱相同	急性痛风	比秋水仙碱轻	
丙磺舒 （probenecid）	抑制肾小管对尿酸的 再吸收，促进尿酸 排泄	慢性痛风	较少，磺胺类过敏及 肾功能不全者禁 用，孕妇慎用	无镇痛、抗炎作用，对急性痛 风无效
磺吡酮 （sulfinpyrazone）	抑制肾小管对尿酸的 再吸收，减少尿酸 盐在组织中沉积	防治尿酸结石性 痛风	胃肠道反应，偶见骨 髓抑制、肾功能损 害	保泰松类似物，但无抗炎镇痛 作用，不适用于急性痛风。 另有抗血栓作用
苯溴马隆 （benzbromarone， 痛风利仙）	抑制肾小管对尿酸的 再吸收	慢性痛风	胃肠道反应，偶见过 敏反应	水杨酸类对本品拮抗，不能合 用
别嘌醇 （allopurinol）	抑制黄嘌呤氧化酶， 减少尿酸生成	慢性痛风，防止尿 酸盐在尿路形 成结石	较少，偶见皮疹、白 细胞减少、周围神 经炎、胃肠反应	代谢物奥昔嘌醇也是黄嘌呤氧 化酶抑制药，且在组织中停 留时间较长

第八篇　化学治疗药

第三十七章　抗病原微生物药概论

　　抗病原微生物药是指对病原微生物具有抑制或杀灭作用，用于防治感染性疾病的一类化疗药物的总称。病原微生物包括细菌、螺旋体、衣原体、支原体、立克次体、真菌、病毒等。抗菌药是指能抑制或杀灭细菌，用于预防和治疗细菌性感染的药物，包括由一些微生物（如细菌、真菌、放线菌等）所产生的天然抗生素（antibiotics）和人工合成、半合成药物。这类药物的药理学研究涉及药物、病原体、宿主三者之间的相互关系（图 37-1）：①药物对病原体的抑制或杀灭作用及对机体，即宿主的毒副反应；②病原体对药物的耐药性及对机体产生的致病作用；③机体对药物的体内处理过程（即药代动力学过程及机体抗病原微生物感染的能力）。研究的目的是寻找并合理地使用抗菌药物，避免或延缓耐药性产生，减少药物对机体的毒副反应。

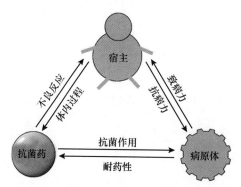

图 37-1　药物、病原体、机体相互关系示意图

第一节　常用术语

　　抗生素（antibiotics）是源于某些微生物产生的代谢物质，对另一些微生物有抑制和杀灭作用。由微生物培养液中提取的称为天然抗生素，如青霉素。对天然抗生素进行结构改造后获得的称为半合成抗生素，如头孢菌素类。

　　抗菌谱（antibacterial spectrum）是指抗菌药抑制或杀灭病原微生物的范围。对多种病原微生物有抑制、杀灭作用的称为广谱抗菌药，如氟喹诺酮类、四环素类、氯霉素等对多数革兰氏阳性菌（G^+）和革兰氏阴性菌（G^-）都有抑制作用。对一种或有限的几种病原微生物有抑制、杀灭作用的称为窄谱抗菌药，如青霉素类对革兰氏阳性菌及少数革兰氏阴性菌有作用。

　　抗菌活性（antibacterial activity）是指药物抑制或杀灭病原菌的能力。

　　抑菌药（bacteriostatic drugs）指能抑制病原菌生长繁殖的药物，如四环素。在不明显引起机体不良反应的情况下，抑菌药很难在体内达到最小杀菌浓度。

杀菌药（bactericidal drugs）指不仅能抑制病原菌生长繁殖而且能杀灭病原菌的药物，如青霉素、头孢菌素等。在不明显引起机体不良反应的情况下，杀菌药一般能在体内达到最小杀菌浓度。

最低抑菌浓度（minimum inhibitory concentration，MIC）是指体外抗菌实验中，抑制供试细菌生长的抗菌药物的最低浓度。

最低杀菌浓度（minimum bactericidal concentration，MBC）是指体外抗菌实验中，杀灭供试细菌的抗菌药物的最低浓度。一般 MBC 大于 MIC。

抗菌药物后效应（post-antibiotic effect，PAE）是指停用抗菌药物后，血药浓度低于最小抑菌浓度时，仍然持续存在的抗菌效应。

化学治疗（chemotherapy，简称化疗）是指用化学药物直接抑制或杀灭机体内的病原微生物（包括真菌、细菌、病毒等）、寄生虫及恶性肿瘤细胞的治疗手段。

化疗指数（chemotherapeutic index，CI）是衡量化疗药物安全性的评价参数，一般可用感染动物的 LD_{50}/ED_{50}，或 LD_5/ED_{95} 表示。通常该值越大表示使用时安全范围越大。但化疗指数有时不能作为安全性评价的唯一指标。例如，尽管青霉素的化疗指数很大，但在小于常用量时，也有可能引起过敏性休克甚至死亡。

二重感染（superinfection），亦称菌群交替症，是指长期使用广谱抗生素，使敏感菌被抑制，而不敏感菌乘机大量繁殖，正常微生态系统失衡，原来的劣势菌群变为优势菌群，造成新的感染。

耐药性（resistance），亦称抗药性，是指病原微生物、寄生虫和恶性肿瘤细胞对化疗药物产生了对抗性，使其敏感性降低甚至消失的现象。

第二节　抗菌药物作用机制

抗菌药物可特异性地干扰病原微生物的生化代谢过程，或因此而破坏其结构的完整性而产生抑菌或杀菌作用。根据抗菌药物对细菌结构和功能的干扰环节不同，其作用机制可分为下列几类（图 37-2）。

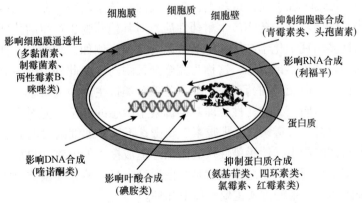

图 37-2　细菌结构与抗菌药物作用部位示意图

1. 干扰细菌细胞壁合成　不同于哺乳动物的细胞，细菌外面有一层坚韧而富有弹性的细胞壁。细胞壁是维持菌体内环境及正常生长的重要结构。细菌细胞壁组成依细菌的种类有所不同。革兰氏阳性细菌细胞壁主要由黏肽（peptidoglycan，亦称肽聚糖）构成，黏肽含量占细胞壁干重的50%～80%，菌体内渗透压较高，为血浆渗透压的3～4倍。β-内酰胺类抗生素能抑制转肽酶的作用，阻碍黏肽合成中的交叉联结，致使细胞壁缺损，菌体内的高渗透压使水分内渗，菌体肿胀、变形，加之细菌胞壁自溶酶活性被激活，细菌最终破裂溶解而死亡。

2. 增加细菌细胞膜的通透性 细菌的细胞膜（cytoplasmic membrane，胞质膜，胞浆膜）位于细胞壁内侧，包着细胞质。哺乳动物的细胞膜含有胆固醇，真菌的细胞膜含有麦角固醇，细菌细胞膜不含麦角固醇和胆固醇，主要是由类脂质和蛋白质分子构成的一种半透膜，具有渗透屏障、合成黏肽、脂多糖及运输物质的功能。多黏菌素类能选择性地与细菌细胞膜中的磷脂结合。多黏菌素、两性霉素和制霉菌素通过表面活性作用破坏细菌的细胞膜，咪唑类药物能与真菌细胞膜中麦角固醇类结合，阻止细胞膜成分的合成，使膜通透性增加，菌体内物质外漏，造成细菌死亡。

3. 抑制核酸代谢 利福平特异性地抑制细菌 DNA 依赖的 RNA 多聚酶，阻碍 mRNA 的合成；喹诺酮类抑制 DNA 回旋酶，妨碍细菌 DNA 的复制，从而达到杀灭细菌的目的。

4. 抑制细菌蛋白质合成 核糖体是蛋白质合成的重要场所，与哺乳动物的核糖体不同，细菌的核糖体是由 30S 和 50S 亚基组成的 70S 复合体。部分抗菌药对细菌核糖体有高度选择性，能抑制细菌 70S 核糖体和蛋白质合成，进而产生抑菌或杀菌作用，如氨基糖苷类和四环素类能特异性地作用于 30S 亚基，大环内酯类、氯霉素和林可霉素能选择性地作用于 50S 亚基。由于哺乳动物细胞的核糖体是由 40S 和 60S 亚基组成的 80S 核糖体，故上述药物在常用量时对哺乳动物细胞蛋白质合成无明显不良影响。

5. 抗叶酸（folic acid）代谢 哺乳动物细胞能直接利用周围环境中的叶酸进行代谢，但大多数致病菌必须自身合成叶酸。磺胺类和甲氧苄啶通过干扰敏感细菌叶酸合成，从而影响核酸的合成，抑制细菌生长繁殖。

第三节　细菌耐药性及其产生机制

细菌耐药性（resistance）又称抗药性，是指细菌与抗菌药物反复接触后对药物的敏感性降低甚至消失。细菌对某一药物产生耐药性后，对其他药物也产生耐药性时称为交叉耐药性。交叉耐药性多出现于化学结构相似的抗菌药之间。例如，细菌对一种磺胺药产生耐药性后，对其余的磺胺也不再敏感，这称为完全交叉耐药性。此外，细菌对某一类抗菌药的不同品种可以存在单向交叉耐药现象，如氨基糖苷类抗生素中链霉素与庆大霉素、卡那霉素、新霉素之间有单向交叉耐药性，即对链霉素不敏感的细菌可能对庆大霉素、卡那霉素、新霉素敏感，而对庆大霉素、卡那霉素、新霉素不敏感的细菌对链霉素也不会敏感。

由于细菌耐药性的产生，给感染性疾病的治疗造成极大的困难，也加快了临床对新抗菌药物的需求。细菌耐药的机制总体上就是细菌通过自身调节，使菌体内的有效抗菌药物浓度降低。细菌耐药性产生的方式主要有以下几种。

1. 降低外膜的通透性 耐药菌这种改变使药物不易进入胞内。例如，革兰氏阴性菌外膜孔蛋白量减少或孔径减小，使经这些通道进入的物质减少。又如，耐喹诺酮类细菌基因突变，使喹诺酮进入菌体的特异孔道蛋白的表达减少，喹诺酮类不易进入菌体，在菌体内蓄积量减少。

2. 产生灭活酶　细菌产生改变药物结构的酶，使进入到细菌体内的抗菌药物失活。如细菌产生的 β 内酰胺酶可以水解破坏青霉素类和头孢菌素类的抗菌活性结构——β 内酰胺环，使他们失去杀菌活性。革兰氏阴性菌产生的乙酰转移酶可以使氨基糖苷类的抗菌必需结构—NH_2 乙酰化而失去对细菌的作用。

3. 改变靶位结构　抗菌药物影响细菌生化代谢过程的作用部位又称靶位。耐药菌可通过以下多种途径来影响抗菌药对靶位的作用。①靶蛋白结构改变，降低靶蛋白与抗生素的亲和力；②增加靶蛋白的数量或产生伪靶点；③合成新的功能相同但与抗菌药亲和力低的靶蛋白；④产生靶位酶代谢拮抗物（对药物有拮抗作用的底物）。例如，耐链霉素菌株的核蛋白体 30S 亚基上的 P10 蛋白质（链霉素结合位点）发生结构改变后，链霉素与之结合力下降，作用减弱。又如耐喹诺酮类细菌由于基因突变引起自身 DNA 回旋酶 A 亚基变异，降低了喹诺酮类与 DNA 回旋酶的亲和力，使其失去杀菌作用。再如耐磺胺菌株经突变或质粒转移使二氢叶酸合成酶（靶位酶）与磺胺亲和力降低；金黄色葡萄球菌则增加自身产生 PABA（合成四氢叶酸的底物）的量，与磺胺药竞争二氢叶酸合成酶，这两种耐药方式均使磺胺的抗菌作用降低甚至消失。

4. 加强主动流出系统　大肠埃希菌、金黄色葡萄球菌、铜绿假单胞菌和空肠弯曲杆菌等均有主动流出系统，流出系统由运输子、附加蛋白和外膜蛋白三种蛋白组成。三种蛋白质的联合作用可将药物泵出细菌体。细菌由于加强主动流出系统外排而致耐药的抗菌药物有四环素、氯霉素、氟喹诺酮类、大环内酯类和 β-内酰胺类。例如，耐四环素细菌由质粒编码的排出因子（泵蛋白）在细菌细胞膜上表达，介导了 Mg^{2+} 依赖性药物外排，使四环素不能在菌体内蓄积而产生耐药性。

以上耐药方式可以用遗传物质固定下来，即产生基因突变（mutation）。突变产生的耐药基因能垂直传递给子代。如果耐药基因位于细菌染色质外（耐药质粒），很容易通过水平方式在细菌间转移。这些方式包括以下几种。①结合（conjugation）：细菌间通过性菌毛（sex fimbria）相互沟通，将遗传物质如质粒或染色质 DNA 从供体菌转移给受体菌。②转导（transduction）：以噬菌体及其含有的质粒 DNA 为媒介，将供体菌的耐药基因转移到受体菌内。转导机制一般只发生在同种细菌间，如葡萄球菌及链球菌就以这种方式转移耐药性。③转化（transformation）：少数细菌从周围环境中摄入裸 DNA（naked DNA），并将之掺入自身染色体中，当此 DNA 中含有耐药基因时，细菌转变成耐药菌。由于转化机制可能仅发生在同株或分类学上非常接近的细菌之间，此种方式介导细菌耐药的临床意义相对较小。

第四节　抗菌药物的合理应用

正确合理应用抗菌药物是提高疗效、降低不良反应发生率及减少或延缓细菌耐药性发生的关键。抗菌药物临床应用是否正确、合理，基于以下两方面：①有无应用抗菌药物的指征；②选用的品种及给药方案是否正确、合理。因此，选择和使用抗菌药物应考虑"病原体-宿主-药物"三者的关系，既要考虑药物对病原体的作用特点及作用强度，又要考虑病原体对药物产生的耐药性及预防、克服耐药性的措施和方法；既要考虑药物体内过程特点、剂量及疗程是否符合患者个体情况，同时又要考虑药物对机体可能产生的不良反应。

1. 根据病原体敏感性选药　首先应树立强烈的病原学观念，通过临床诊断、细菌学诊断，尽早查明感染病原体，选择对感染病原体有效的药物。临床经验用药虽然重要，但如有条件应在开始抗菌治疗前采集标本以便分离鉴定病原体和进行药物敏感试验，然后根据药物敏感试验结果用药。

2. 根据抗菌药物特点选药　①根据药物的抗菌谱及细菌对其耐药性的情况，选择对感染病原体有独特抗菌作用的药物；②根据抗菌药物的药代动力学特点选择药物，抗菌药物的药代动力学特点，尤其是分布特点，将直接影响药物在感染部位的浓度高低及其抑菌或杀菌作用的持续时间。例如，中枢神经系统感染应选用能透过血脑屏障的抗菌药物；泌尿系统感染宜选择原型从肾脏排泄的药物；急、慢性骨髓炎应选用能渗入骨组织的抗菌药物。

3. 根据患者的机体状态及肝肾功能选药　在使用抗菌药物的过程中，应充分考虑患者的生理、病理、免疫等状态及肝、肾功能状态，如新生儿由于肝脏酶系发育不全，血浆蛋白结合率和肾小球滤过率较低，应避免用氨基糖苷类抗生素、氯霉素、磺胺类药，使用 β-内酰胺类抗生素需减量，以防药物在体内蓄积导致中枢神经系统毒性反应；老年人由于血浆蛋白减少，肾功能减退，应调整抗菌药物的剂量，或选择毒性低并具有杀菌作用的抗菌药物，如 β-内酰胺类抗生素。

肝功能不良时，应避免选用主要经肝脏代谢和对肝脏有损害的抗菌药物，如四环素、红霉素、氯霉素等。必须选用时，应酌情减量。肾功能不全时，应慎用氨基糖苷类、多黏菌素等，或根据肾功能损害情况，调整给药间隔时间或确定新的给药方案。此外，妊娠期和哺乳期避免应用氨基糖苷类、四环素类、喹诺酮类、氯霉素、磺胺类药等。

4. 抗菌药物的联合用药　对于多重细菌感染、严重感染，可联合使用不同的抗菌药物，以增强抗菌效果、减少不良反应、延缓或减少耐药性。根据抗菌药物的作用性质，可分为以下几种。①繁殖期杀菌药（Ⅰ），如 β-内酰胺类；②静止期杀菌药（Ⅱ），如氨基糖苷类；③速效抑菌药（Ⅲ），如四环素类、大环内酯类和氯霉素等；④慢效抑菌药（Ⅳ），如磺胺类抗菌药。各类抗菌药物合用的可能结果是Ⅰ+Ⅱ为协同；Ⅰ+Ⅲ为拮抗；Ⅱ+Ⅲ或Ⅱ+Ⅳ为累加或协同，Ⅲ+Ⅳ也可获累加作用，如青霉素类与氨基糖苷类的链霉素或庆大霉素联合用药，氨基糖苷类与四环素联合用药。药物联合用药时还要考虑是否存在毒性相加的可能性，如有肾毒性的万古霉素与氨基糖苷类合用时，肾毒性作用将增大。联合用药的指征包括：①病原菌尚未查明的严重感染，包括免疫受损者的严重感染；②单一抗菌药物不能控制的需氧菌及厌氧菌混合感染，两种或以上病原菌感染；③单一抗菌药物不能有效控制的感染性心内膜炎或败血症等重症感染；④长程治疗，但病原菌易对某些抗菌药物产生耐药性的感染，如结核病、深部真菌病。

5. 严格控制抗菌药物的预防性应用和局部应用　抗菌药的不合理预防性应用可造成二重感染或促进细菌耐药性的产生。可考虑预防性应用抗菌药物的情形包括：①预防一种或两种特定病原菌入侵体内引起的感染；②预防手术后切口感染或术后可能发生的全身性感染；③预防外伤导致的气性坏疽；④预防风湿热复发或风湿病；⑤预防流行性脑脊髓膜炎、结核病、疟疾或破伤风等。对于普通感冒、麻疹、水痘等病毒性疾病、昏迷、休克、中毒、心力衰竭、肿瘤等患者及正在应用肾上腺皮质激素的患者，不宜常规预防性应用抗菌药物。此外，也应尽量避免皮肤、黏膜的局部应用抗菌药物，特别是 β-内酰胺类抗生素，因易引起过敏反应，也易导致耐药性。需局部应用可选择新霉素、磺胺米隆、磺胺嘧啶银等。

复习思考题

问答题

1. 抗菌谱、耐药性、CI、MIC、MBC 的含义是什么?
2. 简述抗菌药物的作用机制及细菌耐药性产生机制。
3. 简述抗菌药物的合理应用原则。

第三十八章　细胞壁合成抑制药

本章包括青霉素类、头孢菌素类、非典型 β-内酰胺类、万古霉素类和磷霉素类，其机制均是抑制细胞壁合成。

第一节　青 霉 素 类

本类抗生素包括天然青霉素和人工半合成的青霉素。药物基本结构（图 38-1）包括母核 6-氨基青霉烷酸（6-APA）和侧链（CO—R）两部分。母核由噻唑环（A）和 β-内酰胺环（B）构成。母核为抗菌活性必需部分，如 β-内酰胺环打开后，抗菌活性即消失；侧链则主要与抗菌谱、药代动力学、耐酸、耐酶等药理学特性有关。通过对侧链进行化学结构修饰，可得到一系列药理学特性不同的半合成青霉素。

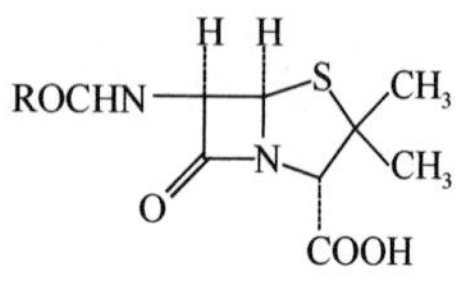

天然青霉素和人工半合成青霉素均是通过抑制细菌细胞壁的合成发挥抗菌作用，为繁殖期杀菌药，具有对机体宿主细胞毒性小、同类药物间具有完全交叉过敏性反应等特点。

图 38-1　青霉素类结构式

一、天然青霉素

青霉素（penicillin）

青霉素，又名苄青霉素，为青霉菌培养液中提取获得。青霉素为一有机弱酸，主要用其钠盐，也有钾盐或普鲁卡因复盐。其干粉末在室温中稳定，极易溶于水，但水溶液极不稳定。β-内酰胺环的酰胺键易被酸、碱、醇、重金属离子等及 β-内酰胺酶分解、破坏；水溶液也不耐热，在室温中放置 24h 大部分降解失效，并生成具有抗原性的降解产物，故必须现制现用。青霉素剂量用国际单位 U 表示，理论效价为青霉素钠 1670U≈1mg，青霉素钾 1598U≈1mg。其他青霉素类药物均以 mg 为剂量单位。

【体内过程】

1. 吸收　青霉素钠盐或钾盐口服后易被胃酸及消化酶破坏，吸收少且不规则，故不宜口服给药。肌内注射吸收迅速完全，0.5～1.0h 血药浓度达高峰。

2. 分布　脂溶性低，不易跨膜转运，因此宿主细胞内浓度低，主要分布在细胞外液，能广泛分布于肝、胆、肾、精液及淋巴液中，不易透入眼和脓腔中，可通过胎盘屏障，不易通过血脑屏障，故脑脊液中浓度低。但脑膜炎时，透入量较多，可达到有效浓度。青霉素血浆蛋白结合率为 46%～55%。

3. 排泄　主要以原型由肾小管主动分泌排泄，也可以原型从乳汁排泄。青霉素 $t_{1/2}$ 为 0.5～1.0h，PAE 比 $t_{1/2}$ 长，细菌受青霉素一次杀伤后恢复其繁殖能力一般要 6～12h。

【药理作用】　细菌细胞膜上存在青霉素结合蛋白（penicillin-binding proteins，PBPs），PBPs 具有转肽酶活性，参与细菌细胞壁肽聚糖的交叉联结反应。PBPs 为 β-内酰胺类抗生素的作用靶位，β-内酰胺类抗生素与之结合后，其活性丧失，导致敏感菌肽聚糖的交联受阻，细胞壁缺损，失去渗透屏障作用，致使菌体膨胀、破裂。同时通过增加细胞壁自溶酶的活性，导致细菌自溶而死亡。

青霉素对已合成的细胞壁无影响，故对繁殖期细菌的抗菌作用比静止期强；革兰氏阳性菌细胞壁肽聚糖含量高，因此青霉素对革兰氏阳性菌有强大的杀菌作用，革兰氏阴性杆菌肽聚糖含量低，故对青霉素的敏感性低；哺乳动物细胞没有细胞壁，故青霉素对哺乳动物细胞无影响。

1. 抗菌谱　青霉素的抗菌活性强，但抗菌谱较窄。对青霉素高度敏感的病原体包括以下几种。①大多数革兰氏阳性球菌（如溶血性链球菌、草绿色链球菌、肺炎球菌、不耐药的金黄色葡萄球菌和表皮葡萄球菌等）；②革兰氏阳性杆菌（如白喉棒状杆菌、破伤风杆菌、炭疽杆菌等）；③革兰氏阴性球菌（如脑膜炎奈瑟球菌、不耐药的淋病奈瑟球菌）；④螺旋体（如梅毒螺旋体、钩端螺旋体、回归热螺旋体）及放线菌。

青霉素对大多数革兰氏阴性杆菌作用弱，对肠球菌不敏感，对病毒、支原体、立克次体、真菌无效。金黄色葡萄球菌、淋病奈瑟球菌、肺炎球菌、脑膜炎奈瑟球菌等对青霉素易产生耐药性。

2. 耐药性　细菌对β-内酰胺类抗生素产生耐药性的机制包括以下几点。①细菌产生β-内酰胺酶，这是主要原因，也是革兰氏阴性杆菌对青霉素不敏感的原因之一；②靶位结构发生改变，PBPs合成量增加或产生新的PBPs，与药物的结合减少；③阴性杆菌细胞可通过改变外膜通道孔蛋白的结构性质，减少通道孔蛋白数量或减小孔径，使β-内酰胺类抗生素不易进入菌体内；④大肠埃希菌、铜绿假单胞菌等通过增强主动外排系统，降低药物在菌体内的浓度。

【临床应用】　本药肌内注射或静脉滴注，为治疗敏感的各种球菌、革兰氏阳性杆菌及螺旋体所致感染的首选药：①溶血性链球菌所致的蜂窝织炎、扁桃体炎、心内膜炎等及草绿色链球菌所致的心内膜炎；②肺炎球菌所致的大叶性肺炎、支气管肺炎、脓胸等；③敏感的金黄色葡萄球菌所致的疖、痈、败血症等，淋病奈瑟球菌所致的淋病；④脑膜炎奈瑟球菌所致的流行性脑脊髓膜炎；⑤螺旋体引起的梅毒、钩端螺旋体病、回归热等；⑥还可用于革兰氏阳性杆菌感染引起的白喉、破伤风、炭疽、气性坏疽等。

【不良反应】

1. 过敏反应　皮疹、药物热、血管神经性水肿、血清病样反应等多见，严重者可出现过敏性休克，如不及时抢救，可危及生命。各种给药途径或各种制剂都可引起过敏性休克，但以注射给药的发生率最高；过敏反应与剂量大小无关，由杂质引起。青霉素的分解产物青霉噻唑酸可与蛋白质结合，生成速发过敏原物质青霉噻唑酸蛋白，这是产生过敏反应的主要原因；另一分解产物青霉烯酸可与体内半胱氨酸结合生成迟发过敏原物质青霉烯酸蛋白，主要与血清病样反应有关。

如出现过敏性休克，必须就地抢救，立即皮下或肌内注射0.1%肾上腺素0.5～1ml，必要时以5%葡萄糖注射液稀释静脉给药。可同时静脉滴注大剂量肾上腺皮质激素，抗组胺药也可考虑使用。应用青霉素还应注意：①掌握适应证，避免不合理应用和局部应用。详细询问是否有β-内酰胺类抗生素过敏反应史或过敏疾病史；②注射前必须皮试，更换批号或停药3日以上时应重新皮试，反应阳性者禁用；③避免患者在饥饿时用药，注射后观察30min；④注射用药液必须现配现用。

青霉素在酸性或碱性的水溶液中极不稳定，并易生成具有抗原性的降解产物，应用时宜用中性灭菌注射用水或等渗氯化钠注射液溶解配制,不宜用酸性葡萄糖注射液(pH 3.5～5.5)配制(半合成的具有耐酸特点的青霉素类如苯唑西林除外)。青霉素溶于葡萄糖液后,2h 分解 10%;环境温度升高,分解加快。如进行静脉滴注,宜用氯化钠注射液溶解配制,在 0.5～1h 内滴完或作间歇快速滴注;这样可避免配制后放置时间过长导致药物分解,产生抗原性物质,也可在短时间内达到较高的血药浓度而获得明显的 PAE;但不宜将青霉素类药物溶于大量的液体中缓慢滴注。

2. 中枢神经系统反应 大剂量或静脉滴注速度过快,青霉素对大脑皮质有直接刺激作用,可引起中枢神经系统反应,出现知觉障碍、肌肉阵挛、抽搐、昏迷等,也可致短暂的精神失常,因此静脉给药速度不能超过 50U/min;鞘内注射可引起脑膜或神经刺激症状。

3. 赫氏反应(Herxheimer reaction) 青霉素治疗梅毒、钩端螺旋体、炭疽等感染时可有症状加剧现象。可能与大量病原体被杀灭后释放的物质有关。为避免赫氏反应,可加用泼尼松。

4. 其他不良反应 肌内注射青霉素可产生局部疼痛、红肿或硬结。大剂量静脉滴注青霉素钾盐或钠盐,可引起明显的水、电解质紊乱,甚至引起心脏功能抑制,特别是肾功能不良时可引起高钾血症或高钠血症。

普鲁卡因青霉素(procaine benzylpenicillin)、苄星青霉素(benzathine benzylpenicillin)

普鲁卡因青霉素(又名双效西林)、苄星青霉素(又名长效西林)均为青霉素的长效制剂,吸收缓慢、血药浓度低。

普鲁卡因青霉素的抗菌谱与青霉素基本相同,肌内注射 80 万 U 后对敏感菌的有效浓度可持续 24h,适用于敏感菌所致的轻症感染。注射时,注意不要误入血管,以免造成微血管栓塞所致的呼吸急促、高血压、幻觉、昏迷等反应,注意与过敏性休克区别。

苄星青霉素的抗菌谱与青霉素相似,肌内注射 120 万 U 后血中浓度可维持 15 日。主要用于治疗溶血性链球菌咽炎及扁桃体炎,预防溶血性链球菌感染引起的风湿热。

二、半合成青霉素类

为了克服青霉素的缺点,通过对其结构进行化学修饰得到一系列人工半合成的青霉素类抗生素,但与青霉素仍有交叉过敏性。其中,单纯的耐酸青霉素如青霉素 V 较少用。

1. 耐酶青霉素类 有苯唑西林(oxacillin)、氯唑西林(cloxacillin)、双氯西林(dicloxacillin)和氟氯西林(flucloxacillin)等。本类药物抗菌谱与青霉素相似,但突出特点是耐酶(对 β-内酰胺酶稳定)。其他特点还有以下几点。①耐酸,可口服给药,吸收好,但宜饭前 1h 服用。②可渗入骨组织、脓液、关节腔积液中。苯唑西林、氯唑西林、双氯西林等不易通过正常血脑屏障。本类药物主要以原型从肾排泄。③口服有胃肠道反应。主要用于耐药金黄色葡萄球菌所致的感染,如败血症、呼吸道感染、软组织感染等。氟氯西林可用于耐药金黄色葡萄球菌所致脑膜炎。严重感染时可采用肌内注射和静脉注射给药。

2. 广谱青霉素类 抗菌谱广,对革兰氏阳性菌及革兰氏阴性菌都有杀菌作用,但对铜绿假单胞菌不敏感;不耐酶,对耐药金黄色葡萄球菌无效;耐酸,可口服。

(1)氨苄西林(ampicillin,氨苄青霉素):主要特点有以下几点。①口服吸收易受食物影响;②血浆蛋白结合率约为 20%,体内分布良好,主要以原型(80%)从肾排泄;③对革兰氏阳性菌的抗菌作用不如青霉素，对革兰氏阴性杆菌有较强的抗菌作用，如伤寒、副伤寒沙门菌、流感嗜血杆菌、大肠埃希菌、奇异变形杆菌、百日咳鲍特菌等。主要用于治疗敏感菌所致的伤寒、副伤寒及泌尿系统、呼吸系统、胆道、胃肠道感染和脑脊髓膜炎等。本药可致过敏性休克，皮疹发生率较高。

（2）阿莫西林（amoxicillin，羟氨苄青霉素）：主要特点有以下几点。①抗菌谱与氨苄西林相似，但杀菌作用比氨苄西林强；②口服不易受食物影响，吸收良好，血药浓度约为口服等量氨苄西林的2～3倍。主要用于敏感菌所致的呼吸系统、泌尿系统、胆道、胃肠道感染及伤寒等，也可用于治疗幽门螺杆菌感染。不良反应以胃肠道反应、皮疹等为多见。

口服吸收良好的还有酞氨西林（talampicillin）、匹氨西林（pivampicillin）、巴氨西林（bacampicillin）等，它们需在体内分解出氨苄西林而发挥抗菌作用。

3. 抗铜绿假单胞菌广谱青霉素类　本类药物均为广谱抗生素，对铜绿假单胞菌有强大的抗菌活性。本类药物口服不易吸收。不耐酶，对耐药金黄色葡萄球菌无效。

（1）羧苄西林（carbenicillin，羧苄青霉素）　抗菌谱与氨苄西林相似，但对革兰氏阴性杆菌作用强，对铜绿假单胞菌有特效，且不受病灶脓液的影响，常用于治疗烧伤继发铜绿假单胞菌感染；与庆大霉素合用可增效，但不能将两者置于同一容器中给药。可用于铜绿假单胞菌引起的尿道感染、脑脊髓膜炎、败血症、肺部感染等，也用于变形杆菌、大肠埃希菌引起的感染。

（2）哌拉西林（piperacillin，氧哌嗪青霉素）　对革兰氏阳性菌的抗菌作用与氨苄西林相似，对革兰氏阴性杆菌（包括铜绿假单胞菌）的抗菌活性比羧苄西林强，对厌氧菌也有效。主要用于肠杆菌科细菌及铜绿假单胞菌所致的呼吸道感染、尿路感染、胆道感染、腹腔感染、皮肤软组织感染等。本药不良反应以腹泻为主的胃肠道反应、皮疹等为多见。

本类药物还有以下几种。①磺苄西林（sulbenicillin），抗菌谱与羧苄西林相似，但抗铜绿假单胞菌作用比羧苄西林强，且对β-内酰胺酶较稳定。胆汁和尿中药物浓度较高；②替卡西林（ticarcillin），抗铜绿假单胞菌活性较羧苄西林强2～4倍。

4. 抗革兰氏阴性杆菌青霉素类　本类共同的特点是对革兰氏阴性杆菌的作用较氨苄西林强，但对铜绿假单胞菌无效；对革兰氏阳性菌作用弱。供口服用的有匹美西林（pivmecillinam），供注射用的有美西林（mecillinam）和替莫西林（temocillin）。其中替莫西林对β-内酰胺酶较稳定，对大多数革兰氏阴性杆菌有较强的抗菌活性。由于革兰氏阳性菌肽聚糖含量较多，该类药物反而对革兰氏阳性疗效低的原因不明。

第二节　头孢菌素类

头孢菌素类（cephalosporins）抗生素是在头孢菌素的母核 7-氨基头孢烷酸（7-aminocephalosporanic acid，7-ACA）接上不同侧链制成的一系列半合成抗生素。本类抗生素的活性基团也是β-内酰胺环，与青霉素类有着相似的理化性质、生物活性、作用机制和临床应用。目前头孢菌素类分为四代，但每代的抗菌谱、对β-内酰胺酶的稳定性及肾毒性等有所不同（图38-2）。

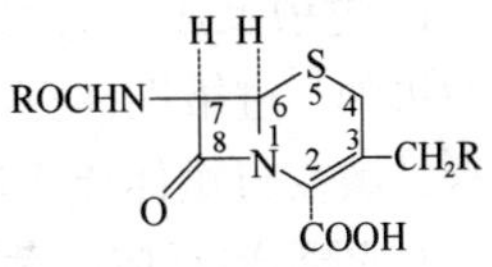

1. 第一代头孢菌素　供注射用的有头孢唑林（cefazolin）、头孢噻吩（cephalothin）、头孢拉定（cefradine）等；供口服的

图38-2　头孢菌素类的结构式

有头孢氨苄（cephalexin）、头孢拉定（cefradine）、头孢羟氨苄（cefadroxil）等。

2. 第二代头孢菌素 供注射用的有头孢孟多（cefamandole）、头孢呋辛（cefuroxime）、头孢替安（cefotiam）等；供口服的有头孢克洛（cefaclor）、头孢呋辛酯（cefuroxime axetil）等。

3. 第三代头孢菌素 供注射用的有头孢噻肟（cefotaxime）、头孢唑肟（ceftizoxime）、头孢曲松（ceftriaxone）、头孢哌酮（cefoperazone）、头孢他啶（ceftazidime）等；供口服用的有头孢克肟（cefixime）、头孢布烯（ceftibuten）、头孢地尼（cefdinir）等。

4. 第四代头孢菌素 供注射的有头孢吡肟（cefepime）、头孢匹罗（cefpirome）、头孢克定（cefclidin）等。

【体内过程】 头孢菌素类体内分布广，能透入多种组织，包括关节腔液及心包积液。第二代可进入炎性脑脊液，第三代头孢菌素分布更广，可分布至前列腺、房水和胆汁中，并可透过血脑屏障，在脑脊液中达有效浓度。头孢菌素类主要经肾排泄，头孢哌酮、头孢曲松则主要经肝胆排泄。多数头孢菌素的 $t_{1/2}$ 较短，为 0.5～3h。

【药理作用及临床应用】 头孢菌素类为杀菌药，抗菌机制与青霉素类相同。头孢菌素也可被细菌产生的 β-内酰胺酶破坏，第一代、第二代头孢菌素对 β-内酰胺酶不稳定，而第三代、第四代头孢菌素对 β-内酰胺酶有较高的稳定性。

第一代头孢菌素对革兰氏阳性菌（包括耐药金黄色葡萄球菌）的作用较第二代、第三代强，但对革兰氏阴性菌的作用弱（对铜绿假单胞菌无效）。注射剂主要用于敏感菌（如溶血性链球菌和肺炎链球菌）所致的呼吸道感染、皮肤软组织感染、尿路感染、败血症、心内膜炎等；头孢唑林常用于预防手术后切口感染。口服给药主要用于轻症感染。

第二代头孢菌素对革兰氏阳性菌的作用比第一代稍差，但对革兰氏阴性菌的作用比第一代强（对铜绿假单胞菌仍无效），对厌氧菌有效。主要用于治疗敏感菌（如链球菌属、肺炎链球菌及流感嗜血杆菌、大肠埃希菌等）所致的呼吸道感染，尿路感染，皮肤软组织感染，败血症，骨、关节感染和腹腔、盆腔感染。用于腹腔感染和盆腔感染时需与抗厌氧菌药物合用。头孢呋辛还可用于对磺胺药、青霉素或氨苄西林耐药的脑膜炎球菌、流感嗜血杆菌所致脑膜炎的治疗，也用于手术前预防用药。头孢克洛、头孢呋辛酯等口服给药，主要用于轻症感染。

第三代头孢菌素对革兰氏阳性菌作用不及第一代、第二代，但对革兰氏阴性菌包括肠杆菌类、铜绿假单胞菌及厌氧菌有较强的作用。主要用于敏感菌所致的严重感染，如呼吸道感染、败血症、腹腔感染、肾盂肾炎和尿路感染、盆腔炎性疾病、骨关节感染、皮肤软组织感染、中枢神经系统感染等。治疗腹腔、盆腔感染时需与抗厌氧菌药物合用。头孢他啶、头孢哌酮可用于铜绿假单胞菌所致的各种感染。口服给药主要用于治疗敏感菌所致的轻、中度感染。

第四代头孢菌素对革兰氏阳性菌、革兰氏阴性菌均有强大的抗菌活性，$t_{1/2}$ 延长。用于对第三代头孢菌素耐药而对其敏感的肠杆菌等细菌感染。

【不良反应】

1. 过敏反应 头孢菌素类可致皮疹、荨麻疹、哮喘、药物热、血清病样反应、血管神经性水肿、过敏性休克等。对青霉素过敏者有 5%～10%对头孢菌素有交叉过敏反应。对青霉素过敏及过敏体质者应慎用。发生过敏性休克可按青霉素休克方法处理。

2. 胃肠道反应和菌群失调 头孢菌素类可致恶心、呕吐、食欲下降等反应。本类药物通过抑制肠道菌群，可致菌群失调，引起维生素 B 族和维生素 K 缺乏。也可引起二重感染，如假膜性肠炎。以第二、三代头孢菌素为甚。

3. 肾损害 可致血液尿素氮、血肌酐值升高、少尿、蛋白尿等,与近曲小管细胞损害有关。与氨基糖苷类合用可加重肾毒性,应注意监测肾功能。第一代肾毒性最严重,第二代肾毒性减轻,第三代已基本无肾毒性。

4. 凝血功能障碍及造血系统毒性 头孢菌素类都能抑制肠道菌群产生维生素 K,因此具有潜在的致出血作用。具有硫甲基四氮唑侧链的头孢菌素类药物,如头孢孟多、头孢哌酮等可在体内干扰维生素 K 循环,阻碍凝血酶原的合成,导致出血倾向。凝血功能障碍的发生与剂量大小、疗程长短有关。偶可致红细胞或白细胞减少、血小板减少等。

5. 其他 大剂量使用,应注意高钠血症和抽搐等中枢神经系统反应。多数头孢菌素大剂量应用还可导致氨基转移酶、碱性磷酸酯酶、血胆红素等升高。头孢曲松不能与钙剂或含钙制剂合并使用。

第三节 其他 β-内酰胺类和 β-内酰胺酶抑制药

β-内酰胺类包括碳青霉烯类、头霉素类、氧头孢烯类、单环 β-内酰胺类。

一、碳青霉烯类

碳青霉烯类(carbopenems)抗生素的化学结构与青霉素类相似,包括亚胺培南(imipenem)、美罗培南(meropenem)、帕尼培南(panipenem)等。本类抗生素对 β-内酰胺酶高度稳定,与 PBPs 亲和力强,对大多数革兰氏阳性菌、革兰氏阴性杆菌(包括铜绿假单胞菌)和多数厌氧菌均有强大的抗菌活性。

为了延缓细菌耐药性的产生,本类抗生素主要用于多重耐药但对本类药物敏感的革兰氏阴性杆菌所致的严重感染、败血症、下呼吸道感染、肾盂肾炎和复杂性尿路感染、腹腔感染、盆腔感染、院内感染和免疫缺陷者感染等,一般不用于革兰氏阳性菌、厌氧菌等引起的感染。

亚胺培南与青霉素类、头孢菌素类一般无交叉耐药性,可作为后两类药物耐药的替代品。因亚胺培南在肾脏经脱氢肽酶代谢降解而失去活性,故与脱氢肽酶抑制药西司他丁(cilastatin)等量配伍成复方制剂泰能(tienam),这既可防止亚胺培南在肾脏被破坏,保护其活性,又可避免亚胺培南及其代谢物对肾脏的毒性作用。美罗培南对肾脏脱氢肽酶稳定,不需与脱氢肽酶抑制药西司他丁合用。帕尼培南需与倍他米隆(betamipron)配伍使用,后者可抑制帕尼培南在肾皮质的积蓄,减轻其肾毒性。

亚胺培南可阻碍 GABA 与其受体结合,引起癫痫、肌阵挛、意识障碍等中枢神经系统不良反应,故不适于治疗中枢神经系统感染。肾功能不良、老年人或有癫痫史者更易产生。美罗培南和帕尼培南的中枢神经系统毒性比亚胺培南低,适用于老年人、儿童的严重感染,但中枢神经系统感染的患者有应用美罗培南或帕尼培南指征时,仍需注意观察抽搐等反应。

【**药物相互作用**】 美罗培南、帕尼培南可促进丙戊酸钠的代谢,降低后者的血药浓度而导致癫痫发作。丙磺舒可提高美罗培南、帕尼培南的血药浓度。

二、头霉素类

头霉素类（cephamycins）包括头孢西丁（cefoxitin）、头孢美唑（cefmetazole）、头孢替坦（cefotetan）等。本类药物与头孢菌素相似，抗菌谱广，对革兰氏阳性菌、革兰氏阴性菌有较强的杀菌作用，对 β-内酰胺酶的稳定性比头孢菌素类高，但突出特点是对厌氧菌有高效；临床上主要用于治疗厌氧菌与需氧菌的混合感染（如腹腔感染、盆腔感染、口腔感染等）。不良反应少，常见有皮疹、静脉炎、蛋白尿等。头孢西丁抗菌活性与第二代头孢菌素相同，体内分布广，可透过血脑屏障。头孢美唑血药浓度高，但不易透过血脑屏障。

三、氧头孢烯类

氧头孢烯类（oxacephems）包括拉氧头孢（latamoxef）、氟氧头孢（flomoxef）。抗菌谱、抗菌活性与第三代头孢菌素相似，且对厌氧菌作用强，对 β-内酰胺酶高度稳定。体内分布广，易透过血脑屏障，痰液、腹腔和盆腔渗出液中浓度高。$t_{1/2}$ 较长。主要用于治疗厌氧菌与需氧菌的混合感染。不良反应以皮疹最为多见，可见低凝血酶原血症、血小板功能不良而致出血，应用维生素 K 可预防出血。

四、单环 β-内酰胺类抗生素

单环 β-内酰胺类抗生素有氨曲南（aztreonam）、卡芦莫南（carumonam）。对需氧革兰氏阴性菌具有强大杀菌作用，对需氧革兰氏阳性菌与厌氧菌作用弱。具有对 β-内酰胺酶稳定、低毒、与青霉素类无交叉过敏反应、体内分布广的优点。用于治疗大肠埃希菌、沙雷菌属、克雷伯菌和铜绿假单胞菌等所致的下呼吸道感染、复杂性泌尿道感染、骨髓炎、脑膜炎、软组织感染、败血症等。不良反应少而轻，主要为皮疹、腹泻等。

五、β-内酰胺酶抑制药及其复方制剂

目前应用于临床的 β-内酰胺酶抑制药（β-lactam inhibitors）有克拉维酸（clavulanate）、舒巴坦（sulbactam）、他唑巴坦（tazobactam）。它们本身也属于 β-内酰胺类抗生素，但抗菌活性较低，突出的特点是能与细菌所产生的 β-内酰胺酶的活性部位牢固结合，生成不可逆的结合物，使酶的活性失活。对多种革兰氏阳性菌和革兰氏阴性菌产生的 β-内酰胺酶均有明显的抑制作用。β-内酰胺酶抑制药在体内可分布至各种组织器官，舒巴坦和他唑巴坦均可透过血脑屏障，但克拉维酸不能透过血脑屏障。

β-内酰胺酶抑制药与其他 β-内酰胺类抗生素合用，可保护后者免受 β-内酰胺酶的水解破坏，扩大抗菌谱、增强抗菌活性。但与其他 β-内酰胺类抗生素配伍时，两药的药代动力学特性应相似，才能充分发挥协同作用。目前组成的复方制剂有以下几种。①阿莫西林-克拉维酸；②替卡西林-克拉维酸；③氨苄西林-舒巴坦；④头孢哌酮-舒巴坦；⑤头孢噻肟-舒巴坦；⑥阿莫西林-舒巴坦；⑦哌拉西林-他唑巴坦；⑧哌拉西林-舒巴坦。

对于一般的革兰氏阴性杆菌引起的感染，可选用广谱青霉素类、各代头孢菌素、氨基糖苷类等；但耐药菌、产酶菌株所致的严重感染、院内感染、免疫受损患者感染，则可选择 β-内酰胺酶抑制药的复方制剂；若联合使用抗需氧菌药物（头孢菌素类、氨基糖苷类、氟喹诺类）与抗厌氧菌药物（甲硝唑、林可霉素类），不良反应较明显时，可选择 β-内酰胺酶抑制药的复方制剂；对于敏感菌引起的中枢神经系统感染，应选择可透过血脑屏障的复方制剂，如哌拉西林-他唑巴坦或氨苄西林-舒巴坦。

第四节　万古霉素类

万古霉素类属糖肽类抗生素，在临床应用的有万古霉素（vancomycin）、去甲万古霉素（norvancomycin）和替考拉宁（teicoplanin）。

【体内过程】　本类药物口服不易吸收，肌内注射引起剧痛和组织坏死，宜静脉给药。体内分布广泛，可进入各组织、体液和胎盘，炎症时可透过血脑屏障并达到有效浓度。在体内代谢少，90%以上由肾脏排泄，尿中浓度较高，$t_{1/2}$ 约为 6h，替考拉宁的 $t_{1/2}$ 长达 47～100h。肾功能损害者血浆 $t_{1/2}$ 明显延长，肾功能损害患者应调整用量。本类药物可从乳汁排泄。血液或腹膜透析不能有效地清除本类药物。

【抗菌作用】

1. 抗菌机制　万古霉素类在胞质内与肽聚糖前体物质结合而抑制肽聚糖的合成，造成细菌细胞壁缺陷而死亡。对正在分裂增殖的细菌呈现快速杀菌作用。

2. 抗菌谱　万古霉素类抗生素主要对革兰氏阳性菌，特别是革兰氏阳性球菌，包括对青霉素类耐药的金黄色葡萄球菌、表皮葡萄球菌、链球菌、肺炎球菌等均具有强大抗菌作用。

细菌对万古霉素类不易产生耐药性，与其他抗生素间也无交叉耐药性。

【临床应用】　因毒性较大，万古霉素及去甲万古霉素主要用于对青霉素类耐药的革兰氏阳性菌所致的严重感染。去甲万古霉素或万古霉素口服，可用于经甲硝唑治疗无效的艰难梭菌所致的假膜性肠炎。对肾功能不全者、老年患者、新生儿或毒性反应明显时可改用替考拉宁。

【不良反应】

1. 耳毒性　早期出现耳鸣、听力损害，如及早停药可恢复，继续用药可出现耳聋。剂量过大、老年患者或已有肾功能损害者容易发生。注意听力改变，必要时监测听力。本类药物可通过胎盘，引起胎儿第八对脑神经损害，还可从乳汁排泄，故妊娠及哺乳期患者应慎用。

2. 肾毒性　损伤肾小管，出现蛋白尿、少尿、血尿、氮质血症等，甚至肾衰竭。万古霉素的肾毒性发生率为 14.3%，而替考拉宁为 2.7%。用药期间应定期检查肾功能，避免将本类药物与有肾毒性的药物合用。

3. 过敏反应　可出现斑块皮疹、寒战、药物热和过敏性休克。对本类药物过敏者禁用。快速静脉滴注万古霉素可出现极度皮肤潮红、红斑、荨麻疹、心动过速和低血压等特征性表现，称为"红人综合征"。可能与万古霉素引起组胺释放有关。去甲万古霉素和替考拉宁很少出现。应控制万古霉素给药速度，每次剂量应至少用 200ml 5% 葡萄糖注射液或氯化钠注射液溶解后缓慢静脉滴注，每次滴注时间在 1h 以上。

4. 其他　偶有恶心、呕吐等，静脉给药可引起静脉炎。

【药物相互作用】

（1）氨基糖苷类、两性霉素 B 注射液、阿司匹林及呋塞米等药物与万古霉素合用或先后应用，可增加肾毒性和耳毒性。

（2）万古霉素与H₁受体阻滞药、吩噻嗪类抗精神病药合用，耳毒性症状可能被掩盖。

第五节　磷霉素类

磷霉素（fosfomycin）是由链霉菌培养液中分离得到的一种抗生素，现已能化学合成。磷霉素化学性质稳定，具有渗透性强、分布广、耐药性低并与其他抗生素间不存在交叉耐药性等优点。有供口服的磷霉素钙和供注射用的磷霉素钠。

【体内过程】　磷霉素血浆蛋白结合率很低（<5%）。在组织、体液中分布广泛，以肾脏浓度为最高，其次为心、肺、肝等器官，并可进入胸水、腹水、淋巴液、支气管分泌物、眼房水及脓液中，可透过血脑屏障。在体内不降解，以原形由尿及粪便中排出。可通过乳汁排泄。$t_{1/2}$为3~5h。血液透析可清除70%~80%。

【药理作用】　磷霉素作用于细菌细胞壁肽聚糖合成的早期阶段，抑制细菌细胞壁的合成，属繁殖期杀菌剂。

抗菌谱广，对大多数革兰氏阳性菌及革兰氏阴性菌均有抗菌活性。对金黄色葡萄球菌、大肠埃希菌、志贺菌属及沙雷菌属等均有较高的抗菌活性，对铜绿假单胞菌、变形杆菌、链球菌属、肺炎球菌和部分厌氧菌也具有一定活性。

磷霉素化学结构稳定，灭活酶对其影响小，又因其分子小，渗透性强，其他的耐药机制如增加外排机制，对其影响小。因此细菌对其不易产生耐药性。与其他抗菌药物也无交叉耐药性。

【临床应用】　磷霉素口服给药可用于治疗敏感大肠埃希菌等肠杆菌科细菌和粪肠球菌所致的急性单纯性膀胱炎和肠道感染。磷霉素钠静脉给药可用于治疗敏感金黄色葡萄球菌、链球菌属、流感嗜血杆菌、肠杆菌科细菌和铜绿假单胞菌等所致的呼吸道感染、尿路感染、皮肤软组织感染、脑膜炎及肺部感染等。对严重感染可与其他抗菌药物（如β-内酰胺类、氨基糖苷类、万古霉素类等抗生素）联合应用；如与氯唑西林联用治疗对氯唑西林敏感的金黄色葡萄球菌感染，与万古霉素或去甲万古霉素联用治疗耐药金黄色葡萄球菌所致的严重感染。由于磷霉素作用于细菌细胞壁合成的早期阶段，使细菌细胞壁完整性破坏，有利于其他抗菌药物随之进入菌体内，联合用药时可先给磷霉素，1h后再给其他抗菌药物，此时杀菌效果好，PEA也最长。

【不良反应】

1. 胃肠道反应　主要为轻度胃肠道反应，如恶心、腹部不适、稀便或轻度腹泻等，一般不影响继续用药。

2. 过敏反应　可见皮疹、嗜酸性粒细胞增多，极个别患者出现过敏性休克。

3. 其他　可出现氨基转移酶升高，较大剂量或长疗程时应注意肝功能变化。对组织有一定刺激性，注射时应防止药液漏出静脉外。应将每4g磷霉素溶于至少250ml液体中（可用5%葡萄糖液稀释），滴注速度不宜过快，以减少静脉炎的发生。因1g注射用磷霉素钠含Na^+ 0.32g，心力衰竭、水肿、肾功能损害、高血压、高血钠及电解质失衡的危重患者应慎用或禁用。

复习思考题

问答题

1. 简述青霉素的抗菌作用机制，为什么革兰氏阴性杆菌对青霉素不敏感？

2. 简述青霉素的抗菌作用范围及其临床应用范围。

3. 青霉素产生过敏反应的原因是什么？预防过敏反应的措施有哪些？

4. 青霉素类与头孢菌素类的共同特点有哪些？

5. 举例说明一、二、三、四代头孢菌素的特点。

6. 举例说明碳青霉烯类抗生素的主要药理学特点及临床适应证。

7. 举例说明 β-内酰胺酶抑制药及其复方制剂的抗菌作用特点。

8. 万古霉素类抗生素抗菌作用具有什么特点？使用时应注意什么？

9. 磷霉素的药理学特点有哪些？用药时应注意什么？

第三十九章　细菌细胞膜破坏药

临床使用的多黏菌素类有多黏菌素 B（polymyxin B）和多黏菌素 E（polymyxin E）。本类药物口服不易吸收。注射后，肝肾中的浓度高，但不易扩散到胸腔、腹腔、关节腔及脑内。主要通过肾脏排泄，血液透析能清除部分药物，腹膜透析不能清除本类药物。

本类药物的结构属于阳离子多肽，类似阳离子表面活性剂，可破坏细胞膜的完整性，使细胞的通透性增加，细胞内成分外漏导致细菌死亡。对某些革兰氏阴性杆菌有杀灭作用，如大肠埃希菌、肠杆菌属、克雷伯菌属、铜绿假单胞菌等。但对革兰氏阴性球菌、革兰氏阳性菌、变形杆菌等不敏感。

不良反应有如下几点。①肾毒性，在常用量即可出现，总发生率高达 25%，严重时出现急性肾小管坏死、肾衰竭。本类药物不宜大剂量、快速静脉滴注，不宜与有肾毒性作用的药物合用。②神经毒性及神经肌肉阻滞。③过敏反应。④静脉给药可引起静脉炎。

由于毒性大，多黏菌素类的应用仅限于对其他抗菌药物耐药的铜绿假单胞菌和其他革兰氏阴性杆菌引起的感染，如败血症、脑膜炎、心内膜炎、烧伤后感染等。局部给药可用于敏感菌引起的眼、耳、皮肤及烧伤后铜绿假单胞菌感染。

除此之外，抗真菌药的制霉菌素和咪唑类也能通过作用于细胞膜而产生抗真菌作用，见第四十五章抗真菌与抗病毒药。

第四十章　细菌核酸合成抑制药

抑制细菌的 DNA 复制和 mRNA 的合成均可产生抗菌作用。前者的代表是喹诺酮类，后者是利福霉素类。

第一节　喹诺酮类药物

一、概　　述

喹诺酮类（quinolones）因结构中含 4-喹诺酮母核（图 40-1）而得名，是近年来发展最快的一类人工合成抗菌药。根据研制时间和化学结构等不同，可将喹诺酮类药物分为四代，各代药物在体内过程、抗菌作用，不良反应等方面均有差异。

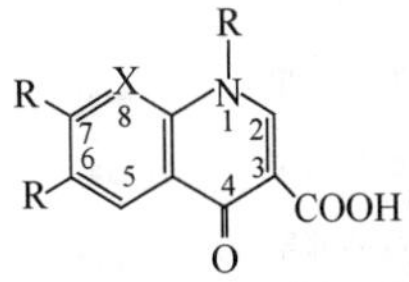

【药理作用】

1. 第一代　萘啶酸（nalidixic acid）为 1962 年研制的第一个喹诺酮类药物，其抗菌谱窄，仅对部分革兰氏阴性杆菌有抑制作用，口服吸收差，不良反应较多，现已不用。

图 40-1　喹诺酮类药物结构式。

X 表示杂原子

2. 第二代　吡哌酸（pipemidic acid，PPA）于 1974 年合成，抗菌活性强于萘啶酸，对大多数革兰氏阴性菌有较强抗菌活性，口服较易吸收，但血中游离药物浓度较低，尿中浓度较高，仅限于治疗泌尿道和肠道感染。

3. 第三代　20 世纪 70 年代末研发的含氟的氟喹诺酮类（fluoroquinolones），包括诺氟沙星（norfloxacin）、环丙沙星（ciprofloxacin）、氧氟沙星（ofloxacin）、左氧氟沙星（levofloxacin）、培氟沙星（pefloxacin）、依诺沙星（enoxacin）、洛美沙星（lomefloxacin）、氟罗沙星（fleroxacin）等。因对大多数革兰氏阴性菌和革兰氏阳性球菌均有良好的著抗菌作用，且口服吸收好、体内分布广、组织中药物浓度较高、$t_{1/2}$ 较长、不良反应少等诸多优点，已成为广泛应用与抗感染领域的一线药物。

4. 第四代　为 20 世纪 90 年代后期开始研制的产品，如加替沙星（gatifloxacin）、莫西沙星（moxifloxacin）、吉米沙星（gemifloxacin）等。第四代在结构上有较大的改进，安全性也有很大提高。其抗菌谱扩大到革兰氏阳性菌、衣原体、支原体、厌氧菌及细胞内致病菌，且对革兰氏阳性菌和厌氧菌的抗菌活性显著强于第三代，对多重耐药菌株也有较强的抗菌活性；与第三代相比具有更好的药代动力学特性，如吸收快、体内分布更广、血浆 $t_{1/2}$ 长，大多可每日 1 次给药；不良反应较少。

【体内过程】　萘啶酸口服吸收差；吡哌酸口服较易吸收，但血浓度低，尿及胆汁中浓度高于血药浓度。氟喹诺酮类大多口服吸收良好，食物一般不影响其吸收，但富含 Fe^{2+}、Ca^{2+}、Mg^{2+}的食物或药物可降低其生物利用度。血浆蛋白结合率低，很少超过 40%；肺、肾、前列腺组织、尿液、胆汁、粪便、巨噬细胞和中性粒细胞中药物浓度均高于血浆，脑脊液、骨组织和前列腺液中的药物浓度低于血药浓度。培氟沙星主要经肝代谢、胆汁排泄，氧氟沙星、左氧氟沙星、洛美沙星和加替沙星 70% 以上原型经肾排泄，其他多数药物经肝肾两种途径消除，体内分布广泛，组织中浓度较高，$t_{1/2}$ 较长，多数药物主要经肾排泄，见表 40-1。

表 40-1　部分氟喹诺酮类抗菌药的药代动力学参数

药物	口服剂量（mg）	峰浓度（mg/L）	$t_{1/2}$（h）	绝对生物利用度（%）	表观分布容积（L）	总清除率（L/h）	尿中原型排出百分比（%）	AUC [mg/（L·h）]
诺氟沙星	400	1.58	3～4	35～45	>100	51.6	25～30	5.7
培氟沙星	400	3.80	7.5～11	90～100	139	8.94	11	63
依诺沙星	400	3.70	3.3～5.8	80～89	175	21.0	52	33
氧氟沙星	400	5.60	5.0～7.0	85～95	120	12.84	70～90	35
环丙沙星	500	2.56	3.3～4.9	49～70	307	39.12	29～44	12
左氧氟沙星	200	3.06	5.1～7.1	100	119	8051	80～86	19.9
洛美沙星	400	3.47	6.8～8.5	90～98	140	15.54	70～86	27.4
氟罗沙星	400	6.50	9.1～13	100	80	5.08	50～77	70
莫西沙星	400	2.5*	10～16	90	3.4	12	22	10.9

*1 次/日，连用 10 日，峰浓度可达 4.5 mg/L

【作用机制】

1. 抑制细菌 DNA 回旋酶　喹诺酮类药物抗革兰氏阴性菌的主要机制是抑制敏感菌 DNA 回旋酶，干扰 DNA 复制而产生杀菌作用。

细菌 DNA 回旋酶是由 2 个 A 亚单位及 2 个 B 亚单位组成的四聚体（A_2B_2）。在合成 DNA 过程中，A 亚单位担负将染色体正超螺旋的一条后链切开，B 亚单位则使 DNA 的前链经后链断口后移，再由 A 亚单位将断口封闭，形成负超螺旋结构。喹诺酮类可与 DNA 回旋酶-DNA 复合物结合，进而抑制 A 亚单位，阻止负超螺旋结构形成，抑制 DNA 复制，导致细菌死亡。

2. 抑制拓扑异构酶Ⅳ（topoisomerase Ⅳ）　拓扑异构酶Ⅳ是由两个 C 亚单位和两个 E 亚单位组成四聚体（C_2E_2），是喹诺酮类药物抗革兰氏阳性菌的重要靶点。拓扑异构酶Ⅳ通过接触 DNA 结节、解环连体和松弛超螺旋，协助子代染色体分配到子代细菌，在 DNA 复制过程中发挥重要作用。喹诺酮类通过抑制拓扑异构酶Ⅳ，干扰细菌 DNA 复制而发挥杀菌作用。

哺乳动物细胞内的拓扑异构酶Ⅱ在功能上与细菌 DNA 回旋酶相似，喹诺酮类仅在很高浓度时才能影响该酶，故喹诺酮类对细菌选择性高，对人体细胞毒性小。

另有研究认为，本类药物强大的杀菌作用还与引起 DNA 错误复制和促使细菌自溶有关。

【耐药性】　本类药物之间有交叉耐药性，常见耐药菌有金黄色葡萄球菌、肺炎链球菌、大肠埃希菌、铜绿假单胞菌等。随着氟喹诺酮类的广泛应用，耐药菌株逐渐增加。耐药机制为以下几点。①细菌通过改变 DNA 回旋酶，使药物失去作用靶点；②细菌膜孔道蛋白改变，阻碍药物进入菌体内；③细菌体内主动排出系统将药物排出。本类药物与其他抗菌药间无交叉耐药性。

【临床应用】

1. 泌尿生殖系统感染　环丙沙星、氧氟沙星与 β-内酰胺类均为首选药，用于治疗单纯性淋病奈瑟菌性尿道炎或宫颈炎，但对非特异性尿道炎或宫颈炎疗效差。环丙沙星是治疗铜绿假单胞菌性尿道炎的首选药。氟喹诺酮类对敏感菌所致的急、慢性前列腺炎及复杂性前列腺炎均有较好疗效。

2. 呼吸系统感染　第三代喹诺酮类主要用于革兰氏阴性菌、军团菌、支原体、衣原体等引起的肺炎、支气管炎。第四代喹诺酮吉米沙星、莫西沙星主要用于高度耐药的肺炎链球菌引起的上、下呼吸道感染等。

3. 肠道感染与伤寒　首选用于治疗志贺菌引起的急、慢性菌痢、鼠伤寒沙门菌、猪霍乱沙门菌、肠炎沙门菌引起的胃肠炎（食物中毒）；对沙门菌引起的伤寒或副伤寒，可首选氟喹诺酮类或头孢曲松；也用于旅行性腹泻。

4. 其他　氟喹诺酮类对脑膜炎奈瑟菌具有强大杀灭作用，其在鼻咽分泌物中浓度较高，可用于鼻咽部带菌者的根除治疗。还可用于其他药物无效的儿童重症感染。囊性纤维化患儿感染铜绿假单胞菌时，应选用环丙沙星。也可用于敏感菌引起的骨关节感染、五官科、皮肤软组织及外科伤口感染等。

【不良反应】

1. 胃肠道反应　可有胃部不适、恶心、呕吐、腹泻等症状，一般不严重，患者可以耐受。避免与抗酸药、含多价金属离子的药物同服。

2. 中枢神经系统毒性　轻者失眠、头晕、头痛，重者可出现精神异常、抽搐、惊厥等，发生率 1.5%～9%，依次为氟罗沙星＞诺氟沙星＞司帕沙星＞环丙沙星＞依诺沙星＞氧氟沙星＞培氟沙星＞左氧氟沙星。其发生机制可能与药物抑制 GABA 与 $GABA_A$ 结合有关；依诺沙星、环丙沙星、诺氟沙星、培氟沙星与茶碱合用时，可使茶碱血药浓度升高，合用茶碱或 NSAID 者、有精神病或癫痫病史者易出现中枢毒性。

3. 过敏反应和光敏反应　可引起皮疹、荨麻疹、瘙痒、渗出性多形红斑、血管神经性水肿等，偶见过敏性休克；光照部位皮肤可出现烧灼感、水肿、皮疹、瘙痒等光敏反应，严重者皮肤糜烂、脱落。司帕沙星、洛美沙星、氟罗沙星诱发的光敏反应最为常见。环丙沙星、氟罗沙星、洛美沙星和司帕沙星应用期间避免日照，并避免在日光照射条件下保存。

4. 心脏毒性　罕见但后果严重，可出现 Q-T 间期延长、尖端扭转型室性心动过速、心室颤动等。其发生率依次为司帕沙星＞加替沙星＞左氧氟沙星＞氧氟沙星＞莫西沙星＞环丙沙星。不宜与 Ⅰa 类和Ⅲ类抗心律失常药及延长 Q-T 间期的药物如西沙比利、红霉素、三环类抗抑郁药合用。糖尿病患者慎用。

5. 软骨损害　氟喹诺酮类药物母核 4-喹诺酮的 C_3 羧基和 C_4 羰基与 Mg^{2+} 形成络合物并沉积于关节软骨，造成局部 Mg^{2+} 缺乏引起软骨损伤。多种幼龄动物实验结果证实，喹诺酮类药物可损伤负重关节软骨；临床研究发现儿童用药后可引起关节痛和关节肿胀。18 岁以下人群、妊娠期和哺乳期妇女禁用。

6. 肌腱炎　可引起跟腱疼痛、肿胀、炎症，严重者肌腱断裂，合用糖皮质激素类药物时易发生。可能与药物引起肌腱的胶原组织缺乏和缺血性坏死有关，也可能是氟喹诺酮类药物与 Mg^{2+} 络合所致。老年人、运动员和剧烈体力劳动者应避免使用本类药物。

7. 肝肾毒性　引起血清氨基转移酶、碱性磷酸酶、血尿素氮和血肌酐值等升高，大剂量可导致尿结晶，引起继发性肾损伤，甚至急性肾衰竭。老年人及肝肾功能不良者宜慎用。

二、常 用 药 物

吡哌酸（pipemidic acid，PPA）

吡哌酸为第二代喹诺酮类代表药。口服吸收差，血中浓度低，尿及胆汁中浓度明显高于血浓度。对大肠埃希菌、变形杆菌、沙门菌属、志贺菌等有较强抗菌作用，对铜绿假单孢菌有一定作用，对革兰阳性球菌无作用。主要用于敏感菌所致尿路感染和肠道感染。

诺氟沙星（norfloxacin）

诺氟沙星又称氟哌酸，是第一个用于临床的氟喹诺酮类药物。口服生物利用度 35%～45%，消除 $t_{1/2}$ 为 3.5～5h，30%以原型经肾排泄。对革兰氏阴性杆菌如大肠埃希菌、志贺菌、肠杆菌科、弯曲菌、沙门菌和奈瑟菌作用强大，对大多数厌氧菌、支原体、衣原体、嗜肺军团菌、分枝杆菌、布鲁菌属无作用。临床主要用于敏感菌所致的胃肠道、泌尿道感染，也用于治疗皮肤和眼部感染。

环丙沙星（ciprofloxacin）

环丙沙星又称环丙氟哌酸。口服生物利用度 49%～70%，消除 $t_{1/2}$ 为 3～5h。体内分布广泛，在肺组织、痰液、泌尿生殖道、胆道、前列腺、水疱液中均可达较高浓度。体外抑菌试验中，本品对铜绿假单胞菌、流感嗜血杆菌、大肠埃希菌等革兰氏阴性菌的抗菌活性高于多数氟喹诺酮类药物。多属厌氧菌对其不敏感，但对第三代头孢菌素类或氨基糖苷类耐药菌株仍敏感。主要用于革兰氏阴性杆菌所致的呼吸道、泌尿生殖道、消化道、骨与关节、皮肤软组织感染。对有适应证的患儿，国外多采用环丙沙星治疗。因可诱发跟腱炎和跟腱断裂，老年人和运动员慎用。

氧氟沙星（ofloxacin）

氧氟沙星口服生物利用度高达 95%，消除 $t_{1/2}$ 为 5～7h，70%～90%以原型由尿排出，胆汁中浓度为血液浓度的 7 倍。除了具有环丙沙星的抗菌特点和良好的抗耐药菌特性外，还对结核分枝杆菌、沙眼衣原体和部分厌氧菌有作用。临床主要用于敏感菌所致的上、下呼吸道、泌尿生殖道、胆道、皮肤软组织和盆腔感染；也可作为二线抗结核药与其他药物合用。偶见氨基转移酶升高，可诱发跟腱炎和跟腱断裂。肾功能减退及老年患者应慎用。

左氧氟沙星（levofloxacin）

左氧氟沙星是消旋氧氟沙星的左旋体，口服生物利用度接近 100%，消除 $t_{1/2}$ 为 5～7h，85%以原型由肾排泄。其抗菌活性是氧氟沙星的 2 倍。对表皮葡萄球菌、链球菌、肠球菌、厌氧菌、支原体、衣原体的体外抗菌作用明显强于环丙沙星，对铜绿假单胞菌的抗菌活性低于环丙沙星。临床用于敏感菌所致的各种急、慢性感染和难治性感染，也用于铜绿假单胞菌感染。其不良反应发生率较其他前三代喹诺酮类药物少而轻微。

依诺沙星（enoxacin）

依诺沙星又称氟啶酸。口服易吸收，体内分布广泛，主要以原型经肾排泄。其抗菌谱与诺氟沙星相似，但抗菌活性强。可用于治疗敏感菌引起的多种感染，疗效与广谱青霉素、头孢氨苄、复方新诺明等相仿。不良反应主要为胃肠道反应，偶有中枢神经系统反应和过敏反应。

培氟沙星（pefloxacin）

培氟沙星又称甲氟哌酸。口服吸收好，生物利用度大于 90%。血浆蛋白结合率 25%～30%，仅 10% 以原型经肾排泄，消除 $t_{1/2}$ 约 12h。体内分布广泛，药物在脑脊液、扁桃体、支气管、腹腔液、前列腺中都可达到有效浓度。其抗菌作用与诺氟沙星相似，对链球菌、衣原体、支原体等敏感性较低，对革兰氏阴性厌氧菌、结核杆菌耐药。主要用于敏感菌所致泌尿生殖系统、呼吸系统、胆道、骨或关节、皮肤软组织感染及心内膜炎、脑膜炎等。不良反应主要为胃肠道反应和中枢神经系统反应，偶有过敏反应、肌肉或关节痛、血小板减少等。

洛美沙星（lomefloxacin）

洛美沙星含 2 个氟原子，口服生物利用度接近 98%，消除 $t_{1/2}$ 达 7h 以上，70% 以原型经肾排泄，对革兰氏阴性菌、表皮葡萄球菌、链球菌和肠球菌的抗菌活性与氧氟沙星相似，对多属厌氧菌的抗菌活性低于氧氟沙星。治疗泌尿道感染可每日给药 1 次，治疗敏感菌引起的全身感染仍应每日给药 2 次。诱发光敏反应和跟腱毒性的频率较高，还可使裸鼠皮肤发生癌变。

氟罗沙星（fleroxacin）

氟罗沙星含 3 个氟元素，口服生物利用度 100%，消除 $t_{1/2}$ 达 10h 以上，50%～70% 以原型经肾排泄，少量药物在肝代谢，肝肾功能减退和老年患者应减量。其抗菌谱与环丙沙星相似，体内抗菌作用强于上述各药。诱发中枢神经毒性的频率高于同类其他药物，诱发光敏反应频率较高，与布洛芬等合用可诱发痉挛。

莫西沙星（moxifloxacin）

莫西沙星属于第四代喹诺酮类药物。口服生物利用度为 90%，表观分布容积（3～L/kg）大于环丙沙星（2～L/kg）。粪和尿液中原型排泄量分别为 25% 和 20%，消除 $t_{1/2}$ 为 12～15h。对大多数革兰氏阳性菌、厌氧菌、结核分枝杆菌、衣原体和支原体有很强的抗菌活性（强于环丙沙星、氧氟沙星、左氧氟沙星），对大多数革兰氏阴性菌的作用与诺氟沙星相似。临床用于敏感菌所致慢性支气管炎急性发作、社区获得性肺炎、急性鼻窦炎，也可用于泌尿生殖系统和皮肤软组织感染等。不良反应发生率低，最常见的是一过性轻度呕吐和腹泻，未见光敏反应和心脏 Q-T 间期延长等严重不良反应。

第二节　利福霉素类药物

利福平（rifampicin，RFP）

利福平是由利福霉素钠（rifampicin sodium）衍生而得的一种人工半合成广谱抗生素。具有对结核菌作用强、口服易吸收、毒性低等特点，是目前临床广泛应用的一线抗结核病药。

【体内过程】　口服吸收快而完全，24h 血浆药物浓度达峰值，血药浓度个体差异较大。$t_{1/2}$ 为 1.5～5h，有效血浓度可持续 8～12h。食物及对氨基水杨酸可明显干扰其吸收，应在饭前 1h 空腹口服。血浆蛋白结合率 87%。体内分布广泛，多数组织及体腔液中浓度接近甚至超过血浆浓度。脑膜炎症时，脑脊液浓度显著高于有效抗菌浓度。主要经肝脏代谢为去乙酰利福平，仍具一定抗菌活性。代谢产物及少量原型药物主要经胆汁排泄，有肝肠循环。

少部分由尿中排出，泪液、唾液、痰液、汗液中亦有排泄，排泄物呈橘红色。本药为肝药酶诱导药，连续使用可加速自身及其他药物的代谢，缩短 $t_{1/2}$。

【药理作用】 抗菌机制为特异性与细菌依赖于 DNA 的 RNA 多聚酶的 β 亚单位结合，阻碍 mRNA 的合成，高浓度还可抑制病毒的 DNA 依赖性 RNA 多聚酶及逆转录酶。对人和动物细胞内的 RNA 多聚酶无影响。

细菌可通过改变 RNA 多聚酶结构及细胞膜通透性产生耐药性。

利福平对多种病原微生物有抑制或杀灭作用。

1. 对结核杆菌作用 对结核杆菌有高度抗菌活性，对细胞内、外的繁殖期及静止期结核杆菌均有杀灭作用。单独应用极易产生耐药性，与异烟肼、链霉素、乙胺丁醇等合用可增强抗菌活性并减少耐药菌产生。本药与同类药物间有明显交叉耐药性，与其他类抗结核药物间无交叉耐药性。

2. 对麻风杆菌作用 对各种麻风杆菌有强大抗菌活性，作用快而强，为目前治疗麻风病有效药物之一。

3. 对革兰氏阳性菌及革兰氏阴性菌的作用 可杀灭多种革兰氏阳性菌和革兰氏阴性球菌，如金黄色葡萄球菌、脑膜炎奈瑟菌等，对革兰氏阴性杆菌如大肠埃希菌、变形杆菌、流感杆菌等也有抑制作用。

4. 对其他病原微生物的作用 利福平对沙眼、性病性淋巴肉芽肿、鹦鹉热等衣原体有抑制作用。高浓度对部分病毒有一定抑制作用。

【临床应用】 利福平与其他抗结核药联合使用可治疗各种类型的结核病，包括初治及复发患者。与异烟肼合用治疗初发患者可降低结核性脑膜炎的病死率和后遗症的发生。也可治疗麻风病和耐药金黄色葡萄球菌及其他敏感菌所致感染。因利福平在胆汁中浓度较高，可用于重症胆道感染。此外，利福平可局部用于沙眼、急性结膜炎及病毒性角膜炎的治疗。细菌对利福平极易产生耐药性，通常不采取单独应用。

【不良反应】

1. 胃肠道反应 常见恶心、呕吐、腹痛、腹泻等症状，多不严重，患者可耐受。

2. 肝脏毒性 与异烟肼合用时较易发生，可表现为无症状的氨基转移酶一过性升高。长期大量使用利福平可出现肝功能减退、黄疸、肝大等症状，有肝病、嗜酒或与异烟肼合用时则易发生。偶有过敏反应。

3. "流感综合征" 在大剂量间歇疗法后较易出现发热、寒战、头痛、肌肉酸痛等类似感冒的症状。与剂量大小，间隔时间有明显关系，故间隔给药方法现在已不使用。

4. 其他 个别患者会出现皮疹、瘙痒等，严重时可致急性出血、哮喘、过敏性休克等。患者用药后尿液、粪便、唾液、痰、泪液、汗液等可呈橘红色，系药物排泄所致，无不良影响。本药禁用于严重肝脏疾病、胆道阻塞、对本药过敏者。此外，动物实验证实本药有致畸作用，因此禁用于妊娠 3 个月内的妇女。老年人、嗜酒及营养不良者慎用。

利福喷丁（rifapentine）

利福喷丁为长效利福霉素类衍生物。抗菌谱及抗菌机制与利福平相似，抗菌活性较利福平强 2~10 倍。动物实验抗结核疗效是利福平的 5~7 倍，利福定的 2~3 倍，而杀灭体内麻风杆菌剂量仅为利福平 1/8。本药口服吸收较慢，血峰值出现慢，组织分布似利福平，排泄缓慢，$t_{1/2}$ 约 30.7h。主要用于结核病的联合化疗。可每周用药 1~2 次。由于其在临床使用时间不长，对其疗效和不良反应的认识尚需要更多的病例观察和评价。本药还具有一定的抗艾滋病能力，显示了较好的应用前景。

利福布汀（rifabutin，LM-427）

利福布汀为一较新的利福霉素半合成衍生物。抗菌作用与利福平相似，对人型结核杆菌的 ED_{50} 相当于利福平的 1/7，代谢物 25-去乙酰物的抗菌活性高于原药。对部分耐利福平结核菌仍有效。本药口服吸收好，血浆蛋白结合率为 20%。体内广泛分布，组织内浓度可达血浓度 5 倍以上，尤以肺内浓度高。$t_{1/2}$ 为 16h。临床主要用于结核病联合治疗，并试用于耐药、复发的结核病例及艾滋病患者结核感染。

复习思考题

问答题

1. 第三代喹诺酮类药物的主要特点是什么？
2. 喹诺酮类药物的抗菌机制是什么？
3. 应用喹诺酮类药物应注意哪些事项？
4. 利福平的抗菌机制是什么？有何抗菌活性？

第四十一章 菌体蛋白合成抑制药

细菌的菌体蛋白在核糖体合成，抑制核糖体的功能即可抑制菌体蛋白的合成。抑制整个核糖体功能的有氨基糖苷类，主要抑制核糖体大亚基功能的有氯霉素、林可霉素和大环内酯类，主要抑制小亚基功能的有四环素类。

第一节 氨基糖苷类药物

氨基糖苷类抗生素（aminoglycosides）因结构中含有氨基糖分子和氨基环醇环、通过配糖键连接成苷而得名。按来源不同可分为天然品和半合成品，前者由链霉菌和小单孢菌产生，包括链霉素（streptomycin）、新霉素（neomycin）、卡那霉素（kanamycin）、妥布霉素（tobramycin）、庆大霉素（gentamicin）、西索米星（sisomicin）等；后者包括阿米卡星（amikacin）、奈替米星（netilmicin）、依替米星（etimicin）、异帕米星（isepamicin）等。

本类药物为有机碱，制剂为硫酸盐，除链霉素外其他药物水溶液性质均稳定。

一、氨基糖苷类抗生素的共性

因氨基糖苷类抗生素化学结构相似，故在体内过程、抗菌作用和作用机制、耐药性、不良反应等方面有许多共性。

【体内过程】

1. 吸收 本类药物口服难吸收，可用于胃肠道感染和肠道手术前消毒。肌内注射吸收快而完全，治疗全身感染多采用肌内注射。为避免血药浓度过高导致不良反应，通常不主张静脉注射给药。

2. 分布 本类药物血浆蛋白结合率多数在10%以下，穿透力很弱，主要分布于细胞外液，可在肾皮质及内耳内、外淋巴液积聚，因而具有肾毒性和耳毒性；可透过胎盘屏障并积聚于胎儿血浆和羊水中，但不易透过血脑屏障，甚至在脑膜炎时也难以在脑脊液达到有效浓度。

3. 代谢与排泄 在体内90%不被代谢，主要以原型由肾排泄，故尿液中浓度较高，肾功能减退时 $t_{1/2}$ 明显延长。

【药理作用】 氨基糖苷类抗生素能抑制核糖体大亚基和小亚基的功能，阻碍细菌蛋白质合成的起始阶段、肽链延伸阶段和终止阶段而抑制蛋白质合成。此外，本类药物还能破坏细菌细胞膜的完整性，致使细胞内容物外漏而死亡。

氨基糖苷类药物抗菌谱较广，对各种需氧的革兰氏阴性杆菌包括大肠埃希菌、铜绿假单胞菌、变形杆菌属、克雷伯菌属、肠杆菌属、志贺菌属和柠檬酸杆菌属均有强大抗菌活性；对沙门菌属、沙雷菌属、产碱杆菌属、不动杆菌属和嗜血杆菌属也有一定的抗菌作用；对淋病奈瑟菌、脑膜炎奈瑟菌等革兰氏阴性球菌作用较弱；对耐甲氧西林金黄色葡萄球菌（MRSA）和耐甲氧西林表皮葡萄球菌（MRSE）有较好的抗菌活性；对各组链球菌作用弱，对肠球菌和厌氧菌不敏感。各种氨基糖苷类药物的抗菌谱基本相同，链霉素、卡那霉素还对结核分枝杆菌有作用。

氨基糖苷类药物杀菌作用快速而强大，具有明显的抗菌后效应和首次接触效应，因而多采用每日一次给药。

【耐药性】 细菌对氨基糖苷类产生耐药性的主要机制如下所示。①细菌产生氨基糖苷类钝化酶，如磷酸化酶、腺苷化酶、乙酰化酶，可分别将磷酸、腺苷、乙酰基连接到氨基糖苷类药物分子上从而使药物失活。不同的氨基糖苷类药物可被同一酶所钝化，而同一种药物又可被多种酶钝化；链霉素、庆大霉素、卡那霉素、妥布霉素等对钝化酶均不稳定，阿米卡星、奈替米星、依替米星、异帕米星等半合成氨基糖苷类对钝化酶稳定，可用于产钝化酶菌株引起的感染。②膜通透性改变，如菌体细胞外膜孔道蛋白结构改变，对药物的通透性降低，使药物不能进入细胞内。③靶位改变，如细菌核糖体 30S 亚基 P10 蛋白结构改变，对药物的亲和力降低。

【临床应用】 氨基糖苷类抗生素主要临床适应证有以下几点。①需氧的革兰氏阴性杆菌所致的全身感染，如脑膜炎、呼吸道、泌尿道、皮肤软组织、胃肠道、烧伤、创伤及骨关节感染等；对于败血症、肺炎、脑膜炎等严重感染，需联合应用广谱青霉素、第三代头孢菌素及氟喹诺酮类等其他抗革兰氏阴性杆菌的药物。②口服用于治疗消化道感染、肠道术前准备和肝性脑病。③制成外用软膏、眼膏或冲洗液治疗局部感染。④链霉素、卡那霉素可用于结核病联合疗法。⑤链霉素或庆大霉素可用于治疗土拉菌病和鼠疫，与多西环素合用治疗布鲁菌病。

【不良反应】

1. 耳毒性 包括前庭功能障碍和耳蜗听神经损伤。前庭功能障碍表现为头昏、视力减退、眼球震颤、恶心、呕吐、共济失调等，其发生率依次为新霉素＞卡那霉素＞链霉素＞西索米星＞阿米卡星＞庆大霉素≥妥布霉素＞奈替米星；耳蜗神经损伤表现为耳鸣、听力减退和永久性耳聋，其发生率依次为新霉素＞卡那霉素＞阿米卡星＞西索米星＞庆大霉素＞妥布霉素＞奈替米星＞链霉素。氨基糖苷类的耳毒性与其在内耳淋巴液中较高的药物浓度有关，可损伤内耳柯蒂器内、外毛细胞的能量产生及利用，引起细胞膜上 Na^+，K^+-ATP 酶功能障碍，造成毛细胞损伤。

用药期间应注意监测听力，及早发现耳鸣、眩晕等早期症状，避免与其他耳毒性药物合用，如强效利尿药、万古霉素、两性霉素 B、镇吐药、甘露醇等；也应避免合用掩盖耳毒性的抗组胺药，如苯海拉明、美克洛嗪、布克利嗪等。此外，因本类药物可通过胎盘屏障，积聚于胎儿血浆和羊水而影响胎儿，故妊娠期患者应避免使用。哺乳期患者应避免使用或用药期间停止哺乳。新生儿、婴幼儿、老年患者应尽量避免使用本类药物，若临床确有应用指征，应监测血药浓度，并根据监测结果及时调整给药方案。

2. 肾毒性 氨基糖苷类是诱发药源性肾衰竭的最常见因素。此类药物易蓄积于肾皮质部，损伤近曲小管上皮细胞，导致肾小管肿胀甚至急性坏死，表现为蛋白尿、管形尿、血尿等，严重者可致无尿、氮质血症及肾衰竭。其发生率依次为新霉素＞卡那霉素＞庆大霉素＞妥布霉素＞阿米卡星＞奈替米星＞链霉素。为防止和减少肾毒性的发生，给药期间应监测肾功能，若出现蛋白尿、管型尿、血尿素氮及肌酐升高或每 8h 尿量少于 240ml，应立即停药。老年人及肾功能不全患者应慎用，或根据患者肾功能和血药浓度调整药量。应避免与其他有肾毒性的药物合用，如第一代头孢菌素类、万古霉素、多黏菌素类、两性霉素 B 等。

3. 神经肌肉阻滞　表现为心肌抑制、血压下降、肌肉麻痹，甚至呼吸衰竭而死亡。大剂量腹腔内和胸膜腔内应用或静脉滴注速度过快时易出现，肌内注射或静脉注射也可出现。不同氨基糖苷类引起神经肌肉麻痹的严重程度依次为新霉素＞链霉素＞卡那霉素＞奈替米星＞阿米卡星＞庆大霉素＞妥布霉素。其发生机制可能与药物络合 Ca^{2+}，使体液内 Ca^{2+} 浓度降低有关，或与钙竞争突触前膜结合部位，抑制 ACh 释放，引起神经肌肉接头处传递阻断有关。一旦发生可用葡萄糖酸钙或新斯的明解救。血钙过低及重症肌无力患者禁用，避免与全身麻醉药或肌松药合用。

4. 过敏反应　可引起嗜酸性粒细胞增高、皮疹、发热等过敏反应。链霉素可引起过敏性休克，其发生率仅次于青霉素，但发生后的致死率较高，抢救时除使用肾上腺素外还应使用钙剂。

二、常用氨基糖苷类抗生素

链霉素（streptomycin）

链霉素是 1944 年从链霉菌培养液中分离并用于临床的第一个氨基糖苷类抗生素，也是第一个用于治疗结核病的药物。本药口服吸收极少，肌内注射吸收快，易渗入胸腔、腹腔、结核性脓胸和干酪样病灶，并到达有效浓度，90%由肾小球滤过排出。

链霉素对铜绿假单胞菌和其他革兰氏阴性杆菌抗菌活性低，对土拉菌病和鼠疫有特效，常为首选，特别是与四环素类合用已成为目前治疗鼠疫最有效的手段，也用于治疗多重耐药的结核病。与青霉素合用可治疗溶血性链球菌、草绿色链球菌及肠球菌等引起的心内膜炎。

链霉素最常见的毒性反应为耳毒性，其前庭反应比耳蜗反应出现早，且发生率高。其次为神经肌肉阻滞作用，肾毒性少见，易引起皮疹、发热等过敏反应，甚至发生过敏性休克，发生率低于青霉素，但致死率高达 20%以上，抢救方法基本同青霉素过敏性休克，注射葡萄糖酸钙可增强抢救效果。

庆大霉素（gentamicin）

庆大霉素是从小单孢菌培养液分离获得。口服吸收很少，肌内注射吸收迅速而完全，24h 内有 40%～65%以原型从肾排出。在肾皮质中的浓度为血浆中浓度的数倍，停药 20 日后仍可在尿中检测到。本品为治疗各种革兰氏阴性杆菌感染的主要抗菌药物，尤其对沙雷菌属作用更强，为氨基糖苷类中的首选药；可与青霉素或其他抗生素合用，协同治疗严重的肺炎链球菌、铜绿假单胞菌、肠球菌、葡萄球菌或草绿色链球菌感染，还可用于皮肤、黏膜表面感染和眼、耳、鼻部感染。不良反应主要有耳毒性、肾毒性和神经肌肉阻滞，偶致过敏反应。

卡那霉素（kanamycin）

卡那霉素是从链霉菌培养液中分离获得。口服吸收极差，肌内注射易吸收，在胸腔液、腹腔液中浓度较高。主要经肾排泄。对多数常见的革兰氏阴性菌和结核杆菌作用较强，但因毒性较大，目前主要作为二线抗结核药，与其他抗结核药联合应用治疗耐药性结核病，也可口服用于肝性脑病或肠道手术前准备。

妥布霉素（tobramycin）

妥布霉素是从链霉菌培养液中分离获得，也可由卡那霉素 B 脱氧而得。口服难吸收，肌内注射吸收快而完全，可渗入胸腔、腹腔、滑膜腔并达到有效浓度，24h 内约有 93%以原型由肾排出，可大量聚积于肾皮质。对肺炎克雷伯菌、肠杆菌属、变形杆菌属的抑菌或杀菌作用分别比庆大霉素强 4 倍和 2 倍；对铜绿假单胞菌的作用是庆大霉素的 2～5 倍，且对耐庆大霉素菌株仍有效，通常与抗铜绿假单胞菌的青霉素或头孢菌素合用治疗铜绿假单胞菌所致的各种感染，对其他革兰氏阴性杆菌的抗菌活性不如庆大霉素，在革兰氏阳性菌中仅对葡萄球菌有作用。不良反应较庆大霉素轻。

阿米卡星（amikacin）

阿米卡星又名丁胺卡那霉素。肌内注射吸收快而完全，主要分布于细胞外液，不易透过血脑屏障。给药后 24h 内有 98.2%的药物以原型随尿排出。该药是抗菌谱最广的氨基糖苷类抗生素，对革兰氏阴性杆菌和金黄色葡萄球菌有较强的抗菌活性，但较庆大霉素弱。其突出特点是对肠道革兰氏阴性杆菌和铜绿假单胞菌所产生的多种钝化酶稳定，对产钝化酶的耐药菌株感染仍能有效控制，常作为首选药，与 β-内酰胺类联合应用有协同作用。

本药耳蜗损伤较明显，发生率高达 13.9%；少数患者出现前庭功能损伤，发生率接近庆大霉素和妥布霉素；肾毒性较庆大霉素和妥布霉素低；较少引起神经肌肉阻滞；偶见皮疹、药物热、头痛、恶心、呕吐；长期应用可致二重感染。

奈替米星（netilmicin）

奈替米星是西索米星的半合成衍生物，体内过程与庆大霉素和妥布霉素相似。其抗菌谱广，对肠杆菌科大多数细菌均有强大抗菌活性，对葡萄球菌等革兰氏阳性菌的作用较其他氨基糖苷类药物强。其显著特点是对多种氨基糖苷类钝化酶稳定。与 β-内酰胺类联合应用对金黄色葡萄球菌、铜绿假单胞菌、肺炎杆菌和肠球菌均有协同作用。主要用于各种敏感菌引起的严重感染，也与 β-内酰胺类合用治疗粒细胞减少伴发热。本药耳毒性和肾毒性在氨基糖苷类抗生素中最低，偶致头痛、视物模糊、恶心、呕吐、皮疹等。

新霉素（neomycin）

新霉素抗菌谱与卡那霉素相似。肌内注射吸收快，但可致永久性耳聋、肾损伤和呼吸抑制，故禁止注射给药。口服吸收很少，故其毒性小，用于肠道感染、肠道手术前准备及肝性脑病，局部外用可治疗皮肤黏膜浅表感染。

第二节 大环内酯类药物

大环内酯类（macrolides）是一组含有 14 元、15 元和 16 元大环内酯环的，具有相似抗菌作用的一类抗生素。14 元大环内酯类：红霉素（erythromycin）、竹桃霉素（oleandomycin）、克拉霉素（clarithromycin）、罗红霉素（roxithromycin）、地红霉素（dirithromycin）等。15 元大环内酯：阿奇霉素（azithromycin）。16 元大环内酯类：麦迪霉素（midecamycin）、吉他霉素（kitasamycin）、乙酰螺旋霉素（acetylspiramycin）、交沙霉素（josamycin）等。

20 世纪 50 年代，发现了第一代大环内酯抗生素：红霉素、交沙霉素、乙酰螺旋霉素、麦迪霉素。20 世纪 70 年代，又陆续发展了第二代半合成大环内酯抗生素：罗红霉素、克拉霉素、阿奇霉素等，也称为新大环内酯类。新大环内酯类具有抗菌活性强、PAE 明显、口服生物利用度高及不良反应少等特点。由于细菌对大环内酯类逐渐产生了耐药性，现已开发出对其他大环内酯类耐药的细菌具有很强抗菌作用的第三代大环内酯类，如 14 元环的泰利霉素（telithromycin）。

一、大环内酯类的共性

【体内过程】

1. 吸收　大环内酯类抗生素均可经消化道吸收，但红霉素对胃酸不稳定，其口服制剂用其肠溶片或红霉素酯化物。新大环内酯类不易被胃酸破坏，口服给药生物利用度提高，血药浓度和组织细胞内药物浓度均增加。

2. 分布　除了不能透过血脑屏障外，大环内酯类抗生素体内分布广泛，可到达各种组织和体液中，且在肝、肾、肺、胆汁及支气管分泌物中的浓度均高出血药浓度。阿奇霉素能扩散进入前列腺。

3. 代谢和排泄　主要在肝脏代谢，经胆汁排泄。阿奇霉素主要以原型经胆汁排泄，并存在肝肠循环。克拉霉素及其代谢产物经肾排泄，肾功能不全者应调整剂量。大环内酯类抗生素可部分进入乳汁。

【药理作用】

1. 抗菌机制　大环内酯类抗生素可逆地结合到细菌核糖体 50S 亚基上，阻断肽酰基 t-RNA 的移位，或促使肽酰基 t-RNA 从核糖体上解离，导致核糖体结构破坏，从而抑制细菌的蛋白质合成。林可霉素、克林霉素和氯霉素在细菌核糖体 50S 亚基上的结合位点与大环内酯类抗生素相同或接近，故合用时可能发生拮抗作用，也易导致细菌产生耐药性。

2. 抗菌谱　对大环内酯类抗生素敏感的病原体包括以下几种。①革兰氏阳性菌（如溶血性链球菌、金黄色葡萄球菌、肺炎球菌、白喉棒状杆菌、破伤风杆菌、炭疽杆菌等）；②某些革兰氏阴性菌（如脑膜炎奈瑟球菌、淋病奈瑟球菌、流感嗜血杆菌等）；③厌氧菌；④嗜肺军团菌、衣原体、支原体和弯曲菌等。

3. 耐药性　大环内酯类抗生素间存在交叉耐药性。细菌对大环内酯类抗生素产生耐药的机制有如下几点。①产生灭活酶，通过水解使内酯环打开；②细菌通过染色体基因突变，合成了甲基化酶，使核糖体 50S 亚基上的药物结合位点甲基化，导致药物不能与 50S 亚基的靶位结合；③细菌膜通透性降低和主动外排增加。

【临床应用】

（1）作为青霉素过敏患者的替代药物，用于以下几方面。①溶血性链球菌、肺炎链球菌中的敏感菌株所致的上、下呼吸道感染；②敏感溶血性链球菌引起的猩红热及蜂窝织炎；③白喉及白喉带菌者。

（2）军团菌病。

（3）衣原体、支原体等所致的呼吸道及泌尿生殖系统感染。

（4）厌氧菌所致的口腔感染、空肠弯曲菌肠炎、百日咳等。

（5）阿奇霉素、克拉霉素尚可用于流感嗜血杆菌、卡他莫拉菌所致的社区获得性呼吸道感染，与其他抗菌药物联合用于鸟分枝杆菌感染的治疗。

【不良反应】

1. 胃肠道反应 口服红霉素可出现厌食、恶心、呕吐和腹泻等。新大环内酯类胃肠道反应发生率虽较红霉素明显降低，但仍为最常见的不良反应。可能与内酯环的双甲基氨结构诱发胃肠蠕动素释放，刺激胃肠蠕动有关。

2. 肝损伤 正常剂量时对肝脏的损害较小，长期大量应用可引起胆汁淤积性肝炎，常见发热、黄疸、氨基转移酶升高等，停药后可恢复；红霉素的酯化物依托红霉素更易引起。肝病患者和妊娠期患者不宜应用红霉素酯化物。其他大环内酯类药物的肝损伤作用发生率较低。

3. 耳毒性 大剂量给药或肝肾功能不全患者、老年患者可引起耳毒性，表现为听力下降、耳鸣、暂时性耳聋。与耳毒性药物合用可增加耳毒性。

4. 过敏反应 药物热、皮疹、荨麻疹等，过敏性休克和血管神经性水肿少见。不同的大环内酯类抗生素之间存在着交叉过敏反应现象。

5. 其他 克拉霉素和阿奇霉素可引起神经系统不良反应，包括幻觉、烦躁、焦虑、头晕、失眠、噩梦或意识模糊，停药后症状逐渐减轻至消失。

二、常用大环内酯类抗生素

红霉素（erythromycin）

红霉素从链霉菌培养液中提取获得，是第一个用于临床的大环内酯类抗生素，在中性溶液中稳定，在酸性（pH＜5）溶液中易发生水解而失去抗菌活性。

由于耐药性及不良反应，红霉素已逐渐被第二代大环内酯类抗生素所取代，但红霉素目前仍可作为治疗军团菌病、百日咳、空肠弯曲菌肠炎、支原体肺炎的首选药，也用于治疗厌氧菌引起的口腔感染和肺炎支原体、肺炎衣原体等所致的呼吸道及泌尿生殖系统感染。红霉素还可作为青霉素过敏患者的替代药物。

为了提高红霉素在酸性溶液中的稳定性，将制成各种酯化物，如依托红霉素、琥乙红霉素（erythromycin ethylsuccinate）、红霉素硬脂酸酯（erythromycin stearate）等，可口服给药。在体内水解释放出红霉素而起作用。依托红霉素为红霉素丙酸酯十二烷基硫酸盐，无味，又称无味红霉素，肝损伤作用较红霉素强，妊娠期患者或哺乳期妇女不宜应用。琥乙红霉素能透过胎盘屏障，也能进入乳汁，肝损伤较依托红霉素轻，妊娠期患者或哺乳期妇女不宜应用。

红霉素水溶性低，为了增加其水溶性，可与乳糖醛酸成盐，得到乳糖酸红霉素（erythromycin lactobionate），主要供静脉滴注。由于乳糖酸红霉素在酸性强的液体中抗菌活性消失及高浓度滴注可引起静脉炎，使用时，粉针剂须先以注射用水完全溶解，加入氯化钠注射液或5%葡萄糖溶液中，药物浓度为0.1%～0.5%，缓慢静脉滴注。如用葡萄糖溶液，须在100ml溶液中加入4%碳酸氢钠1ml。

【药物相互作用】

（1）红霉素可抑制卡马西平、苯妥英钠、丙戊酸钠的代谢，使后者的血药浓度增高而发生毒性反应。

（2）长期使用华法林的患者应用红霉素可导致凝血酶原时间延长，增加出血的危险性。

（3）红霉素与茶碱类药物合用可使茶碱的肝清除减少，导致茶碱血药浓度升高和毒性增加。与地高辛合用可使其血药浓度升高。

（4）红霉素与三唑仑合用，可减少后者的清除而增强其作用。

（5）与阿司咪唑合用可出现 Q-T 间期延长及严重心律失常。

罗红霉素（roxithromycin）

罗红霉素抗菌谱和抗菌作用与红霉素相仿，对革兰氏阳性菌的作用比红霉素略差，对肺炎衣原体、肺炎支原体的作用与红霉素相仿，对嗜肺军团菌、流感嗜血杆菌、卡他莫拉菌的作用比红霉素强。口服血药浓度高，体内分布广，扁桃体、鼻窦、中耳、肺、痰、前列腺及泌尿生殖组织中的药物浓度均可达到有效治疗水平。$t_{1/2}$ 为 8.4～15h。

克拉霉素（clarithromycin）

克拉霉素也称甲红霉素，是以甲氧基取代红霉素内酯环 6 位羟基得到的 14 元大环内酯类抗生素。对酸稳定，口服吸收迅速，生物利用度为 55%，单次给药 $t_{1/2}$ 为 4.4h。在体内分布广泛且在多种组织中的浓度高于血中浓度。抗菌活性强于红霉素，对革兰氏阳性菌的抗菌活性为大环内酯类抗生素中最强，对金黄色葡萄球菌和化脓性链球菌的 PAE 比红霉素长 3 倍，对厌氧菌、嗜肺军团菌、衣原体、流感嗜血杆菌、厌氧菌等作用也强于红霉素。可与阿莫西林联合用于幽门螺杆菌感染。

克拉霉素可影响卡马西平的体内代谢，两者合用时需注意后者的血药浓度。

阿奇霉素（azithromycin）

阿奇霉素又称阿奇红霉素，是在红霉素内酯环中加入了一个甲基化的氮原子而得到的 15 元大环内酯类抗生素。对酸稳定，口服吸收迅速。口服生物利用度为 37%，$t_{1/2}$ 长达 35～48h。分布广、组织细胞内浓度是血药浓度的 10～100 倍。对革兰氏阳性菌作用比红霉素略差，但对革兰氏阴性菌的作用强，对流感嗜血杆菌、淋病奈瑟球菌、卡他莫拉菌、弯曲菌属的作用强于红霉素。对肺炎支原体的抗菌作用为大环内酯类抗生素中最强。阿奇霉素也具有明显的 PAE。每日仅给药一次。

阿奇霉素与氨茶碱合用时应注意监测后者的血药浓度。与华法林合用时应注意检查凝血酶原时间。与含铝或镁的抗酸药同时服用可降低本药的血药浓度。

第三节　林可霉素类药物

林可霉素类抗生素包括林可霉素（lincomycin）和克林霉素（clindamycin）。林可霉素自链霉菌中获得，克林霉素是以氯取代林可霉素分子中第 7 位的羟基半合成的衍生物。两药具有相同的抗菌谱和抗菌机制，但克林霉素口服的生物利用度、抗菌活性及临床疗效均优于林可霉素，且毒性低于林可霉素。

【体内过程】

1. 吸收　口服给药均可吸收，但林可霉素生物利用度低，为 20%～35%，克林霉素口服吸收迅速完全，不受食物的影响，生物利用度高达 90%，血药浓度较高，为口服相同剂量林可霉素的 2 倍。

2. 分布　林可霉素和克林霉素吸收后分布广，可在全身组织和体液中迅速达到有效治疗浓度。骨组织中的浓度比血中浓度高，骨髓中药物浓度与血中浓度相等。能通过胎盘屏障并可从乳汁分泌。但两者均不能透过血脑屏障。克林霉素的血浆蛋白结合率高达 90% 以上，而林可霉素的结合率为 77%～82%。

3. 代谢与排泄　主要在肝中代谢，经胆汁和粪便排泄。克林霉素停药后在粪便中的抗菌活性可持续 5 日。林可霉素和克林霉素不被血液透析或腹膜透析所清除。

【药理作用】

1. 抗菌机制　作用机制与大环内酯类抗生素相同，能可逆地与细菌核糖体 50S 亚基结合，抑制细菌蛋白质的合成。本类药物易与革兰氏阳性菌的核糖体 50S 亚基结合，而难与革兰氏阴性杆菌的核糖体结合，故对革兰氏阴性杆菌无效。大环内酯类抗生素、氯霉素与林可霉素类能相互竞争结合部位，故不宜合用。

2. 抗菌谱　林可霉素和克林霉素对革兰氏阳性球菌和革兰氏阳性杆菌均具有较高的抗菌活性，如金黄色葡萄球菌（包括耐青霉素的菌株）、链球菌和白喉棒状杆菌等。最主要的特点是对各种厌氧菌包括脆弱类杆菌均有强大作用。克林霉素的抗菌活性较林可霉素强 4～8 倍。肺炎支原体、肠球菌、革兰氏阴性杆菌对本类药物不敏感。

3. 耐药性　细菌对林可霉素类耐药的机制与细菌对大环内酯类抗生素产生耐药的机制相同，与大环内酯类抗生素存在交叉耐药性。

【临床应用】　主要用于敏感的肺炎链球菌、溶血性链球菌、金黄色葡萄球菌及厌氧菌等所致的各种感染，如口腔感染、下呼吸道感染、皮肤软组织感染、腹腔感染及盆腔感染等。对金黄色葡萄球菌所致的骨髓炎可作为首选。

【不良反应】

1. 胃肠道反应　表现为食欲下降、恶心、呕吐、上腹部不适和腹泻，口服给药比注射给药多见，林可霉素的发生率比克林霉素高。严重者可发生假膜性肠炎，这是由大量繁殖的艰难梭菌产生的毒素所引起，可在用药期间，甚至在停药数周后出现。用本类药物时，应注意假膜性肠炎的发生。出现假膜性肠炎后，轻症患者停药即可，中度以上患者需补充水、电解质和蛋白质，并口服甲硝唑，无效者可改用万古霉素口服。

2. 过敏反应　可出现药物热、皮疹、荨麻疹、多形性红斑、剥落性皮炎，也可出现一过性中性粒细胞减少、血小板减少等。对本类药物过敏者禁用。

3. 神经肌肉阻滞作用　本类药物有神经肌肉阻滞作用，应避免与其他神经肌肉阻滞剂合用。在前列腺增生的老年男性偶见尿潴留。

4. 血压下降、心电图异常　林可霉素静脉快速给药可引起血压下降、心电图异常等，偶见呼吸停止。宜稀释后缓慢滴注。

5. 其他　偶见血清氨基转移酶增高等肝功能异常。本类药物因能通过胎盘屏障并可从乳汁分泌，妊娠及哺乳期患者应慎用。

【药物相互作用】　可增强吸入麻醉药、骨骼肌松弛药、氨基糖苷类抗生素等药物的神经肌肉阻滞作用。与阿片类镇痛药合用可导致呼吸延长或引起呼吸麻痹。

第四节　氯霉素类药物

氯霉素（chloramphenicol）

氯霉素是 1947 年从委内瑞拉链丝菌培养液中分离得到的一种抗生素，因结构中含氯，故命名为氯霉素。因结构简单，也是第一个可以全合成的抗生素。因可能诱发致命性的骨髓造血功能障碍，临床应用受到极大的限制。

【体内过程】 氯霉素口服吸收良好，2～3h 血药浓度达高峰，有效血药浓度维持 6～8h。血浆蛋白结合率为 50%～60%，广泛分布到全身组织和体液，脑脊液中浓度为血药浓度的 45%～99%。能进入细胞内，也可进入胎儿体内和乳汁。在肝 90% 与葡萄糖醛酸结合而失活，代谢产物和少量原型由尿排泄，在泌尿系统可达到有效抗菌浓度。

【药理作用】 氯霉素可与核蛋白体 50S 亚基可逆性结合，阻止肽链的延伸，从而抑制细菌蛋白质合成。其结合位点与大环内酯类和林可霉素类十分接近，与这些药物合用可能相互竞争结合部位而产生拮抗作用。

氯霉素为广谱、强效、速效抑菌药；但对流感嗜血杆菌、脑膜炎奈瑟菌、肺炎链球菌等具有杀灭；对革兰氏阴性菌的作用强于革兰氏阳性菌，对革兰氏阳性菌的作用不如青霉素类和四环素类。对螺旋体、支原体、立克次体等也较敏感。对结核分枝杆菌、病毒、真菌和原虫无效。

革兰氏阳性菌和革兰氏阴性菌均可通过突变、接合或转导机制，获得氯霉素耐药基因，但耐药性产生较慢。

【临床应用】 氯霉素可能对血液系统产生致命性的毒性作用，应严格掌握适应证，一般不作首选药。用药期间应定期检查血常规。

1. 耐药菌引起的严重感染 如不能使用青霉素类的脑膜炎、多药耐药的流感嗜血杆菌感染，且病情严重、危及生命。

2. 伤寒 首选氟喹诺酮类或第三代头孢菌素，具有速效、低毒、复发少和愈后不带菌等特点。

3. 立克次体感染 立克次体重度感染（斑疹伤寒、Q 热和恙虫病等）的孕妇、8 岁以下儿童、四环素类药物过敏者可选用。

4. 其他 与其他抗菌药联合应用治疗腹腔和盆腔的厌氧菌感染；也可眼科局部用药治疗敏感菌引起的眼内感染、全眼球感染、沙眼和结膜炎。

【不良反应】

1. 血液系统毒性 当其他抗菌药物能够安全有效控制病情或感染原因不明时，绝不要使用氯霉素。①可逆性血细胞减少：较常见，发病率和严重程度与剂量大和疗程长有关，表现为贫血、白细胞减少症或血小板减少症，特别是粒细胞减少，及时停药后可以恢复。部分患者可能发展为致死性再生障碍性贫血或急性髓细胞性白血病。②再生障碍性贫血：发病率与用药量、疗程无关，一次用药也可发生。发生率低（1/30 000），但死亡率很高。发生机制不明，女性发生率高于男性，多在停药数周或数月后发生。幸存者日后发生白血病的概率很高。

使用氯霉素治疗前、后及疗程中，应系统监测血常规，出现异常立即停药，并作相应处理；避免长疗程用药；禁止与其他骨髓抑制药物合用。

2. 灰婴综合征（gray syndrome） 早产儿和新生儿肝合成葡萄糖醛酸转移酶能力差，肾排泄功能不完善，对氯霉素消除能力差，大剂量使用氯霉素可致蓄积中毒，出现畏食、腹胀、呕吐、呼吸不规则、循环衰竭、进行性血压下降、皮肤苍白、发绀等，称为灰婴综合征。一般发生在用药后第 2 日～第 9 日，死亡率极高，2 日内的死亡率可高达 40%。大龄儿童甚至成人在用药剂量过大或肝功能不全时也可发生。早产儿、新生儿、妊娠末期和哺乳期妇女应避免使用，婴幼儿必须应用本药时需监测血药浓度。婴幼儿（特别是早产儿）应慎用氯霉素滴眼液。

3. 其他　口服用药可出现恶心、呕吐、腹泻等胃肠道反应；少数患者有过敏反应（皮疹、药物热、血管神经性水肿）、视神经炎、视力障碍等；对葡萄糖-6-磷酸脱氢酶缺乏的患者易诱发溶血性贫血；长期用药可致二重感染、维生素 K 缺乏症。原有肝病者可出现黄疸、脂肪肝甚至急性重型肝炎。葡萄糖-6-磷酸脱氢酶缺乏者、肝功能减退患者应避免使用。

甲砜霉素（thiamphenicol）

甲砜霉素又名甲砜氯霉素，是以甲砜基取代氯霉素的苯对硝基而得，其水溶性和稳定性高，口服吸收完全；抗菌谱、抗菌活性、适应证及不良反应与氯霉素相似，与氯霉素之间有完全交叉耐药性，但细菌对甲砜霉素的耐药性产生较慢。在肝内不与葡萄糖醛酸结合，血中游离型药物多，抗菌活性较强。体内 70%～90% 以原型由肾排泄，肾功能减退者应减少剂量。主要用于轻症感染，一般不用于细菌性脑膜炎。本药对血液系统毒性主要为可逆性血细胞减少，发生率高于氯霉素，未见诱发致死性再生障碍性贫血和灰婴综合征的报道。

第五节　噁唑烷酮类

利奈唑胺（linezolid）

噁唑烷酮类抗菌药是继磺胺类和氟喹诺酮类后的一类新型人工合成抗菌药。而利奈唑胺（图 41-1）是第一个在临床应用的噁唑烷酮类抗菌药。

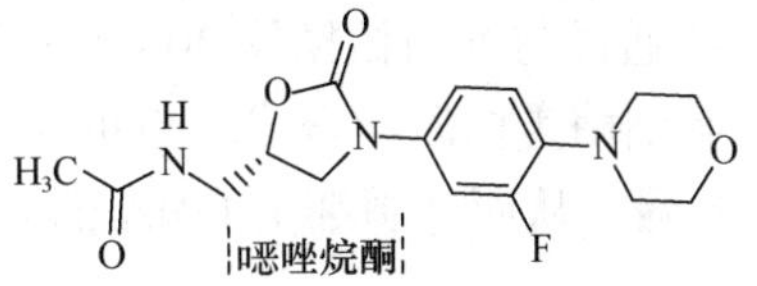

图 41-1　利奈唑胺的结构式

【体内过程】　口服生物利用度可达 100%，体内分布广泛，肺、骨、关节、脑脊液等组织及体液浓度高（动物实验，炎性分泌物中浓度可达血浓度 80%）。血浆蛋白结合率 31%。以原型和代谢产物经肾排泄。消除 $t_{1/2}$ 为 4.5～5.5h。有报道儿童体内清除率高而 AUC 低，临床应用时应注意调整剂量。

【药理作用】　本药抗菌谱几乎覆盖全部革兰氏阳性致病菌，对葡萄球菌、肺炎链球菌、酿脓链球菌、粪肠球菌、屎肠球菌等常见革兰氏阳性菌有强大抗菌活性，尤其对耐药菌如 MRSA、MASE、耐青霉素肺炎链球菌（PRSP）、耐万古霉素肠球菌（VRE）等有高度抗菌活性。对部分厌氧菌作用较甲硝唑强。对大多数革兰氏阴性菌及衣原体、支原体、军团菌等无明显作用。

本药通过与细菌核糖体 50S 亚基结合，抑制 mRNA 与核糖体连接，阻止 70S 起始复合物的形成，干扰细菌蛋白质合成的起始阶段而发挥抗菌作用。

利奈唑胺与其他抑制蛋白质合成的抗菌药不易形成交叉耐药。

【临床应用】　主要用于治疗耐药革兰氏阳性菌引起的感染，如耐万古霉素肠球菌感染，耐药肺炎链球菌、耐药金黄色葡萄球菌、耐药表皮葡萄球菌等引起的医院获得性肺炎，社区获得性肺炎及骨髓、皮肤软组织感染等。

【不良反应】 多见腹泻、恶心、头痛、口腔念珠菌病、阴道念珠菌病、味觉改变、肝功能异常等，多为轻中度，不影响用药。有报道本药可引起血小板减少症及可逆性骨髓抑制。长期应用可能引起可逆性视神经病变和不可逆的外周神经病变，可能与抑制线粒体的蛋白质合成有关。

第六节　四环素类药物

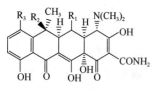

图 41-2　四环素类结构式

四环素类（tetracyclines）属于广谱抗生素，因其化学结构上含有四个环而得名（图 41-2），对革兰氏阳性细菌和革兰氏阴性细菌、立克次体、支原体、衣原体等均有抑制作用。

四环素类分为天然品和半合成品。天然品有四环素（tetracycline）、土霉素（tetramycin）、金霉素（chlortetracycline）和地美环素（demeclocycline）等；半合成品有多西环素（doxycycline）、美他环素（metacycline）和米诺环素（minocycline）。由于天然四环素类耐药菌株较多、疗效较差，临床已基本不用。而半合成四环素类具有口服吸收好、抗菌活性高、耐药菌株少、不良反应轻等优点，故临床应用较多。

本类药物呈酸、碱两性，但在酸性溶液中较稳定，在碱性溶液中易破坏，临床一般用其盐酸盐。

【药理作用】

1. 抗菌机制 本类药物主要通过与细菌核糖体 30S 亚基结合，阻止氨基酰-tRNA 进入 A 位，抑制肽链延伸，从而抑制细菌蛋白质的合成；也可通过影响细菌细胞膜的通透性，导致细胞内核苷酸等重要物质外漏，从而抑制细菌 DNA 的复制。四环素类为快速抑菌剂，高浓度时也有杀菌作用。

2. 抗菌谱 抗菌谱广，对多种革兰氏阳性菌、革兰氏阴性菌、厌氧菌、立克次体、支原体、衣原体、螺旋体及某些原虫等均有抑制作用，但对病毒和真菌无效。

3. 耐药性 细菌对四环素类耐药性的形成为渐进型。近年来耐药菌株日益增多，如金黄色葡萄球菌、肺炎链球菌、大肠埃希菌、志贺菌属等。四环素、土霉素、金霉素之间为完全交叉耐药，但是对天然四环素耐药的菌株对半合成四环素可能仍敏感。细菌对四环素类产生耐药性的机制主要有如下几点。①细菌生成核糖体保护蛋白，阻碍药物与核糖体结合；②细菌对药物的外排系统功能增强；③细菌产生灭活酶，使药物失活。

【临床应用】 四环素类药物首选治疗立克次体感染（斑疹伤寒、恙虫病等）、支原体感染（支原体肺炎和泌尿生殖系统感染等）、衣原体感染（鹦鹉热、沙眼和性病性淋巴肉芽肿等）及螺旋体感染（回归热等）；还可首选治疗鼠疫、布鲁菌病、霍乱、幽门螺杆菌感染引起的消化性溃疡、肉芽肿鞘杆菌感染引起的腹股沟肉芽肿及牙龈卟啉单胞菌引起的牙周炎。使用本类药物时首选多西环素。

四环素（tetracycline）

【抗菌特点】 四环素对革兰氏阳性菌的抑制作用强于阴性菌，但对革兰氏阳性菌的作用不如青霉素类和头孢菌素类，对革兰阴性菌的作用不如氨基糖苷类和氯霉素类。极高浓度时具有杀菌作用。对伤寒和副伤寒杆菌、铜绿假单胞菌、结核分枝杆菌、真菌及病毒无效。

【体内过程】　食物或其他药物中的 Fe^{2+}、Ca^{2+}、Mg^{2+}、Al^{3+} 等金属离子与四环素络合而减少其吸收；碱性药、H_2 受体阻滞药或抗酸药可降低四环素的溶解度，减少其吸收；胃酸、酸性药物如维生素 C 可促进其吸收；与铁剂或抗酸药并用时，应间隔 2~3h。四环素体内分布广泛，可进入胎儿循环和乳汁，并可沉积于新形成的牙齿和骨骼中，胆汁中的浓度为血药浓度的 10~20 倍。20%~55% 由肾排泄，碱化尿液可促进药物排泄。消除 $t_{1/2}$ 为 6~9h。

【临床应用】　由于耐药菌株日益增多和药物不良反应，四环素一般不作为首选药。

【不良反应】

1. 局部刺激　口服可引起恶心、呕吐、腹泻等症状；肌内注射刺激性大，禁用；静脉滴注易引起静脉炎。

2. 二重感染　常见的有白色念珠菌感染（如鹅口疮、肠炎和阴道炎等）和难辨梭菌感染（如假膜性肠炎）。婴儿、老年人、体弱者、合用糖皮质激素或抗肿瘤药的患者易发生。假膜性肠炎较严重，患者剧烈腹泻，严重脱水，甚至休克、死亡，可口服万古霉素或甲硝唑治疗。

3. 对骨骼和牙齿生长的影响　四环素类药物与新形成的骨骼和牙齿中的钙结合，造成恒齿永久性色素沉着（俗称牙齿黄染），牙釉质发育不全，还可抑制胎儿、婴幼儿骨骼发育。孕妇、哺乳期妇女及 8 岁以下小儿禁用四环素类药物。

4. 其他　长期大剂量使用四环素可致严重肝损伤，多见于孕妇特别是肾功能异常的孕妇。偶见过敏反应，并有交叉过敏。也可引起光敏反应和前庭反应如头晕、恶心、呕吐等。

多西环素（doxycycline）

多西环素又名强力霉素，属长效半合成四环素类，是四环素类药物中的首选药。抗菌活性比四环素强 2~10 倍，具有强效、速效、长效的特点；抗菌谱与四环素相同，对四环素或土霉素耐药的金葡球菌对本药仍敏感，但与其他同类药物有交叉耐药；消除 $t_{1/2}$ 长达 12~22h。每日用药 1 次。

口服吸收快而完全，不易受食物影响。大部分药物随胆汁进入肠道排泄，肠道中的药物多以无活性的结合型存在，很少引起二重感染。少量药物经肾排泄，肾功减退时粪便中药物排泄增多，故肾衰竭时也可使用。临床适应证见前述四环素，此外特别适合身外感染伴肾衰竭者（其他多数四环素类药物可加重肾衰竭）及胆道系统感染，也用于酒糟鼻、痤疮、前列腺炎和呼吸道感染如支气管炎、肺炎。

本品可引起恶心、呕吐、腹泻、舌炎和肛门炎，应饭后服用，并以大量水送服，服药后保持直立体位 30min 以上，以免引起食管炎；静脉注射可引起舌麻木及口腔异味感；易致光敏反应；其他不良反应少于四环素。长期应用苯妥英钠或巴比妥类药物的患者，多西环素的 $t_{1/2}$ 可缩短至 7h。

米诺环素（minocycline）

米诺环素又名二甲胺四环素，口服吸收率接近 100%，不易受食物影响，但抗酸药或多价金属离子仍可减少其吸收。其脂溶性高于多西环素，组织穿透力强，分布广泛，脑脊液中的浓度高于其他四环素类。在体内部分代谢，消除 $t_{1/2}$ 为 11～22h，肾衰竭的患者 $t_{1/2}$ 为略延长，肝衰竭对 $t_{1/2}$ 无明显影响。

抗菌谱与四环素相似，抗菌活性强于其他同类药物，对四环素或青霉素类耐药的 A 群和 B 群链球菌、金黄色葡萄球菌和大肠埃希菌对米诺环素仍敏感。主要用于治疗酒糟鼻、痤疮和沙眼衣原体所致的性病及上述耐药菌株所致的感染。

除四环素类共有的不良反应外，本药可引起独特的前庭反应，表现恶心、呕吐、眩晕、运动失调等症状，首剂服用可迅速出现，女性高于男性，12%～52% 的患者因症状严重而停药，停药 24～48h 症状可消失。用药期间不宜从事事高空作业、驾驶和机器操作。本品一般不作为首选药。

复习思考题

问答题

1. 试述氨基糖苷类抗生素的抗菌作用和临床应用。
2. 氨基糖苷类抗生素的不良反应有哪些？应用注意事项有哪些？
3. 简述链霉素、庆大霉素、阿米卡星和奈替米星的特点。
4. 简述大环内酯类抗生素的临床应用及不良反应。
5. 与红霉素比较，罗红霉素、克拉霉素和阿奇霉素分别具有什么特点？
6. 林可霉素类有哪些不良反应？与林可霉素比较，克林霉素有哪些优点？
7. 四环素类和氯霉素的抗菌谱有何差异？
8. 应用四环素类药物应注意什么？
9. 氯霉素有哪些严重不良反应？应用时应注意什么？

第四十二章　抗叶酸代谢药

第一节　磺胺类药物

一、概　述

磺胺类药物（sulfonamides）为对氨苯磺酰胺的衍生物（图 42-1），属广谱抑菌药，曾广泛用于临床。但由于磺胺类药物的不良反应及近年来抗生素和喹诺酮类药物的快速发展，使其临床地位逐渐下降。然而，磺胺类药物对流行性脑脊髓膜炎和鼠疫等感染性疾病疗效显著，且使用方便、性质稳定、价格低廉，特别是与甲氧苄啶（trimethoprim，TMP）联用能使抗菌谱扩大、疗效明显增强、耐药菌减少，其临床应用重新受到重视。

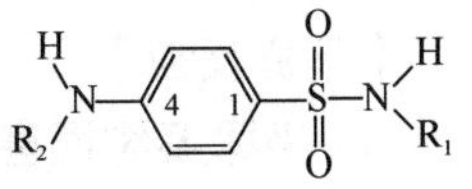

图 42-1　磺胺类化学结构

【药物分类】　磺胺类药物的基本结构为对氨苯磺酰胺，含有苯环、对位氨基和磺酰胺基。根据口服吸收特点及临床用途，可将磺胺药分为以下三大类。

1. 肠道易吸收类　用于全身感染。根据血浆 $t_{1/2}$ 分为 3 类：①短效类（$t_{1/2} < 10h$），如磺胺异噁唑（sulfafurazole，SIZ）；②中效类（$t_{1/2}$ 在 $10 \sim 24h$），如磺胺嘧啶（sulfadiazine，SD）和磺胺甲噁唑（sulfamethoxazole，SMZ）；③长效类（$t_{1/2} > 24h$），如磺胺多辛（sulfadoxine）。

2. 肠道难吸收类　用于肠道感染，如柳氮磺吡啶（sulfasalazine，SASP）。

3. 外用类　如磺胺米隆（sulfamylon，SML）、磺胺嘧啶银（sulfadiazine silver，SD-Ag）、磺胺醋酰（sulfacetamide，SA）。

短效磺胺药需每日多次用药，不良反应较多，现已少用或不用。长效磺胺药中的磺胺多辛因抗菌活性弱、易引起过敏反应多、细菌容易产生耐药而不单独应用，目前主要与乙胺嘧啶合用治疗氯喹耐药的恶性疟疾。

【体内过程】　肠道易吸收类磺胺药体内分布广泛，血浆蛋白结合率为 25%～95%，主要在肝代谢为无活性的乙酰化物，也可与葡萄糖醛酸结合。以原型、乙酰化物、葡萄糖醛酸结合物三种形式经肾排泄。药物原型及其乙酰化物在碱性尿液中溶解度高，在酸性尿液中易析出结晶。乙酰化物的溶解度低于原型药物。肠道难吸收类药物必须在肠腔内水解，使对位氨基游离才能发挥抗菌作用。

【作用机制】　对磺胺药敏感的细菌不能利用外源性叶酸，必须以蝶啶、对氨苯甲酸（PABA）为原料，在二氢蝶酸合酶（dihydropteroate synthase）的作用下生成二氢蝶酸，并进一步与谷氨酸结合生成二氢叶酸，后者在二氢叶酸还原酶催化下生成四氢叶酸。四氢叶酸活化后，可作为一碳基团载体的辅酶参与嘧啶核苷酸和嘌呤的合成。磺胺药与 PABA 结构相似，可与之竞争二氢蝶酸合酶，阻止细菌二氢叶酸合成，从而发挥抑菌作用。PABA 与二氢蝶酸合酶的亲和力比磺胺药强数千倍，故应用磺胺药时应首剂加倍。脓液和坏死组织中含有大量 PABA，普鲁卡因在体内水解也可产生 PABA，均可使磺胺药的抗菌作用减弱。

【药理作用】 磺胺药抗菌谱较广，对大多数革兰氏阳性菌和革兰氏阴性菌有良好的抗菌活性，其中最敏感的为 A 群链球菌、肺炎链球菌、脑膜炎奈瑟菌、淋病奈瑟菌、鼠疫耶氏菌和诺卡菌属，其次是大肠埃希菌、志贺菌属、布鲁斯菌属、变形杆菌属、伤寒沙门菌，对沙眼衣原体、疟原虫、卡氏肺孢子虫和弓形虫滋养体也有抑制作用。对支原体、立克次体和螺旋体无效，甚至促进立克次体生长。磺胺米隆和磺胺嘧啶银对铜绿假单胞菌有效。

【耐药性】 细菌通过基因突变或质粒介导而对磺胺药产生耐药性。细菌耐药机制有如下几点。①通过合成大量的 PABA 对抗磺胺药的作用；②产生对磺胺药低亲和性的二氢蝶酸合酶；③降低对磺胺药的通透性而使菌体内药物浓度降低；④改变代谢途径而直接利用外源性叶酸。

【不良反应】

1. 泌尿系统损害 磺胺药及其乙酰化物在尿液中析出结晶，可引起结晶尿、血尿、尿痛和尿闭等症状。服用磺胺嘧啶或磺胺甲异噁唑时，应适当增加饮水量并同服等量碳酸氢钠以碱化尿液，服用 1 周以上者应定期检查尿液。

2. 过敏反应 药物热和皮疹（可出现固定性药疹）较多见，偶致多形红斑、剥脱性皮炎，后者严重时可致死。本类药物间有交叉过敏反应，有过敏史者禁用。

3. 血液系统反应 长期应用可能抑制骨髓造血功能，导致白细胞减少、血小板减少甚至再生障碍性贫血，发生率极低但可致死。用药期间应定期查血常规。

4. 中枢神经系统反应 少数患者出现头晕、头痛、萎靡和失眠等症状，用药期间避免高空作业和驾驶。

5. 其他 口服引起恶心、呕吐、上腹部不适和食欲缺乏，餐后服或同服碳酸氢钠可减轻；可致肝损伤甚至急性重型肝炎，肝功受损者禁用；新生儿、早产儿、孕妇、哺乳妇女禁用，以免药物竞争血浆蛋白而置换出胆红素，导致小儿黄疸甚至胆红素脑病。

二、常用的磺胺类药物

磺胺嘧啶（sulfadiazine，SD）

磺胺嘧啶口服易吸收，血浆蛋白结合率为 45%，易透过血脑屏障，脑脊液中浓度最高可达血药浓度的 80%，故可作为预防和治疗流行性脑脊髓膜炎的首选药；也可作为治疗诺卡菌属引起的肺部感染、脑膜炎和脑脓肿；与乙胺嘧啶合用治疗弓形虫病；与甲氧苄啶合用（双嘧啶片）产生协同抗菌作用。

磺胺甲噁唑（sulfamethoxazole，SMZ）

磺胺甲噁唑又名新诺明，消除 $t_{1/2}$ 为 10~12h。脑脊液中浓度低于 SD，但仍可用于预防流行性脑脊髓膜炎。也适用于治疗大肠埃希菌等敏感菌引起的泌尿系感染。主要与甲氧苄啶合用，产生协同抗菌作用扩大临床适应证范围。

柳氮磺吡啶（sulfasalazine，SASP）

柳氮磺吡啶口服生物利用度为 10%~20%，药物大部分集中在小肠远端和结肠。本身无抗菌活性，在肠道碱性环境和局部微生物作用下分解成磺胺吡啶和 5-氨基水杨酸。前者抗菌作用较弱，后者具有抗炎和免疫抑制作用。主要用于治疗炎性肠病、溃疡性结肠炎；也可用于治疗强直性脊柱炎、牛皮癣性关节炎、肠道或泌尿生殖道感染所致的反应性关节炎；与甲氨蝶呤合用治疗类风湿关节炎可获得较好疗效，但作用机制不十分清楚。长期用药不良反应较多，如恶心、呕吐、皮疹、药物热、溶血性贫血和粒细胞减少等，还可影响精子活力导致不育症。

磺胺米隆（sulfamylon，SML）

磺胺米隆又名甲磺灭脓，对铜绿假单胞菌、金黄色葡萄球菌和破伤风梭菌有抗菌作用，抗菌作用不受脓液和坏死组织中 PABA 的影响。可迅速渗入创面和焦痂，适用于烧伤或大面积创伤后的创面感染，并能提高植皮的成活率，但可引起用药局部疼痛和烧灼感。大面积使用其盐酸盐可能导致酸中毒，应选用其醋酸盐。

磺胺嘧啶银（sulfadiazine silver，SD-Ag）

磺胺嘧啶银又名烧伤宁，具有磺胺嘧啶的抗菌作用和银盐的收敛作用。抗菌谱广，对大多数革兰阳性菌和阴性菌有良好的抗菌活性，抗菌作用不受脓液 PABA 的影响，抗铜绿假单胞菌的作用明显强于磺胺米隆。临床用于预防和治疗 II、III 度烧伤或烫伤的创面感染，并可促进创面干燥、结痂和愈合。

磺胺醋酰（sulfacetamide，SA）

磺胺醋酰的钠盐水溶液呈中性，几乎无刺激性，组织穿透力强。适用于敏感菌所致眼部感染沙眼、结膜炎和角膜炎。

第二节 甲氧苄啶及复方磺胺

一、甲氧苄啶

甲氧苄啶（trimethoprim，TMP）口服吸收快而完全，消除 $t_{1/2}$ 为 11h，体内分布广泛，脑脊液中浓度较高，炎症时接近血药浓度。

抗菌谱与 SMZ 相似，属抑菌剂；抗菌活性比 SMZ 强数十倍，但单独应用细菌易产生耐药性，与磺胺药或某些抗生素合用具有增效作用，又名磺胺增效剂或抗菌增效剂。抗菌机制是抑制细菌二氢叶酸还原酶，阻碍细菌四氢叶酸合成，从而干扰核酸合成。其与细菌二氢叶酸还原酶的亲和力比与哺乳动物二氢叶酸还原酶的亲和力高 5 万～10 万倍，故对人体毒性小。但对某些敏感的患者也可引起叶酸缺乏症，导致巨幼红细胞贫血、白细胞减少及血小板减少等，一般较轻，停药后可恢复。

二、复方磺胺甲噁唑

复方磺胺甲噁唑（cotrimoxazole，SMZco）又名复方新诺明，是 SMZ 与 TMP 按 5 : 1 制成的复方制剂（常用 400mg SMZ+80mg TMP），二者的主要药代动力学参数相近。SMZco 可双重阻断细菌四氢叶酸合成（SMZ 抑制二氢蝶酸合酶，TMP 抑制二氢叶酸还原酶），抗菌活性是两要单独等量应用时的数倍至数十倍，甚至呈现杀菌作用；抗菌谱扩大，耐药株性产生减少。对耐磺胺药的细菌如大肠埃希菌、伤寒沙门菌和志贺菌属仍敏感。SMZco 广泛用于大肠埃希菌、变形杆菌和克雷伯杆菌引起的泌尿道感染；肺炎链球菌、流感嗜血杆菌和大肠埃希菌引起的上呼吸道或支气管感染；腹股沟肉芽肿；霍乱弧菌引起的霍乱；伤寒沙门菌引起的伤寒；志贺菌属引起的肠道感染；卡氏肺孢子虫肺炎；诺卡菌属引起的诺卡菌病。

复习思考题

问答题

1. 磺胺类药物的抗菌机制是什么？其主要不良反应有哪些？
2. 简述复方磺胺甲噁唑组成的药理学依据。

第四十三章　其他抗菌药

本章药物抗菌作用确切，但作用机制尚不完全清楚。

第一节　硝基呋喃类

硝基呋喃类是一类含有硝基呋喃共性结构（图 43-1）的合成抗菌药物。

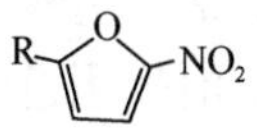

图 43-1　硝基呋喃类结构式

呋喃妥因（nitrofurantoin）

呋喃妥因又名呋喃坦啶，对多数革兰氏阳性菌和革兰氏阴性菌具有抑菌或杀菌作用，耐药菌株形成缓慢，与其他类抗菌药之间无交叉耐药。抗菌机制不清。口服后迅速吸收，在血液中被迅速破坏，消除 $t_{1/2}$ 约 30min，不能用于全身感染。给药量的 40%～50% 以原型随尿排泄，棕色代谢产物使尿液变色。主要用于大肠埃希菌、肠球菌和葡萄球菌引起的泌尿道感染。尿液 pH 为 5.5 时，抗菌作用最佳。常见不良反应有恶心、呕吐、腹泻；偶见皮疹、药物热等过敏反应；大剂量或久用可引起头痛、头晕和嗜睡等，甚至引起周围神经炎；长期应用也可造成肺浸润和肺纤维化。对葡萄糖-6-磷酸脱氢酶缺乏者可引起溶血性贫血，应禁用。肾衰竭者禁用。

呋喃唑酮（furazolidone）

呋喃唑酮又名痢特灵。口服不易吸收，在肠道浓度高。抗菌谱与呋喃妥因相似。主要用于治疗细菌性痢疾、肠炎和霍乱等肠道感染性疾病；因具有抑制幽门螺杆菌、抑制胃酸分泌和保护胃黏膜作用，也用于治疗消化性溃疡；栓剂可用于治疗阴道滴虫病。不良反应同呋喃妥因。

第二节　硝基咪唑类

硝基咪唑类是一类含有硝基咪唑结构（图 43-2）的化学合成抗菌药。

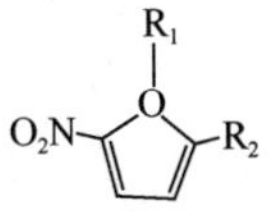

图 43-2　硝基咪唑类化学结构

甲硝唑（metronidazole）

甲硝唑又名灭滴灵。

【体内过程】　口服生物利用度约 80%，血浆蛋白结合率低于 20%，广泛分布于各组织和体液，能通过血脑屏障，脑脊液、胎盘、唾液、乳汁、胆汁中的药物浓度与血药浓度接近，肝、肺、骨、精液、阴道分泌物中均可达到有效浓度。在体内经侧链氧化或与葡萄糖醛酸结合而代谢，代谢物及部分原型由肾排泄（占总量的 60%～80%），少量由粪便排出，消除 $t_{1/2}$ 约为 8h。肝、肾功能障碍患者药物体内过程无明显变化。

【药理作用】

甲硝唑对需氧菌无抗菌作用，对大多数革兰氏阳性和革兰氏阴性厌氧菌均具有强大杀灭作用，对脆弱类杆菌尤为敏感。其分子中的硝基在细胞内无氧或少氧环境中被还原成氨基，从而抑制病原体 DNA 合成。此外，本品对破伤风梭菌、滴虫、阿米巴滋养体和贾第鞭毛虫也有较强的杀灭作用。

【临床应用】

1. 预防和治疗厌氧菌感染：甲硝唑是目前临床治疗厌氧菌感染首选药物。主要用于治疗厌氧菌引起的口腔、腹腔、女性生殖器、下呼吸道、骨和关节等部位的感染，对梭状芽孢杆菌引起的伪膜性肠炎和幽门螺杆菌感染的消化性溃疡有特效。

2. 治疗毛囊虫病、痤疮、酒渣鼻等。

3. 治疗阴道滴虫病、贾第鞭毛虫病、各型阿米巴原虫感染的首选药物。

【不良反应】 一般较治疗量的甲硝唑不良反应很少。最常见的有恶心和口腔金属味，偶见呕吐、腹泻、腹痛等胃肠反应；少数患者可出现荨麻疹、红斑、瘙痒、白细胞暂时性减少等过敏反应；极少数患者可出现头昏、眩晕、共济失调、惊厥和肢体感觉异常等神经系统症状，由于严重的感觉障碍恢复慢且不完全，故一旦发生应立即停药。甲硝唑可抑制醛代谢，故用药期间和停药后 1 周内应忌酒。动物实验证明，长期大量口服有致癌和致突变作用，孕妇禁用。

替硝唑（tinidazole）

替硝唑抗菌作用与甲硝唑相似，但 $t_{1/2}$ 较长、抗菌活性较高，不良反应较少，耐受性好。临床应用及注意事项同甲硝唑。

复习思考题

问答题

甲硝唑有何抗菌活性？

第四十四章 抗结核病药及抗麻风病药

结核病和麻风病的病原菌均属于分枝杆菌属，其特点有生长缓慢、对药物不敏感、在宿主体内生长环境不利于药物作用的发挥等。所致疾病治疗周期长，容易产生耐药性，从而使治疗变得复杂、困难。

第一节 抗结核病药

一、概　　述

结核病是由结核分枝杆菌引起的传染性疾病，结核分枝杆菌可侵犯到全身各个脏器，以肺结核最多见。历史上，结核病对人类造成了很大危害。自链霉素等抗结核药物用于结核病治疗以来，其发病率及病死率均有极大降低。随着药物长期广泛应用，不合理、不规范用药等引发的耐药结核病，尤其是多药耐药性结核病（multidrug-resistant tuberculosis，MDR-TB）和广泛耐药结核病（extensively drug-resistant tuberculosis，EDR-TB），以及伴有艾滋病结核双重感染急剧增加，使结核病再次成为致死率最高的传染性疾病。据 WHO 估计，世界上有 1/3 的人口感染（过）结核；感染者中，约 2/3 没有得到全面正确的治疗。中国结核发病率排名世界第二，占全球所有病例的 15%，每年确诊的新增病例约达 800 万。目前我国约有 5.5 亿人感染过结核菌，感染率达到 44.5%，比全球平均水平高出 1/3；活动性肺结核患者约 450 万。据统计，目前结核病死亡率依然居于人类传染病之首。

抗结核病药（antituberculous drugs）是一组不同化学结构，通过不同作用机制抑制结核菌生长繁殖或杀灭结核菌的药物。根据其疗效、不良反应可分为一线抗结核药（利福平、异烟肼、乙胺丁醇、吡嗪酰胺）和二线抗结核药（对氨基水杨酸、丙硫异烟胺、卡那霉素等）。一线药物是指疗效高、不良反应少、患者较易接受的药物，二线药物则是指对一线药物产生耐药或者患者有免疫力低下等因素如 HIV 感染时使用的药物。近年来，针对多药耐药性结核杆菌感染，一些新的氨基糖苷类、利福霉素类抗生素及氟喹诺酮类、硝基咪唑吡喃等合成抗菌药也开始用于结核治疗，以提高治疗效果。

二、常　用　药　物

异烟肼（isoniazid，INH）

异烟肼又名雷米封（rimifon），是异烟酸的酰肼，具有对结核杆菌杀菌作用强、疗效高、不良反应少、可以口服及价格低廉等特点，为异烟肼敏感菌株而患者又能够耐受的结核病首选药物。

【体内过程】　异烟肼口服或注射均易吸收。口服后 1～2h 血浆浓度可达高峰，并迅速分布于全身体液和细胞质中，其中脑脊液、胸腹水、关节腔、肾、纤维化或干酪样病灶及淋巴结中含量较高。异烟肼大部分在肝脏内乙酰化为无效的乙酰异烟肼和异烟酸，少部分以原型从尿中排出。异烟肼在体内的乙酰化过程是在肝脏中乙酰转移酶的作用下完成的。

当机体内缺乏 N-乙酰转移酶时，乙酰化过程受阻，异烟肼的代谢减慢，易致蓄积中毒。

人类对异烟肼乙酰化代谢的速度存在明显的种族及个体差异，临床上依据体内异烟肼乙酰化速度的快慢将人群分为两种类型：快代谢型和慢代谢型，前者 $t_{1/2}$ 约为 70min，后者为 3h。据统计，欧美国家中慢代谢型约占 50%，而我国及其他亚洲国家中慢代谢型仅占 25.6%。尿中原型药物排出量、不良反应亦随乙酰化快慢不同而有差异。快代谢型者尿中原型药物少，不良反应中以肝毒性多见；慢代谢型者尿中原型药物多（可为前者 10 倍以上），不良反应中以周围神经炎多见。对于快代谢型患者，间歇给药可使疗效降低。

【药理作用】 异烟肼抗菌作用机制尚未完全阐明，可能为抑制结核分枝菌酸（mycolic acid）合成所致。分枝菌酸是结核杆菌细胞壁的重要组成部分，只存在于分枝杆菌中。分枝杆菌不同于其他细菌之处在于其细胞壁含有大量的脂质，而该脂质的主要成分是分枝菌酸。异烟肼能抑制分枝菌酸的合成，从而破坏胞壁的完整性，使细菌丧失耐酸性、疏水性和增殖力而死亡。因此异烟肼对结核杆菌具有高度选择性，而对其他细菌无作用。

异烟肼对结核杆菌具有高度选择性。其对繁殖期结核杆菌有强大的杀灭作用，而对静止期结核杆菌作用较弱且慢。可渗入纤维化、干酪化病灶及细胞内发挥作用。

结核菌对异烟肼易产生耐药性，但同时其致病力也降低。耐药菌在药物停止接触一段时间后可恢复敏感。与其他抗结核药物联合应用，可明显延缓耐药性产生并提高疗效。

【临床应用】 异烟肼是治疗各类结核病的首选药物。对新发生渗出性病灶疗效最好，对干酪性病灶亦有较好疗效。

1. 与其他抗结核药物联合应用治疗各型结核病 对急性粟粒性结核及结核性脑膜炎需增大剂量，延长疗程。早期应用静脉内给药，待病情稳定后改为口服。

2. 预防性治疗 对下述情况之一者，应以异烟肼单用或与其他抗结核药物联合进行预防性治疗：①有结核病史的人类免疫缺陷病毒感染者；②与新近诊断为传染性肺结核病患者有密切接触的 PPD（purified protein derivative，纯结核菌素蛋白衍化物）试验阳性幼儿和青少年；③未接种卡介苗的 5 岁以下儿童 PPD 试验阳性者；④患糖尿病、矽肺、长期使用肾上腺皮质激素或免疫抑制药等 PPD 阳性患者；⑤PPD 试验强阳性的可疑结核病患者。

【不良反应】 异烟肼不良反应发生率和症状类型与用药量及患者乙酰化类型有关。一般治疗量（每日 300mg 以下）不良反应少而轻。

1. 肝毒性 多发生于用药 1~2 个月或 4~6 个月后，以 35 岁以上或快代谢型患者多见。异烟肼可损伤肝细胞，使氨基转移酶升高，少数患者可出现黄疸，严重时亦可出现肝小叶坏死，甚至死亡。异烟肼导致肝损伤的机制目前尚不清楚，可能与异烟肼在肝脏的乙酰化代谢过程有关，故应定期检查肝功。乙醇可增加肝毒性发生率，应禁酒。

2. 神经系统 主要为周围神经炎。慢乙酰化型、酗酒、糖尿病营养不良、大剂量应用等患者易发生，表现为手脚麻木、肌肉震颤、感觉异常，严重时可出现肌肉萎缩、共济失调。大剂量可出现头痛、头晕、兴奋和视神经炎。严重时可导致中毒性脑病和精神病。此作用是由于异烟肼的结构与维生素 B_6 相似，使维生素 B_6 排泄增加而致体内缺乏所致。维生素 B_6 缺乏会使中枢 GABA 减少，引起中枢过度兴奋，因此使用异烟肼时应注意及时补充维生素 B_6，预防不良反应的产生。癫痫患者同时应用异烟肼和苯妥英钠可引起过度镇静或运动失调，故癫痫及精神病患者慎用。

3. 其他 可发生各种皮疹、发热、胃肠道反应、粒细胞减少、血小板减少和溶血性贫血等。异烟肼不良反应的产生与用药剂量及疗程有关，用药期间应密切注意及时调整剂量，以避免严重不良反应的发生。

利福霉素类

利福霉素类常用的有利福平、利福喷丁和利福布汀，参见第四十章细菌核酸合成抑制药。

乙胺丁醇（ethambutol，EMB）

乙胺丁醇是乙二胺衍生物，为人工合成的一线抗结核药。

【体内过程】　口服吸收好，不受食物干扰，经 2～4h 血药浓度即达峰值。体内广泛分布，可在红细胞、肾、肺、唾液中浓集，并高于血浆浓度，但在胸、腹腔液及脑脊液中浓度极低。乙胺丁醇大部分以原型经肾排泄，少部分在肝脏内转化为醛及二羧酸衍生物由尿液排出，对肾脏有一定毒性，肾功能不良时应慎用。

【药理作用】　对分枝杆菌具高度抑菌活性，对其他细菌无明显对抗作用。其作用机制为与二价金属离子如 Mg^{2+} 络合，阻止菌体内亚精胺与 Mg^{2+} 结合，干扰细菌 RNA 的合成，起到抑制结核杆菌的作用，对细胞内、外结核菌均有效。对耐异烟肼、链霉素或其他抗结核药物结核菌也有效。主要作用于繁殖期结核杆菌，对静止期结核菌无明显影响。与其他药物间无交叉耐性。单独使用易产生耐药性，降低疗效，应与其他抗结核药物联合应用。

【临床应用】　主要用于治疗各型结核病，对异烟肼和链霉素治疗无效的病例有效。临床与异烟肼、利福平合用作为结核病初治的常规用药，也可用于非结核分枝杆菌的治疗，与其他抗结核药物合用效果更显著。

【不良反应】　乙胺丁醇在治疗剂量下一般较为安全，但连续大量使用 2～6 个月可产生严重的毒性反应，如球后视神经炎，表现有眼痛、视力下降、视野缩小、红绿色盲、中央及周围盲点等。此不良反应与用量及疗程关系密切，及早发现停止用药可在数周至数月内恢复正常。极少发生永久性视力丧失。偶有过敏反应、胃肠道反应、肝功能损害及周围神经炎。应用中应定期检查视觉功能及肝、肾功能。因能引起高尿酸血症，痛风患者慎用，哺乳期妇女应用时应停止哺乳，不宜用于 13 岁以下患儿。

吡嗪酰胺（pyrazinamide，PZA）

吡嗪酰胺为烟酰胺衍生物，属一线抗结核病药。

【体内过程】　口服吸收迅速而完全，$t_{1/2}$ 为 6h。体内分布广泛，肝、肺、脑脊液中浓度较高，接近血浓度。可进入吞噬细胞内。主要经肝脏代谢，先水解为有抗菌活性的吡嗪酸，进一步羟化成无活性代谢产物 5-羟吡嗪酸。大部分代谢产物及少量原型药物经肾脏排泄，少量经胆汁排泄。

【药理作用】　仅对结核菌有效。对静止期及繁殖期结核菌均有杀灭作用，亦可杀灭细胞内结核菌。在酸性环境中抗菌活性高，中性、碱性环境中几乎无抗菌作用。对异烟肼、链霉素等耐药的结核菌对本药仍敏感。吡嗪酰胺单独应用易产生耐药性，与其他抗结核病药无交叉耐药性。

【临床应用】　用于其他抗结核药治疗无效的复治病例，目前已成为短程、联合用药的主要成分。加用本药可使异烟肼、利福平的常规疗程由 9 个月缩短至 6 个月，效果良好。

【不良反应】　较常见有食欲下降、发热、乏力等。长期、大量使用可发生严重的肝脏损害，出现氨基转移酶升高、黄疸甚至肝坏死，因此用药期间应定期检查肝功能，肝功能不良者慎用。缩短疗程可明显减少不良反应发生。

链霉素（streptomycin，SM）

链霉素是第一个有效的抗结核病药物。口服无效，需注射给药。在体内仅有抑菌作用，疗效不及异烟肼和利福平。穿透力弱，不易渗入细胞、纤维化、干酪化病灶，也不易透过血脑屏障和细胞膜，因此对结核性脑膜炎疗效差。近年来，结核菌对链霉素耐药菌株不断增加，目前链霉素在结核病治疗中仅限于与其他药物合用于初治病例。主要不良反应为肾毒性、耳毒性、神经肌肉阻滞、过敏反应等。偶有过敏性休克等严重反应。

对氨基水杨酸（para-aminosalicylic acid，PAS）

对氨基水杨酸为人工合成抗结核病药，目前属二线药物。

【体内过程】　口服易吸收，2h 左右血浆浓度达峰值，$t_{1/2}$ 为 1h。可分布于全身组织和体液，但不易透过血脑屏障。乳汁及胆汁中含量极低。主要经肝脏乙酰化代谢，由肾脏排泄。乙酰化代谢产物在酸性尿中易析出结晶。

【药理作用】　对氨基水杨酸仅对细胞外的结核杆菌有抑制作用，抗菌谱窄，疗效较一线抗结核药差。其作用机制不清，一般认为是由于对氨基水杨酸可竞争抑制二氢蝶酸合酶，阻止二氢叶酸的合成，从而使蛋白质合成受阻，抑制结核杆菌的繁殖。本药单用对结核病无效，但可增强异烟肼或链霉素等药物的抗菌作用，并明显延缓耐药性产生。此外尚能抑制分枝杆菌素的合成，产生抑菌作用。

【临床应用】　可与强效抗结核药物如异烟肼、链霉素等合用以增强疗效，延缓耐药性产生。因其可影响利福平的吸收，不宜与利福平合用。因作用弱，用量大，患者不易接受等缺点，多数情况下已被乙胺丁醇、吡嗪酰胺等替代。静脉滴注可用以治疗结核性脑膜炎或急性播散性结核病。本药亦可抑制异烟肼肝内乙酰化代谢，合用时可增加后者血浓度，尤其对慢乙酰化者，可增加毒性反应发生。

【不良反应】　发生率高。主要为消化道反应、恶心、呕吐、腹痛、腹泻等。餐后服用或加服抗酸药等可减轻消化道症状，但可减少药物吸收、降低疗效。还可有过敏反应，血液成分变化等，偶有肝损害。乙酰化代谢物可在尿中析出结晶，引起肾损害，碱化尿液可减轻肾毒性。

卷曲霉素（capreomycin）

卷曲霉素为多肽类抗生素。口服不吸收，肌内注射后可迅速分布于组织及体液中，主要以原型经肾排泄，$t_{1/2}$ 为 3～6h，肾功减退时 $t_{1/2}$ 延长。本药可抑制细菌蛋白质合成，对结核杆菌有明显抗菌作用。单用易产生耐药性，且与氨基糖苷类及其他肽类抗生素间有不完全交叉耐药性。临床常与其他抗结核药物联合应用，治疗经链霉素、异烟肼等治疗无效的病例。不良反应似氨基糖苷类，可有显著肾毒性。亦可损害第八对脑神经，主要为前庭功能障碍，少有明显听觉损害。可有轻微神经肌肉阻滞作用及过敏反应。

氟喹诺酮类药物

氟喹诺酮类药物中的氧氟沙星（ofloxacin）、环丙沙星（ciprofloxacin）、左氧氟沙星（levofloxacin）、莫西沙星（moxifloxacin）等均有良好的抗结核菌作用。药物通过结合细菌 DNA 回旋酶复合物，抑制细菌 DNA 复制、转录，造成染色体损害，导致细菌死亡。也用作治疗结核病的二线药物。具有杀菌作用强，与其他抗结核菌药物间无交叉耐药性，口服生物利用度高，组织分布广，尤在巨噬细胞内及呼吸道浓度高，不良反应较少等优点。对于有多种耐药性的菌株均有效，被认为是一类有发展前景的新型抗结核病药。其严重不良反应为光敏反应，宜慎用。

三、抗结核药物应用原则及方法

抗结核化学药物治疗是治疗结核病的主要手段。通过化疗缩短感染期，降低感染率、患病率及死亡率。早期、联合、适量、规律和全程用药是结核病药物治疗的四项原则。

1. 早期用药 是指患者一旦确诊为结核病后立即给药治疗。结核早期病灶处于渗出阶段，细菌多处于生长繁殖期，对药物敏感，灶内血运良好，药物易达高浓度，加之患者机体状态较好，抵抗力较强。此时药物治疗效果最佳。

2. 联合用药 是指根据不同病情和抗结核药的作用特点联合两种或以上药物以增强疗效，并可避免严重的不良反应和延缓耐药性的产生。未经治疗的结核病致病菌多对抗结核药物敏感，但易产生耐药性，尤其结核病治疗是较长期过程，目前无单一药物长期有效。为了提高疗效，防止或延缓耐药性产生，必须联合用药。根据病情、既往用药情况、感染菌耐药情况等选择不同药物两药或多药联合。

3. 适量 是指用药剂量要适当。药量不足，组织内药物难以达到有效浓度，疗效不佳，且易诱发细菌产生耐药性使治疗失败；若用量过大，则易产生严重不良反应而使治疗难以继续。

4. 规律和全程用药 结核病的治疗必须做到有规律长期用药，不能随意改变药物剂量或药物品种，严格按用药方案用药是保证治疗成功的关键。部分患者在症状缓解后因不同因素不能坚持规律或全程用药是导致治疗失败或复发的主要原因。

结核病治疗方案主要有 3 种。①标准疗法（又称长程疗法）：采用每日给药，疗程长（12～18 个月），疗效好。但患者较难坚持，易出现不规律用药或过早停药而使治疗失败。②间歇疗法：为解决长程疗法中患者用药依从性差，根据结核菌接触药物后生长延缓的特性，提出在巩固治疗阶段采用间歇疗法，此法减少用药次数（每周 2 次），药物总量亦减少，但每次用量增加，提高了不良反应发生率及程度，使临床实施有一定困难。③短程疗法：为目前临床推荐的治疗方案。需采用杀菌力强的抗结核药合用，以在短期内杀灭体内结核菌，将疗程缩短为 6～9 个月。

第二节 抗麻风病药

麻风病是由麻风杆菌引起的慢性传染病，防治常用药物有砜类、利福平、氯法齐明等。治疗用药疗程长，为增强疗效，延缓耐药性产生，需联合用药。另外，临床已有氟喹诺酮类药物用于抗麻风治疗。对全世界的麻风患者，WHO 推荐的多药联用治疗策略有明显的疗效，发病率降低 90%，半数以上国家此病已经灭绝。

砜类（sulfones）

砜类药物为目前最常用抗麻风药，主要为氨苯砜（dapsone，DDS）及苯丙砜（solasulfone）。后者在体内转变为氨苯砜发挥作用。

【体内过程】 氨苯砜口服吸收慢而完全，治疗量血药浓度远远高于其对麻风杆菌的最低抑菌浓度。血浆蛋白结合率 50%。可广泛分布，以肝、肾中浓度最高，病损皮肤中浓度高于正常皮肤中浓度，主要集中在细胞内。可在肝脏经乙酰化代谢，原型药物及代谢产物主要经肾脏排泄。部分原型药物可由胆汁排泄，有肝肠循环。本药排泄缓慢，体内存留时间长，一次服药后 10 日尿中仍可测出，长期应用停药 5 周仍可在血中测得。$t_{1/2}$ 个体差异大，平均 28h，而抑菌作用可持续 10 日之久。

【药理作用】 对麻风杆菌有较强的抑菌作用，大剂量时显示杀菌作用。作用机制尚未完全阐明，多数认为与磺胺类药物相似，作用可被对氨基苯甲酸对抗。对其他革兰氏阳性菌或革兰氏阴性菌无抗菌活性。治疗过程中，麻风杆菌可产生耐药性。

【临床应用】 对麻风病疗效肯定，可用于各型麻风病。因单用麻风杆菌易产生耐药性，治疗应联合用药，可与利福平、氯法齐明等合用。还应坚持长期用药方能取得治疗成功，减少复发。

氨苯砜还可用于系统性红斑狼疮、聚合性痤疮、银屑病、带状疱疹、脓疱性皮肤病等的治疗。与抗疟药合用可预防氯喹耐药性疟疾、间日疟等。

【不良反应】 较常见为溶血性贫血。绝大多数患者可出现血红蛋白降低、红细胞寿命缩短、网织红细胞及正铁血红蛋白增多等反应。葡萄糖-6-磷酸脱氢酶或正铁血红蛋白还原酶缺乏者更易发生。其他可有神经系统反应（以周围神经炎多见）、肝、肾损害、消化系统反应、异常乏力、软弱、皮疹、药物热等。本药治疗早期或增量过快时患者可出现麻风症状加剧（麻风反应），多认为系机体对细菌裂解产物的过敏反应，表示预后良好。反应轻微者不必停药，严重者应停用本药并换其他药物，并以沙利度胺（thalidomide，反应停）、糖皮质激素等治疗。

对磺胺类过敏，严重肝、肾功能减退，贫血及精神病患者禁用本药。

利福平（rifampin）

利福平对麻风杆菌有强大而快速杀灭作用，显效较氨苯砜快，对氨苯砜耐药菌亦有效。治疗量血药浓度可达对麻风杆菌 MBC 10 倍以上，4 日内可杀灭体内 99.9% 的活菌，残余活菌致病性基本丧失。本药单独应用易产生耐药性，是麻风病联合治疗中必需组成药物，需坚持长期服药。

氯法齐明（clofazimine）

氯法齐明为人工合成抗分枝杆菌药物。本药口服吸收率约 55%，体内分布广泛，组织中浓度高于血浓度，以肝、胆汁、脾、肺、肾上腺、皮下脂肪、网状内皮系统及麻风皮损中含量较高。排泄极缓慢，主要以原形经粪便排出，$t_{1/2} > 20$ 日。氯法齐明通过干扰麻风杆菌核酸代谢，抑制蛋白质合成产生抑菌作用。作用强度介于利福平与氨苯砜之间。对结核杆菌亦有效。临床除用以治疗各型麻风包括耐氨苯砜病例外，还可用于麻风反应。主要不良反应为皮肤色素沉着，用药第一周即可出现皮肤红染，可逐渐加深呈棕黑色，于用药 6～12 个月时最明显。因排泄慢，停药后色素消退缓慢。其他不良反应有消化道反应，个别患者可出现眩晕症状。本药对肝、肾功能及血常规无明显影响。

长效磺胺（sulfonamides）抗麻风作用与砜类相似，对麻风病患者临床症状和细菌学检查均有改善作用。适用于不能耐受其他抗麻风病药物、很快出现结节性红斑的患者。新大环内酯类和氟喹诺酮类也正在试用于麻风病的治疗。

复习思考题

问答题

1. 简述异烟肼的主要特点。

2. 简述利福平的临床应用及不良反应。

3. 简述抗结核药用药原则及联合应用的意义。

第四十五章　抗真菌药与抗病毒药

第一节　抗真菌药

人类真菌感染分为浅部真菌感染及深部真菌感染。浅部真菌感染主要由各种癣菌引起，大多为外源性感染，主要侵犯皮肤、毛发、指（趾）甲等含角质的部位，引发手足癣、体癣、甲癣和头癣等，具有发病率高但危险性小的特点。治疗多采用抗真菌药局部应用，少数可口服给药。深部真菌感染主要由白色念珠菌、新型隐球菌等引起，发病率较低，但危险性大，病死率高。主要侵犯皮肤深层、黏膜、内脏、脑、骨骼等组织，治疗需全身给药。近年来，由于广谱抗菌药的过度应用、器官移植和某些疾病应用免疫抑制药等原因，使真菌感染日益增多，深部真菌感染已成为这类患者死亡的主要原因。

抗真菌药物据其来源或化学结构可分为抗生素类、唑类、丙烯胺类及嘧啶类等。根据药物抗菌范围，又有抗浅表真菌、抗深部真菌及广谱抗真菌药之分。

目前临床应用的抗真菌药高效低毒者较少。

一、抗生素类抗真菌药

目前临床应用的抗生素类抗真菌药主要有多烯类、非多烯类（灰黄霉素）和棘白霉素类。

（一）多烯类抗生素

本类药物结构中都含有多烯的大内酯环，通过与敏感真菌细胞膜的麦角固醇结合，破坏膜结构，使细胞内容物外溢，导致真菌生长停止、死亡。细菌细胞膜因不含麦角固醇，而对其不敏感。

两性霉素 B（amphotericin B）

本品结构中有羧基和氨基，故兼有酸碱两性。多烯类抗生素主要用于深部真菌感染，此类抗生素与真菌细胞上的甾醇结合，损伤膜的通透性，导致真菌内 K^+、核苷酸、氨基酸等外漏，破坏正常代谢而其抗菌作用。

两性霉素 B 是多烯类抗生素中抗真菌作用最强者。为目前治疗深部真菌感染首选药物。

【体内过程】　口服、肌内注射均不易吸收，临床以静脉滴注给药。血浆蛋白结合率90%～95%，不易透过血脑屏障。经肾缓慢排泄，碱性尿加速排泄。$t_{1/2}$ 约 24h。

【临床应用】　两性霉素 B 属于广谱抗真菌药，临床主要用于治疗深部真菌感染。

口服或静脉内给药主要用于隐球菌、白色念珠菌、北美芽生菌、球孢子菌、组织胞浆菌等所致肠道、肺、颅内、心内膜、泌尿系等感染。治疗真菌性脑膜炎时，根据需要可小量鞘内给药。局部应用治疗眼部、皮肤及妇科真菌病。

【不良反应】　本药毒性较大，不良反应多见。静脉给药常可发生寒战、高热、严重头痛、恶心、呕吐等，可伴血压下降，眩晕等。

本药有剂量依赖性肾毒性，发生率高，一般停药后可恢复。本药可促进钾排出，易致低血钾，静脉给药过快或低钾可引起严重心律失常。鞘内给药可致发热、呕吐、头痛、颈项强直、下肢疼痛、严重可致下肢截瘫。

两性霉素 B 的脂质体剂，其肾毒性大大低于常规两性霉素制剂且生物利用度更高。

目前，国外正在临床试验中的新型抗真菌药制剂包括长效缓解剂、胶态分散剂、脂质体剂、环糊精络合物和混悬剂等。这些新的制剂共同的特点是肾脏毒性较小，生物利用度高及可用于治疗深层念珠菌感染。

制霉菌素（nystatin）

制霉菌素属广谱抗真菌抗生素。

体内过程、抗菌机制和抗菌作用与两性霉素 B 相似，因毒性大，不作注射用。口服用于肠道真菌感染。局部可用于治疗皮肤、口腔、阴道念珠菌感染。对阴道滴虫病有效。

较大剂量口服可发生胃痛、恶心、呕吐、腹泻等。

（二）非多烯类抗生素

灰黄霉素（griseofulvin）

灰黄霉素是由灰黄青霉菌培养液中分离提取的抗生素。1959 年始用于临床。

【体内过程】 口服吸收受颗粒大小及饮食影响，颗粒越细或油脂饮食可促进吸收。能渗入并储存于新生毛发、皮肤角质层、指（趾）甲角质等部位。因不易透过表皮角质层而外用无效。体内主要经肝脏转化灭活。$t_{1/2}$ 约 14h。

【药理作用】 本药通过竞争性抑制鸟嘌呤进入 DNA 分子中，干扰敏感真菌核酸合成而抑制其生长。另外，本药尚可干扰真菌微管蛋白合成，抑制有丝分裂。对繁殖旺盛的真菌作用强，对静止期真菌作用弱。

【临床应用】 对各种皮肤癣菌如毛发癣菌、小孢子菌、表皮癣菌等有较强抑制作用。对念珠菌属、隐球菌属、组织胞浆菌属、孢子丝菌属、芽生菌属、球孢子菌属等深部真菌及细菌无效。

本药主要用于治疗皮肤癣菌所致感染。对头癣疗效好，体股癣、手足癣效果较好，甲癣疗效发生慢，多需 6 个月~1 年以上疗程，多数患者难以耐受。

【不良反应】 以恶心、呕吐、食欲下降，上腹部不适等胃肠反应多见。偶有粒细胞减少，胆汁淤积性黄疸。

（三）棘白霉素类抗生素

棘白菌素类是一类全新的抗真菌药，第一个上市的是卡泊芬净（caspofungin），此外还有米卡芬净（micafungin）、阿尼芬净（anidulafungin）。

棘白菌素类药物作用于真菌细胞膜，通过抑制 β-1,3-D-葡聚糖合成酶，干扰真菌细胞膜的合成产生抗菌作用。由于哺乳动物细胞不合成 β-（1，3）-D-葡聚糖，因此本类药物一般不会产生类似两性霉素 B 样的细胞毒作用。

棘白菌素类对大多数念珠菌及曲霉菌均有较好的抗菌活性，但对于新生隐球菌、镰刀菌、接合菌和毛孢子菌等无抑制活性。与其他抗真菌药物无交叉耐药现象。目前临床只能注射途径给药。主要用于侵入性曲霉病和念珠菌病等全身性感染的治疗。

二、唑类抗真菌药

唑类抗真菌药为人工合成口服广谱抗真菌药。该类药物能干扰肝药酶的活性，从而抑制真菌麦角固醇等固醇的生物合成，损伤真菌细胞膜并改变其通透性，以致重要的细胞内物质外漏。根据结构可分为咪唑类和三唑类。其中新型三唑类抗真菌药，如氟康唑、伏立康唑等，以抗菌谱广、抗菌活性强、生物利用度高、体内分布广和 $t_{1/2}$ 长，对真菌选择性高及不良反应低等特点，成为目前临床最常用抗真菌药物。

酮康唑（ketoconazole）

酮康唑咪唑类抗真菌药，是第一个可以口服的广谱抗真菌药物。

【体内过程】 口服吸收好，食物、抗酸药等能降低其生物利用度。广泛分布，常用剂量脑脊液中浓度较低，但已可达到有效抗菌浓度。血浆蛋白结合率 85%，血细胞结合率 14%，游离浓度仅 1%。肝内代谢，主要经胆汁排泄。

【临床应用】 对表浅癣菌及念珠菌作用强大。对多种浅部真菌病疗效优于两性霉素 B 及灰黄霉素，对深部真菌病疗效不及两性霉素 B。主要用于甲癣、皮肤癣、胃肠道酵母菌感染及白色念珠菌、类球孢子菌、球孢子菌、组织胞浆菌引起的全身感染。

另外，本药大剂量可抑制人去氢表雄酮和雄烯二酮的合成及前列腺内二氢睾酮的形成，可用于前列腺癌的缓解疗法。

【不良反应】 主要有胃肠道反应，偶有肝功异常，罕见暴发性肝坏死。极少数可干扰内分泌引起男性乳房增生，女性月经不调等。不宜与抗酸药等降低胃内酸度药物同服。

克霉唑（clotrimazole）

克霉唑咪唑类抗真菌药。

抗浅表癣菌作用近似灰黄霉素，对深部真菌作用不及两性霉素 B。因吸收不规则，有自身诱导作用且不良反应大等缺点，临床仅供局部应用。治疗口腔念珠菌、皮肤癣菌所致口腔、体、手、足癣及阴道、耳道等真菌感染。

氟康唑（fluconazole）

氟康唑是三唑类广谱抗真菌药。对真菌依赖酶的抑制作用具有高度选择性，能选择性地抑制真菌的甾醇合成。

抗真菌谱与酮康唑相似，体内抗菌活性较酮康唑强。主要用于念珠菌病及隐球菌病。易进入脑组织，适用于真菌引起的脑膜炎等颅内感染，是治疗艾滋病患者隐球菌性脑膜炎的首选药物。

本药不良反应较少，可有轻度胃肠道反应、头痛、失眠等。偶可因大剂量、长疗程使用致严重过敏反应或精神症状。可能致畸，孕妇禁用。

伏立康唑（voriconazole）

伏立康唑是第二代三唑类广谱抗真菌药物。抗真菌活性为氟康唑 10～500 倍。对多种耐氟康唑和两性霉素 B 真菌全身感染疗效显著。

三、丙 烯 胺 类

丙烯胺类抗真菌药是鲨烯环氧酶的非竞争性、可逆性抑制药，鲨烯环氧酶与鲨烯环化酶共同将鲨烯转化为羊毛固醇，再进一步转化为麦角固醇。抑制鲨烯环氧酶可影响真菌细胞膜麦角固醇合成，继而影响真菌细胞膜的结构和功能。

特比萘芬（terbinafine）

特比萘芬为烯丙胺类广谱杀菌性抗真菌药，尤对皮肤癣菌作用强大。该药能抑制真菌细胞麦角甾醇合成过程中的鲨烯环氧化酶，并使鲨烯在细胞中蓄积而起杀菌作用。由于人体细胞对本品的敏感性为真菌的 1/10 000，所有对机体影响较小。口服易吸收，主要分布于皮肤角质并能长期存留，适用于治疗甲癣及念珠菌甲周炎，亦可用于治疗体、股癣等，具有疗效高，疗程短的优点。可有轻度胃肠道反应，头痛、乏力或过敏反应。

四、嘧啶类抗真菌药

嘧啶类抗真菌药是人工合成的广谱抗真菌药。通过胞嘧啶透性酶作用进入敏感真菌细胞内，在胞嘧啶脱氨酶作用下，脱去氨基而形成抗代谢氟尿嘧啶，再转变为 5-氟尿嘧啶脱氧核苷，抑制胸腺嘧啶核苷合成酶，阻断尿嘧啶脱氧核苷转变为胸腺嘧啶核苷，影响 DNA 的合成。

氟胞嘧啶（flucytosine）

氟胞嘧啶是目前唯一通过影响真菌核酸合成的抗真菌药物。

【体内过程】 口服吸收迅速而完全，广泛分布，组织中浓度较高，炎症脑脊液中浓度高，主要以原形经肾小球滤过排泄，$t_{1/2}$ 为 4～4.8h。

【药理作用】 通过干扰敏感菌 DNA 合成及掺入真菌的 RNA，影响蛋白质合成产生抑菌作用。由于哺乳动物细胞内缺乏胞嘧啶脱氨酶，不能将氟胞嘧啶转变为氟尿嘧啶，人体组织细胞代谢不受影响。

【临床应用】 主要用于念珠菌及隐球菌引起的深部真菌病。因疗效不及两性霉素 B，且易产生耐药性，临床推荐与两性霉素 B 合用。

【不良反应】 多不严重，可有胃肠道反应、皮疹、发热、乏力等。剂量过大可有骨髓抑制、脱发、肝、肾损害等反应。

第二节 抗病毒药

病毒是一类结构简单、颗粒极小、寄生严格、无完整细胞结构的微生物体，实际上就是由一个保护性外壳包裹的一段 DNA 或 RNA（即 DNA 病毒或 RNA 病毒）。病毒需寄生于宿主细胞内，利用宿主细胞的代谢系统生存、增殖，并保持极强的生命力。病毒在宿主细胞内不断复制，但是其复制的错配率极高且极易产生高变异性，这也是目前理想抗病毒药物研发缓慢的主要原因之一。迄今为止，尚无切实有效且对宿主细胞完全无损害的理想抗病毒药物。

目前，根据抑制病毒类型可分为广谱（RNA 及 DNA 病毒抑制药）或窄谱（仅抑制 RNA 或 DNA 病毒抑制药）；根据抑制病毒所致疾病可分为抗艾滋病病毒药、抗流感病毒药、抗疱疹病毒药、抗肝炎病毒药等；根据药物来源分为化学合成制剂、生物制剂；根据药物作用机制或靶点分为阻止吸附穿透药、干扰脱壳药、抑制核酸合成药、抑制蛋白质合成药、干扰蛋白质合成后修饰药、干扰组装药、抑制病毒释放药等。近年来，艾滋病的发病率正逐年增高，危害较大，故本节主要介绍一般抗病毒药和抗人类免疫缺陷病毒（human immunodeficiency virus，HIV）药。

一、一般抗病毒药

（一）抗疱疹病毒药

阿昔洛韦（aciclovir）

阿昔洛韦又名无环鸟苷，是 20 世纪 70 年代末上市的第一个安全有效抗病毒药物，也是抗病毒治疗的一大发展，从此开始了抗病毒药物的研发历程。本药是人工合成嘌呤核苷类物质，可选择性抑制病毒 DNA 多聚酶，阻止病毒 DNA 的合成。

【体内过程】 口服吸收差，生物利用度仅为 15%～30%。体内分布广，脑脊液中可达血浓度 50%，也可通过胎盘。血浆蛋白结合率低，主要以原型经肾脏排泄，$t_{1/2}$为 2～4h。

【临床应用】 为抗 DNA 病毒药，对 RNA 病毒无效。对人疱疹病毒有效，对单纯疱疹病毒（HSV）抑制作用最强，对乙型肝炎病毒也有一定作用。临床首选用于防治 I 型及 II 型单纯疱疹病毒引起的感染、带状疱疹病毒感染，也可用于乙型肝炎的防治等。

【不良反应】 少。最常见为胃肠道功能紊乱、头痛和斑疹。刺激性大，不可用于肌内注射及皮下注射。不可快速静脉推注。用药期间应嘱患者多饮水。肾功能不良者慎用。

阿糖腺苷（vidarabine Ara-A）

阿糖腺苷为嘌呤腺苷同系物。血管外给药吸收差。静脉给药分布广泛，可迅速透过血脑屏障，可透过胎盘屏障。本药主要经肾脏排泄。$t_{1/2}$为 1.5h，肾功能不良时可延长。

本药对部分 DNA 病毒有效。可抑制单纯疱疹病毒、带状疱疹病毒、痘病毒、乙型肝炎病毒等。主要用于单纯疱疹病毒性脑炎、角膜炎、带状疱疹、免疫缺陷患者水痘病毒感染等。

不良反应主要为胃肠道反应，口服及静脉给药均可出现。局部刺激作用较明显，可有给药局部疼痛、烧灼感、血栓性静脉炎等。偶有中枢神经系统症状、骨髓抑制、肝及肾功能改变等。动物实验具有致癌及致突变作用。孕妇及乳母禁用。

碘苷（idoxuridine）

碘苷为胸苷嘧啶的碘化衍生物。

1959 年发现碘苷对某些 DNA 病毒有抑制作用，但很快因其严重骨髓抑制作用而被禁止全身使用。1962 年，局部治疗单纯疱疹病毒引起的急性上皮型角膜炎获得成功。目前仅限于局部用药，可治疗眼部或皮肤疱疹病毒和牛痘病毒感染，对急性上皮型角膜炎效果最好，对慢性溃疡性实质层疱疹型角膜炎效差，对疱疹性角膜虹膜炎无效。局部应用有一定刺激和出血。

（二）抗流感病毒药

利巴韦林（ribavirin）

利巴韦林为鸟苷类似物。

【体内过程】 口服易吸收。呼吸道分泌物中浓度可高于血浓度,可随乳汁分泌。可进入红细胞并蓄积达数周。在肝内代谢,主要经肾脏排泄。

【药理作用】 为广谱抗病毒药,对多种 DNA 及 RNA 病毒均有抑制作用,对流感病毒选择性较高,对呼吸道合胞病毒、甲肝病毒、腺病毒等也有抑制作用。可通过多种机制抑制病毒核苷酸的合成,进而抑制病毒 DNA 和 RNA 的合成。

【临床应用】 主要用于流感、腺病毒肺炎、呼吸道合胞病毒性肺炎、支气管炎、甲型肝炎、疱疹、麻疹等防治。流行性出血热早期应用可缩短发热期,减轻组织损害及中毒症状。

【不良反应】 大剂量应用有抑制呼吸及心脏毒性。动物实验有致癌及致畸作用。禁用于孕妇或近期可能妊娠者。老年人慎用。

奥司他韦（oseltamivir）

奥司他韦的活性代谢产物是强效的选择性流感病毒神经氨酸酶抑制药。口服可用于预防和治疗甲型及乙型流感病毒导致的流行性感冒,是防治 H5N1 型禽流感的首选药物。不良反应多见恶心和呕吐。症状是一过性的,常在服用第一剂时发生。其他还有腹泻、头晕、疲劳、鼻塞、咽痛等症状。

金刚烷胺（amantadine）

金刚烷胺于 1987 年首次在法国上市,其口服易吸收,主要以原型经肾脏排泄,$t_{1/2}$ 为 10～28h。酸化尿液可加速排泄。

本药干扰病毒进入宿主细胞并抑制其复制。抗病毒谱窄,对亚洲甲型流感病毒选择性高。对乙型流感病毒、疱疹病毒、麻疹病毒、腮腺炎病毒等无效。主要用于甲型流感的防治,预防用药有效率达 50% 以上,已发病患者早期应用可明显缩短病程。

本药还可用于帕金森病及帕金森综合征治疗。不良反应有食欲不佳、嗜睡、眩晕、抑郁等,停药后可消失。大量可能致惊厥。有致畸作用。癫痫病史、孕妇等禁用。本药具非特异性退热作用应避免与退热药合用。

吗啉胍（moroxydine，ABOB）

吗啉胍为广谱抗病毒药。对流感、流行性腮腺炎、疱疹、水痘、滤泡性结膜炎等有一定疗效。可有出汗、食欲下降等不良反应。

（三）抗肝炎病毒药

干扰素（interferon，IFN）

干扰素是病毒或干扰素诱生剂（interferon inducer）进入机体诱导宿主细胞产生的一类糖蛋白类细胞因子,于 1957 年被发现,具有抗病毒繁殖、抗细胞分裂增殖及调节机体免疫三大基本功能。

目前已被证明具有抗病毒作用的人干扰素主要有 α、β 和 γ 三种,现多使用基因工程制得的干扰素作为治疗药物。干扰素与细胞内特异性受体结合,影响相关基因,导致抗病毒蛋白的合成。干扰素在病毒感染的各个阶段都发挥一定的作用,对病毒穿透细胞膜、脱壳、mRNA 合成、蛋白翻译、病毒颗粒组装和释放均产生抑制作用。

临床用于多种病毒感染性疾病,如慢性乙型、丙型和丁型肝炎、疱疹性角膜炎、带状疱疹等，另外还广泛用于抗肿瘤。

聚乙二醇化干扰素（PEG-IFN）是第一个用于治疗乙型肝炎的长效干扰素。

干扰素全身用药可引起一过性发热、恶心、疲乏等症状，停药后即消失。

二、抗艾滋病药

艾滋病由艾滋病毒 HIV（RNA 病毒）感染引起，主要侵犯 CD4$^+$细胞，临床表现为全身性衰竭和免疫功能低下，从而引起一系列难治性机体感染，如卡氏肺孢子虫病（PCP）和卡波西肉瘤（KS）。此病已遍及五大洲，近年发病率呈现上升趋势。针对 HIV 的感染特点，目前的抗艾滋病药有以下几种。

1. 病毒进入抑制药　HIV 通过外膜糖蛋白 gp120 与 CD4 抗原结合和趋化因子受体 CCR5、CXCR4 的辅助下进入 CD4$^+$细胞内，从而干扰破坏 T 淋巴细胞（CD4$^+$细胞）。此类药能干扰 gp120 与 CD4 抗原结合，阻止 HIV 感染 CD4$^+$细胞。此类药物有恩夫韦肽（enfuvirtide，T-20）和麦瑞韦若克（maraviroc，MVC）。

2. 逆转录酶抑制药　HIV 病毒为 RNA 病毒，必须将 RNA 逆转录成 DNA 才能实现病毒复制。此类药物能抑制 HIV 的逆转录酶活性从而抑制 HIV 复制。此类药物开发较早，上市药物较多，如齐多夫定（zidovudine，AZT）、奈韦拉平（nevirapine，NVP）等。

3. 蛋白酶抑制药　HIV 在复制过程中编码 2 种多聚蛋白 p55 和 p60，这两种蛋白前体在 HIV pol 基因编码蛋白酶（protease，PR）作用下分别裂解成具有结构蛋白活性和病毒特异性的酶。HIV PR 的特异性裂解活性对该病毒复制周期正常运转和病毒毒粒成熟至关重要，是病毒复制必需的酶，因此可以作为抗 HIV 的药物靶点。此类药物有沙奎那韦（saquinavir，SQV）和茚地那韦（indinavir，IDV）等。

4. 整合酶抑制药　HIV-1 的逆转录基因组 RNA 在宿主细胞的胞质中被病毒自身的逆转录酶逆转录成 DNA 拷贝形式，而整合酶的作用就是将病毒 DNA 插入到宿主基因组中。将新合成的病毒 DNA 整合进宿主染色体是一个多步骤的过程。此类药物能阻止 HIV 逆转录的 DNA 整合到宿主染色体中，此类药物开发较晚，代表药是雷特格韦（raltegravir，MK-0518）。

2009 年以前 FDA 批准上市的抗艾滋病药参见表 45-1。

表 45-1　2009 年以前 FDA 批准上市的抗艾滋病药

药物	常见不良反应	批准年度
病毒进入抑制药		
恩夫韦肽（enfuvirtide，T-20）	注射部位局部反应	2006
麦瑞韦若克（maraviroc，MVC）	皮疹、腹痛、头晕，肌肉和骨髓症状	2003
逆转酶抑制药		
齐多夫定（zidovudine，AZT）	贫血、中性粒细胞减少、恶心、头痛、失眠、肌肉疼痛无力、血清乳酸升高、脂肪性肝炎	1987
地丹诺辛（didanosine，ddI）	外周神经病、胰腺炎、奈瑟综合征	1991
杂西他宾（zalcitabine，ddC）	外周神经病	1992
司他夫定（stavudine，d4T）	外周神经病，肝功能异常，血清乳酸升高，脂肪性肝炎	1994

续表

药物	常见不良反应	批准年度
拉米夫定（lamivudine，3TC）	毒性小，可有贫血和胃肠道反应，恶心、厌食、腹痛、超敏反应	1995
阿巴卡韦（abacavir，ABC）	范可尼综合征	1998
乙曲西他宾（emtricitabine，FTC）	毒性小、轻度不良反应（包括头痛）	2001
替诺夫福韦（tenofovir，TDF）	无力、胃肠道反应	2003
奈韦拉平（nevirapine，NVP）	皮疹、肝炎	1996
地拉韦啶（delavirdine，DLV）	皮疹、肝炎恶心、腹泻	1997
依非韦伦（efavirenz，EFV）	失眠、意识错乱、头晕、皮疹	1998
依曲韦润（etravirnne，TMC-125）	皮疹、恶心	2007
蛋白酶抑制药		
沙奎那韦（saquinavir，SQV）	腹泻、腹痛、恶心	1995
茚地那韦（indinavir，IDV）	恶心、腹部不适、肾结石、皮肤干燥和指甲改变，间接高胆红素血症	1996
利托那韦（ritonavir，RTV）	口周围感觉改变、味觉改变、腹泻无力、恶心	1996
奈非那韦（nelfinavir，NFV）	腹泻、恶心、无力、腹痛	1997
安普那韦（amprenavir，APV）	皮疹、恶心、腹泻	1999
福司安普那韦（fosamprenavir，FMV）	皮疹、恶心、腹泻	1999
洛匹那韦（lopinavir，LPV）	腹泻、疲劳、恶心、胃不适	2003
按扎那韦（atazanavir，ATV）	高胆红素血症	2000
替派那韦（tipranavir，TIV）	皮疹、肝炎	2003
达如那韦（darunavir，DRV）	皮疹、恶心、腹泻	2005
整合酶抑制药		
雷特格韦（raltegravir，MK-0518）	注射部位反应	2006

复习思考题

问答题

1. 抗病毒药物根据其抗病毒谱可分为哪几类？每类举例说明其特点。
2. 简述阿昔洛韦的作用特点。
3. 试述抗艾滋病药物的作用环节。
4. 抗真菌药物的分类及其主要的临床适应证是什么？

第四十六章　抗寄生虫病药

第一节　抗　疟　药

疟疾（malaria）是由疟原虫经雌性按蚊叮咬传播的一种寄生虫传染病，临床上以周期性、定时性发作的寒战、高热、出汗退热及贫血和脾大为特点。致病的疟原虫主要有间日疟原虫、三日疟原虫及恶性疟原虫，分别引起间日疟、三日疟、恶性疟，前两者又称良性疟。恶性疟病情较重，可有生命危险。抗疟药（antimalarial drugs）是指用于预防和治疗疟疾的药物，现有抗疟药尚不能作用于疟原虫生活史的每一个环节。因此，对疟原虫生活史的正确认识有助于抗疟药的理解及合理应用。

一、疟原虫的生活史及抗疟药的作用环节

疟原虫生活史可分为人体内的无性生殖阶段和雌性按蚊体内的有性生殖阶段。

1. 人体内的无性生殖阶段　①原发性红细胞外期：受感染的雌性按蚊叮咬人体时，子孢子进入人体血液，随即侵入肝细胞中繁育并形成大量裂殖子。此期无临床症状，为疟疾的潜伏期，一般为 10～14 日。乙胺嘧啶、磺胺类等通过杀灭原发性红细胞外期的裂殖子，起到病因性预防作用。②红细胞内期：红细胞外期形成的裂殖子侵入红细胞，经滋养体发育成裂殖体，使红细胞胀破裂解，释放大量裂殖子及其代谢产物。同时破坏红细胞产生的大量变性蛋白质，刺激机体，引起寒战、高热等症状。红细胞所释放的裂殖子可再侵入其他红细胞，如此反复循环，引起临床症状反复发作。完成一次红细胞内期裂体增殖的时间决定了临床发病的间隔时间：间日疟约 48h，恶性疟为 36～48h，三日疟约 72h。氯喹、青蒿素、奎宁等药物通过杀灭红细胞内期的裂殖体，中断疟原虫的无性生殖周期，可控制和预防症状发作。③继发性红细胞外期：间日疟原虫在进行红细胞内期无性生殖时，仍有部分疟原虫在肝细胞内生长发育，是间日疟复发的根源。伯氨喹通过杀灭间日疟继发性红细胞外期的子孢子，可阻止疟疾的复发。

2. 雌性按蚊体内的有性生殖阶段　红细胞内疟原虫不断裂体增殖，经数个周期后，裂殖子部分发育成雌、雄配子体，在按蚊叮咬疟原虫感染者时随血液进入蚊体，并结合为合子，合子进一步发育成子孢子，移行至唾液腺，成为疟疾的传播根源。伯氨喹能杀灭配子体，阻止疟疾的传播。乙胺嘧啶通过抑制配子体在蚊体内的有性发育，阻止疟疾的传播。

二、常用的抗疟药

（一）主要用于控制症状的抗疟药

氯喹（chloroquine）

【体内过程】　氯喹口服吸收快而完全，$t_{1/2}$ 为 2～10 日，并随用药剂量增大而延长。氯喹可广泛分布于全身组织，在肝、脾、肾、肺组织中的浓度常达血浆浓度的 200～700 倍，

在脑脊液中的浓度为血浆浓度的 10～30 倍，红细胞内的浓度比血浆浓度高 10～20 倍，而在被疟原虫入侵的红细胞中的浓度又比正常红细胞中的高 25 倍。大部分在肝脏代谢，原型药及其代谢产物主要从尿中排出，但体内消除缓慢，后遗效应持续数周或数月。

【药理作用和临床应用】

1. 抗疟作用　氯喹对间日疟原虫、三日疟原虫及敏感恶性疟原虫红细胞内期的裂殖体有杀灭作用，能迅速有效地控制临床症状发作。氯喹浓集于红细胞内，尤其是被疟原虫入侵的红细胞内，有利于杀灭疟原虫。抗疟作用起效快、疗效高、作用持久。在进入疫区前 1 周和离开疫区后 4 周期间，每周服用 1 次氯喹也能预防性抑制疟疾症状发作。对间日疟和三日疟的配子体也有效，可防止传播，但对恶性疟的配子体无效。氯喹对红细胞外期的疟原虫无效，不能用于病因性预防，也不能根治间日疟。疟原虫对氯喹易产生耐药性。

氯喹的抗疟机制复杂且尚未完全阐明，可能包括以下几点。①疟原虫摄取的血红蛋白，需在酸性细胞膜内被蛋白酶分解，释放出氨基酸供虫体利用。氯喹为弱碱性药物，可升高疟原虫体内 pH，影响蛋白酶的活性，从而降低疟原虫利用血红蛋白的能力。②疟原虫在消化血红蛋白时释放的血红素（高铁原卟啉Ⅸ）具有膜溶解作用，可溶解疟原虫细胞膜，氯喹能抑制血红素聚合酶活性，使血红素的转化受阻致使血红素堆积，从而疟原虫细胞膜溶解破裂而死亡。③氯喹可插入疟原虫 DNA 双螺旋结构中，形成稳固的 DNA-氯喹复合物，影响 DNA 复制和 RNA 转录，从而抑制疟原虫的分裂繁殖。

2. 抗肠外阿米巴病作用　能杀灭阿米巴滋养体。在肝脏中的浓度高，可用于治疗阿米巴肝脓肿（见本章第二节）。

3. 免疫抑制作用　大剂量的氯喹可抑制免疫反应，偶用于类风湿关节炎、系统性红斑狼疮等免疫功能紊乱性疾病。

【不良反应】　常见的有头痛、头晕、胃肠道反应、耳鸣、烦躁、皮肤瘙痒等，停药后可消失。长期大剂量应用可见角膜浸润，表现为视物模糊，少数会影响视网膜，引起视力障碍，故应定期进行眼科检查。氯喹还可损害听力，妊娠妇女大量服用可造成小儿先天性耳聋、智力迟钝、脑积水、四肢缺陷等。氯喹尚可导致药物性精神病、白细胞减少、紫癜、皮疹等。大剂量或静脉快速给药时，可致低血压、心功能抑制、心电图异常、心搏骤停等，给药剂量大于 5g 可致死。溶血、再生障碍贫血、可逆性粒细胞缺乏症、血小板减少等较为罕见。

青蒿素及其衍生物

青蒿素（artemisinin）是我国创制的从中药青蒿中提取的一种新型抗疟药。特点有如下几点。①抗疟作用强且快速，能快速杀灭各种红细胞内期的疟原虫；②脂溶性高，易透过血脑屏障；③对红细胞外期的裂殖子无效；④对耐氯喹的疟原虫有效；⑤选择性高，在感染疟原虫红细胞中的浓度高，为未感染红细胞的 170 倍。

青蒿素抗疟作用机制尚未完全阐明，可能是血红素或 Fe^{2+} 催化青蒿素形成自由基，破坏疟原虫表膜和线粒体结构，导致疟原虫死亡。

青蒿素可用于治疗间日疟和恶性疟，尤其是耐氯喹的恶性疟，包括脑型疟的抢救。适用于儿童病例及边远地区脑型疟的早期救治。但青蒿素最大的缺点是复发率高，口服给药时近期复发率高达 30% 以上。本药与伯氨喹合用可使复发率降至 10%。青蒿素不良反应少见，少数患者可见轻度恶心、呕吐、腹泻等，偶见血清氨基转移酶轻度升高。动物试验发现青蒿素有胚胎毒性，故孕妇慎用。

青蒿琥酯（artesunate）、蒿甲醚（artemether）和双氢青蒿素（dihydroarteannuin）具有速效、高效、低毒的特点，抗疟作用机制同青蒿素，对各类疟原虫红细胞内期的裂殖体有强大且快速的杀灭作用。蒿甲醚抗疟活性较青蒿素强，近期复发率较低（8%），与氯喹合用可进一步降低复发率。双氢青蒿素复发率仅2%。用于耐氯喹的恶性疟及危重病例的抢救。

奎宁（quinine）

奎宁是从金鸡纳树皮中提取的一种生物碱。对各种疟原虫的红细胞内期的裂殖体有杀灭作用，对红细胞外期的疟原虫无明显作用。其抗疟机制与氯喹相似，但疗效不及氯喹且毒性较大，一般不作为疟疾症状控制的首选药。主要用于耐氯喹或耐多种药物的恶性疟，尤其是脑型疟。危急病例静脉滴注给予负荷量，之后口服维持血药浓度。

奎宁的不良反应较多，常见的有以下几点。①金鸡纳反应（cinchonism），表现为耳鸣、头痛、恶心、呕吐、腹痛、腹泻、视力和听力减退甚至暂时性耳聋等。②心血管反应，奎宁抑制心肌收缩力，减慢传导，延长不应期，用药过量或滴注速度过快时可导致严重低血压和致死性心律失常；静脉滴注速度应控制，并密切观察患者心脏和血压变化。③特异质反应，少数恶性疟患者尤其是缺乏葡萄糖-6-磷酸脱氢酶者，应用很小剂量也能引起急性溶血，发生寒战、高热、血红蛋白尿（黑尿）和急性肾衰竭，甚至死亡；某些过敏患者可出现皮疹、瘙痒、哮喘等。④奎宁可引起高胰岛素血症和低血糖反应。奎宁还可兴奋子宫平滑肌，对妊娠子宫也有兴奋作用，故孕妇忌用，月经期慎用。大剂量使用奎宁对视神经组织会产生可逆性的损害。

甲氟喹（mefloquine）

甲氟喹由奎宁结构改造而得，能有效杀灭红细胞内期的裂殖体，特别是对成熟滋养体和裂殖体有较强的杀灭作用。对红细胞外期的疟原虫和配子体无效。主要用于耐氯喹或对多种药物耐药的恶性疟，与长效磺胺和乙胺嘧啶合用可增强疗效、延缓耐药性的发生。由于 $t_{1/2}$ 长达30日左右，用于症状抑制性预防时每2周用药一次即可。不良反应有恶心、呕吐、腹痛、腹泻等，也可出现中枢神经系统反应，如眩晕、头痛、共济失调、视力或听力紊乱、忧虑、失眠、幻觉等。动物试验可致畸，影响发育，故孕妇、2岁以下小儿禁用。

咯萘啶（malaridine）

咯萘啶能杀灭红细胞内期疟原虫，对耐氯喹的恶性疟也有效。可用于治疗包括脑型疟的各种疟疾，一般病例可口服给药，脑型或危重患者采用缓慢静脉滴注。治疗剂量时不良反应轻微、少见，表现为食欲减退、恶心、头痛、头晕、皮疹及精神兴奋等。

哌喹（piperaquine）

哌喹的抗疟作用及作用机制与氯喹相似，作用缓慢而持久，优点是与氯喹之间无交叉耐药性，可用于治疗耐氯喹和对多种药物耐药的恶性疟。不良反应较少，偶见头痛、胃肠不适。严重肝、肾、心脏病者禁用。

（二）主要用于控制复发和传播的抗疟药

伯氨喹（primaquine）

伯氨喹为人工合成的8-氨基喹啉类衍生物。口服吸收快而完全，生物利用度约96%。

主要分布于肝组织中，其次为肺、脑和心等组织。

【药理作用和临床应用】　伯氨喹对间日疟红细胞外期的子孢子有较强的杀灭作用，是防治间日疟复发的主要药物，如与氯喹等作用于红细胞内期的抗疟药合用，能根治良性疟并减慢耐药性的出现。能杀灭各种疟原虫的配子体，阻止疟疾传播。但对红细胞内期的裂殖体无效，不能控制疟疾临床症状的发作。

其抗疟机制可能与其损伤疟原虫线粒体，以及通过其代谢产物阻碍疟原虫的电子传递有关。

【不良反应】　毒性较大。治疗量即可引起头晕、恶心、呕吐、腹痛等。偶见轻度贫血、发绀、白细胞增多等。大剂量上述症状加重，多数患者可致高铁血红蛋白血症。少数特异质者在小剂量时也可发生急性溶血性贫血和高铁血红蛋白血症，机制是因为缺乏葡萄糖-6-磷酸脱氢酶的患者，红细胞易受到伯氨喹的代谢产物氧化而发生溶血。发现反应，应立即停药，给予地塞米松或泼尼松可缓解，并静脉滴注 5% 葡萄糖氯化钠注射液，严重者输血。此外，NADPH 减少后，伯氨喹氧化代谢产生的高铁血红蛋白不能还原为血红蛋白，引起高铁血红蛋白血症。粒细胞缺乏倾向的急性患者（如活动性风湿性关节炎）、蚕豆病史及其家族史者等禁用本药。

（三）主要用于病因性预防的抗疟药

乙胺嘧啶（pyrimethamine）

乙胺嘧啶口服吸收慢而完全，主要分布于肾、肺、肝、脾等。消除缓慢，服药 1 次有效血药浓度可维持约 2 周。

【药理作用和临床应用】　乙胺嘧啶能杀灭各种疟原虫原发性红细胞外期的裂殖子，是目前用于病因性预防的首选药。本药不能直接杀灭配子体，但含药的血液随配子体被按蚊吸食后，能阻止疟原虫在蚊体内的发育，阻断疟疾的传播。

疟原虫不能直接利用环境中的叶酸，必须自身进行合成叶酸并转变为四氢叶酸后才能进行核酸的合成。乙胺嘧啶为二氢叶酸还原酶抑制药，可阻止疟原虫的二氢叶酸转变为四氢叶酸，阻碍核酸的合成，从而抑制疟原虫的繁殖，如与二氢叶酸合成酶抑制药合用，在叶酸代谢的两个不同环节起双重抑制作用，可增强预防疟疾的效果，并可延缓耐药性的发生。因此，乙胺嘧啶常与 $t_{1/2}$ 相近的磺胺多辛（$t_{1/2}$ 长达 100～230h）合用。

【不良反应】　治疗剂量乙胺嘧啶毒性小，偶可致皮疹、血细胞减少。长期大剂量服用可能干扰人体叶酸代谢，引起巨幼细胞性贫血、粒细胞减少，及时停药或用甲酰四氢叶酸治疗可恢复。过量急性中毒表现为恶心、呕吐、发热、发绀、惊厥，甚至死亡。严重的肝肾功能不良患者应慎用。动物试验有致畸作用，孕妇禁用。

（四）抗疟药的合理应用

选择合适的抗疟药：①控制症状，对氯喹敏感的疟原虫选用氯喹，耐氯喹的恶性疟可选用奎宁、甲氟喹、青蒿素类或哌喹；②脑型疟，可用氯喹、奎宁或青蒿素类注射给药；③休止期，乙胺嘧啶与伯氨喹合用；④预防用药，乙胺嘧啶预防发作和阻止传播，氯喹能预防性抑制症状发作。

疟原虫产生耐药性的速度较快，多数恶性疟原虫对抗疟药氯喹已产生了耐药性，目前尚无对疟原虫生活史的各个环节都有杀灭作用的抗疟药，联合用药是延缓耐药性产生的有效办法之一。方法有以下几种：①氯喹与伯氨喹合用于发作期的治疗，既控制症状，又防止复发和传播；②乙胺嘧啶与伯氨喹合用于休止期患者，以防止复发。青蒿素与伯氨喹合用降低复发率；③不同作用机制的药物联合应用，可增强疗效，减少耐药性出现。乙胺嘧啶与磺胺多辛可协同抑制叶酸代谢，对耐氯喹的恶性疟可将青蒿素与咯萘啶或甲氟喹合用。

第二节　抗阿米巴病药和抗滴虫病药

一、抗阿米巴病药

阿米巴病是由溶组织内阿米巴原虫感染所引起。溶组织内阿米巴原虫有包囊和滋养体两种形态，包囊是阿米巴病传播的根源，滋养体为致病因子。阿米巴病经口传播，包囊经消化道进入小肠下段，其壁被小肠液破坏，虫体脱囊后迅速分裂成小滋养体，寄居在回盲部，以肠道细菌为食，其中一部分移向结肠并形成新的包囊，此时被感染者无症状，称排包囊者。当人体免疫力低下或肠壁受损时，小滋养体可侵入肠壁发育成大滋养体，不断破坏肠壁黏膜及其下层组织，引起肠道阿米巴病（急、慢性阿米巴痢疾）。滋养体也可随肠壁血液或淋巴迁移至肠外组织（肝、肺、脑等）引起肠外阿米巴病，如阿米巴肝、肺、脑脓肿等。

除了二氯尼特主要作用于包囊外，现有的大多数抗阿米巴病药主要作用于滋养体。

（一）用于肠内外阿米巴病的药物

甲硝唑（metronidazole）

甲硝唑又称灭滴灵，为人工合成的 5-硝基咪唑类化合物。

【体内过程】　口服吸收迅速，生物利用度可达 90%～100%。血药浓度达峰时间为 1～3h，血浆蛋白结合率为 20%。分布广，可渗入全身组织和体液，可透过胎盘和血脑屏障，脑脊液中药物也可达有效浓度。有效血药浓度可维持 12h，$t_{1/2}$ 为 8～10h。主要在肝脏代谢，代谢物与原型药主要经肾排泄，也可经阴道分泌物、乳汁排泄。

【药理作用和临床应用】

1. 抗阿米巴作用　对组织内和肠内阿米巴大滋养体有强大杀灭作用，为目前治疗阿米巴病的首选药。但因其肠内浓度较低，治疗阿米巴痢疾时宜与其他抗肠内阿米巴病药交替使用，提高疗效。

2. 抗滴虫作用　为阴道毛滴虫感染治疗首选药。口服即可杀死阴道分泌物、精液及尿液中的阴道毛滴虫，但不影响阴道内正常菌群的生长。对泌尿生殖道感染的男女患者均有较好的疗效。

3. 抗厌氧菌作用　对革兰氏阳性厌氧菌或革兰氏阴性厌氧菌都有较强抗菌作用，对脆弱类杆菌感染尤为敏感。可用于各种需氧菌与厌氧菌的混合感染，包括腹腔感染、盆腔感染、肺脓肿、脑脓肿等，常与抗需氧菌抗菌药物联合应用。口服可用于艰难梭菌所致的假膜性肠炎、幽门螺杆菌所致的胃窦炎、牙周感染及加德纳菌阴道炎等。较少引起耐药性，长期使用不诱发二重感染。

4. 抗蓝氏贾第鞭毛虫作用　治疗贾第鞭毛虫病，治愈率达 90%以上。

【不良反应】 常见的不良反应有头痛、恶心、呕吐、口干、金属味感等。偶有腹痛、腹泻。少数患者出现荨麻疹、红斑、瘙痒、白细胞减少等。极少数患者出现头昏、眩晕、惊厥、共济失调和肢体感觉异常等神经系统症状，一旦出现，应立即停药。中枢神经系统疾病及血液病患者慎用。服药期间饮酒可出现恶心、呕吐、腹痛、腹泻甚至头痛，故用药期间禁止饮酒。动物试验证明，长期大剂量使用有致癌作用，对细菌有致突变作用，故妊娠早期应避免应用。哺乳期患者用药期间应停止哺乳。

甲硝唑的同类药物——替硝唑和奥硝唑

替硝唑（tinidazole）是甲硝唑的衍生物，是新一代硝基咪唑类药物。药理作用与甲硝唑相似，但具有 $t_{1/2}$ 长、维持时间长、疗程短、不良反应少等特点。适用于经甲硝唑治疗效果不显著或因不良反应不能使用甲硝唑的患者，可作为治疗阿米巴肝脓肿的首选药。奥硝唑（ornidazole）为第三代新型硝基咪唑类药物，具有良好的抗厌氧菌、抗阿米巴原虫、抗阴道毛滴虫和抗蓝氏贾第鞭毛虫作用。

依米丁和去氢依米丁

依米丁（emetine）又称吐根碱，去氢依米丁（dehydroemetine）为其衍生物，药理作用相似，但毒性略低。

两药对溶组织内的阿米巴滋养体有直接杀灭作用，用于阿米巴痢疾、阿米巴肝脓肿，能迅速控制症状。但因毒性大，仅限于甲硝唑无效的患者或禁用者。对肠内阿米巴滋养体无效，不适用于无症状的包囊携带者和症状轻微的慢性阿米巴痢疾。

不良反应主要有以下几点。①心脏毒性，表现为心前区疼痛、心动过速、低血压、心律失常，甚至心力衰竭；②神经肌肉阻断作用，表现为肌无力、疼痛、震颤等；③注射部位可出现肌痛、硬结或坏死；④恶心、呕吐、腹泻等胃肠道反应。孕妇、儿童和有心、肝肾疾病者禁用。

（二）用于肠内阿米巴病的药物

巴龙霉素（paromomycin）

巴龙霉素口服吸收少，肠道浓度高。本药抑制蛋白质合成，可直接杀灭阿米巴滋养体；也可抑制肠内共生菌群，间接影响阿米巴原虫的生长与繁殖。临床用于治疗急性阿米巴痢疾。常见的不良反应为胃肠道反应，也可致二重感染。

（三）用于肠外阿米巴病的药物

氯喹（chloroquine）

氯喹为抗疟药，对阿米巴滋养体亦有杀灭作用。口服吸收迅速完全，肝中药物浓度远高于血浆药物浓度，但肠壁的分布量很少，对肠内阿米巴病无效。用于甲硝唑无效的阿米巴肝脓肿，应与肠内抗阿米巴病药合用，以防复发。

（四）杀灭阿米巴包囊的药物

二氯尼特（diloxanide）

二氯尼特为二氯乙酰胺类衍生物。口服吸收迅速，1h后血药浓度达高峰，分布全身。

能杀死肠内阿米巴原虫包囊，是目前最有效的杀阿米巴包囊药。可用于治疗慢性阿米巴痢疾。单用对急性阿米巴痢疾疗效差，用甲硝唑控制症状后再用本药肃清肠腔内包囊，可有效防止复发。单用对肠外阿米巴病无效。不良反应轻，偶有恶心、呕吐和皮疹等，大剂量时可致流产。

二、抗滴虫病药

抗滴虫病药用于治疗阴道毛滴虫引起的阴道炎、尿道炎和男性前列腺炎。口服甲硝唑是治疗滴虫病最有效的药物，耐甲硝唑株滴虫感染可考虑改用乙酰胂胺（acetarsol）局部给药。乙酰胂胺为五价胂剂，能直接杀灭滴虫。本药有局部刺激性，可使阴道分泌物增多。

第三节　抗血吸虫病药和抗丝虫病药

一、抗血吸虫病药

寄生于人体内的血吸虫有日本血吸虫、曼氏血吸虫、埃及血吸虫等。在我国流行的是日本血吸虫所致的血吸虫病，疫区分布于长江流域。

吡喹酮（praziquantel）

吡喹酮口服吸收迅速，体内分布广，并可透过血脑屏障。具有高效、低毒、疗程短等特点。对成虫有迅速而强大的杀灭作用，但对童虫的作用较弱。为目前抗血吸虫病的首选药。

吡喹酮抗血吸虫的机制包括两方面：①吡喹酮在体内达到有效浓度时，引起虫体痉挛性麻痹，失去吸附能力，从而脱离宿主组织，如血吸虫从肠系膜静脉迅速移至肝脏并在肝脏内死亡；②吡喹酮在较高治疗浓度时，可引起虫体表膜损伤，暴露出隐藏的抗原。在宿主防御机制参与下，导致虫体破坏、死亡。吡喹酮损伤虫体表膜也可引起一系列生化变化，如谷胱甘肽 S-转移酶、碱性磷酸酶活性降低，致使葡萄糖的摄取、转运受到抑制。吡喹酮的作用有高度选择性，不损伤哺乳动物细胞膜。

临床用于各型血吸虫病，对各种血吸虫的单一感染或混合感染均有良好疗效。吡喹酮对其他吸虫如华支睾吸虫、姜片吸虫、肺吸虫也有显著杀灭作用，对各种绦虫感染和其幼虫引起的囊虫病、包虫病也有不同程度的疗效。可用于肝脏华支睾吸虫病、姜片虫病、肺吸虫病及绦虫病等。

吡喹酮不良反应较多但短暂。口服后可出现腹部不适、腹痛、腹泻、头痛、眩晕、嗜睡等，服药期间应避免驾车和高空作业。偶见发热、瘙痒、荨麻疹、关节痛、肌痛、心律失常等。

二、抗丝虫病药

丝虫寄生于人体淋巴系统，早期表现为淋巴管炎和淋巴结炎，晚期出现淋巴管阻塞。我国流行的丝虫病为班氏丝虫或马来丝虫感染所引起。

乙胺嗪（diethylcarbamazine）

乙胺嗪的柠檬酸盐称海群生（hetrazan），是目前最常用的抗丝虫病药。本药口服吸收迅速，$t_{1/2}$ 为 8h。均匀分布于各组织，大部分在体内氧化失活，代谢物及部分原型药经肾排泄。反复给药无蓄积性，酸化尿液可促进其排泄。

乙胺嗪对班氏丝虫和马来丝虫的成虫和微丝蚴有杀灭作用。作用机制主要使微丝蚴的肌组织出现弛缓性麻痹而脱离寄生部位，也可破坏微丝蚴表膜的完整性，使其易遭受宿主防御机制的破坏。

乙胺嗪引起的不良反应较轻微，常见厌食、恶心、呕吐、头痛、乏力等，在几日内可消失。但因虫体死亡释放大量异体蛋白，可引起明显的过敏反应，如皮疹、淋巴结肿大、血管神经性水肿、畏寒、发热、哮喘、肌肉关节酸痛、心率加快及胃肠功能紊乱等，地塞米松可缓解症状。

第四节　抗肠蠕虫药

肠道蠕虫有肠道线虫、绦虫和吸虫三大类，我国以肠道线虫感染最普遍。肠道线虫包括蛔虫、蛲虫、钩虫和鞭虫等。抗肠蠕虫药的使用可使多数肠蠕虫病得到有效的治疗和控制。

一、抗肠道线虫病药

甲苯咪唑（mebendazole）

甲苯咪唑口服吸收少，首过效应明显，生物利用度仅为 22%，未吸收部分在 24~48h 内以原型从粪便排泄。

甲苯咪唑为广谱驱肠虫药，对蛔虫、钩虫、蛲虫、鞭虫、绦虫等肠道蠕虫均有效。对蛔虫卵、钩虫卵、鞭虫卵及幼虫还有杀灭和抑制发育的作用。用于治疗上述肠蠕虫单独感染或混合感染。本药可影响虫体多种生化代谢途径：①抑制虫体对葡萄糖的摄取，导致糖原耗竭；②抑制虫体线粒体延胡索酸还原酶系统，减少 ATP 生成，干扰虫体生存及繁殖而死亡。

甲苯咪唑不良反应少。驱虫后由于大量虫体排出可引起短暂的腹痛和腹泻。大剂量偶见过敏反应、粒细胞减少、脱发等。动物试验有胚胎毒性和致畸作用，孕妇及肝、肾功能不全者禁用。2 岁以下儿童和对本药过敏者不宜使用。

阿苯达唑（albendazole）

阿苯达唑为甲苯咪唑的同类物，是高效、低毒、广谱的驱肠虫药。能杀灭多种肠道线虫、绦虫和吸虫的成虫及虫卵，抗虫机制同甲苯咪唑。用于多种线虫混合感染，疗效优于甲苯咪唑。也可用于治疗包虫病、囊虫病、肝片吸虫病和肺吸虫病。

本药短期用药不良反应很少，偶有腹痛、腹泻、恶心、头痛、头晕等。少数患者可出现血清氨基转移酶升高，停药后可恢复正常，严重肝功能不全者慎用。动物试验有胚胎毒性和致畸作用，孕妇禁用。

左旋咪唑（levamisole）

左旋咪唑对多种线虫有杀灭作用，其中对蛔虫的作用较强。作用机制为抑制虫体琥珀酸脱氢酶活性，影响虫体肌肉的无氧代谢，减少能量生成，使虫体肌肉麻痹，失去附着力而被排出。用于治疗蛔虫、钩虫、蛲虫感染，对丝虫病和囊虫病也有一定疗效。本药治疗剂量偶有恶心、呕吐、腹痛、头晕等。大剂量或多次用药个别病例可出现粒细胞减少、肝功能减退等。妊娠早期、肝肾功能不全者禁用。左旋咪唑具有明显的免疫增强作用。

哌嗪（piperazine）

哌嗪为常用驱蛔虫药，临床常用其柠檬酸盐，称驱蛔灵。哌嗪对蛔虫、蛲虫具有较强的驱虫作用，对钩虫、鞭虫作用不明显。其抗虫作用机制是通过阻断虫体神经肌肉接头处的正常传导，导致虫体弛缓性麻痹，随粪便排出体外。本药不良反应轻，偶有恶心、呕吐、腹泻和腹部不适等。妊娠早期、肝肾功能不全者禁用。

噻嘧啶（pyrantel）

噻嘧啶可抑制虫体胆碱酯酶，使神经肌肉接头处 ACh 堆积，兴奋性增强，肌张力提高，虫体痉挛性麻痹，不能附壁而排出体外。对钩虫、绦虫、蛲虫、蛔虫等均有抑制作用，用于蛔虫、钩虫、蛲虫单独或混合感染。

本药治疗剂量毒性低，偶有发热、头痛、皮疹和腹部不适。少数患者出现血清氨基转移酶升高，故肝功能不全者慎用。孕妇及 2 岁以下儿童禁用。

恩波吡维铵（pyrvinium embonate）

恩波吡维铵可选择性干扰虫体呼吸酶系统，抑制虫体需氧代谢，减少能量生成，导致虫体逐渐衰弱而死亡。不良反应少，仅见恶心、呕吐、腹痛、腹泻等。服药后粪便呈红色，需事先告知患者。

二、抗绦虫药

吡喹酮（praziquantel）

吡喹酮为广谱抗吸虫药和驱绦虫药，对多种吸虫有强大的杀灭作用（本章第三节），对绦虫感染和囊虫病也有良好效果，是治疗各种绦虫病的首选药，治愈率可达 90% 以上。治疗囊虫病的有效率为 82%~98%。治疗脑型囊虫症时，可因虫体死亡后的炎症反应引起脑水肿、颅内压升高，应同时使用脱水药和糖皮质激素以防意外。

氯硝柳胺（niclosamide）

氯硝柳胺又名灭绦灵，对多种绦虫成虫有杀灭作用，对牛肉绦虫、猪肉绦虫、鱼绦虫、阔节裂头绦虫、短膜壳绦虫感染均有效。药物与虫体接触后，杀死虫体头节和近端节片，虫体脱离肠壁，随肠蠕动排出体外。抗虫机制为抑制虫体细胞内线粒体氧化磷酸化过程，使 ATP 生成减少，妨碍虫体生长发育。不良反应少，仅见肠胃不适、腹痛、头晕、乏力、皮肤瘙痒等。

复习思考题

问答题

1. 根据药物的主要用途可将抗疟药分成哪几类？分别写出其代表药物。
2. 甲硝唑的药理作用及临床用途有哪些？

第四十七章　抗恶性肿瘤药

抗恶性肿瘤药是指通过干扰肿瘤细胞的生化途径，直接抑制或杀灭肿瘤的药物。20 世纪 40 年代氮芥对淋巴瘤和白血病的有效治疗，是现代肿瘤化疗的开端。目前，随着大量新型抗恶性肿瘤药物的出现，造血因子、止吐药等辅助药物的应用，化疗的疗效已有了明显的提高。目前，化疗主要适用于以下几种情况：①晚期或播散性癌症的全身治疗；②手术和放疗的辅助化疗（adjuvant chemotherapy），提高对放疗的敏感性，防止复发转移；③术前化疗（primary chemotherapy），也称新辅助化疗（neo-adjuvant chemotherapy），在手术或放疗前使用，目的是降低肿瘤负荷、减少手术范围及早控制远处转移灶。近十余年来，肿瘤化疗已与外科手术和放射治疗并列为临床治疗恶性肿瘤的三大主要手段，在肿瘤的综合治疗中具有不可替代的地位。

第一节　细胞增殖周期及抗肿瘤药物分类

一、细胞增殖周期

细胞从上一次分裂结束到这一次分裂完成为一个细胞增殖周期。历经四个时相，为 DNA 合成前期（G_1 期）、DNA 合成期（S 期）、DNA 合成后期（G_2 期）和有丝分裂期（M 期）。一个细胞依次经过 G_1 期、S 期、G_2 期和 M 期而分裂为两个子细胞。G_1/S 期、S/G_2 期、G_2/M 期和 M 中/后期的交界存在控制点（check point），细胞周期的运行与否，能否按序完成细胞周期生化事件，受控于精密的细胞周期调控机制。

肿瘤细胞可分成以下三种细胞群。①无增殖能力细胞群：此类细胞不能增殖，通过分化、老化，最后死亡。②增殖细胞群：处于增殖周期中的细胞，具有不断增殖的能力。此类细胞对药物比较敏感。③非增殖细胞群（G_0 期）：暂时停止增殖，处于静止状态，待适当机会出现再进行增殖，是肿瘤复发的根源。此类细胞对药物不太敏感。肿瘤增殖细胞群与全部肿瘤细胞群之比称生长比率（growth fraction，GF）。

依据抗肿瘤药物作用的周期或时相特异性，大致可将药物分为以下两大类。

1. 细胞周期非特异性药物（cell cycle nonspecific agents，CCNSA）　能杀灭处于增殖周期各时相的细胞甚至包括 G_0 期细胞的药物，如烷化剂、抗肿瘤抗生素及铂类配合物等。此类药物对恶性肿瘤细胞的作用往往较强，在机体能耐受的毒性限度内，其杀伤能力随剂量的增加而成倍增加。

2. 细胞周期特异性药物（cell cycle specific agents，CCSA）　仅对增殖周期的某些时相敏感而对 G_0 期细胞不敏感的药物，如作用于 S 期的抗代谢药物，作用于 M 期细胞的长春碱类药物。此类药物对肿瘤细胞的作用往往较弱，达到一定剂量时效应不再增加。

二、抗恶性肿瘤药的分类

目前临床常用的抗恶性肿瘤药有抗代谢药、烷化剂、抗生素类、激素类、植物药、金属配合物、酶类等。这些药物按作用机制的不同可分为以下七类。

1. 干扰核酸生物合成的药物（抗代谢药） 如甲氨蝶呤、氟尿嘧啶等。

2. 影响 DNA 结构与功能的药物 烷化剂，铂类配合物，部分抗癌抗生素和植物药。此类药物可直接破坏 DNA 结构或抑制拓扑异构酶活性，影响 DNA 复制和修复功能。

3. 干扰转录过程和阻止 RNA 合成的药物 抗癌抗生素。

4. 干扰蛋白质合成与功能的药物 植物药如长春碱类、紫杉醇类、三尖杉生物碱类及影响氨基酸供应的如 *L*-门冬酰胺酶等。

5. 调节体内激素平衡的药物 糖皮质激素、雌激素、雄激素等激素类药物及其阻滞药。

6. 干扰特定肿瘤细胞功能的药物 如曲妥珠单抗（赫赛汀）对 *HER2* 基因高表达乳腺癌具有特效。

7. 诱导肿瘤细胞分化的药物 如全反式维 A 酸诱导急性髓细胞性白血病（AML）分化，三氧化二砷可通过诱导肿瘤细胞分化治疗急性早幼粒细胞白血病和原发性肝癌。

第二节　常用抗恶性肿瘤药物

一、干扰核酸生物合成的药物（抗代谢药）

此类药物化学结构和核酸代谢的必需物质如叶酸、嘌呤、嘧啶等相似，可通过特异性干扰核酸的代谢，阻止 DNA 或 RNA 的生物合成，进而抑制细胞的分裂和繁殖。

甲氨蝶呤（methotrexate，MTX）

甲氨蝶呤为二氢叶酸还原酶抑制药，其化学结构与叶酸相似，但与二氢叶酸还原酶的结合力比叶酸大 10^6 倍，产生强大而持久的抑制作用，使二氢叶酸（FH_2）不能变成四氢叶酸（FH_4）。四氢叶酸参与体内一碳单位的转移，与嘌呤、嘧啶核苷酸及某些氨基酸（甲硫氨酸，丝氨酸等）的生物合成密切相关。甲氨蝶呤使 5,10-甲酰四氢叶酸产生不足，可阻止嘌呤核苷酸及氨基酸的合成，最终干扰 DNA、RNA 和蛋白质的合成，使细胞分裂增殖受阻。

本品主要作用于 S 期细胞，可抑制 RNA 和蛋白质合成，延缓 G_1/S 期，使细胞停滞于 G_1 期，有自限现象。

本品口服生物利用度相差较大，小剂量时吸收良好。肝肾组织含量最高，胃肠道及肌肉组织中最少。可进入胸腔积液中，如胸腔积液量较大，积聚的甲氨蝶呤在停止用药后还可持久地释放入血而引起中毒。不易通过血脑屏障，鞘内注射后可由脑脊液缓慢进入血液。存在肝肠循环。主要以原型通过肾脏排泄，碱化尿液可加速排泄并提高药物在尿中溶解度，减少其析出。

临床上用于治疗儿童急性白血病和绒毛膜上皮癌。与泼尼松、长春新碱，6-巯基嘌呤合用对儿童急性白血病的缓解率可达 90%；对儿童急性淋巴细胞性白血病疗效较好；鞘内注射可用于中枢神经系统白血病的预防和缓解症状。

不良反应包括消化道反应如口腔炎、胃炎、腹泻、便血；骨髓抑制最为突出，可致白细胞、血小板减少，严重时可有全血下降；长期大量用药可致肝、肾损害；妊娠早期应用可致畸胎、死胎。肌内注射亚叶酸钙可保护骨髓正常细胞。大剂量易致肾毒性，肾病史或有肾功能异常者禁用。

氟尿嘧啶（5-fluorouracil，5-FU）

氟尿嘧啶是尿嘧啶 5 位上的氢被氟取代的衍生物。氟尿嘧啶在细胞内转变为 5-氟尿嘧啶脱氧核苷酸（5F-dUMP）抑制脱氧胸苷酸合成酶，阻止脱氧尿苷酸（dUMP）甲基化转变为脱氧胸苷酸，从而影响 DNA 合成。此外，氟尿嘧啶在体内可转化为 5-氟尿嘧啶核苷，以假代谢产物形式掺入 RNA 中干扰蛋白质的合成，故对其他各期细胞也有作用。

本品主要作用于 S 期细胞，延缓 G_1 期和 S 期细胞进程，使细胞停滞于 G_1 期，有自限现象。

本品口服吸收不规则，需静脉给药。吸收后分布于全身体液，肝和肿瘤组织中浓度较高。易透过血脑屏障，静脉注射后约 30min 出现于脑脊液中并可维持 3h。主要在肝代谢灭活，由呼气和尿排出。$t_{1/2}$ 为 10~20min。

本药用于消化系统癌（食管癌、胃癌、肠癌、胰腺癌、肝癌）和乳腺癌的治疗。尤其对大肠癌疗效好，临床有效率为 21%~45%。

本药对骨髓和消化道毒性较大，出现血性腹泻应立即停药。可引起脱发、皮肤色素沉着。偶见肝、肾损害。

6-巯基嘌呤（6-mercaptopurine，6-MP）

6-巯基嘌呤是腺嘌呤 6 位上—NH_2 被—SH 取代的衍生物。结构与次黄嘌呤相似，在体内阻止次黄嘌呤核苷酸转变为腺苷酸及鸟苷酸，干扰嘌呤合成。也可以转变为巯基鸟嘌呤核苷酸掺入 RNA 和 DNA 中，影响其生理功能。对 S 期细胞作用最为显著。

本药口服吸收不完全，脑脊液分布少。起效慢，主要用于急性淋巴细胞白血病的维持治疗，大剂量对绒毛膜上皮癌亦有较好疗效。

常见不良反应有骨髓抑制和消化道黏膜损害，长期大剂量给药可能引起肝肾功能损害，少数患者可出现黄疸。可致死胎、畸胎。

羟基脲（hydroxyurea，HU）

羟基脲抑制核苷酸还原酶，阻止胞苷酸转变为脱氧胞苷酸，从而抑制 DNA 的合成。

本药口服吸收快，能透过血脑屏障，在肝脏代谢为尿素排出。对治疗慢性粒细胞白血病有显著疗效，与白消安之间无交叉耐药性。与白消安相比，其起效快，毒副反应小，患者生存期长，近年来已成为治疗慢性粒细胞性白血病的首选药物。对 S 期细胞有选择性杀伤作用，对 G_1/S 边界细胞有延缓作用，使肿瘤细胞集中于 G_1 期，故可用做同步化药物，增加化疗或放疗的敏感性。

本药主要毒性为骨髓抑制，并有轻度消化道反应。肾功能不良者慎用。可致畸胎，故孕妇忌用。

阿糖胞苷（cytarabine，Ara-C）

阿糖胞苷在体内经脱氧胞苷激酶催化成二或三磷酸阿糖胞苷（Ara-CDP 或 Ara-CTP），进而抑制 DNA 多聚酶的活性而影响 DNA 合成，也可掺入 DNA 中干扰其复制，使细胞死亡。

本药口服难吸收，多用静脉给药。能透过血脑屏障。血浆 $t_{1/2}$ 为 2~2.5h，鞘内注射维持较久，血浆 $t_{1/2}$ 延长至 11h。临床上主要用于成人急性非淋巴细胞性白血病或者单核细胞白血病的治疗。

较严重的不良反应是骨髓抑制和胃肠道反应。大剂量可引起肝功能异常、肺水肿、肺功能衰竭等。鞘内注射可引起头痛、下身瘫痪等。

二、影响 DNA 结构与功能的药物

此类药物可直接破坏 DNA 结构或抑制拓扑异构酶活性，影响 DNA 复制和修复功能。

（一）烷化剂

烷化剂是一类高度活泼的化合物，具有一个或两个烷基，分别称为单功能或双功能烷化剂，所含烷基能与细胞的 DNA、RNA 或蛋白质中亲核基团起烷化作用，常可形成交叉联结或引起脱嘌呤，使 DNA 链断裂。在下一次复制时，又可使碱基配对错码，造成 DNA 结构和功能损害，严重时可致细胞死亡。

氮芥（chlormethine，HN_2）

氮芥是最早用于恶性肿瘤治疗的药物，属于周期非特异性药物，但对 M 期和 G_1 期作用最敏感。

解离快，静脉给药后 90% 药物在 0.5～1min 内消失。体内主要分布于肺、小肠、肾、肌肉等组织。

由于其具高效、速效和短效的特点，主要用于淋巴瘤，包括霍奇金病、恶性淋巴瘤、淋巴肉瘤等，尤其适用于纵隔压迫症状明显的恶性淋巴瘤患者。也可半身化疗用于头颈部肿瘤。

较严重的不良反应有骨髓抑制、胃肠反应和局部刺激。其他包括脱发、耳鸣、听力丧失、眩晕、黄疸、月经失调及男性不育等。

环磷酰胺（cyclophosphamide，CTX）

环磷酰胺为氮芥与磷酰胺基结合而成的化合物。体外无活性，在肿瘤细胞内分解出磷酰胺氮芥而发挥作用。

口服易吸收，肝脏浓度较高，肿瘤组织比相应正常组织的浓度高。属周期非特异性药物，对 G_2 期杀伤作用明显。

抗瘤谱广，为目前广泛应用的烷化剂，对恶性淋巴瘤疗效显著，对多发性骨髓瘤、急性淋巴细胞白血病、肺癌、乳腺癌、卵巢癌、神经母细胞瘤和睾丸肿瘤等均有一定疗效。

常见不良反应有骨髓抑制、恶心、呕吐、脱发等。骨髓抑制为其剂量限制性毒性，较氮芥轻，主要引起白细胞下降，较易恢复；有轻度肝功能损害，一般可逆；大剂量可引起出血性膀胱炎，可能与大量代谢物丙烯醛经泌尿道排泄有关，应多饮水或输液，保证尿量，合用美司钠可预防其发生。

异环磷酰胺（ifosfamide，IFO）是 CTX 的同分异构体，在常用肿瘤模型中其疗效优于 CTX 而毒性较低。抗瘤谱与 CTX 不完全相同，对软组织肉瘤、睾丸肿瘤、肺癌有肯定疗效。不良反应与 CTX 相似，骨髓抑制为其剂量限制性毒性。

噻替哌（thiotepa，TEPA）

噻替哌属乙烯亚胺类烷化剂，能形成活泼的烷化基团与细胞内 DNA 的碱基结合，产生细胞毒作用。遇酸易失效，口服吸收不完全，多为静脉给药。对乳腺癌、卵巢癌、肝癌、恶性黑色素瘤和膀胱癌等有一定疗效。不良反应中骨髓抑制是其剂量限制性毒性，较氮芥轻，表现为迟发性抑制。胃肠道反应较轻，呕吐较少见。治疗膀胱癌时可采用膀胱内灌注。有下腹部不适和局部刺激症状。偶见出血性膀胱炎。

亚硝脲类

亚硝脲类烷化剂有卡莫司汀（carmustine，BCNU）、洛莫司汀（lomustine，CCNU）和司莫司汀（semustine，MeCCNU）等，均为周期非特异性药物。

卡莫司汀对 G_1/S 期交界作用最强，对 G_2 期也有影响。特点是抗瘤谱广、显效快、脂溶性好、脑脊液浓度高。通常静脉给药，可用于治疗颅脑肿瘤、多发性骨髓瘤、恶性淋巴瘤、黑色素瘤、肺癌等。骨髓抑制是其剂量限制性毒性，表现为迟发性抑制。其他不良反应有胃肠反应、轻度肝肾毒性等。严重蓄积可引起肺纤维化。

洛莫司汀与卡莫司汀有交叉耐药性，在肝、肾、脑脊液浓度较高，存在肝肠循环。可口服，用于治疗脑肿瘤、恶性淋巴瘤、结肠癌、肺癌、黑色素瘤等。不良反应与卡莫司汀相似。

司莫司汀对 M 期和 G_1/S 期交界作用较强，临床应用、不良反应均与洛莫司汀相似，疗效优于卡莫司汀和洛莫司汀且毒性较轻。

白消安（busulfan，BUS）

白消安属甲烷磺酸酯类，在体内通过其磺酸酯基团与 DNA 中的鸟嘌呤起烷化作用。

本药口服吸收良好，$t_{1/2}$ 短，约 90%药物在 3～5min 内消除。小剂量即可明显抑制粒细胞生成，对慢性粒细胞性白血病疗效显著，缓解率可达 85%～90%。对放疗失败的患者仍有效，但对急性粒细胞白血病或慢性粒细胞白血病的急性病变无效。

最常见的不良反应为骨髓抑制，是其剂量限制性毒性，持续时间长，严重者可致死。长期或大剂量用药可致肺纤维化、高尿酸血症、脱发、闭经或睾丸萎缩等。

（二）抗生素类

部分抗癌抗生素的作用机制与烷化剂相似，通过嵌入 DNA 中而直接破坏 DNA 的结构。

博来霉素类

博来霉素（bleomycin，BLM）是从放线菌培养物中分离的水溶性混合物，为含多种糖肽的复合抗生素。其化学结构中有两个部位与作用机制有关：一是双噻唑环状结构，嵌入DNA 中；另一个是包括伯胺、嘧啶及咪唑氮在内的复杂结构，作为配基与金属离子铜或铁络合，使氧分子转成氧自由基，从而使 DNA 单链断裂。

本药属细胞周期非特异性药物，有同步化作用，可使细胞集中于 G_2 期。主要用于鳞状上皮癌（头、颈、口腔、食管、阴茎、外阴、宫颈等）。也可用于淋巴瘤的联合治疗。常用剂量下几乎无骨髓抑制，对胃肠道、肝肾、中枢神经系统亦无明显毒性作用。肺毒性为最严重不良反应，可引起间质性肺炎或肺纤维化，可致死。其他有发热、过敏样反应、脱发等。

平阳霉素（bleomycin A5，PYM）从中国平阳县放线菌的发酵产物中分离而得到，经鉴定为博来霉素中的 A5 成分，对食管癌、头颈部肿瘤有较好疗效。与博来霉素不同的是对乳腺癌亦有一定疗效。

培洛霉素（peplomycin，PLM）是博来霉素的衍生物，在肿瘤组织中的浓度高于博来霉素，肺毒性较博来霉素轻。对头颈部肿瘤、皮肤癌、食管癌等有较好疗效，主要不良反应为发热、脱发、肺毒性等。

（三）铂类化合物

铂类化合物主要有顺铂（cisplatin，DDP）和卡铂（carboplatin，CBP）。作用机制也类似于氮芥，可与 DNA 链上的鸟嘌呤结合，形成交叉联结，也能形成 DNA 与蛋白质的交联，从而破坏 DNA 结构和功能。

顺铂为二价铂同两个氯原子和两个氨基结合成的金属化合物。只能注射给药，在肾、肝、卵巢、子宫、皮肤、骨组织等分布较多。$t_{1/2}$ 较长，达 58～73h。抗瘤谱广，对睾丸癌、卵巢癌、肺癌、膀胱癌有较好疗效，是治疗睾丸肿瘤最有效的药物之一。主要不良反应有消化道反应、骨髓抑制、周围神经炎、耳毒性，大剂量或连续用药可致严重而持久的肾毒性。

卡铂为第二代铂类化合物，机制类似顺铂，两者有交叉耐药性。毒性比顺铂低，剂量限制性毒性为骨髓抑制。主要用于治疗小细胞肺癌、头颈部鳞癌、卵巢癌及睾丸肿瘤等。

（四）植物药

喜树碱类

喜树碱（camptothecine，CPT）是从我国特有植物喜树中提取的生物碱。羟喜树碱（hydroxycamptothecine，HCPT）、拓扑替康（topotecan，TPT）和伊立替康（irinotecan，CPT-11）均为喜树碱的衍生物。此类药物因其独特的作用机制而受到重视。

喜树碱类主要作用靶点为 DNA 拓扑异构酶 I（DNA-topoisomerase I，TOPO- I ）。真核细胞 DNA 的拓扑结构由两类关键酶 DNA 拓扑异构酶 I 和 DNA 拓扑异构酶 E（TOPO-E）调节，这两类酶在 DNA 复制、转录及修复中发挥重要作用。喜树碱类能特异性抑制 TOPO-I 活性，从而干扰 DNA 结构和功能。

喜树碱在胃肠道、胆汁、肝脏中浓度较高，停留时间长。对胃癌、大肠癌、膀胱癌等有较好疗效，对绒毛膜上皮癌、恶性葡萄胎、急性及慢性粒细胞性白血病、肝癌等有一定疗效。喜树碱有脂质体用于胃癌、肝癌的治疗。不良反应较大，主要有泌尿道刺激症状、消化道反应、骨髓抑制及脱发等。

羟喜树碱与喜树碱相比，抗瘤谱广，剂量小而毒性较低。对 S 期细胞作用明显，为周期特异性药物。常用于治疗原发性肝癌、胃癌、食管癌、直肠癌、膀胱癌、急性白血病、慢性粒细胞性白血病等均有效。

鬼臼毒素衍生物

鬼臼毒素（podophyllotoxin）是从小檗科植物鬼臼中提取的木聚糖，其作用机制是抑制微管聚合，阻止细胞有丝分裂。但因不易吸收，毒性严重，而无临床应用价值。鬼臼毒素衍生物依托泊苷（鬼臼乙叉苷，etoposide，VP-16）和替尼泊苷（鬼臼噻吩苷，teniposide）作用靶点是 DNA 拓扑异构酶Ⅱ。药物与酶、DNA 三者形成稳定的复合物，干扰 DNA 断裂后的重新连接反应，从而产生细胞毒作用。属细胞周期非特异性药物，主要作用于 S 期和 G_2 期细胞。依托泊苷治疗肺癌、睾丸肿瘤、急性白血病、神经母细胞瘤等有良好效果。替尼泊苷对肺癌、恶性淋巴瘤、急性白血病等有效。不良反应有骨髓抑制及消化道反应等。

三、干扰转录过程和阻止 RNA 合成的药物

多数抗癌抗生素可嵌入 DNA 碱基对之间，干扰转录过程，阻止 mRNA 的形成。

放线菌素 D（dactinomycin D，DACT）

放线菌素 D 是从多种放线菌培养液中提取的一种多肽抗生素，其结构中活性基团插入 DNA 相邻的两个 G—C 碱基对中间，主要抑制 RNA 多聚酶的活性，从而阻止 mRNA 合成。对 DNA 复制过程无明显影响，但有时可引起 DNA 单链断裂。放线菌素 D 抗癌作用强，属细胞周期非特异性药物，但 G_1 期细胞比较敏感，并可使 G_1—S 过渡受阻，亦可提高肿瘤放疗的敏感性。对绒毛膜上皮癌、肾母细胞瘤、睾丸肿瘤、软组织肉瘤、恶性淋巴瘤、神经母细胞瘤、横纹肌肉瘤等有较好疗效。

口服吸收不佳，静脉注射后数分钟内血浆浓度下降很快，可迅速分布到全身各组织，肝、肾、有核细胞、骨髓及肿瘤细胞中浓度较高，不易通过血脑屏障。$t_{1/2}$ 为 36h，50%以原型从胆汁中排泄，尿液排泄仅 10%左右。

常见不良反应为骨髓抑制和胃肠道反应。骨髓抑制为其剂量限制性毒性，多发生在治疗后 1 周，最先出现血小板减少；胃肠道反应有恶心、呕吐、腹泻、黏膜溃疡等。其他尚有脱发、红斑、肝肾损害、过敏反应等。本药刺激性大，静脉注射可引起静脉炎，药液外漏可引起严重的组织坏死。

蒽环类抗生素

柔红霉素（daunorubicin，DNR）为最早发现的蒽环类抗生素，属周期非特异性药物，对 S 期细胞作用比较明显。只能静脉给药，肝、肺、胃、脾、心脏等分布较多，不易透过血脑屏障。仅用于急性白血病的治疗。主要不良反应有骨髓抑制、胃肠反应、心脏毒性、脱发等。骨髓抑制为其主要的剂量限制性毒性。

多柔比星（doxorubicin，阿霉素，adriamycin，ADM）为第二代蒽环类抗生素。周期非特异性药物，对 M、S 期作用较强。抗瘤谱广，对白血病及多种实体肿瘤均有效，主要用于对其他抗恶性肿瘤药耐药的急性淋巴细胞白血病或粒细胞白血病、恶性淋巴肉瘤、乳腺癌、卵巢癌、小细胞肺癌、胃癌、肝癌及膀胱癌等。心脏和骨髓毒性较 DNR 轻。心脏毒性是其剂量限制性毒性，严重者可引起心肌炎而导致心力衰竭。

表柔比星（epirubicin，EPI，表阿霉素）是 ADM 的立体异构体，临床适应证似 ADM。毒性较 ADM 低，尤其是心脏毒性明显低于 ADM。

吡柔比星（pirarubicin，PRA）为 ADM 的半合成衍生物。抗瘤谱同 ADM，对多种实验肿瘤的作用优于 ADM。PRA 对乳腺癌、恶性淋巴肉瘤、膀胱癌等有较好疗效。不良反应较轻，剂量限制性毒性为骨髓抑制，心脏毒性明显低于 DNR，脱发的发生率低。

氟乙阿霉素（AD-32）为 ADM 的半合成衍生物，动物实验中对多种瘤株的作用强于 ADM，且与 ADM 之间无交叉耐药性。局部刺激小，穿透力强，局部用药可达黏膜深层。采用膀胱灌注治疗表浅性膀胱癌有效。

三铁阿霉素（triferricdoxorubicin，quelamycin）为 ADM 的三铁衍生物，抗肿瘤作用与

ADM 相似，但心脏毒性小。对肺癌、成骨肉瘤、胃癌、肠癌有一定疗效。

四、干扰蛋白质合成与功能的药物

（一）抑制微管蛋白活性

长春碱类（vinblastine，VLB）

长春碱及长春新碱（vincristine，VCR）为夹竹桃科植物长春花所含的生物碱。长春地辛（vindesine，VDS）和长春瑞滨（vinorelbine，NVB）均为长春碱的半合成衍生物。

本类主要抑制微管蛋白的聚合，而妨碍纺锤体微管的形成，使有丝分裂停止于中期。属细胞周期特异性药物，主要作用于 M 期细胞。主要用于治疗急性白血病、恶性淋巴瘤及绒毛膜上皮癌。长春新碱对儿童急性淋巴细胞白血病疗效好、起效快，常与泼尼松合用做诱导缓解药。长春地辛主要用于治疗肺癌、恶性淋巴瘤、乳腺癌、食管癌、黑色素瘤和白血病等。长春瑞滨主要用于治疗肺癌、乳腺癌、卵巢癌和淋巴瘤。长春碱类毒性反应主要包括骨髓抑制、神经毒性、消化道反应、脱发及注射局部刺激等。长春新碱对外周神经系统毒性较大。

紫杉醇（paclitaxel，taxol，PTX）

紫杉是由短叶紫杉或我国红豆杉的树皮中提取的有效成分，由于具有独特的作用机制和对耐药细胞也有效，是近年来受到广泛重视的抗恶性肿瘤新药。

紫杉醇能促进微管聚合，同时抑制微管的解聚，从而使纺锤体失去正常功能，细胞有丝分裂停止。使细胞阻断在 M 期和 G_2 期，可作为放射增敏剂。对卵巢癌和乳腺癌有独特的疗效，对肺癌、食管癌、大肠癌、黑色素瘤、头颈部癌、淋巴瘤、脑瘤也都有一定疗效。

不良反应主要包括骨髓抑制、神经毒性、心脏毒性和过敏反应。紫杉醇的过敏反应可能与赋形剂聚氧乙基蓖麻油有关。

（二）干扰核蛋白体功能

三尖杉生物碱类

三尖杉生物碱类包括三尖杉酯碱（harringtonine）和高三尖杉酯碱（homoharringtonine），是从三尖杉属植物的枝、叶和树皮中提取的生物碱。其作用机制是干扰核蛋白体功能，抑制蛋白质合成。对急性粒细胞白血病疗效较好。对急性单核细胞白血病也有效。骨髓抑制明显，其他不良反应尚有胃肠道反应及心脏毒性等。本类药物只能作缓慢静脉滴注用，需注意血压变化。

（三）影响氨基酸的供应

门冬酰胺酶（Asparaginase，Asp）

门冬酰胺酶是从大肠埃希菌等培养液中提取的酶制剂，可将血清门冬酰胺水解而使肿瘤细胞缺乏门冬酰胺。门冬酰胺是重要的氨基酸，某些肿瘤细胞不能自己合成，因此其生长受到抑制。主要作用于 G_1 期。

口服无效，须注射给药。静脉注射血药浓度较高，$t_{1/2}$ 为 8～24h，药物主要分布于血管，约 20%分布于淋巴组织；肌内注射 $t_{1/2}$ 为 39～49h。

本药对急性淋巴细胞性白血病疗效最好，对非霍奇金病也有一定疗效。

因为本药属于异种蛋白，反复用可引起过敏反应，常见为皮疹、瘙痒、发热等。严重时有寒战、呼吸困难、血压下降、甚至休克，同时给予糖皮质激素和抗组胺药可减轻反应，每个疗程用药前应做皮试。较大剂量时有骨髓抑制，出现白细胞和血小板减少。其他不良反应还有胃肠道反应、头痛、头昏、精神障碍及肝肾损害等。

五、影响体内激素平衡的药物

某些肿瘤如乳腺癌、前列腺癌、甲状腺癌、宫颈癌、卵巢癌和睾丸肿瘤均与相应的激素失调有关。因此，可应用某些激素或其阻滞药来改变激素平衡失调状态，以抑制这些激素依赖性肿瘤的生长，且无骨髓抑制等不良反应。

（一）性激素类

临床上常用于恶性肿瘤治疗的雌激素是己烯雌酚（diethylstilbestrol），可通过减少脑垂体促间质细胞刺激激素的分泌，从而使睾丸间质细胞与肾上腺皮质的雄激素分泌减少，也可直接对抗雄激素促进前列腺癌组织生长发育的作用，故对前列腺癌有效。还用于治疗绝经期乳腺癌，机制未明。

雄激素类有甲睾酮（methyltestosterone）、丙酸睾酮和氟羟甲睾酮，可抑制脑垂体前叶分泌促卵泡激素，使卵巢分泌雌激素减少，并可对抗雌激素作用。雄激素对晚期乳腺癌，尤其是骨转移者疗效较佳。

孕激素类药物甲地孕酮（megestrol）、双甲脱氢孕酮等对子宫内膜癌、乳腺癌、肾癌有一定疗效。

（二）他莫昔芬

他莫昔酚（tamoxifen，TAM）为合成的抗雌激素药物，是雌激素受体的部分激动药，具有雌激素样作用，但强度仅为雌二醇的1/2，也有抗雌激素的作用，从而抑制雌激素依赖性肿瘤细胞生长。主要对乳腺癌雌激素受体阳性患者疗效较好。

（三）氨鲁米特

氨鲁米特（aminoglutethimide，AG）能特异性地抑制雄激素转化为雌激素的芳香化酶，从而阻止雄激素转变为雌激素。用于绝经后晚期乳腺癌。具有抑制肾上腺皮质激素合成的作用，也可用于库欣综合征。可代替肾上腺切除术或垂体切除术，对术后无效者，仍可能有效。

（四）糖皮质激素类

临床上用于恶性肿瘤治疗的糖皮质激素主要为泼尼松（prednisone）和泼尼松龙（prednisolone）等。其能抑制淋巴组织，使淋巴细胞溶解。主要用于急性淋巴细胞白血病、慢性淋巴细胞白血病及恶性淋巴瘤的治疗。对其他恶性肿瘤无效，而且可能因抑制机体免疫功能而助长恶性肿瘤的扩展。仅在恶性肿瘤引起发热不退、毒血症状明显时，可少量短期应用以改善症状。

六、干扰特定肿瘤细胞功能的药物

某些肿瘤细胞的增殖和转移与特定蛋白表达有关，干扰相关的蛋白质功能则可以产生抗肿瘤作用，如曲妥珠单抗（赫赛汀）对 *HER2* 基因高表达乳腺癌具有特效；Cetuximab（Erbitux®）对 EGFR 高表达肿瘤细胞有效。

七、诱导肿瘤细胞分化的药物

肿瘤细胞是一种去分化细胞，原有的细胞功能退化，但增殖能力强。如果诱导肿瘤细胞分化成终末细胞，则可（激活细胞凋亡）减慢肿瘤细胞的增殖速度，甚至让肿瘤细胞具有正常细胞的功能，如全反式维 A 酸诱导急性髓细胞性白血病（AML）分化，三氧化二砷可通过诱导肿瘤细胞分化治疗急性早幼粒细胞白血病和原发性肝癌。

第三节　抗肿瘤药物的合理应用

肿瘤化疗要取得良好的疗效，必须有合理的化疗方案，包括用药的时机、药物的选择与配伍、剂量、疗程、间隔时间等。以下是肿瘤化疗时需要注意的几个问题。

一、联合用药

为了提高抗肿瘤药物的疗效，降低毒性和延缓耐药性的产生，肿瘤的化疗通常采用联合用药方案。

（一）从细胞增殖动力学考虑

周期非特异性药物对各时相（包括 G_0 期）的肿瘤细胞都有效，作用较强而快，在机体能够耐受的范围内，作用随剂量的增加而加强，浓度是影响其杀灭癌细胞能力的主要因素；而周期特异性药物只对某些时相的肿瘤细胞有效，通常对 G_0 期细胞无效，作用较弱而慢，需要一定时间才能发挥杀伤作用，达一定剂量后，作用不能进一步增强。但不论周期特异性还是非特异性药物，在一定剂量时，都只能杀灭一定比例而非一定数量的癌细胞。因此，在肿瘤化疗时以采取两类药物联合应用为宜。

1. 序贯性化疗　在肿瘤细胞数量最多时选用最敏感的药物。例如，对增长缓慢（GF 不高）的实体瘤，可先用细胞周期非特异性药物杀灭增殖期及部分 G_0 期细胞，使瘤体缩小并驱动 G_0 期细胞进入增殖周期，继而用细胞周期特异性的药物杀灭之。而对增长快（GF 较高）的肿瘤如急性白血病等，宜先用细胞周期特异性药物（作用于 S 期或 M 期药物），使大量处于增殖周期的恶性肿瘤细胞被杀灭，以后再用细胞周期非特异性药物杀伤其他各时相的细胞，待 G_0 期细胞进入细胞周期时，再重复上述疗法。

2. 同步化治疗　先用细胞周期特异性药物，将肿瘤细胞阻滞于某时相，待药物作用消失后，肿瘤细胞即同步进入下一时相，再用作用于后一时相的药物。例如，羟基脲可使肿瘤细胞集中于 G_1 期，而 G_1 期细胞对放疗比较敏感；长春新碱可使细胞停滞在 M 期，而 M 期细胞对博来霉素敏感；博来霉素亦有同步化作用，使 S 期细胞增多从而提高对抗代谢物的敏感性。

（二）从药物作用机制考虑

作用于不同生化环节的抗恶性肿瘤药物合用，可使疗效提高。如甲氨蝶呤与氟尿嘧啶合用、阿糖胞苷与 6-GT 合用、烷化剂和蒽环类抗生素合用等。

（三）从药物毒性考虑

1. 减少毒性的重叠 大多数抗恶性肿瘤药物都有抑制骨髓作用，而各药造成骨髓抑制的时间程度有所不同。环磷酰胺表现为近期毒性，长春新碱、甲氨蝶呤为中期毒性，丝裂霉素、洛莫司汀表现为延期毒性，在联合用药时应尽量避免将这三类药物合用。抗肿瘤药物中糖皮质激素和博来霉素类无明显骨髓抑制作用，将它们与其他药物合用，以提高疗效并减少骨髓的毒性发生。例如，治疗晚期霍奇金病有较好疗效的 MOPP 方案（氮芥+长春新碱+丙卡巴肼+泼尼松）中，氮芥的骨髓抑制出现快恢复也快，丙卡巴肼的骨髓抑制出现较迟，长春新碱很少引起骨髓抑制，泼尼松则对骨髓有保护作用，因此这一方案对骨髓的抑制较轻。

2. 降低药物的毒性 如用美司钠可预防环磷酰胺引起的出血性膀胱炎，用亚叶酸钙可减轻甲氨蝶呤的骨髓毒性。

（四）从药物的抗瘤谱考虑

胃肠道癌宜用氟尿嘧啶、环磷酰胺、丝裂霉素、羟基脲等，鳞癌宜用博来霉素、甲氨蝶呤等，肉瘤宜用环磷酰胺、顺铂、多柔比星等，骨肉瘤以多柔比星及大剂量甲氨蝶呤加救援剂亚叶酸钙为佳，脑的原发或转移瘤首选亚硝脲类，亦可用羟基脲等。

（五）与非抗肿瘤药合用

有些非抗肿瘤药物可增强抗肿瘤药的作用，而毒性不一定增加。例如，双嘧达莫可抑制肿瘤细胞对核苷的摄取，从而阻断核苷酸合成的补救途径，加强抗代谢药的作用；预先给予两性霉素可增加肿瘤细胞对多柔比星的摄取；Ca^{2+} 通道阻滞药可纠正肿瘤细胞对多柔比星的抗药性等。

二、抗恶性肿瘤药毒性反应及处理

目前抗恶性肿瘤药物对肿瘤细胞和正常细胞尚缺乏理想的选择作用，往往对正常的组织也造成严重损害，甚至可危及生命。毒性反应成为化疗时限制剂量使用的关键因素。

（一）骨髓抑制

除博来霉素、长春新碱、门冬酰胺酶激素类等少数药物外，绝大多数抗肿瘤药物可抑制骨髓造血功能，以粒细胞减少最常见，亦有引起全血抑制者。在化疗过程中，每周至少检查 1 次，出现粒细胞低于 3×10^9 或血小板低于 50×10^9 的情况应暂时停药，给予抗生素以预防继发感染，严重者可用各种集落刺激因子来处理。

非格司亭（rhG-CSF，惠尔血，又名重组人粒细胞集落刺激因子，filgrastin）：主要刺激粒细胞系造血，促进粒细胞增生、分化和成熟，在化疗的间歇期使用可防止白细胞减少。75μg/次，每日 1 次，皮下注射，连用 8～14 日。

重组人粒细胞-巨噬细胞集落刺激因子（rhGM-CSF，生血能）：刺激粒细胞、单核细胞和 T 细胞增生，促进其分化成熟，诱导集落形成，可以提高机体抗肿瘤和抗感染能力。用于治疗肿瘤化疗引起的白细胞减少。5～10μg/kg，每日 1 次，皮下注射，连用 7～10 日，注意不可与抗肿瘤药同时使用。

（二）消化道反应

消化道反应表现为恶心、呕吐、腹痛、腹泻，严重者有血性腹泻，可致死。以恶心、呕吐最为常见，顺铂、氮芥、大剂量环磷酰胺等致吐作用较为严重，发生率为 90%～100%。抗代谢药可引起迟发性呕吐，一般在化疗后的 2～3 日出现。多巴胺受体阻断药甲氧氯普胺，5-HT$_3$ 受体阻滞药昂丹司琼、格雷司琼、托烷司琼及氯丙嗪、地塞米松、安定、四氢大麻酚、抗组胺药等均可用于抗肿瘤药物引起的呕吐。通常甲氧氯普胺与地塞米松合用可使 65% 化疗患者的呕吐基本控制；昂丹司琼止吐比甲氧氯普胺更有效，与地塞米松合用止吐率可提高到 90%，临床常用于预防顺铂引起的呕吐。

（三）皮肤、毛囊反应

毛囊的增殖较为活跃，容易受抗肿瘤药物的影响而引起脱发，以多柔比星、依托泊苷、环磷酰胺最为明显。博来霉素极易引起皮肤反应，表现为皮疹、瘙痒、色素沉着、手指和掌部过度角化等。白消安、环磷酰胺、放线菌素 D、多柔比星、氟尿嘧啶可引起色素沉着；环磷酰胺、羟基脲、丙卡巴肼等可引起类皮疹；放线菌素 D、多柔比星还可使已放射区皮肤出现明显炎症、红斑及色素沉着。

（四）重要系统毒性

1. 肝脏毒性　表现为急性坏死、炎症及慢性脂肪变性、纤维化和肝硬化，如阿糖胞苷可引起短暂氨基转移酶升高；巯嘌呤可致中毒性肝炎，胆汁淤积；长期使用甲氨蝶呤可引起肝纤维化，肝硬化等。应注意许多抗肿瘤药物在肝脏代谢，发生肝功能不良时，此类药物的剂量应适当调整。

2. 肾脏毒性　环磷酰胺、异环磷酰胺在体内可产生大量代谢产物丙烯醛，引起出血性膀胱炎，与美司钠合用可消除此不良反应。大剂量甲氨蝶呤在尿中可成为结晶析出而损伤肾小管，输液、饮水、利尿并碱化尿液可减轻对肾脏的毒性。顺铂的肾毒性是其剂量限制性毒性，主要表现为肾小管上皮细胞急性坏死、变性、间质水肿、肾小管扩张，严重时可出现肾衰竭。在应用顺铂前后应大量输液水化和利尿。

3. 心脏毒性　抗肿瘤药物引起心脏毒性以蒽环类抗生素最为显著。表现为急性的心律失常和慢性的心肌病变。心律失常一般可在短期内恢复；慢性心肌病变较严重，死亡率也高。其毒性机制可能与体内形成大量的自由基及脂质过氧化有关。维生素 C、维生素 E、辅酶 Q$_{10}$、ATP 等有助于清除自由基而减轻心脏毒性。近年来发现的比较有效的药物离子螯合剂右雷佐生（右丙亚胺，daxrazoxane，ICRF-187），与多柔比星合用可减轻心脏毒性而不影响抗肿瘤作用。

4. 肺部毒性　长期大剂量使用博来霉素可致间质性肺炎和肺纤维化，少数患者可发生急性致死性肺炎。应用糖皮质激素可减轻肺毒性。

5. 神经毒性　长春新碱最易引起外周神经毒性。

（五）其他

其他毒性反应包括不育、致畸、致癌、变态反应等。很多抗癌药物可引起变态反应，最常见的有其他不良反应的有门冬酰胺酶、紫杉醇和博来霉素。用紫杉醇前给予糖皮质激素和抗组胺类药物可预防或减轻变态反应的发生，已成为常规的治疗前用药。用博来霉素前应用糖皮质激素可预防变态反应。

三、肿瘤细胞的耐药性

肿瘤细胞对抗肿瘤药物的耐药性可分为天然耐药性和获得性耐药性。获得性耐药又可分为原药耐药和多药耐药（multidrug resistance，MDR）。MDR 即肿瘤细胞接触一种抗肿瘤药物后，诱发其对其他多种结构和作用机制不同的药物产生交叉耐药性。肿瘤耐药尤其是 MDR 是化疗失败的关键因素。

目前认为，肿瘤耐药性的形成机制与以下因素有关：细胞内还原型谷胱甘肽和谷胱甘肽 S-转移酶水平增加；肿瘤细胞 P 糖蛋白（P-glycoprotein，P-gp）表达增高，使亲脂性的化疗药物分子从肿瘤细胞内泵出；多药耐药基因相关蛋白（multidrug related protein，MRP）增高；拓扑异构酶活性下降；肿瘤细胞内二氢叶酸还原酶的基因表达增加或发生突变；O^6-烷基鸟嘌呤 DNA 烷基转移酶（GAT）活性增高修复烷化剂造成的 O^6-烷基化鸟嘌呤；醛脱氢酶表达增加；肺耐药蛋白表达增高，屏蔽 DNA 上的靶点。这使得人们寻找克服耐药的各种途径。目前，实验研究已发现很多可以改善耐药的药物，如维拉帕米、利血平、吩噻嗪、环孢素-A、肿瘤坏死因子、免疫毒素、反义寡核苷酸和抗 P-gp 抗体等。但临床上取得成功的还不多。

复习思考题

问答题

1. 抗肿瘤药物有哪些常见的不良反应？如何处理？
2. 简述抗肿瘤药物的合理应用。
3. 简述抗恶性肿瘤药物的分类及其代表药物。

第九篇　其他类药物药理

第四十八章　常见中毒及其解毒药

化学物质（包括药物）进入机体，侵害机体的组织与器官，并在组织与器官内发生生物化学或生物物理学的作用，破坏机体的正常生理功能，引起机体功能性或器质性病理改变的全身性疾病称为中毒。引起机体中毒的化学物质称为毒物。中毒的严重程度与剂量有关，一般具有明显的剂量-效应关系。中毒按其发生发展过程，可分为急性中毒、亚急性和慢性中毒。急性中毒症状严重，变化迅速，常危及生命，须及时抢救，包括减少或阻止毒物吸收、促进毒物排泄、保持患者基本生理功能稳定、采用解毒药等综合性措施。解毒药指能排除或中和毒物，对抗毒性作用，减弱毒性反应，解除或减轻中毒症状，降低中毒死亡，以治疗中毒为目的的药物。可分为非特异性（专属性低）和特异性（专属性）两种药物；非特异性解毒药解毒范围广，作用缺乏特异性，解毒效果较低，在毒物发挥毒性作用之前，通过破坏或稀释毒物、促进毒物排除、保护胃肠黏膜、阻止毒物吸收等方式，保护机体免遭毒物进一步的损害，为特异性抢救治疗提供时间；特异性解毒药是一类可特异性地对抗或阻断某些毒物中毒效应的解毒药。

本章药物针对毒物中毒机制，解除其中毒原因，作用具有高度专属性，解毒效果好，在中毒的治疗中占有重要地位，如二巯基丙磺酸钠、二巯基丙醇对砷中毒的治疗；胆碱酯酶复活剂治疗有机磷农药中毒，均为特异性解毒药。后者解毒谱广，专属性低，可用于多种毒物中毒，但无特效性，如阻止毒物继续吸收或促进排泄的导泻剂、胃黏膜保护剂等。有机磷酸酯类中毒的解救药参见第六章拟胆碱药。

第一节　重金属中毒解毒药

重金属原意是指相对密度大于 5 的金属（一般来讲密度大于 $4.5g/cm^3$ 的金属），包括金、银、铜、铁、铅等，重金属在人体中累积达到一定程度，会造成慢性中毒。对什么是重金属，其实目前尚没有严格的统一定义，在环境污染方面所说的重金属主要是指汞（水银）、镉、铅、铬及类金属砷等生物毒性显著的重元素。重金属非常难以被生物降解，相反却能在食物链的生物放大作用下，成千百倍地富集，最后进入人体。重金属在人体内能和蛋白质及酶等发生强烈的相互作用，使它们失去活性，也可能在人体的某些器官中累积，造成慢性中毒。短时间摄取大量重金属也可导致急性中毒。

某些重金属化合物进入体内后，能与细胞酶系统的巯基相结合抑制酶活性，出现一系列重金属中毒症状。本类解毒药多为金属络合剂（chelating agent），具有两个或更多的供电子基团（氮、氧、硫），能与金属或类金属离子络合，从而改变原来的金属特性，生成无活性难解离的可溶性络合物随尿排出，防止含巯基的酶与金属离子结合使酶免受抑制。本类解毒药按化学结构分可分为巯基络合剂、氨羧络合剂及其他络合剂。常用的有二巯丁二钠（sodium dimercaptosuccinate，DMS）、二巯丙磺钠（sodium dimercaptopropane sulfonate，DMPS）、二巯丙醇（dimercaprol，又名巴尔，BAL）、依地酸钙钠（calcium disodium edetate，EDTA Na-Ca）、D-盐酸青霉胺（D-penicillamine hydrochloride）、去铁胺（deferoxamine）等。由于二巯基类药物与金属形成的络合物仍有一定程度的解离，若排泄慢，解离出来的二巯基化合物可很快被氧化，则游离的金属仍能产生中毒现象，故二巯基类药物在金属中毒时，需反复给予足量的药物。

一、巯基络合剂

二巯丙醇（dimercaprol）

【体内过程】 二巯丙醇口服不吸收。一般作深部肌内注射，30～60min 后血药浓度达高峰，维持 2h。4h 后几乎完全代谢降解和排泄。与金属形成的络合物经尿排出，而在肝内与葡萄糖醛酸形成的结合物则经胆汁排出。肝损害者明显影响二巯丙醇的排出。本药不从乳汁分泌或透过胎盘。

【药理作用】 本品属于化学解毒剂。重金属与体内含巯基的酶及蛋白质结合，尤其是与细胞中酶系统的巯基结合，使细胞代谢受到抑制。本药带有两个巯基（—SH）。一分子的本药结合一个金属原子形成不溶性复合物。二分子的本药与一个金属原子结合形成较稳定的水溶性复合物，复合物在体内可重新离解为金属和本药。本药被氧化后失去作用。要在血浆中保持本药与金属 2：1 的优势和避免本药过高浓度的毒性反应，需要重复给药，一直用到金属排尽和毒性作用消失为止。本药的巯基与金属结合的能力比细胞酶的巯基要强，可预防金属与细胞酶的巯基结合和使已与金属络合的细胞酶复活而解毒，所以在金属中毒后应用越早越好。最好在接触金属后 1～2h 内给药，4h 内有用，超过 6h 再给本药，作用减弱。因此本药对急性金属中毒有效，而对慢性中毒虽能增加尿中金属排泄量，但已被金属抑制带有巯基细胞酶的活力则不能恢复，临床症状常无明显好转。对其他金属的促排效果，排铅不及依地酸钙钠，排铜不及青霉胺，对锑和铋无效。本药与镉、铁、硒、银、铀结合形成复合物，但其毒性反应比原金属为大，故应避免应用，甲基汞和其他有机汞化合物中毒时应用本药，可使汞进入脑组织，故应禁用。

【临床应用】 主要用于治疗砷、汞和金中毒，与依地酸钙钠合用治疗儿童急性铅脑病。

【不良反应】 多见高血压、心动过速，尚有恶心、头痛、唇眼口烧灼感、肌痛、腹痛，偶有白细胞减少。持续大量用药可损伤毛细血管、肾脏等。老人、心脏病、高血压、肾功能不全、营养不良者慎用。重度高血压、心肾功能不全者禁用。

【禁忌证】

（1）铁、硒、镉及有机汞吸收中毒。

（2）严重肝功能不良。

（3）发生高血压并发症危险者。

二巯丁二钠（sodium dimercaptosuccinate，DMS）

【体内过程】 二巯丁二钠肌内注射吸收快，分布以肾为最高，依次为肺、肝、心、肠、脾等。本药在体内不参与代谢，组织内含量很低，重复注射无蓄积作用。与金属离子结合形成的复合物主要由尿排出。1h 内排泄最快，此后逐渐减少，粪中亦有少量排泄。尿中排泄巯基在初始 30min 为 40%，4h 约 80%。静脉给药血浆 $t_{1/2}$ 仅 4min。

【药理作用】　与二巯丙醇相似，对多种金属中毒有良好的解毒作用。在碳链上带有两个巯基（—SH），能与机体组织蛋白质和酶的巯基竞争结合金属离子，并能夺取已与酶结合的金属离子，从而保护和恢复酶的活性。对酒石酸锑钾的解毒效力比二巯丙醇强10倍，而毒性比其小30倍。不引起锌、铜、铁等人体必需元素的缺乏。

【临床应用】

（1）用于治疗锑、铅、汞、砷的中毒（治疗汞中毒的效果不如二巯丙磺钠），预防镉、钴、镍中毒。

（2）肝豆状核变性。有祛痛及减轻症状的效果，疗效较二巯丙醇好，与二巯丙磺钠相仿，而弱于青霉胺。

（3）对沙蚕毒素有解毒作用。

【不良反应】　约有50%患者在静脉注射本药过程中出现轻度头晕、头痛、四肢无力、口臭、恶心、腹痛，少数患者有皮疹，以面、额、胸前处为多见。其他不良反应有咽喉干燥、胸闷、胃纳减退等。偶见血清丙氨酸转氨酶和天冬氨酸转氨酶暂时增高。本药对肾脏无损害。不良反应大多与静脉注射速度有关，停用本药后可自行消失。

二巯丙磺钠（sodium dimercaptopropane sulfonate，DMPS）

【体内过程】　二巯丙磺钠性质比较稳定，可作肌内注射或静脉注射。肌内注射后30min达到血浆峰值浓度，并迅速分布于各组织器官，同时血药浓度迅速降低，24h完全消失。主要经肾排出。

【药理作用】　与二巯丙醇相似，作用强，全身应用效果较二巯丙醇好。对汞中毒、砷中毒疗效显著，对铬、铋等重金属中毒也有解毒作用。本药为水溶性，不易透过皮肤和黏膜，局部应用的效果不如二巯丙醇油膏，但毒性低。

【临床应用】

1. 汞、砷中毒　为治疗汞中毒、砷中毒的首选解毒药物。对有机汞有一定疗效；对铬、铋、铜及锑化合物（包括酒石酸锑钾）亦有疗效；实验观察对锌、镉、钴、镍、钋等中毒，也有解毒作用。

2. 对沙蚕毒素有特效的解毒作用　能完全拮抗沙蚕毒素引起的神经肌肉阻滞，解除呼吸肌麻痹，恢复自主呼吸，还能部分对抗其致惊厥作用。

【不良反应】　静脉注射速度过快时有恶心、头晕、心动过速等，一般10～15min即可消失，比二巯丙醇毒性低。偶有过敏反应，如皮疹、寒战、发热，甚至过敏性休克，剥脱性皮炎等。一旦发生应立即停药，并对症治疗。轻症者可用抗组胺药，反应严重者应用肾上腺素或肾上腺皮质激素。

二巯丁二酸（dimercaptosuccinic acid，DMSA）

二巯丁二酸与二巯丁二钠相似。本药性质稳定，口服易吸收。用于解救铅、汞、砷、镍、铜等金属中毒，对铅中毒疗效较好，亦可用于治疗肝豆状核变性。

二、氨羧络合剂

依地酸钙钠（calcium disodium edetate）

【体内过程】　依地酸钙钠口服不易吸收，静脉注射起效快，$t_{1/2}$为20～60min。体内全部药物均在血浆中，几乎不被代谢，以原型迅速自尿排出。改变尿的 pH 或尿流速率均不影响其排泄率。此药主要分布在细胞外液，极少进入脑脊液。

【药理作用】 本药为乙二胺四乙酸与钙的络合物，是一种螯合剂。结合后金属离子失去作用，由尿中排泄。汞虽然络合常数比钙高，但在体内络合能力不强，因此对汞中毒无效。本药与铅、钴、镉、铜、镍等离子的结合较牢固，与铅的络合物最稳定。

【临床应用】 主要用于治疗急、慢性铅中毒。无机铅中毒疗效较好，对四乙基铅中毒无效。对镉、锰、铬、镍、钴和铜等金属中毒有一定治疗作用。可促进放射性金属镭、钚、铀、钍等的解毒。

【不良反应】 常见的有恶心、呕吐、前额痛、组胺样反应、暂时性低血压和心电图改变等。反复大量用药可损伤近曲小管上皮细胞，引起少尿、蛋白尿，严重者可致急性肾衰竭。用药期间，要定期检查肾功能。肾病患者、老人慎用，肾功能不全者禁用。

依地酸二钠（disodium edentate）

【体内过程】 依地酸二钠血浆 $t_{1/2}$ 约 1.55h，分布容积 15L，在体内不被代谢，以原型经肾排出。

【药理作用】 本药能与二价或三价金属离子形成络合物。当 pH>6.5 时，与 Ca^{2+} 结合，降低细胞外液游离钙浓度。

【临床应用】 高钙血症及钙性角膜混浊，如石灰灼伤和角膜炎。

【不良反应】

（1）过量或静脉注射过快可引起血钙下降，致手足抽搐、惊厥和心脏停搏。可用葡萄糖酸钙静脉注射对抗。应监测血浆钙浓度，注意病情变化，如患者出现肌肉反应性改变，应考虑减量。

（2）大量或长期使用可发生肾小管上皮细胞变性等改变。有的患者有恶心、腹泻、腹部痉挛痛及皮炎等，可口服维生素 B_6，每日 30～80mg，以减轻反应。

（3）快速静脉注射，局部有烧灼感，注射期间或注射后几小时血压稍降低。

喷替酸钙钠（calcium trisodium pentetate）

【体内过程】 喷替酸钙钠 DTPA-$CaNa_2$ 为喷替酸（diethylenetriamine pentoacetic acid, DTPA）的钠盐与钙的络合物。口服吸收差。静脉注射后主要分布在细胞外液，经肾小球滤过和肾小管分泌，迅速由尿排出，24h 约排出 90%。

【药理作用】 与依地酸钙钠相似，与多种金属络合成更为稳定的络合物，用于抢救急、慢性铅中毒，效果优于依地酸钙钠。对钚、钇等放射性元素有促排作用，可用于消除放射损害。本药尚有驱铁作用，可治疗急性铁中毒和含铁血黄素沉着症。

【临床应用】 用于铅、铁、锌、铬、钴等重金属中毒和加速放射性元素自体内排出。

【不良反应】 常见皮肤瘙痒、红斑、丘疹、湿疹等，偶见乏力、头晕、恶心、食欲减退、腹胀及肾中毒。皮肤反应严重者应停药治疗，多数患者停药 1 周后痊愈。肌内注射时有局部疼痛。

新促排灵（zinc trisodium diethylenetriamine pentoacete，$ZnNa_3DTPA$）

【体内过程】 新促排灵口服几乎不吸收，可供肌内、静脉注射。体内药代动力学性质同喷替酸钙钠。吸入后从肺清除较慢（$t_{1/2}$ 为 75min），在体内保留有效量的时间约为静脉注射的 2 倍。

【药理作用】　与喷替酸钙钠（DTPA-CaNa$_3$）作用相似，能和放射性核素及铅等形成稳定的可溶性络合物，经肾排出。急性毒性（肌内注射）比喷替酸钙钠约低 1 倍，慢性毒性也明显低于后者。

【临床应用】

（1）铅中毒。

（2）钚、镅等核素的内污染。

【不良反应】

（1）可引起腹泻、喉痛、过敏性皮炎和口渴等。大剂量可致血钙下降。

（2）心脏病患者使用时应监测血压和心功能改变，肾脏病患者及孕妇慎用。

（3）肌内注射局部疼痛。

（4）对吸入中毒者宜采用吸入方法给药。

三、其他络合剂

青霉胺（penicillamine）

【体内过程】　青霉胺口服吸收良好，2h 达血药峰浓度。主要储存于皮肤和血浆，血浆中有少部分以结合形式存在。在肝中代谢，主要以二硫化物的形式从尿中排泄。

【药理作用】　青霉胺为青霉素的分解产物。能络合铜、铁、汞、铅、砷等重金属，形成稳定和可溶性的复合物，由尿排出。用于肝豆状核变性，祛铜效果显著。本药可口服，不良反应较小，可供重金属中毒或患者对其他络合剂有禁忌时选用。

青霉胺可用于胱氨酸尿和伴有肾结石病的治疗。长期服用能降低或消除尿中的胱氨酸，并能防止肾结石进一步发展。本药尚有抗类风湿关节炎作用，使类风湿因子滴度下降，能抑制淋巴细胞转化，使抗体产生减少，稳定溶酶体膜而发挥抗炎作用，它还能抑制胶原的合成。

【临床应用】　适用于重金属中毒、肝豆状核变性、胱氨酸尿及其结石，其他药物无效的严重活动性类风湿关节炎的治疗。

【不良反应】　本药的不良反应较多，常见有恶心、呕吐、口腔溃疡、味觉丧失等，多数停药后可恢复。长期应用可出现肾功能损害、皮肤损害及血液系统的反应，故治疗期间应监测血、尿常规、肝、肾功能。本药还可影响到胚胎发育，禁用于肾功能不全、再生障碍性贫血、粒细胞缺乏和孕妇。

【禁忌证】　肾功能不全、粒细胞缺乏症、再生障碍性贫血、重症肌无力、红斑狼疮、严重的皮肤病、孕妇及对青霉素类药过敏的患者禁用。

去铁胺

本药由链球菌（*Streptomyces pilosus*）的发酵液中提取的天然物，是特效的铁络合剂。本药能清除铁蛋白和含铁血黄素中的 Fe^{3+}，但对转铁蛋白中的 Fe^{3+} 清除作用不强，更不能清除血红蛋白、肌球蛋白和细胞色素中的 Fe^{3+}。主要用于硫酸亚铁的急性中毒。本药口服吸收极差，必须肌内注射或静脉注射。

不良反应有腹泻、心动过速、腿肌震颤等症状，注射部位疼痛。动物实验发现本药可诱发胎儿骨畸形，妊娠动物不宜应用。

第二节　氰化物中毒解毒药

氰化物（cyanide compound）分为无机和有机氰化物。氰化物中毒主要是由于其进入机体后释出 CN^-，CN^- 与体内多种酶结合，尤其是与细胞色素氧化酶中 Fe^{3+} 牢固结合，从而阻断氧化还原过程中的电子传递，使组织细胞不能利用氧而引起细胞内窒息，出现缺氧、发绀，不及时治疗可迅速导致死亡。氰化物解毒的关键在于迅速恢复细胞色素氧化酶的活性和加速氰化物转变为无毒或低毒物质排出。

目前氰化物中毒的解毒药主要有三类：高铁血红蛋白形成剂、供硫剂、氰化物结合剂。

一、高铁血红蛋白形成剂

本类主要有亚硝酸钠、亚硝酸异戊酯、亚甲蓝、甲苯胺蓝等。高铁血红蛋白形成剂能使红细胞中的血红蛋白（Hb）变成高铁血红蛋白（methemoglobin，MHb），后者能与 CN^- 迅速结合成氰化高铁血红蛋白络合物。血液中 CN^- 被结合后，破坏了组织和血液之间 CN^- 浓度的平衡，进而使结合在细胞色素氧化酶上的 CN^- 发生解离，从而恢复细胞色素氧化酶的正常生理功能。因高铁血红蛋白与 CN^- 结合不甚牢固，氰离子还可逐渐解离进入组织，再次发挥其毒害作用。所以此类药物不能彻底解毒是其缺点之一。血液中高铁血红蛋白含量与抗氰效价在一定范围内成正比关系。但如形成过多则会影响红细胞的携氧功能。因此，氰化物中毒时应用高铁血红蛋白形成剂的药物剂量形成的高铁血红蛋白以不超过 30% 左右为宜。同时针对高铁血红蛋白形成剂解毒不彻底，临床上应密切观察病情，并考虑合用其他抗毒药物，如迅速给予供硫剂。

亚硝酸钠（sodium nitrite）

【体内过程】　亚硝酸钠口服吸收迅速，15min 即起作用，可持续 1h。约 60% 在体内代谢，其余以原型由尿排出。静脉注射立即起作用。

【药理作用】　本药系氧化剂，可使部分的血红蛋白中的 Fe^{2+} 氧化成 Fe^{3+}，形成高铁血红蛋白。足够量的高铁血红蛋白（占血红蛋白总量的 20%～30%）能竞争性地结合游离的 CN^- 或已与氧化型细胞色素氧化酶结合的 CN^-，形成氰化高铁血红蛋白，防止或解除 CN^- 对细胞色素氧化酶的抑制作用。但需注意的是这种氰化高铁血红蛋白的形成是暂时性的，其随即又释放出 CN^-，使毒性复现。故应随即注射硫代硫酸钠，后者与 CN^- 结合成毒性较小的硫氰酸盐，经肾排出。

其解毒过程与亚甲蓝相同，但作用较亚甲蓝强。另外本药尚有舒张血管作用，故静脉注射时不能过快，以免引起血压骤降。在防锈剂上也常利用其氧化还原性质，作为抗氧化剂加于器械消毒液中。

【临床应用】

1. 治疗氰化物中毒　作用较强，维持时间较长，但须与供硫剂硫代硫酸钠联合应用。

2. 防锈剂　在器械消毒液中含 0.5% 的本药，起防锈作用，但消毒液中应添加少量碳酸氢钠，使溶液保持碱性。

【不良反应】　恶心、呕吐、腹痛、头痛、头晕、发绀、气急等。血管扩张可致低血压、晕厥、心动过速。注射过快可致虚脱、惊厥、昏迷、甚至死亡。老人慎用，动脉硬化及心血管病患者须减量。过量致高铁血红蛋白血症，可用亚甲蓝解救。

【注意事项】

（1）注射本药时要停止吸入亚硝酸异戊酯，同时注意观察血压变化，一旦收缩压降至 80mmHg 时，应立即停止注射。

（2）老人要慎用，有心血管病或动脉硬化的患者需酌情减量和减慢静脉注射速度。6-磷酸葡萄糖脱氢酶缺乏者、遗传性高铁血红蛋白血症者及一氧化碳和氰化物混合中毒者不用本药治疗。

（3）本药不能与硫代硫酸钠混合注射，否则将加重不良反应，血压明显下降。

【禁忌证】　孕妇禁用。

亚硝酸异戊酯（amyl nitrite）

【体内过程】　亚硝酸异戊酯口服可在消化道破坏而失去作用，吸入给药后 0.5min 内发挥作用，在体内迅速水解失活，药效持续时间仅 3～10min。对血流动力学的改变会出现心跳加快，主动脉和左心室终末舒张压降低。

【药理作用】　本药为挥发性液体，吸入后 30s 起效，但持续仅 3～5min。作用机制同亚硝酸钠，使血红蛋白中的二价铁（Fe^{2+}）氧化成三价铁（Fe^{3+}），形成高铁血红蛋白发挥结合氰化物（CN^-）的作用，暂时延缓氰化物的毒性。随即需注射亚硝酸钠和硫代硫酸钠。

亚硝酸异戊酯的另一基本作用是松弛平滑肌，尤其是使心脏冠状动脉等小血管平滑肌舒张，血压下降及反射性地引起心动过速。由于扩张冠状血管作用，改善心肌供血及供氧，且作用发挥较快，故临床用于急救治疗心绞痛。

【临床应用】　本药是治疗氰化物中毒最常用急救药物，也有用于硫化氢中毒的早期救治；同时常用于防治心绞痛的急性发作，舒张内脏平滑肌，缓解胆绞痛。

【不良反应】　吸入后常出现短时间的面、颈及前胸潮红，或有头痛、眩晕、乏力、低血压、心悸、急性精神异常、短暂的半瘫、高铁血红蛋白血症、昏迷，甚至突然死亡等。

【注意事项】

（1）本药仅作为短时应急措施，可用于严重急性中毒。吸入同时，必须作好注射亚硝酸钠的准备。

（2）不能与醇、苛性碱、碱性碳酸盐、溴化物、碘化物、铁盐等配伍使用。

【禁忌证】

1. 本药能扩张视网膜血管，增加眼压，故青光眼患者应慎用。

2. 禁用于严重贫血、头部外伤、脑出血、颅内压增高、急性冠状动脉闭塞及血栓形成患者。

亚甲蓝（methylene blue）

【体内过程】　亚甲蓝静脉注射后作用迅速，基本不经过代谢即随尿排出，肾功能不良者排泄减慢，可致血药浓度升高。口服易吸收，并在组织内迅速转化为还原型。少量亚甲蓝通过胆汁，由粪便排出。

【药理作用】　亚甲蓝为氧化还原剂，在体内酶的参与下，起着递氢体作用。对血红蛋白有相反的双重效应。

低浓度时，6-磷酸葡萄糖脱氢过程中的 H^+ 经还原型三磷酸吡啶核苷传递给亚甲蓝，使其还原，还原型亚甲蓝又将 H^+ 传递给高铁血红蛋白，使其还原为亚铁血红蛋白，而本身又被氧化。此反应可反复进行。

高浓度时，亚甲蓝不能被完全还原，因而起氧化作用，将正常血红蛋白氧化为高铁血红蛋白。由于高铁血红蛋白易与 CN⁻结合形成氰化高铁血红蛋白，但数分钟后两者又离解，故仅能暂时抑制 CN⁻对组织中毒的毒性。

【临床应用】

1. 小剂量（1～2mg/kg）**静脉注射**　治疗亚硝酸盐、硝酸盐、苯胺、硝基苯、三硝基甲苯、苯醌、苯肼等和含有或产生芳香胺的药物（乙酰苯胺、对乙酰氨基酚、非那西丁、苯佐卡因等）引起的高铁血红蛋白血症。若 30～60min 皮肤黏膜发绀不消退，可重复用药。

2. 大剂量（5～10mg/kg，最大 20mg/kg）**静脉注射**　治疗氰化物中毒能暂时延迟其毒性，必须再注入大剂量的硫代硫酸钠。

【不良反应】　口服可引起恶心、呕吐、腹泻和膀胱刺激症状。局部用药不良反应罕见。静脉注射过快或剂量过大（500mg 以上），可引起恶心、腹痛、心前区痛、眩晕、头痛、出汗、心率增加、神志不清等反应。用药后尿呈蓝色，有时可产生尿道灼痛、红细胞脆性增加、心肌损害，也有致皮肤过敏和溶血性贫血的报道。

【注意事项】

（1）注射速度不可过快，一般 2ml/min 左右，1 次注射剂量不得超过 200mg，24h 总量不得超过 500mg。

（2）治疗高铁血红蛋白血症，亚甲蓝用量 120mg/d 左右即可，重者可连用 2～3 日。不需要大量反复应用，因亚甲蓝完全排泄需 3～5 日，否则易致体内蓄积引起与治疗相反的结果。

【禁忌证】　严重肝、肾功能不全者慎用。肺水肿患者禁用。特异体质者如遗传性红细胞葡萄糖-6-磷酸脱氢酶缺乏症、镰状红细胞贫血及严重地中海贫血等患者禁用，否则可致溶血。

二、供 硫 剂

硫代硫酸钠具有活泼的硫原子，能供给硫。在硫氰酶的参与下和体内游离的或已与高铁血红蛋白结合的氰离子相结合，使变为基本无毒的硫氰酸盐排出体外而解毒。

硫代硫酸钠（sodium thiosulfate）

【体内过程】　硫代硫酸钠口服吸收差。静脉注射后迅速分布到各组织的细胞外液，$t_{1/2}$约为 0.65h，大部分以原型由尿排泄。由于透过细胞膜缓慢，发挥解毒作用较晚，必须在高铁血红蛋白形成剂之后使用。

【药理作用】　亚硝酸钠、亚甲蓝等使体内形成高铁血红蛋白，进一步与氰基结合，但高铁血红蛋白存在时间不长，当浓度降低时，氰又可解离下来，弥散出红细胞，再次产生中毒症状。本药所供给的硫，通过体内硫转移酶，将硫与体内游离的或已与高铁血红蛋白结合的 CN⁻相结合，使变为毒性很小的硫氰酸盐，随尿排出而解毒。所以硫代硫酸钠大大提高了氰化物的代谢和排毒，并与亚硝酸钠相互加强作用。本药在体内还能与砷、汞、铅等金属离子生成无毒的结合物排出体外。

【临床应用】　主要与亚硝酸钠配合用于氰化物中毒的解毒；也可用于砷、汞、铅、铋、碘等的中毒；对皮肤瘙痒症、慢性荨麻疹等脱敏治疗也有疗效。

【不良反应】　常见不良反应有头晕、乏力、恶心、呕吐等。

在使用硫代硫酸钠时静脉注射不宜过快，以免引起血压下降。由于本药和亚硝酸钠可起氧化还原反应，且均可引起血压下降，故不能混合注射。

三、氰化物络合剂

本类主要有依地酸二钴、羟钴胺、亚硝酸钴钠等。此类药物可在体内与 CN⁻结合成无毒的维生素 B_{12}（氰钴胺），从尿中排泄而达解毒的目的；或是钴与氰的亲和力大于细胞色素氧化酶对氰的亲和力，故可将氰基从酶中夺取出来，形成氰钴酸盐，最后转化成性质稳定、毒性较小的氰钴酸盐排出体外。钴化合物毒性的大小与钴化合物生成钴离子的难易程度有关，易生成离子的则毒性较大。

依地酸二钴（dicobalt edetate）

【体内过程】　依地酸二钴口服几乎不吸收，静脉注射后分布在细胞外液，与蛋白质结合少，血浆 $t_{1/2}$ 长，24h 内完全由肾排出。

【药理作用】　本药为氰基螯合剂，对氰基的亲和力比细胞色素氧化酶强，不仅与游离的氰基螯合，发挥中和氰化物的作用，而且也参与夺取细胞色素氧化酶结合的不稳定的氰基，使之发挥正常的细胞呼吸。两者结合形成氰钴酸盐，最后转换成性质稳定、毒性较小的氰高钴酸盐，经肾排出体外。

【临床应用】　氰化物中毒。

【不良反应】　常见的不良反应有多汗、恶心、呕吐、不安，偶见低血压、心绞痛、期前收缩、心房颤动、室性心律失常或过敏反应（如斑丘疹），甚至过敏性休克。

羟钴胺（hydroxocobalamin）

【体内过程】　羟钴胺肌内注射 2~3h 约可吸收 50%，主要经尿排出，且自尿中排泄较慢，具长效作用；肠黏膜吸收快，但需 2~3h 才进入血液，8~12h 达到峰值浓度，储存于肝中。

【药理作用】　羟钴胺的结构与维生素 B_{12} 相似，作为维生素 B_{12} 的前身物质，在体内转变成辅酶形式，参与体内许多生化代谢反应。能与 CN⁻结合形成无毒的维生素 B_{12}，用量较大，从尿中排泄而解毒。本药的优点是无毒性和不良反应，缺点是性质不稳定。

【临床应用】
（1）大剂量注射用于氰化物中毒的解毒剂，也有用于硝普盐中毒。
（2）用于维生素 B_{12} 缺乏引起各种病症。
（3）用于恶性贫血和巨幼红细胞贫血。
（4）用于神经炎与神经痛。

【不良反应】　本药毒性小或基本无毒性，罕见过敏反应甚至过敏性休克。

第三节　灭鼠药中毒的解救

灭鼠药的种类繁多，可分为有机灭鼠药与无机灭鼠药。常用的无机灭鼠药为磷化锌，由于其对人畜毒性较大，现在已基本不用；有机灭鼠药种类较多，按结构和作用机制可分为香豆素类、茚满二酮类、硫脲类、取代脲类、氟乙酸类和毒鼠强等。抗凝血性灭鼠药目前较常用，主要有茚满二酮类和香豆素类。

一、茚满二酮类和香豆素类中毒

茚满二酮类（diphacinone）如敌鼠、联苯敌鼠、氯苯敌鼠、杀鼠酮等，主要通过干扰肝对维生素 K 的利用或直接损害肝小叶，抑制凝血酶原及凝血因子Ⅱ、凝血因子Ⅴ及凝血因子Ⅶ的合成，影响凝血激活酶复合物的形成，使凝血时间或凝血酶原时间延长，同时破坏毛细血管壁的通透性，增加血管壁的脆性，引起出血。香豆素类（coumarins）如杀鼠迷（立克命）、杀鼠灵（灭鼠灵、华法林）、克灭鼠、野鼠净等，通过对抗维生素 K 而阻止谷氨酸残基的 γ 羧化作用而抗凝血，对已形成的凝血因子无影响，可引起毛细血管内皮细胞增生、平滑肌变性和血管破裂。与前一类不同的是不损害肝小叶。

误食后即表现恶心、呕吐、食欲下降及精神不振等。以后出现皮肤、黏膜及全身出血，凝血时间延长，并可有关节疼痛、腹部疼痛、低热等反应。

口服中毒者，应及早催吐、洗胃（禁用碳酸氢钠）和导泻。水杨酸盐和保泰松等药物能与香豆素类灭鼠药竞争血浆蛋白，可使毒物的游离水平增高，抗凝作用增强。

对香豆素类和茚满二酮类灭鼠药中毒的抢救，应首先考虑使用特效解毒药维生素 K。一旦确定为这类化合物中毒，不论中毒的严重程度，都应于治疗的第 1 日给予维生素 K_1 3 次，每次 5～10mg，用 5%的葡萄糖注射液稀释后缓慢静脉滴注；亦可用维生素 K_1 50mg 静脉注射，然后改为 10～20mg 肌内注射，1～4 次/日。严重出血时每日总量可用至 300mg。用药应持续到凝血时间到达正常为止。其他措施包括大量使用维生素 C 以降低血管的通透性促进止血，出血严重者可输新鲜全血。

二、安 妥 中 毒

安妥（naphthylthiourea）急性中毒时，主要表现为口部灼热感、恶心、呕吐、口渴、头晕、嗜睡等。重症患者可出现呼吸困难、发绀、肺水肿等症状。

中毒解救：无特效解毒剂，只能对症治疗。皮肤接触，应脱去污染的衣着，用大量流动清水彻底冲洗；眼睛接触，应立即提起眼睑，用大量流动清水彻底冲洗；对于吸入者，应迅速脱离现场至空气新鲜处，注意保暖，必要时进行人工呼吸，就医；对于食入者，患者清醒时给饮大量温水，催吐，可用 1∶5000 高锰酸钾液彻底洗胃，立即就医，并给硫酸镁 30g 口服导泻；忌用脂肪类和碱性食物，限制饮水。半胱氨酸（100mg/kg）能降低其毒性。对症治疗时应注意保持体温、吸氧、防止肺水肿。不可大量输液，只能慢滴给予高渗葡萄糖溶液。临床证明，静脉注射 5%硫代硫酸钠溶液 10ml 能降低死亡率，对治疗中毒大有裨益。

三、灭鼠优中毒

灭鼠优（vacor）是取代脲类化合物。在体内抑制烟酰胺代谢，影响神经-肌肉接头传递，破坏胰岛 B 细胞，导致高血糖。治疗时以对症治疗为主，中毒早期可用特异性阻滞药进行对抗。烟酰胺作为特异性阻滞药，能够阻断该类灭鼠药对胰腺 B 细胞的毒害作用。一旦确定中毒应及时给予大剂量的烟酰胺，否则将大大降低疗效。但是，不宜使用烟酸，因为烟酸的舒张血管作用会使血压控制复杂化。高血糖用胰岛素治疗好转后可用磺酰脲类药物来维持。直立性低血压可用拟交感神经药来治疗，当治疗无效时可用二氢麦角胺治疗。对中毒引起的长期厌食患者可用赛庚啶治疗。

四、氟乙酸钠中毒

氟乙酸钠（sodium fluoroacetate）由氯乙酸甲酯与氟化氢加压反应生成氟乙酸甲酯，再碱解而成。由于其对人和动物毒性太强、药力发作快，又具有二次毒性，中国已明令禁产和禁用。

中毒除了对症治疗外，有特异性解毒剂，即乙醇、乙酸、乙酰胺、L-半胱氨酸等药物。这些药物进入体内后，参与三羧酸循环，产生柠檬酸与氟柠檬酸竞争乌头酸酶，从而解除氟柠檬酸对乌头酸酶的抑制作用。另外，乙酰胺、L-半胱氨酸对氟乙酰胺的解毒作用还可能与其抑制体内氟乙酰胺转化为能被细胞利用的氟乙酸盐有关。发现中毒后应及早用药，有条件的应及时肌内注射或静脉注射乙酰胺注射液，根据病情可多次重复使用。无乙酰胺注射液时，可以先大量口服乙酰胺或服用适量的食醋或白酒，然后及时送到有条件的医院进行抢救。同时应注意对症治疗。对症治疗应以对抗严重的抽搐、心律失常和呼吸抑制为主。严重的抽搐可以用苯巴比妥、乙醇及葡萄糖酸钙进行治疗。对抗心律失常可使用普鲁卡因胺注射液。在抢救过程中密切观察呼吸功能是很有必要的，因为多数死亡的患者都与呼吸衰竭有关。

五、毒鼠强中毒

毒鼠强（tetremthylene disulfotetramine）为四亚甲基二砜四胺，又称没鼠命、三步倒。是一种无味、无臭、有剧毒的粉状有机化合物，人类最低致死量为 5mg/kg。属剧毒杀鼠药。毒鼠强能阻断 GABA 受体，有致惊厥作用。可通过口腔和咽部黏膜迅速吸收，导致惊厥和脑干刺激作用，出现阵挛性惊厥。中毒者出现头痛、头晕、乏力、意识丧失及抽搐。其临床表现和脑电图类似一般癫痫大发作，严重者可因呼吸衰竭而死亡。致死量中毒者常迅速死亡。

中毒救治：较大剂量接触者即脱离现场至空气新鲜处；口服中毒患者应立即催吐、洗胃、导泻；皮肤及眼污染时用清水冲洗。有报道口服药用炭清除已吸收的毒物有效。对症及支持治疗，用大剂量地西泮、苯巴比妥或丙戊酸钠控制抽搐；在此基础上用二巯丙磺钠每次 5mg/kg，肌内注射或静脉注射，2～4 次/日，有一定疗效。

六、磷化物中毒

磷化锌（zinc phosphide）、磷化铝（aluminium phosphide）、磷化钙（calcium phosphide）等。磷化锌中毒后潜伏期约 24h。在胃酸的作用下，释放出剧毒的磷化氢气体，并被消化道吸收，进而分布在肝、心、肾及横纹肌等组织，引起所在组织的细胞发生变性、坏死，并在肝和血管遭受病损的基础上，发展至全身泛发性出血，直至休克或昏迷。

中毒救治：磷化锌中毒后，迅速脱离现场至空气新鲜处。保持呼吸道通畅。如呼吸困难，给予输氧。如呼吸停止，立即进行人工呼吸，就医。体内摄入的锌可引起剧烈呕吐，这对排出毒物是有好处的。如未引起呕吐，立即用1%硫酸铜溶液催吐（禁用吐酒石或阿扑吗啡），然后再用0.5%硫酸铜溶液或1：2000高锰酸钾溶液洗胃，直至洗胃液无蒜味为止。洗胃后用30g硫酸钠（忌用硫酸镁）导泻。禁用油类导泻剂，也不宜用蛋清、牛奶、动植物油类。中毒的治疗主要以对症治疗为主，发生酸中毒时可静脉滴注碳酸氢钠溶液以纠正；发生低血钙时可以静脉注射葡萄糖酸钙；呼吸困难时给氧，并予氨茶碱0.25g，加1%普鲁卡因1ml肌内注射。禁用胆碱酯酶复活剂。应注意密切观察患者，特别是观察患者的肝肾功能，尽量预防脑水肿的发生。

复习思考题

问答题

1. 何为特异性解毒药与非特异性解毒药？
2. 简述金属络合剂的解毒原理，并列举2～3种常用药物。
3. 简述目前常用的氰化物中毒解毒药的分类。

第四十九章　免疫调节药

机体的免疫功能是指机体识别和排除异物的功能，属于保护性反应，包括免疫防护（抗病原体侵袭）、免疫稳定（消除损伤、衰老细胞）和免疫监视（清除突变细胞）三大功能，利用药物调节免疫功能，免疫抑制药（immunosuppressants）和免疫增强药（immunologicalenhancementdrugs）可有效地防治某些免疫性疾病，并作为肿瘤等疾病的辅助治疗，达到防治疾病的目的。

第一节　免疫抑制药

免疫抑制药是一类非特异性地抑制机体免疫功能的药物，临床主要用于器官移植和自身免疫疾病。其作用特点：①选择性差；②对初次免疫应答反应的抑制作用强于再次免疫应答反应的抑制作用；③对不同类型的免疫反应产生的作用不同；④药物作用与该药与抗原刺激的时间间隔和先后次序有关；⑤多数免疫抑制药有抗炎作用，但强度不一定与其免疫抑制活性相关。

此类药物使用时容易发生的不良反应包括以下几点：①诱发感染；②诱发肿瘤；③致骨髓抑制；④不育、畸胎。常用的免疫抑制药见表49-1。

表 49-1　常用免疫抑制药的比较

药物名称	作用	应用	不良反应
环孢素	选择性抑制 T 淋巴细胞活化	防止器官或组织移植后排异反应，自身免疫性疾病	肝肾损害
肾上腺皮质激素	影响免疫反应的许多环节，抑制细胞免疫和体液免疫	自身免疫病，排异反应	药源性皮质功能亢进、诱发或加重感染等
他克莫司	类似环孢素免疫抑制作用，作用强 10～100 倍	防止器官移植排异反应，对肝移植效果优于环孢素	肾毒性，神经毒性，胃肠道毒性，心血管毒性
烷化剂	烷化 DNA，杀伤淋巴细胞，免疫抑制作用强而久，对 B 细胞作用强；抑制 NK 细胞	自身免疫病，排异反应。常用环磷酰胺、白消安、噻替哌等	骨髓抑制作用相对较小，胃肠道反应、继发感染
抗淋巴细胞球蛋白	是直接抗淋巴细胞的抗体，可与淋巴细胞结合，在补体的共同作用下，使淋巴细胞裂解，特异性高，作用强	器官移植的排异反应，对急性排异期效好	速发型变态反应发生率高。无骨髓抑制作用

环孢素（cyclosporin A，CsA）

环孢素为真菌代谢产物中提取的一种由 11 个氨基酸组成的环状多肽，中性，可溶于乙醇，不溶于水。1980 年人工全合成成功。

【体内过程】　本品可静脉给药，也可口服给药。软胶囊吸收缓慢且不完全，生物利用度为 20%～50%。微乳剂配方的生物利用度较高，通常口服后 1.5～4h 达血浆浓度峰值。脂肪性食物明显延缓软胶囊制剂吸收，但不影响微乳剂的吸收。分布广泛，在全血中 50%～60%集中分布于红细胞，10%～20%在白细胞。主要在肝脏代谢，原型及代谢物主要经胆汁

入肠，形成肝肠循环，约 6%由尿排出。本品体内过程个体差异明显，因此给药剂量应个体
化，尤其是肝肾功能不全、胃肠疾病及合并用药时，更需通过监测血药浓度，及时调整剂量。

【**药理作用**】 环孢素是选择性作用于 T 细胞的免疫抑制药。免疫抑制作用强而毒性小，
选择性较高，特别是对 T 细胞激活的早期阶段有强力抑制作用，一般剂量对 B 淋巴细胞无
明显影响。环孢素可与 T 淋巴细胞胞质受体蛋白——环亲合素（cyclophilin）结合形成复合
物，此复合物可抑制 Ca^+ 依赖性的丝氨酸/苏氨酸磷酸酶活性，阻断细胞质调节蛋白的去磷
酸化，从而抑制 T 细胞活化及细胞因子如白介素-2 的基因表达。

【**临床应用**】

1. 器官移植 是抑制器官和组织移植后的排异反应的首选药物。在肾移植和骨髓抑制
上用得多，还用于心、肝、肺、胰、皮肤、角膜等移植。对肾移植的疗效佳。

2. 自身免疫性疾病 其他药物无效的难治性自身免疫性疾病。其中对 1 型糖尿病、眼
色素层炎、牛皮癣、类风湿关节炎和肾病综合征效果较好；对重症肌无力、系统性红斑狼
疮和原发性胆汁性肝硬化效果较差。

【**不良反应**】 发生率较高，其严重程度、持续时间均与剂量和血药浓度相关，且多为
可逆性的。

1. 肾毒性 常见。可能是因为本品减少肾内舒血管物质合成，增加缩血管物质合成，
使肾单位皮质血流重新分布，导致肾小管受损。在治疗量时，肾损害多系可逆的，减量即
减轻。急性者在数日后出现，表现为肾血流量减少和肾小球滤过率降低。慢性毒性表现为
肾功能逐渐减退，甚至慢性肾衰竭。应控制用药量，每日不超过 17mg/kg 为宜，用药期间
监测肾功能，并可用甘露醇等预防。

2. 肝毒性 多见于用药早期，与剂量有关。大部分病例在减量后得到改善。

3. 其他 神经系统毒性也常见，表现为惊厥、癫痫发作、精神错乱等。此外有继发感
染、多毛症、恶心、厌食、牙龈增生等，长期用药者淋巴肉瘤发生率增高（约 1%）。

第二节 免疫增强药

免疫增强药又称免疫兴奋药，具有双向调节作用，根据机体免疫功能状态，使过高或
过低的免疫功能恢复到正常水平。临床主要用其免疫增强作用，治疗免疫缺陷疾病、慢性
难治性感染和肿瘤等。现临床应用者已有十多种，分别来源于化学合成、人或动物免疫系
统产物、微生物及中药等（表49-2）。

表 49-2 常用免疫增强药比较

药物名称	药理作用	临床应用	不良反应
干扰素	广谱抗病毒，抑制细胞增殖，调节免疫，抗肿瘤	病毒感染性疾病，恶性肿瘤	发热、畏寒、头痛、肌痛、恶心、呕吐等，大剂量白细胞减少等
左旋咪唑	使受抑的 T 细胞和巨噬细胞功能恢复正常	免疫功能低下或缺陷者感染，类风湿关节炎等自身免疫病，肿瘤辅助治疗	胃肠道反应，头晕、失眠，粒细胞减少
白介素-2	与白介素-2受体特异结合诱导 TH、TC 细胞增殖，促进 B 细胞、NK 细胞、抗体依赖性杀伤细胞和淋巴因子激活后的杀伤细胞等分化增殖	病毒和细菌感染，肿瘤	肾损害严重，亦见肝损害、肺水肿、骨髓抑制、低血压、心律失常等

续表

药物名称	药理作用	临床应用	不良反应
转移因子	将供体细胞免疫信息转移给受者的淋巴细胞，使之转化、增殖、分化为活化淋巴细胞，从而获得供体样的免疫力	原发性或继发性细胞免疫缺陷病的补充治疗	少见，免疫调节作用无严格种属特异性
胸腺素	为胸腺提取物。促T细胞分化成熟，增强白细胞、红细胞免疫功能	细胞免疫缺陷疾病，自身免疫病和晚期肿瘤	不良反应少
卡介苗	具免疫佐剂作用，增强多种抗原免疫原性，加速诱导免疫应答反应	肿瘤，预防肺损害，防治慢性支气管炎、感冒	较多，注射局部可见红斑、硬结或溃疡、寒战、高热、全身不适等
异丙肌苷	促进T细胞分化，增强淋巴因子、NK细胞活性	病毒感染，免疫功能低下，肿瘤	轻，仅恶心、血尿酸增多

干扰素（interferon，IFN）

干扰素属于一类小分子糖蛋白，病毒感染或诱生物可促使一些细胞产生干扰素。根据细胞来源和抗原特异性不同，可分为三型：由人白细胞产生的称α-干扰素（IFN-α），由人成纤维细胞产生的称β-干扰素（IFN-β），由人T细胞产生的称γ-干扰素（IFN-γ）。α-干扰素有二十多种亚型，β-干扰素有两种亚型，γ-干扰素只有一种亚型。现可用基因工程技术进行大规模生产。

【体内过程】　干扰素口服不吸收，一般采用肌内注射。肌内注射10个单位后，5~8h内达峰值，若12h肌内注射一次，则可维持治疗水平。干扰素不易透过血脑屏障。IFN-α、IFN-β分别在肾和肝内代谢，少量经肾脏排泄。

【药理作用】

1. 广谱抗病毒　对RNA病毒、DNA病毒有抑制作用，对寄生于细胞内的衣原体、原虫等也有作用。干扰素作用机制是与细胞表面受体结合，激活细胞内抗病毒蛋白基因，使细胞合成多种抗病毒蛋白，切断病毒mRNA，抑制病毒的蛋白质合成，从而抑制病毒繁殖。干扰素还能使细胞抑制病毒的脱壳、DNA复制及mRNA转录，但不影响宿主细胞mRNA与核糖体的结合，因此对人体毒性小。IFN-α、IFN-β的抗病毒作用比IFN-γ强。

2. 抑制肿瘤细胞增殖　抑制细胞生长、胸腺嘧啶转运、DNA和蛋白质合成。对肿瘤细胞的抑制作用比正常细胞大500~1000倍。IFN-α有广谱抗恶性肿瘤活性。

3. 调节免疫功能　增强免疫效应细胞作用：①增强NK细胞活性，杀伤癌变细胞和病毒感染细胞；②促进抗体形成；③增强淋巴细胞表面组织相容性抗原和Fc受体的表达；④激活单核巨噬细胞的吞噬功能；⑤诱导ILs、TNF、CSF等细胞因子产生，协同进行免疫调节。以IFN-γ的免疫调节作用最强。

【临床应用】

1. 病毒性疾病　慢性乙型肝炎、丙型肝炎、丁型肝炎、水痘、带状疱疹、扁平疣、尖锐湿疣、巨细胞病毒感染、病毒性角膜炎及流感。IFN-α还可用于艾滋病、艾滋病相关综合征。

2. 血源性肿瘤　IFN-α对血源性恶性肿瘤疗效较好，是治疗多毛细胞白血病的首选药，有效率为80%，对慢性白血病的有效率也有48%。对成骨肉瘤、喉乳头状瘤、淋巴瘤、成胶质细胞瘤、多发性骨髓瘤、肾瘤、恶性黑色素瘤、卵巢瘤、乳腺瘤、血管瘤、鼻咽瘤、宫颈癌、肺癌、皮肤癌等实体瘤，也均有较好疗效。三型干扰素之间有协同作用，与抗癌药之间也有协同作用。

【**不良反应**】 因给药途径、制剂纯度和种类、疗程长短而有差异。应用早期出现发热、寒战、畏寒、出汗、心动过速、头痛、肌痛、关节痛、疲乏、恶心、呕吐、腹泻等流感样症状，与剂量有关。大剂量可引起白细胞减少、血小板减少、心悸、低血压、心肌梗死、甲状腺功能异常、血清氨基转移酶升高、肾病综合征、精神错乱、癫痫发作、间质性肺炎等。

第五十章　基因治疗药

第一节　概　　述

基因治疗（gene therapy）是向靶细胞引入正常有功能的基因，以纠正或补偿致病基因所产生的缺陷，从而达到治疗疾病的目的，通常包括基因置换、基因修正、基因修饰、基因失活等。目前基因治疗主要用于肿瘤和某些基因缺陷疾病的治疗。简而言之，基因治疗是指通过基因水平的操纵而达到治疗或预防疾病的疗法。因此，与传统药物的调节功能不同，基因治疗可以增加或减少（沉默）某些生物功能。此类药物尚未大范围应用于临床。

一、基因治疗的方法

基因治疗的核心是要将目的基因导入到机体细胞，产生正确的定位并利用细胞现有的功能表达其基因产物或调控某些基因的表达。其原理类似于真核细胞的基因工程，载体是基因包装和导入的关键。载体大多是经过改造的病毒，去除了其致病性，保留了其感染性和或复制性。可考虑的载体有以下几点。

1. 逆转录病毒载体　是一类已知的 RNA 病毒。该载体系统有两部分组成，一是带有外源基因的重组逆转录病毒载体分子；二是能以反式提供病毒结构蛋白的包装细胞，其要求是能高效产生感染靶细胞的重组病毒颗粒，且无野生型的逆转录病毒存在，后者是基因治疗安全性的关键问题。逆转录病毒载体优点：①转染谱广，可以感染各种细胞类型；②转入的外源基因可完全整合；③对细胞感染率高，可达到 100%；④感染细胞不产生病变，可建立细胞系长期持续表达外源基因。根据报道利用逆转录病毒作为载体来进行血友病 A 的基因治疗已经有了很大的进展。

2. 腺病毒载体　是一种无包膜的线状双链 DNA 病毒，其复制不依赖于宿主细胞的分裂。临床上已运用该载体系统对囊性纤维病进行基因治疗，取得良好的效果。该载体具有以下优点：①人类是腺病毒的自然宿主，因此比较安全；②靶细胞范围广，不仅能感染复制分裂细胞，也能感染非分裂细胞；③感染滴度高，可达 $10^{11}\sim10^{12}$pfu/ml；④可在肠道及呼吸道内繁殖，其重组病毒可由静脉注射、肠道吸收或气管内滴注等多种方式给予，以达到有效的基因转移和治疗；⑤该载体没有包膜，不易被其补体所灭活，可直接在体内应用。

3. 腺相关病毒载体　是一种缺陷型病毒，只有与腺病毒、单纯疱疹病毒等共感染时才能进行有效复制。与其他载体病毒相比：①无致病性，并且在受染体上不会引发免疫反应；②宿主范围广，并可感染非分裂细胞；③该载体可将外源基因定点整合到人类 19 号染色体长臂，基因表达稳定；④该载体是一种无包膜病毒，在各种理化处理过程中性质稳定，易于分离纯化。腺相关病毒载体目前已应用于临床治疗囊性纤维化病。

4. 牛痘苗病毒载体　是一种有包膜的双链 DNA 病毒，分子质量大，180~220Da，可感染多种组织，其整合率低，可供短期的基因表达。牛痘苗病毒具有可感染静息期细胞、基因不整合在宿主染色体上、外源基因整体容量大等特点。主要缺点是引发免疫反应，使重复给药成问题。

5. 单纯疱疹病毒载体 是一种长约 152Da 的双链 DNA 病毒，可在受染细胞的核中复制。单纯疱疹病毒载体具有以下优点：①宿主细胞广泛；②病毒感染滴度高；③外源基因容量大；④对神经细胞具有嗜向性，可在神经元中建立终生潜伏性感染。单纯疱疹载体的不足之处在于它的毒性。

6. 其他载体 人们利用肝炎病毒、HIV 作为载体直接注射肝叶可获长期表达，但对其安全性还有待进一步证实。

二、基因治疗存在的问题

1. 人体基因治疗试验的危险性 在没有完全解释人类基因组的运转机制，充分了解基因调控机制和疾病的分子机制之前进行基因治疗是相当危险的。例如，病毒感染的细胞通常不止一种，当病毒载体携带基因进入人体，它们改变的不仅是靶细胞。而且，当基因被加入 DNA 中时，也存在新基因加错地方的可能，因而导致癌症或其他损害的危险；当 DNA 直接注入肿瘤，或使用脂质体传递系统时，也存在外来基因擅自进入生殖细胞（精子或卵子）而产生遗传变异的微小机会；转入的基因"过表达"，存在合成过多原先没有的蛋白质产生危害的可能；转入的基因存在引起发炎或免疫反应的可能；特别是当试验重复时，患者的病毒会存在感染其他人或进入外界的可能。

2. 社会和伦理问题 基因诊断和治疗技术是未来医学中的主流技术，但它也是一把双刃剑。基因诊断中的道德问题包括基因取舍、基因歧视、基因隐私等；基因治疗中的道德问题包括基因设计、基因改造等。基因诊断和治疗要坚持的道德原则有人类尊严与平等原则、知情同意原则、科学性原则、优后原则和治病救人原则等。总的来说，基因疗法面临的问题与任何一个重大新技术发展时所面临的问题是一样的。这些技术能实现很多益处，但也会由于滥用而带来危害。

3. 目前基因治疗所面临的问题 基因治疗是一种新的治疗手段，可以治疗多种疾病，包括恶性肿瘤、遗传性疾病、感染性疾病、心血管疾病和自身免疫性疾病。过去几年里，全球基因治疗临床试验取得了很大的进步。实际上，基因治疗也遇到了很多困难。目前尚存在很多根本性的问题：许多基因缺陷病的早期诊断还有困难；缺乏对靶细胞定向导入基因的技术；基因治疗载体的安全性和有效性问题；导入基因的表达和调控问题；发现新的治疗基因，尤其是对疾病相关基因还不十分清楚的肿瘤基因治疗。

4. 当前基因治疗研究中急需解决的问题 ①目前有治疗价值的基因太少、导入基因的手段不理想、导入基因表达量太低、导入的基因缺乏可控性，急需提供更多可供利用的基因，设计定向整合的载体，控制高效持续表达导入基因和导入的基因。例如，血友病 B 的基因治疗，凝血因子 9 的表达量只有正常人的 5%，若能达到 10%，则治疗效果会大大提高；若导入的胰岛素基因分泌胰岛素而不受机体内血糖浓度和激素的调控，将会造成严重后果。②靶细胞类型的选择和细胞移植技术。③获得性疾病和遗传性疾病的基因治疗，需要更有效的动物模型。④基因转移中的不良反应和抗体形成问题。⑤长期安全性的问题、伦理道德问题。

第二节　基因治疗药物

重组人 p53 腺病毒

本品商品名今又生，是我国创制的世界上第一个基因治疗药物，2003 年批准上市。

【药理作用】　该药由 p53 基因和腺病毒构成。p53 蛋白是一种广谱的抑癌基因，也是人体最重要的肿瘤抑制基因。人类 60%以上肿瘤的发生与 p53 基因突变有关，而无论肿瘤细胞是否发生 p53 基因突变，p53 基因治疗均有效。腺病毒载体对人体细胞具有天然的感染能力，因腺病毒可感染几乎所有类型的细胞。

临床试验证实本品广谱抗肿瘤。国内外临床试验证实注射该药后对四十余种主要实体瘤均有明确疗效。

【不良反应】　I / II 度自限性发热，体温 38℃左右，如果热度较高，患者感觉不适，可酌情使用一般解热药处理；偶见恶心、呕吐。

参 考 文 献

段为钢，云宇，2015. 分子药理学. 北京：科学出版社.

段为钢，云宇，2017. 药理学释疑. 北京：科学出版社.

段为钢，2012. 根据认识规律理解药理学的发展简史. 医学与哲学，33（8B）：78-80.

孙建宁，2016. 药理学. 4 版. 北京：中国中医药出版社.

吴兰鸥，姚继红，2013. 药理学. 3 版. 北京：人民卫生版社.

杨宝峰，2013. 药理学. 8 版. 北京：人民卫生出版社.

殷华，段为钢，赵敏，等，2018. 根据认识规律认识药物发现简史. 科教文汇（上旬刊），（4）：87-89.

云宇，王蕾，段为钢，2017. 从机体处理物质的方式认识代谢和免疫的一致性. 医学争鸣，8（1）：24-27.

云宇，段为钢，2016. 分子药理学在生物医学中的重要性. 药学教育，32（1）：35-38.

云宇，赵敏，杨建宇，等，2017. 质量作用定律和化学平衡理论在解释药理现象中的应用. 时代教育，10：56-57.